全国中医药行业中等职业教育"十三五"规划教材

外科护理

（第二版）

（供护理、中医护理、助产专业用）

主　编 ◎ 周　琳

中国中医药出版社

· 北　京 ·

图书在版编目（CIP）数据

外科护理 / 周琳主编 . —2 版 . —北京：中国中医药出版社，2018.8（2024.7重印）
全国中医药行业中等职业教育"十三五"规划教材
ISBN 978-7-5132-4903-4

Ⅰ . ①外…　Ⅱ . ①周…　Ⅲ . ①外科学—护理学—中等专业学校—教材
Ⅳ . ① R473.6

中国版本图书馆 CIP 数据核字（2018）第 079891 号

中国中医药出版社出版
北京经济技术开发区科创十三街 31 号院二区 8 号楼
邮政编码　100176
传真　010-64405721
北京盛通印刷股份有限公司印刷
各地新华书店经销

开本 787×1092　1/16　印张 28.25　字数 582 千字
2018 年 8 月第 2 版　2024 年 7 月第 3 次印刷
书号　ISBN 978 – 7 – 5132 – 4903–4

定价　87.00 元
网址　www.cptcm.com

服 务 热 线　010-64405510
购 书 热 线　010-89535836
侵 权 打 假　010-64405753

微信服务号　zgzyycbs
微商城网址　https://kdt.im/LIdUGr
官 方 微 博　http://e.weibo.com/cptcm
天猫旗舰店网址　https://zgzyycbs.tmall.com

全国中医药职业教育教学指导委员会

主 任 委 员

卢国慧（国家中医药管理局人事教育司司长）

副主任委员

赵国胜（安徽中医药高等专科学校教授）

张立祥（山东中医药高等专科学校党委书记）

姜德民（甘肃省中医学校校长）

范吉平（中国中医药出版社社长）

秘 书 长

周景玉（国家中医药管理局人事教育司综合协调处处长）

委 员

王义祁（安徽中医药高等专科学校党委副书记）

王秀兰（上海中医药大学教授）

卞 瑶（云南中医学院继续教育学院、职业技术学院院长）

方家选（南阳医学高等专科学校校长）

孔令俭（曲阜中医药学校校长）

叶正良（天士力控股集团公司生产制造事业群 CEO）

包武晓（呼伦贝尔职业技术学院蒙医蒙药系副主任）

冯居秦（西安海棠职业学院院长）

尼玛次仁（西藏藏医学院院长）

吕文亮（湖北中医药大学校长）

刘 勇（成都中医药大学峨眉学院党委书记、院长）

李 刚（亳州中药科技学校校长）

李 铭（昆明医科大学副校长）

中医药职业教育是我国现代职业教育体系的重要组成部分，肩负着培养新时代中医药行业多样化人才、传承中医药技术技能、促进中医药服务健康中国建设的重要职责。为贯彻落实《国务院关于加快发展现代职业教育的决定》（国发〔2014〕19号）、《中医药健康服务发展规划（2015—2020年）》（国办发〔2015〕32号）和《中医药发展战略规划纲要（2016—2030年）》（国发〔2016〕15号）（简称《纲要》）等文件精神，尤其是实现《纲要》中"到2030年，基本形成一支由百名国医大师、万名中医名师、百万中医师、千万职业技能人员组成的中医药人才队伍"的发展目标，提升中医药职业教育对全民健康和地方经济的贡献度，提高职业技术院校学生的实际操作能力，实现职业教育与产业需求、岗位胜任能力严密对接，突出新时代中医药职业教育的特色，国家中医药管理局教材建设工作委员会办公室（以下简称"教材办"）、中国中医药出版社在国家中医药管理局领导下，在全国中医药职业教育教学指导委员会指导下，总结"全国中医药行业中等职业教育'十二五'规划教材"建设的经验，组织完成了"全国中医药行业中等职业教育'十三五'规划教材"建设工作。

中国中医药出版社是全国中医药行业规划教材唯一出版基地，为国家中医中西医结合执业（助理）医师资格考试大纲和细则、实践技能指导用书、全国中医药专业技术资格考试大纲和细则唯一授权出版单位，与国家中医药管理局中医师资格认证中心建立了良好的战略伙伴关系。

本套教材规划过程中，教材办认真听取了全国中医药职业教育教学指导委员会相关专家的意见，结合职业教育教学一线教师的反馈意见，加强顶层设计和组织管理，是全国唯一的中医药行业中等职业教育规划教材，于2016年启动了教材建设工作。通过广泛调研、全国范围遴选主编，又先后经过主编会议、编写会议、定稿会议等环节的质量管理和控制，在千余位编者的共同努力下，历时1年多时间，完成了50种规划教材的编写工作。

本套教材由50余所开展中医药中等职业教育院校的专家及相关医院、医药企业等单位联合编写，中国中医药出版社出版，供中等职业教育院校中医（针灸推拿）、中药、护理、农村医学、康复技术、中医康复保健6个专业使用。

本套教材具有以下特点：

1. 以教学指导意见为纲领，贴近新时代实际

注重体现新时代中医药中等职业教育的特点，以教育部新的教学指导意

见为纲领，注重针对性、适用性以及实用性，贴近学生、贴近岗位、贴近社会，符合中医药中等职业教育教学实际。

2. 突出质量意识、精品意识，满足中医药人才培养的需求

注重强化质量意识、精品意识，从教材内容结构设计、知识点、规范化、标准化、编写技巧、语言文字等方面加以改革，具备"精品教材"特质，满足中医药事业发展对于技术技能型、应用型中医药人才的需求。

3. 以学生为中心，以促进就业为导向

坚持以学生为中心，强调以就业为导向、以能力为本位、以岗位需求为标准的原则，按照技术技能型、应用型中医药人才的培养目标进行编写，教材内容涵盖资格考试全部内容及所有考试要求的知识点，满足学生获得"双证书"及相关工作岗位需求，有利于促进学生就业。

4. 注重数字化融合创新，力求呈现形式多样化

努力按照融合教材编写的思路和要求，创新教材呈现形式，版式设计突出结构模块化，新颖、活泼，图文并茂，并注重配套多种数字化素材，以期在全国中医药行业院校教育平台"医开讲－医教在线"数字化平台上获取多种数字化教学资源，符合职业院校学生认知规律及特点，以利于增强学生的学习兴趣。

本套教材的建设，得到国家中医药管理局领导的指导与大力支持，凝聚了全国中医药行业职业教育工作者的集体智慧，体现了全国中医药行业齐心协力、求真务实的工作作风，代表了全国中医药行业为"十三五"期间中医药事业发展和人才培养所做的共同努力，谨此向有关单位和个人致以衷心的感谢！希望本套教材的出版，能够对全国中医药行业职业教育教学的发展和中医药人才的培养产生积极的推动作用。需要说明的是，尽管所有组织者与编写者竭尽心智，精益求精，本套教材仍有一定的提升空间，敬请各教学单位、教学人员及广大学生多提宝贵意见和建议，以便今后修订和提高。

国家中医药管理局教材建设工作委员会办公室

全国中医药职业教育教学指导委员会

2018 年 1 月

　　《外科护理》作为全国中医药行业中等职业教育"十三五"规划教材之一，是为了进一步提升中医药职业教育对全民健康和地方经济的贡献度，提高中等职业技术院校学生的实际操作能力，实现中等职业教育与产业需求、岗位胜任能力严密对接，由全国中医药职业教育教学指导委员会、国家中医药管理局教材建设工作委员会统一规划、宏观指导，中国中医药出版社具体组织，来自全国十余所大、中专医学院校从事外科护理教学的教师和临床一线的专家联合编写，供中医药中等职业教育教学使用的教材。

　　外科护理是中等卫生职业教育护理、中医护理、助产专业的重要临床课程。通过本教材的学习，使学生掌握必要的、较为系统的外科护理相关知识，培养学生运用知识分析问题、解决问题的能力和创新能力，使学生在现代护理理论指导下能独立设计及完成外科护理操作，对常见病和多发病患者能做出相应处理；协助和指导患者进行自我保健，并进行相关家庭和社区护理。

　　在编写内容的选择上，本教材力求突出外科护理的专业特点，又避免与其他学科不必要的重复，紧扣护士资格考试大纲，在承袭前版教材精华的基础上，对教材内容进行修订、调整和优化，最终包括42个模块。常见病与多发病较为详细，罕见疾病篇幅相对较少。某些疾病如肺癌、急性胰腺炎、甲状腺功能亢进、胃十二指肠溃疡疾病，在内科护理中主要讲述用药护理，而外科护理中主要讲述手术护理，故编写时侧重点不同。此外，将蛇咬伤、犬咬伤纳入急救护理中。外科护理实训项目则根据临床需要进行设置。

　　在结构上，本教材在每个模块前都设定学习目标，帮助读者从掌握、熟悉和了解3个层次把握整个模块的重点内容。为培养学生的整体观念、综合运用与解决问题的能力，在主要疾病展开之前增设"情景导入"，引导学生进入课程的学习。课后设置方面，对于基础理论模块增设知识检测，而护考所涉及的理论模块均增设护考链接，让学生明确考试范畴。设置考点总结及精选试题，希望能够"以点代面"地帮助学生理解知识点，提高答题能力。

　　本教材在编写体例上分为护理评估（健康史、身体状况、心理和社会支持状况、辅助检查、诊疗要点）、常见护理诊断/问题、护理措施三个方面，改变了以往教材机械套用护理程序框架，将由具体患者、具体实际情况而定的护理目标与护理评价删除，使教材更精练、实用。

　　本教材按照专业教师分工编写、集体审定、主编把关的原则，具体编写分工如下：模块1、模块38~42由周琳编写；模块2由栾雅淞编写；模块3、

14、31 由夏春红编写；模块 4~5 由段明贵编写，模块 6~7 由赵江瑞编写，模块 8 由刘明明编写，模块 9~10 由甄毅编写；模块 11~13 由杨华楠编写；模块 15~18 由王靖凯编写；模块 19~21 由邓利编写；模块 22 由王耿泽编写；模块 23~25 由杨宝林编写；模块 26~30 由张延英编写；模块 32~37 由邓岚编写。感谢各位编者为本教材付出的艰辛劳动！

在本教材编写过程中，得到编者所在院校领导及教师的大力支持与无私帮助，在此表示衷心感谢！

虽然参编人员在编写中竭尽所能，但教材中难免仍存在不足之处，恳请各院校师生和同行提出宝贵意见，以便再版时修订提高。

《外科护理》编委会
2018 年 1 月

目录

模块一

绪论

【学习目标】

1. 掌握：外科护理的范畴和外科护士应具备的素质。
2. 熟悉：外科护理的学习方法与要求。
3. 了解：外科护理的发展史。

情景导入

张某，女，38岁，农民。在田间劳动时脚被玻璃割伤4小时，创口深3cm，血流不止，污染重。自行简单包扎后前来医院却不知道应该到哪个科室就诊。

问题：①患者应到哪个科室就诊？②接诊后外科护士的工作任务包括哪些？

一、外科护理的范畴

外科护理是研究如何对外科疾病患者实施整体护理的一门临床护理学科，不仅包含了医学基础理论、外科学基础理论和护理学基础理论与技术，还包含护理心理学、护理伦理学、社会学等人文学科。

外科护理与外科学紧密相关，现代外科疾病大致可分为7类：

1. 损伤　各种致伤因素作用于人体，导致组织结构破坏和功能的障碍，如内脏破裂、骨折、烧伤等。

2. 感染　致病的微生物侵袭人体，导致组织、器官的损害，形成局限性感染病灶或脓肿，常需手术治疗，如坏疽阑尾的切除、乳腺脓肿的切开引流等。

3. **肿瘤** 绝大多数的肿瘤需要手术处理。良性肿瘤切除有良好的疗效；恶性肿瘤，手术能达到根治、延长生命或者缓解症状的效果。

4. **畸形** 先天性畸形，如先天性心脏病、肛管直肠闭锁等，均需施行手术治疗；后天性畸形，例如烧伤后瘢痕挛缩，多需手术整复，以恢复功能和改善外观。

5. **内分泌功能失调** 如甲状腺功能亢进症等。

6. **寄生虫病** 如肝包虫病、胆道蛔虫症等。

7. **其他** 常见的有器官梗阻，如肠梗阻、尿路梗阻等；血液循环障碍，如下肢静脉曲张、门静脉高压症等；结石形成，如胆石症、尿路结石等。

以上各类疾病护理的基础理论、基础知识和基本技能均属外科护理研究范畴。在现代医学模式和现代护理观的指导下，随着人们对健康需求的日益重视，外科护理工作不仅要帮助患者尽早摆脱疾病困扰，提供术前、术后整体化护理和个体化的健康教育，其外延和内容不断增加，由疾病护理向预防保健扩展，护理场所也由医院向社区和家庭延伸。

二、外科护理的发展

外科护理的发展与外科学、护理学一样，其诞生和发展与社会各个历史时期的生产和科学技术的进步紧密相关。古代外科学由于社会生产力和封建迷信的制约，只限于切开排脓、拔除箭头异物等浅表疾患的操作，古代医学专著中几乎未提及"护理"一词。

16世纪欧洲文艺复兴时期，随着人类对自然现象认知的提升，科学技术和现代工业慢慢崛起，医学科学逐渐摆脱宗教和神学的影响，西方外科学进入初级发展阶段。直至19世纪40年代，相关医学基础学科，如人体解剖学、病理解剖学，尤其是实验外科学的建立，为外科学发展奠定了基础。无菌术、麻醉镇痛、输血等技术问世，先后解决了伤口感染、手术疼痛、止血和输血等问题，使外科学的发展得到了飞跃。同期，克里米亚战争爆发，现代护理学的创始人弗洛伦斯·南丁格尔和她的同事们奔赴前线，在救护伤病员过程中应用清洁、消毒、换药、包扎伤口、改善休养环境等护理手段，使战伤死亡率从42%降至2.2%，充分显示了护理工作在外科疾病治疗中的重要地位，由此创建了护理学，并延伸出外科护理学。

20世纪50年代，外科学进入迅速发展阶段，现代外科学在原有的基础上拓展了新的领域，如机器人、心血管外科、微创技术、器官移植等蓬勃发展；同时，重要的外科仪器如体外循环机、心脏起搏器、纤维光束内镜、人工关节等的应用，推动了外科诊疗水平的不断提高。外科技术发展及外科疾病的日益复杂，带动着外科护理工作进入了一个新的时期，也提出了更高的要求，不仅要给予围术期患者周到的护理，同时应具有高超的外科护理技术与操作能力。

三、学习外科护理的方法与要求

1. 树立良好的职业思想　学习外科护理是为了掌握专业知识，更好地为人类健康服务，这需要树立正确的、稳固的职业思想，这也是护士社会价值和理想价值的具体体现。在临床实践中灵活运用知识，奉献爱心，正确处理服务与学习的关系，善于在服务中学习，亦即在全心全意为患者服务的思想基础上学好本领，再转过来为患者服务。

2. 以现代护理观指导学习　20 世纪 70 年代以后建立起来的新的生物 – 心理 – 社会医学模式，不仅丰富了护理的内涵，还拓宽了护士的职能。现代护理学理论包括 4 个基本概念，即人、环境、健康、护理，护理的宗旨就是帮助患者适应和改造内、外环境的压力，达到最佳的健康状态。例如患者及家属在术前对疾病总会有种种恐惧、焦虑、烦躁心理，护士应及时、全面地了解患者的病情，加强沟通交流，针对性地进行心理疏导，增强其信心，使之从被动护理转向主动参与和有效配合；手术后护理的重点转向病情观察、伤口护理、营养支持、并发症的预防、疼痛护理和心理护理等；对即将出院者，外科护士则应积极对其进行健康指导和宣教。总之，外科护士在护理实践中，应严格要求自己，始终以人为本，以现代护理观为指导，依据以护理程序为框架的整体护理模式，努力为患者提供优质的护理服务。

3. 必须贯彻理论与实践相结合的原则　外科护理是一门实践性很强的应用学科。因此，学习外科护理学必须遵循理论和实践相结合的原则。在理论学习时要结合临床病例，使学习内容生动形象化，进一步强化和印证书本内容。在临床实践中也要参加各项诊疗操作，仔细观察患者各系统器官形态和功能变化、对药物和手术治疗的反应，并结合患者的年龄、性格、工作性质及文化背景等，有针对性地制定护理计划和实施护理措施，充分进行循证护理。总之，我们要善于分析实践中遇到的各种问题，不断独立思考，提高我们发现问题、分析问题和解决问题的能力，不断拓展自己的知识范围和业务水平，努力成为一名合格的外科护士。

四、外科护士的素质

1. 高尚的职业道德　护理人员的职责是治病救人，维护生命，促进健康。作为外科护士，要树立正确的人生观、世界观和价值观，充分认识护理工作的重要性，爱岗敬业，遵守工作制度，执行操作规范，具有科学严谨的工作作风和团队意识、质量意识，有全心全意为人民服务的观念和行为意识。

2. 扎实的业务素质　外科护士不仅必须具备护理工作所需的基本理论、基本知识和基本技能，而且还必须具有以下能力：对常见病、多发病的病情观察能力；对常用诊疗措施及药物疗效和反应的观察、监护能力；实施整体护理，及时发现和解决问题的能力；运用预防保健知识，实施健康保健、健康促进服务的能力；较熟练地应用计算机进行相关医学文献检索的能力。

3. 突出的人文素质　随着社会的发展和文化的进步，以及广大人民群众健康意识的日益提高，对护理服务的要求也越来越高，"以人为本、人文关怀"成为当今护理的主题。倡导优质服务，不仅要求护理人员仪态大方，举止稳重，富有责任心、同情心，还要在工作中关注患者的生理、心理和社会等各方面的健康问题和护理需求，善于运用语言及非语言表达方式，向患者和家属进行解释，掌握人际沟通技巧，真正做到"以人为本"，成为名副其实的白衣天使。

4. 良好的身心素质　外科护理工作节奏快、突发性强、工作量大。需要外科护士具有强健的体魄，良好的心理素质和应变能力，且要精神饱满，性格开朗，沉着冷静，只有这样才能胜任紧张、繁重的外科抢救和护理工作。

知识检测

A1 型题

1. 下列哪种疾病不是以外科治疗为主（　　　）

　　A. 胰腺炎　　　　　　　　　　　B. 肝破裂

　　C. 胃溃疡　　　　　　　　　　　D. 下肢静脉曲张

　　E. 急性梗阻性化脓性胆管炎

2. 下列哪项不是外科护理的特点（　　　）

　　A. 发病急　　　　　　　　　　　B. 抢救多

　　C. 病情变化快　　　　　　　　　D. 老年患者最多

　　E. 多数患者存在躯体移动受限

3. 外科护士应具备的职业素质有（　　　）

　　A. 高度的责任心　　　　　　　　B. 扎实的业务素质

　　C. 良好的身体素质　　　　　　　D. 人文素质修养

　　E. 以上均是

4. 不属于护理程序基本步骤的是（　　　）

　　A. 收集患者身心等方面的健康资料　B. 提出护理诊断

　　C. 书写各种护理表格与记录　　　　D. 拟定护理方案与措施

　　E. 实施护理计划

5. "以人的健康为中心的全面护理"是（ ）

    A. 护理程序   B. 整体护理

    C. 三级预防   D. 护理管理基础

    E. 护理理论

6. 对外科护士的职责描述正确的是（ ）

    A. 开出处方   B. 书写病历

    C. 确定手术方式   D. 诊断治疗

    E. 协助治疗

扫一扫，知答案

扫一扫，看课件

水、电解质和酸碱代谢失衡患者的护理

【学习目标】

1. 掌握：等渗性缺水、低渗性缺水、高渗性缺水、低钾血症、高钾血症、代谢性酸中毒患者的病因、身体状况、常见护理诊断 / 问题及护理措施。

2. 熟悉：代谢性碱中毒、呼吸性酸中毒、呼吸性碱中毒患者的病因、身体状况、常见护理诊断 / 问题及护理措施。

3. 了解：机体对体液平衡、酸碱平衡的调节机制。

正常的体液容量、渗透压和电解质含量、酸碱平衡是机体维持正常新陈代谢和各系统器官生理功能的基本保证。创伤、感染、手术，或治疗、护理操作不当，均可导致水、电解质和酸碱平衡失调，从而影响到体内的新陈代谢。因此，在临床护理工作中，必须掌握防治体液失衡的基本理论及方法。

项目一　正常体液平衡代谢

人体内的液体总称为体液，主要成分是水和电解质，其次还包括低分子有机化合物和蛋白质等。体液的总量和分布因性别、年龄、体重等因素而有所差异。正常成年男性体液量约占体重的 60%，成年女性约占体重的 55%，婴幼儿可高达 70%~80%。随着年龄和体内脂肪组织的增多，体液量所占的比例逐渐降低，14 岁以后少年的体液量占体重的比例接近成人。

体液分为细胞内液和细胞外液。细胞内液为细胞进行各种生化反应提供场所，男性细胞内液约占体重的 40%（绝大部分存在于骨骼肌中），女性细胞内液约占体重的 35%。细胞外液包括血浆和组织间液两部分，是细胞直接生活的液体环境，又称为机体的内环境。其中，血浆量约占体重的 5%，组织间液量约占体重的 15%。男性和女性细胞外液均占体重的 20%。机体内的物质交换在细胞内液和细胞外液之间、组织间液和血浆之间完成，以维持内环境的动态平衡。

体液分布除细胞内液和细胞外液区分外，还可用 3 个间隙来表示：①第一间隙容纳细胞内液，供物质代谢。②第二间隙由组织间液和血浆构成，因二者具有快速平衡水、电解质的作用，故又称为功能性细胞外液。③第三间隙是指存在于体内各腔隙中的另外一小部分组织间液，如胸腔液、心包液、腹腔液、脑脊液、关节液、滑膜液和前房水等。它们具有各自的功能，但因其量少（仅占体重的 1%~2%），仅有缓慢交换和取得平衡的能力，在维持体液平衡方面作用甚小，故又称为无功能性细胞外液。

一、水平衡

体内水分的恒定是机体内环境稳定的基础。正常成人 24 小时出入水量为 2000~2500mL（表 2-1）。如摄入量大于排出量，体液量增多，可引起水潴留；反之，摄入量小于排出量，则体液量减少，可引起缺水。

表 2-1　正常人体每日水分的摄入量和排出量

来源	摄入量（mL）	排出途径	排出量（mL）
饮水	1000~1500	尿	1000~1500
食物含水	700	粪便	200
代谢氧化生水	300	呼吸蒸发 皮肤蒸发	300 500
总入量	2000~2500	总出量	2000~2500

二、电解质平衡

细胞外液中主要阳离子为 Na^+，主要阴离子为 Cl^-、HCO_3^- 和蛋白质；细胞内液中主要阳离子为 K^+ 和 Mg^{2+}，主要阴离子为 HPO_4^{2-} 和蛋白质。细胞外液与细胞内液的渗透压大致相等，正常值为 290~310mmol/L。

1. Na^+ 的平衡　Na^+ 是细胞外液最主要的阳离子，占阳离子总数的 90% 以上，正常血清 Na^+ 的值为 135~145mmol/L。成人对钠的日需要量为 4~6g，其来源主要为食盐及含钠食物；其排出途径主要通过肾脏，小部分随汗液和粪便排出。肾脏的保钠能力强于保钾，当体内钠不足时，从尿中排出的钠也明显减少。Na^+ 的生理作用是维持细胞外液的渗透压及神经肌肉的兴奋性。

2. K^+ 的平衡　K^+ 是细胞内液最主要的阳离子，体内 K^+ 的 98% 都位于细胞内，血清 K^+ 的正常值为 3.5~5.5mmol/L。正常成人对钾的日需要量为 3~4g，钾的摄入途径为食物，经消化道吸收，80% 由肾脏排出。肾脏保钾能力相对较弱，当体内钾不足时，肾脏排钾并不随之减少，故易引起低钾血症。K^+ 的生理作用是维持细胞的正常代谢、维持细胞内液的渗透压和酸碱平衡、维持神经肌肉的兴奋性（特别是胃肠道蠕动），并对心肌收缩功能有一定的抑制作用。

3. Cl^- 和 HCO_3^- 的平衡　Cl^- 与 HCO_3^- 为细胞外液中的主要阴离子，与 Na^+ 共同维持细胞外液渗透压和容量。Cl^- 与 HCO_3^- 的含量有互补作用，当 Cl^- 增多时 HCO_3^- 减少，反之当 Cl^- 减少时 HCO_3^- 增多，以维持细胞外液离子的平衡。

三、渗透压平衡

溶质在水中所产生的吸水能力（或张力）称为渗透压，渗透压的高低与溶质的颗粒（分子或离子）数成正比，而与颗粒的大小和电荷无关。当质量相等时，无机盐因分子小，在水中又以离子形式存在，颗粒数多，所以产生的渗透压最大；葡萄糖分子虽中等大，但不能解离，产生的渗透压次之；而蛋白质分子尽管能解离，但分子太大，颗粒数少，故产生的渗透压最小。细胞内外水的转移，基本上由细胞膜内外渗透压的差异决定。细胞膜外 Na^+ 浓度下降，即渗透压低，水会进入细胞，引起细胞内水肿；反之，细胞膜外 Na^+ 浓度增高，即渗透压高，水会从细胞内出来，造成细胞内脱水。

体液的平衡及渗透压的稳定主要通过神经 – 内分泌系统进行调节，一般先通过下丘脑 – 神经垂体 – 抗利尿激素系统恢复和维持正常渗透压，继而通过肾素 – 血管紧张素 – 醛固酮系统恢复和维持血容量。但当血容量锐减时，机体将以牺牲渗透压为代价优先恢复和保持血容量，使重要生命器官的灌注得到保证。

四、酸碱平衡

正常的生理和代谢活动需要一个酸碱度适宜的体液环境。通常体液内存在一定浓度的 H^+，使动脉血浆的 pH 值保持在 7.35~7.45。但人体在代谢过程中不断产生酸性物质和碱性物质，使 H^+ 浓度时常发生变化，为维持 H^+ 浓度适当，机体主要通过缓冲系统和具有调节作用的脏器来完成对酸碱平衡的调节。

1. 缓冲系统　血液中最重要的缓冲对为 HCO_3^-/H_2CO_3，其比值决定血浆的 pH 值，当 HCO_3^-：H_2CO_3 保持在 20：1 时，血浆的 pH 值就可维持在 7.40 左右。血液中缓冲对的调节作用出现最迅速，但调节量最有限。

2. 肺　肺是排出体内挥发性酸（H_2CO_3）的重要器官，主要通过调节呼吸运动的深度和频率来控制 CO_2 的排出量进而调节酸碱平衡。当血 pH 值降低时，CO_2 刺激呼吸中枢，使呼吸加深加快，促进肺排出 CO_2，从而降低血浆中 H_2CO_3 的浓度，pH 值上升；反之，当血 pH 值升高时，CO_2 生成减少，呼吸中枢被抑制，呼吸变浅变慢，CO_2 排出减少，pH

值下降。肺的调节作用发生快，但对固定酸不起作用。

3. 肾　肾是调节酸碱平衡的重要器官，一切体内非挥发性酸和过剩的碳酸氢盐均须经肾脏排出，但是调节速度缓慢。其调节机制包括：①通过 Na^+–H^+ 交换排出 H^+；②通过 HCO_3^- 重吸收增加碱储备；③通过产生 NH_3 与 H^+ 结合成 NH_4^+ 后排出而减少 H^+；④通过尿的酸化过程而排 H^+。

4. 细胞缓冲作用　组织细胞内外离子的交换，也有助于防止细胞外液 pH 值的急剧变化。酸中毒时，细胞外液中 H^+ 浓度增加，部分 H^+、Na^+ 进入细胞内以降低细胞外液酸的浓度，而细胞内的 K^+ 与之交换逸出细胞外，故酸中毒时细胞外液中的钾离子浓度增加，伴有高钾血症。相反，在碱中毒时则伴有低钾血症。

项目二　水和钠代谢紊乱

情景导入

赵某，女，48 岁。因腹痛、呕吐 3 天，急诊收入院，拟诊断为"急性肠梗阻"。自诉口渴、尿少。体检：T38℃，BP90/60mmHg，P110 次 / 分。精神萎靡，皮肤弹性差，口唇干燥，眼窝下陷。实验室检查：Na^+143mmol/L，K^+3.8mmol/L，尿比重 1.028。

问题：①赵女士目前存在的主要护理问题是什么？②应如何为赵女士安排补液？补液时需遵循的原则是什么？

细胞外液中水与钠的关系极为密切，失水通常伴有失钠。临床将水、钠代谢失衡分为 4 种类型：等渗性缺水、低渗性缺水、高渗性缺水和水中毒。

一、等渗性缺水

等渗性缺水（isotonic dehydration）又称急性缺水或混合性缺水，是外科最常见的缺水类型。因水和钠成比例丧失，血清钠和细胞外液的渗透压仍维持在正常范围，但细胞外液量可迅速减少。

【病因】

1. 消化液急性丢失　如大量呕吐、严重腹泻、急性肠瘘等。

2. 体液丧失　如急性肠梗阻、腹膜炎、大面积烧伤早期等。丧失的体液成分与细胞外液基本相同。

【病理生理】

细胞外液量的减少，可刺激肾脏入球小动脉壁的压力感受器和远曲肾小管致密斑的钠感受器，引起肾素－血管紧张素－醛固酮系统兴奋，醛固酮分泌增加，促进远曲小管对 Na^+ 和水的重吸收，使细胞外液量得以恢复。由于液体丢失为等渗性，细胞内、外液的渗透压无明显变化，故细胞内液的量一般不发生变化。若体液持续丢失且未能及时补充，细胞内液将代偿性逐渐外移，使细胞内缺水，此时可转化为高渗性缺水；如补充大量无盐液体，可转为低渗性缺水。

【护理评估】

1. **健康史**　评估患者的年龄、体重、生活习惯、既往史等。了解是否存在导致等渗性缺水的各种原因，如急性大量呕吐、腹泻、急性腹膜炎或大面积烧伤等。

2. **身体状况**　轻度患者出现恶心、呕吐、厌食、少尿等症状，口唇干燥，眼窝凹陷，皮肤弹性降低，但不口渴。若短时间内体液丢失达到体重的5%，患者可出现心率加快、脉搏减弱、血压不稳或降低、肢端湿冷、组织灌注不良等血容量不足的症状；当体液继续丢失达到体重的6%~7%时，则有明显的休克表现，常伴有代谢性酸中毒；若体液丢失主要是胃液，因有 H^+ 的大量丢失，可并发代谢性碱中毒。

3. **心理和社会支持状况**　评估患者及家属对疾病及伴随症状的认知状况、心理反应及承受能力。

4. **辅助检查**　血清 Na^+、Cl^- 多在正常范围内；红细胞计数、血红蛋白和血细胞比容因血液浓缩可明显增高；尿比重增高。

5. **诊疗要点**　积极治疗原发病，用平衡盐溶液或等渗盐水尽快补充血容量。大量输液时，首选用平衡盐溶液，其电解质成分含量与血浆相似，是治疗等渗性缺水比较理想和安全的液体。等渗盐水大量输入后因其氯浓度高于血清中氯浓度，有导致高氯性酸中毒的危险，应慎用。在纠正缺水后随尿量增多，排钾量也会增加，血清 K^+ 浓度也因细胞外液量增加而被稀释降低，应警惕低钾血症的发生，及时补钾。

【常见护理诊断／问题】

1. **体液不足**　与各种原因导致的水分摄入不足或水分丢失过多等有关。

2. **心输出量减少**　与缺水导致的血容量不足有关。

3. **有受伤的危险**　与低血压、意识障碍有关。

4. **有皮肤完整性受损的危险**　与组织间液减少有关。

5. 潜在并发症　低血容量性休克、酸碱平衡失调、低钾血症等。

【护理措施】

1. 液体疗法的护理　遵医嘱积极处理导致水、钠代谢失衡的原发病。对已发生缺水的患者，依据其身体状况、实验室检查结果，遵医嘱进行补液，分为补多少、补什么、怎么补、补得怎样4个方面。

（1）估计补液总量（补多少）　包括生理需要量、已经损失量和继续损失量3部分。

生理需要量：一般成人水分日需量为2000~2500mL。

已经损失量：又称累积失衡量，指在制订补液计划前估计已经丢失的体液量。临床上对等渗性、高渗性脱水患者，可按脱水程度（轻、中、重）估计累积失衡量，如60kg体重的中度脱水患者，失水量约为60kg×5%＝3.0kg（3000mL）。对低渗性脱水患者，按缺盐程度（轻、中、重）估计累积失盐量，如60kg体重中度缺钠患者，失盐量约为0.6g×60＝36g（相当于0.9% NaCl等渗盐水4000mL）。临床上避免一次性补液过量，通常第1个24小时只需补充估计量的1/2，其余的1/2第2天酌情补给。

继续损失量：或称额外损失量，指在治疗过程中又继续丢失的体液量，包括内在性失液和外在性失液。内在性失液，如腹（胸）腔内积液、胃肠道积液等，需根据病情变化估计。外在性失液，如出汗、呕吐、腹泻、胃肠减压、体外引流、消化道瘘、创面渗出等丢失的体液量，需准确记录出入量，按所丢失体液的不同特点，尽可能等量、等质地补给。此外，体温每升高1℃，皮肤蒸发低渗液3~5mL/kg；中度出汗，丧失500~1000mL体液；大量出汗，丧失1000~1500mL体液；湿透一套衬衣裤，按丢失1000mL体液计算；气管切开者每日经呼吸道丢失的水分为800~1200mL。

（2）液体种类（补什么）　遵循"缺什么、补什么"的原则。

生理需要量：一般成人每日需氯化钠4~6g，氯化钾2~3g，葡萄糖100~150g。因此，应补充生理盐水500mL，10%氯化钾20~30mL，其余补充5%~10%的葡萄糖注射液。

已经损失量：补液的种类取决于水、钠代谢失衡的类型。如高渗性缺水以5%葡萄糖注射液为主，待情况稳定后，再补适量等渗盐水；低渗性缺水以等渗盐水为主，重度缺钠者可补充高渗盐溶液；等渗性缺水一般补给等渗盐水和葡萄糖注射液各半即可。

继续损失量：按实际丢失成分补给。如发热和气管切开患者，主要补充5%葡萄糖注射液；消化液丢失，一般可用林格溶液或平衡盐溶液补给。

（3）补液方法（怎么补）　根据病情的轻重缓急和体液紊乱情况，合理安排补液顺序，通常遵循"先盐后糖、先晶后胶、先快后慢、液种交替、尿畅补钾"的原则。通常可按第1个8小时补充总量的1/2，剩余1/2在后16小时内均匀输入分配。注意：高渗性缺水的患者应先补糖再补盐；严重创伤、大手术后因组织细胞破坏，钾大量外逸，尿量虽然正常，2~3 日内仍不需补钾。

（4）观察补液效果（补得怎样） 输液过程中要加强巡视，保持输液通畅，密切观察治疗效果，注意不良反应，随时调整护理方案。观察内容有：①监测中心静脉压（CVP），血、尿常规，电解质测定等是否接近正常；②记录 24 小时液体出入量；③观察补液好转指征，如患者脉搏由快转慢、有力，呼吸平稳，血压回升，意识由烦躁不安或昏迷转为神志清楚，尿量大于 30mL/h，说明补液有效。

2. 减少受伤的危险

（1）监测血压 血压偏低或不稳定者，及时报告医师；告知患者在改变体位时动作宜慢，以免因直立性低血压造成眩晕而跌倒受伤。

（2）建立安全的活动模式 护士应根据患者的病情与患者和家属共同制定活动的时间、量及形式，并根据其肌张力的改善程度逐渐加以调整，以免长期卧床所致的失用性肌萎缩。

（3）加强安全防护 如床保护、适当约束及加强监护等；移去环境中的危险物品，减少意外伤害的可能。

3. 维护皮肤、黏膜的完整性 定期进行皮肤、黏膜状况的评估和记录；保持皮肤清洁，浴后涂抹润肤油，预防压疮，做到"七勤"；注意口腔卫生，预防口腔感染。

4. 健康指导 指导患者在日常生活中注意合理膳食，多食新鲜水果、蔬菜等，每日保证足够饮水；出院后一旦出现高热、呕吐、腹泻等情况，及时就诊。

二、低渗性缺水

低渗性缺水（hypotonic dehydration）又称慢性或继发性缺水，是指水和钠同时丢失，失水少于失钠，血清钠低于 135mmol/L，细胞外液呈低渗状态。

【病因】

1. 消化液持续性丢失，如长期胃肠减压、反复呕吐、慢性肠梗阻等。
2. 大面积创面的慢性渗液。
3. 排钠过多，如应用依他尼酸（利尿酸）、氯噻酮等排钠性利尿剂。
4. 补钠不充足，如等渗性缺水治疗时过多补充水分而忽视钠的补充。

【病理生理】

细胞外液呈低渗状态，机体首先通过减少抗利尿激素（ADH）分泌，使肾小管重吸收水分减少，尿量增加，以提高细胞外液渗透压，其结果导致细胞外液量进一步减少。当细胞外液的减少导致循环血量不足时，机体将不再顾及渗透压，而优先保持和恢复血容量。此时，肾素 – 血管紧张素 – 醛固酮系统兴奋，醛固酮分泌增加，促进远曲小管对 Na^+ 和水的重吸收；同时，血容量下降还会刺激神经垂体，使 ADH 分泌增加，水重吸收增加，尿量减少。但若循环血量继续减少超过机体的代偿能力，无法维持血容量时，将导致休克，这种因大量失钠而导致的休克称为低钠性休克。严重缺钠时，细胞外液可向渗透压相对较高的细胞内转移，造成细胞肿胀和细胞内液处于低渗状态，影响细胞正常代谢。脑组织对此改变最为敏感，导致脑水肿。

【护理评估】

1. 健康史　评估患者是否存在导致低渗性缺水的各种因素，如反复呕吐、长期引流、慢性肠梗阻、大面积烧伤慢性渗液等。有无容易诱发低渗性缺水的治疗，如应用排钠利性尿剂或补水过量等。

2. 身体状况　以因细胞外液减少而较早出现周围循环衰竭为特点，患者一般无口渴。根据缺钠程度，低渗性缺水可分为三度（表 2-2）。

表 2-2　低渗性缺水的临床分度

程度	临床表现	血钠（mmol/L）
轻度	疲乏、头晕、软弱无力；尿量正常或增多，尿 Na⁺ 减少	<135
中度	恶心、呕吐、脉搏细速、视物模糊、血压不稳或下降、脉压变小、浅静脉瘪陷、站立性晕倒；尿量减少，尿中几乎不含 Na⁺ 和 Cl⁻	<130
重度	意识模糊、腱反射减弱或消失、惊厥甚至昏迷，常发生休克	<120

3. 心理和社会支持状况　评估患者及家属对疾病及其伴随症状的认知程度、心理承受能力、经济状况、社会支持状况等，有无焦虑等心理反应。

4. 辅助检查　血清 Na⁺ < 135mmol/L；尿比重 < 1.010，尿 Na⁺、Cl⁺ 含量明显减少；红细胞计数、血红蛋白、血细胞比容增高。

5. 诊疗要点　积极治疗原发病，静脉输注高渗盐水或含盐溶液，以纠正细胞外液的低渗状态和补充血容量。轻、中度缺钠患者，一般补充 5% 葡萄糖氯化钠溶液。重度缺钠患者，先输晶体溶液，如复方乳酸氯化钠溶液、等渗盐水；后输胶体溶液，如羟乙基淀粉、右旋糖酐溶液和血浆等，以补足血容量；再静脉滴注高渗盐水，以恢复细胞外液的渗透压。

低渗性缺水的常见护理诊断 / 问题与护理措施，参考等渗性脱水相关内容。

三、高渗性缺水

高渗性缺水（hypertonic dehydration）又称原发性缺水，是指水和钠同时丢失，但失水

13

多于失钠，血清钠高于正常范围，细胞外液呈高渗状态。

【病因】

1. 水分摄入不足　如吞咽困难、长期禁食、鼻饲高浓度的肠内营养液、静脉注射大量高渗液体等。

2. 水分丢失过多　如大面积烧伤暴露疗法、高热大量出汗（汗液为低渗）、糖尿病患者因血糖未控制所致的高渗性利尿等。

【病理生理】

高渗性缺水时，细胞外液渗透压高于细胞内液，细胞内液向细胞外液转移，导致细胞内脱水。严重时脑细胞可因缺水而发生功能障碍。机体对高渗性缺水时的代偿机制主要为：①细胞外液的高渗状态刺激视丘下部的口渴中枢，患者出现口渴而主动饮水以增加体内水分，降低渗透压；②刺激 ADH 分泌增加，肾小管重吸收水分增加，尿量减少，增加细胞外液量使渗透压得以恢复；③若未能及时去除病因，循环血容量的显著减少可刺激醛固酮分泌，加强对钠和水的重吸收，以维持血容量。

【护理评估】

1. 健康史　了解患者是否存在水分丢失过多、摄入不足及由高渗溶质摄取过多等导致的高渗性缺水的各种危险因素。

2. 身体状况　根据缺水程度而异，一般将高渗性缺水分为三度（表2–3）。

表2–3　高渗性缺水临床分度

程度	临床表现	失水量占体重的百分比（%）
轻度	口渴	2~4
中度	极度口渴、乏力、烦躁、皮肤弹性差、眼窝凹陷；尿少、尿比重增高	4~6
重度	脑细胞功能障碍，如躁狂、幻觉、谵妄，甚至昏迷	> 6

3. 心理和社会支持状况　评估患者及家属对疾病及其伴随症状的认知程度、心理承受能力、经济状况、社会支持状况等，有无焦虑情绪等。

4. 辅助检查　血清 Na^+ > 150mmol/L；尿比重增高；红细胞计数、血红蛋白含量、血细胞比容轻度升高。

5. 诊疗要点　尽早去除原发病，防止体液继续丢失。鼓励患者饮水，必要时经静脉补充 5% 的葡萄糖溶液或 0.45% 的低渗盐水。注意：高渗性缺水患者体内实际钠量减少，只因缺水更多，使血清钠浓度升高，故补液时应动态监测血清钠含量的变化，必要时适量补钠。

高渗性缺水的常见护理诊断／问题与护理措施，参考等渗性脱水相关内容。

四、水中毒

水中毒（water intoxication）又称稀释性低钠血症，是因机体摄水量超过排出量，水潴留体内而致血浆渗透压下降和循环血量增多，较少见。

【病因】

1. 肾功能下降，排尿能力下降。

2. 各种原因所致的 ADH 分泌过多，如心功能不全、休克等。

3. 静脉补液过多或大量摄入不含电解质的液体。

【护理评估】

1. 健康史　了解患者有无合并肝脏、肾脏、心脏等疾病，以及治疗经历，判断水中毒的原因。

2. 身体状况

（1）急性水中毒　发病急，表现为因脑细胞肿胀和脑组织水肿致颅内压增高，引起一系列精神、神经症状，如头痛、躁动、谵妄、惊厥，甚至昏迷。严重者可诱发脑疝。

（2）慢性水中毒　症状不典型，常被原发病症状掩盖，在原发病的基础上可出现体重增加、软弱无力、恶心、呕吐、嗜睡、皮肤苍白等。

3. 心理和社会支持状况　急性水中毒患者由于发病急、症状重，常见焦虑、恐惧心理，应关注患者及家属的情绪状态。

4. 辅助检查　血红细胞计数、血红蛋白含量、红细胞比容、血浆蛋白量及血浆渗透压水平降低。

5. 诊疗要点　立即停止摄入水分，严重者酌情使用渗透性利尿剂，如 20% 甘露醇 250mL 快速（20 分钟内）静脉滴注；也可静脉输注高渗盐水，以减轻细胞肿胀和低渗状态。

【常见护理诊断／问题】

体液过多　与肾功能不全、机体摄入水过多等有关。

【护理措施】

1. 密切观察病情，注意患者有无呼吸困难、肺水肿、脑水肿的表现。

2. 严格控制水摄入量，每日不超过 1000mL，限制饮食中的含盐量（低盐或无盐饮食）。

3. 对易引起 ADH 分泌过多的高危患者，如疼痛、失血、休克、创伤、大手术或急性肾功能不全者等，严格按治疗计划补充液体，切忌过量、过速。

4. 遵医嘱给予高渗溶液和利尿剂等，以排除过多的水分。停止可能继续增加体液量的各种治疗，如用大量低渗液或清水洗胃、灌肠等。

项目三　钾代谢异常

钾代谢异常包括低钾血症（hypokalemia）和高钾血症（hyperkalemia），以前者较为多见。

一、低钾血症

低钾血症是指血清钾浓度低于 3.5mmol/L。

【病因】

1. 钾摄入不足　长期进食不足或禁食，静脉中补钾不足。

2. 钾排出过多　如应用排钾利尿剂、急性肾衰竭多尿期，以及因呕吐、腹泻、胃肠减压等造成钾的肾外丢失增加。

3. 体内钾分布异常　如大量输入葡萄糖和胰岛素造成合成代谢增加或代谢性碱中毒时，促使 K^+ 转入细胞内。

【护理评估】

1. 健康史　了解患者的年龄、性别、体重等；了解有无引起低钾的原因，如禁食、呕吐、腹泻、使用利尿剂、合并碱中毒等。

2. 身体状况

（1）肌无力　是低钾血症最早的表现。神经、肌肉应激性降低，心肌应激性增强。表现为先出现四肢软弱无力，后累及躯干和呼吸肌，一旦累及呼吸肌，可出现呼吸困难，甚至窒息；严重者可有软瘫、腱反射减弱或消失。

（2）消化道功能障碍　平滑肌兴奋性降低，可出现恶心、呕吐、腹胀、肠鸣音减弱或消失等肠麻痹症状。

（3）心功能异常　心动过速、心律不齐、血压下降，严重者可导致心脏收缩期停搏。

（4）代谢性碱中毒　低钾血症时，K^+ 从细胞内代偿性移出，与 Na^+ 和 H^+ 交换增加（每移出 3 个 K^+，即有 2 个 Na^+ 和 1 个 H^+ 移入细胞内），细胞外液的 H^+ 浓度下降；同时，肾为保存 K^+，远曲小管以 Na^+–H^+ 交换取代 Na^+–K^+ 交换，使 H^+ 排出增多，尿液呈酸性，故称反常性酸性尿。二者共同作用，促发低钾性碱中毒。

3. 心理和社会支持状况　肌无力、心律不齐、腹胀等症状，常引起患者及家属的焦虑、恐惧心理状态。应了解患者及家属对疾病症状的认知程度及适应能力。

4. 辅助检查

（1）实验室检查　血清钾的浓度 < 3.5mmol/L。

（2）心电图检查　典型的改变为 T 波降低、变平或倒置，随后 S–T 段降低，Q–T 间期延长，出现 U 波。

5. 诊疗要点

（1）病因治疗　去除引起低钾血症的原因，积极处理原发病。

（2）合理补钾　口服补钾最为安全，常选用 10% 氯化钾。不能进食的患者给予静脉补钾。

【常见护理诊断 / 问题】

1. 活动无耐力　与低钾致肌无力有关。

2. 有受伤的危险　与软弱无力、意识不清有关。

3. 潜在并发症　心律失常、心搏骤停等。

【护理措施】

1. 恢复血清钾水平　控制病因，遵医嘱及时补钾。

（1）优先口服　常选用 10% 氯化钾或枸橼酸钾溶液口服。鼓励患者进食含钾丰富的食物，如肉类、鱼类、牛奶、香蕉、橘子等。

（2）静脉补钾　对不能口服者给予静脉补钾。严禁静推，以免心搏骤停。静脉滴注时应遵循以下原则：①见尿补钾：尿量超过 40mL/h 方可补钾；②浓度不过高：静脉补钾浓度不宜超过 0.3%，即 1000mL 葡萄糖溶液加入 10% 氯化钾溶液不能超过 30mL；③速度不过快：成人静脉滴注时不宜超过 20mmol/h；④补钾不过量：一般每日补氯化钾 3~6g。

2. 减少受伤的危险　参见等渗性缺水。

3. 密切观察病情　观察患者生命体征及意识情况，预防并发症。

4. 健康指导　长期禁食或控制饮食者，近期有呕吐、腹泻、胃肠减压者，注意及时补钾，预防低钾血症。

二、高钾血症

高钾血症指血清钾浓度高于 5.5mmol/L。

【病因】

1. 钾摄入过多　口服或静脉补钾过多、大量使用含钾药物、大量输入保存较久的库存

血等。

2. 钾排出减少 如急、慢性肾衰竭，应用保钾利尿剂（如螺内酯、氨苯蝶啶）等。

3. 钾分布异常 细胞内 K^+ 移出细胞外，见于严重挤压伤、大面积烧伤、溶血和代谢性酸中毒等。

【护理评估】

1. 健康史 了解有无引起高钾的原因，如肾衰竭、使用保钾利尿剂、严重挤压伤等；评估病情严重程度。

2. 身体状况

（1）肌无力 由于神经、肌肉应激性改变，很快由兴奋转入抑制状态，患者常出现神志淡漠、感觉异常、四肢软弱无力、腹胀和腹泻等。

（2）微循环障碍 常见于病情较重者，表现为皮肤苍白、湿冷、低血压等。

（3）心血管系统症状 可有心律不齐、心动过缓，甚至心搏骤停于舒张期。

3. 心理和社会支持状况 可因软弱无力、呼吸困难和心律失常，使患者及家属产生焦虑感。

4. 辅助检查

（1）实验室检查 血清钾浓度＞ 5.5mmol/L。

（2）心电图检查 典型改变为 T 波高尖，Q–T 间期延长，继之 QRS 波增宽、PR 间期延长。

5. 诊疗要点 积极治疗原发疾病，改善肾功能。

（1）禁钾 停用所有含钾药物，禁食含钾高的食物，禁用库存血。

（2）降钾 ①输入 5% 碳酸氢钠溶液，以碱化细胞外液，促使 K^+ 移入细胞内和增加肾小管排钾；②输注 25% 葡萄糖溶液 100~200mL，以每 5g 葡萄糖加入胰岛素 1U 静脉滴注，促进糖原合成，促使 K^+ 转入细胞内，以暂时降低血清钾浓度。

（3）排钾 ①呋塞米（速尿）40mg 静脉推注；②阳离子交换树脂口服或保留灌肠；③腹膜透析或血液透析。

（4）抗钾 Ca^{2+} 与 K^+ 有对抗作用，能缓解 K^+ 对心肌的毒性作用。可用 10% 葡萄糖酸钙 10~20mL 缓慢静脉注射，必要时可重复使用。

【常见护理诊断／问题】

1. 活动无耐力 与高钾血症导致的肌无力有关。

2. 有受伤的危险 与软弱无力、意识不清有关。

3.潜在并发症　心律失常、心搏骤停等。

【护理措施】

1.恢复血清 K⁺ 水平　遵医嘱降低血钾；指导患者停用含钾药物，避免进食含钾食物。透析患者做好透析护理。

2.减少受伤的危险　参见等渗性缺水。

3.并发症的预防和急救

（1）严密观察病情变化，监测生命体征、心电图、血钾浓度等。

（2）遵医嘱应用抗心律失常药物。

（3）一旦出现心搏骤停，立即进行心肺复苏。

4.健康指导　告知肾功能减退及长期使用保钾利尿剂的患者，应限制含钾高的食物，定期复诊监测血钾浓度。

项目四　酸碱平衡失调

体液适宜的酸碱度是机体组织、细胞进行正常生命活动的重要保证。反映机体酸碱平衡的三大基本因素有 pH、HCO_3^- 及 $PaCO_2$。其中，HCO_3^- 反映代谢性因素，其原发性减少或增多，可引起代谢性酸中毒或代谢性碱中毒；$PaCO_2$ 即动脉血二氧化碳分压，反映呼吸性因素，其原发性增加或降低，可引起呼吸性酸中毒或呼吸性碱中毒。

一、代谢性酸中毒

代谢性酸中毒（metabolic acidosis）是由于体内酸性物质积聚或产生过多，或 HCO_3^- 丢失过多所致，是临床最常见的酸碱平衡失调。

【病因】

1.酸性物质产生过多　见于严重损伤、感染、高热或休克时，因葡萄糖无氧酵解产生过量乳酸，发生乳酸性酸中毒；糖尿病或长期不能进食者，体内脂肪分解过多，引起酮症酸中毒。

2.碱性物质丢失过多　见于腹泻、胆瘘、肠瘘或胰瘘等导致大量碱性消化液丢失，造成 HCO_3^- 排出过多。

3.H⁺ 排出减少　见于肾小管性酸中毒或应用肾毒性药物，影响内生性 H⁺ 的排出或 HCO_3^- 重吸收减少。

4.高钾血症　K⁺ 与细胞内 H⁺ 交换，引起细胞外 H⁺ 增加。

【病理生理】

代谢性酸中毒时体内 HCO_3^- 减少，H_2CO_3 相对增加，机体主要通过肺和肾的调节，使之重新达到平衡。

1.体内 H^+ 浓度升高，刺激呼吸中枢兴奋，呼吸加深加快，加速 CO_2 排出，降低 $PaCO_2$，使 HCO_3^-/H_2CO_3 的比值接近 20 ∶ 1，从而保持血液 pH 值在正常范围。

2.肾小管上皮细胞中的碳酸酐酶和谷氨酰胺酶活性增加，促进 H^+ 排出和 NH_3 的生成，二者形成 NH_4^+ 后随尿液排出体外。同时，$NaHCO_3$ 重吸收也增加，但该代偿能力有限。

此外，代谢性酸中毒时，细胞外液中过多的 H^+ 进入细胞内，与细胞内的缓冲物质结合。为维持细胞内电中性，胞内的 K^+ 移出。因此，代谢性酸中毒时常伴高钾血症。

【护理评估】

1.健康史　了解患者是否有严重腹泻、肠瘘、糖尿病或长期禁食、肾功能不全、休克等。

2.身体状况　轻者症状常被原发病掩盖，重者可有较突出的表现。

（1）呼吸加深加快　为最典型的症状，呼吸频率可高达 40~50 次 / 分，呼气有酮味，称 Kussmaul 呼吸。

（2）循环系统　由于代谢性酸中毒，致心肌收缩力降低和周围血管对儿茶酚胺的敏感性降低，故患者可出现面色潮红、心率加快、心律失常、血压偏低，甚至休克。

（3）中枢神经系统　表现为疲乏、嗜睡、感觉迟钝，伴对称性肌张力、腱反射减弱或消失。

3.心理和社会支持状况　患者及家属常有焦虑、恐惧心理，担心疾病加重。

4.辅助检查　血气分析：血液 pH 值 < 7.35，血浆 HCO_3^- 降低，$PaCO_2$ 正常或代偿性降低。

5.诊疗要点　积极处理原发病，纠正酸中毒。

（1）轻者（血浆 HCO_3^- 为 16~18mmol/L 者），可在消除病因和适当补液后自行代偿。

（2）重者（血浆 HCO_3^- < 10mmol/L 者），需应用碱剂治疗，常用为 5% 碳酸氢钠溶液，一般先在 2~4 小时内输入所需量的 1/2，再根据临床表现和血气分析复查结果决定是否需继续输注余量。酸中毒纠正后，血 Ca^{2+} 减少，引起手足抽搐、惊厥，应经静脉给予葡萄糖酸钙治疗。过快纠正酸中毒还能引起大量 K^+ 移至细胞内，引起低钾血症，故应注意适当补钾。

【常见护理诊断 / 问题】

1.低效性呼吸型态　与酸中毒所致代偿性的呼吸过深过快有关。

2. 有受伤的危险　与意识障碍有关。

3. 潜在并发症　高钾血症、代谢性碱中毒等。

【护理措施】

1. 维持正常的气体交换型态

（1）病情观察　密切观察脉搏、呼吸、血压及意识变化，尤其是呼吸的频率和深度，遵医嘱做动态血气分析。

（2）纠正酸中毒　正确补碱：①5% 碳酸氢钠可直接注射，不必稀释；②宜单独滴入，不加其他药物；③补充碳酸氢钠后应注意观察缺钙或缺钾症状的发生，并及时予以纠正，发生手足抽搐时，静脉注射 10% 葡萄糖酸钙 10~20mL；④补碱不过速、不过量，以免发生医源性碱中毒。

2. 防止意外损伤　参见等渗性缺水。

3. 健康指导　指导患者注意引起酸中毒的原发病并及时就诊。

二、代谢性碱中毒

代谢性碱中毒（metabolic alkalosis）是因代谢原因使血浆中 H^+ 减少或 HCO_3^- 增高导致的 pH 增高。

【病因】

1. H^+ 丢失过多　如剧烈呕吐、长时间胃肠减压等可使大量的 HC1 丢失。

2. 碱性物质摄入过多　如长期服用碱性药物、大量输注库存血（含抗凝剂入血后可转化为 HCO_3^-）。

3. 长期应用利尿剂　呋塞米、依他尼酸等利尿剂可抑制肾近曲小管对 Na^+ 和 Cl^- 的重吸收，引起低氯性碱中毒。

4. 低钾血症　K^+ 从细胞内移向细胞外，H^+ 由细胞外转向细胞内；同时，血容量不足时，机体为了保存 Na^+，肾远曲小管排出 H^+ 和 K^+ 增加，血 H^+ 下降。

【病理生理】

血浆 H^+ 浓度下降，呼吸中枢呈抑制状态，呼吸变浅变慢，使 CO_2 排出减少，$PaCO_2$ 升高，以使 HCO_3^-/H_2CO_3 的比值接近 20：1，维持血液 pH 值在正常范围。肾小管上皮细胞中的碳酸酐酶和谷氨酰胺酶活性降低，可使 H^+ 排泌和 NH_3 生成减少，又可使 HCO_3^- 重吸收亦减少，从而使血浆 HCO_3^- 减少。

【护理评估】

1. 健康史　了解患者是否有长期胃肠减压、幽门梗阻等病史，有无长期服用碱性药物、利尿剂等。

2. 身体状况　轻者常无明显表现，有时可有呼吸浅慢，或精神方面的异常，如谵妄、嗜睡、精神错乱；严重时，可因脑或其他器官的代谢障碍导致昏迷。可伴低钾血症或缺水表现。

3. 心理和社会支持状况　原发疾病严重并伴发呼吸功能障碍，患者倍感焦虑和恐惧。

4. 辅助检查

（1）血气分析　血液 pH 值＞ 7.45，HCO_3^- 值明显增高，$PaCO_2$ 正常或代偿性增高。

（2）血清电解质　可伴低钾血症或低氯血症。

5. 诊疗要点

（1）积极治疗原发病。

（2）纠正碱中毒不宜过快，应根据每 4~6 小时重复监测血气分析及血电解质的结果，调整治疗方案。

（3）严重代谢性碱中毒者（pH＞7.65，血浆 HCO_3^- 为 45~50mmol/L），为尽快中和细胞外液中过多的 HCO_3^-，可用稀释的盐酸溶液（0.1~0.2 mmol/L）进行静脉滴注。如因丧失胃液引起的代谢性碱中毒，可输入等渗盐水和适量氯化钾，以利于纠正低氯性碱中毒。

【常见护理诊断/问题】

1. 有受伤的危险　与代谢性碱中毒致意识障碍有关。

2. 潜在并发症　低钾血症、低钙血症等。

【护理措施】

1. 遵医嘱用药并加强监测　定期监测患者的生命体征、意识状况、动脉血气分析及血清电解质等，遵医嘱及时调整护理方案。

2. 减少受伤的危险　参见等渗性缺水。

3. 健康指导　告知患者警惕引起酸碱平衡失调的原发病因，出现症状时及时就诊。

三、呼吸性酸中毒

呼吸性酸中毒（respiratory acidosis）是由于肺泡通气和换气功能减弱，不能充分排出体内生成的 CO_2，致血液中 $PaCO_2$ 增高引起的高碳酸血症。

【病因】

凡能引起肺泡通气不足的疾病均可导致呼吸性酸中毒。常见病因有：①呼吸中枢抑制，如全身麻醉过深、镇静剂过量、颅内压增高、高位脊髓损伤等；②呼吸道梗阻，如喉或支气管痉挛、气管异物、溺水等；③胸部活动受限，如严重气胸、胸腔积液、胸部损伤等；④肺部疾患，如急性肺水肿、肺炎及肺不张等；⑤呼吸机管理不当。

【病理生理】

呼吸性酸中毒时，人体主要通过以下方式进行代偿调节：

1. 血液中的缓冲系统 血液中的 H_2CO_3 与 Na_2HPO_4 结合，形成 $NaHCO_3$ 和 NaH_2PO_4，后者随尿液排出，使 H_2CO_3 减少、HCO_3^- 增多。

2. 肾脏 肾小管上皮细胞中的碳酸酐酶和谷氨酰胺酶活性增加，促使 H^+ 和 NH_3 生成增加，结合成 NH_4^+ 后排出。同时，H^+ 与 Na^+ 交换增加，从而排出 H^+ 增多和 $NaHCO_3$ 重吸收增加。

【护理评估】

1. 健康史 评估患者有无呼吸中枢抑制、呼吸道梗阻、肺部疾患、呼吸机使用不当等使肺通气不足的原发病史。

2. 身体状况 患者表现为胸闷、气促、呼吸困难、发绀等，严重者可伴血压下降、谵妄、昏迷等。因 CO_2 潴留可引起脑血管扩张、颅内压增高，导致患者出现持续性头痛。严重脑缺氧可致脑水肿、脑疝，甚至引起呼吸骤停。H^+ 浓度增加及高钾血症还可引起心律失常、心室颤动等。

3. 心理和社会支持状况 同代谢性酸中毒。

4. 辅助检查 动脉血气分析显示血浆 pH 值降低，$PaCO_2$ 明显增高，HCO_3^- 正常或代偿性增高。

5. 诊疗要点

（1）治疗原发疾病。

（2）积极改善通气功能，必要时做气管插管或气管切开术并使用呼吸机。应注意调整呼吸机的各项参数，促使体内蓄积的 CO_2 排出。一般将吸入气体的氧浓度调节在 60%~70% 之间，即可供给足够 O_2，且较长时间吸入也不会发生氧中毒。

【常见护理诊断／问题】

低效性呼吸型态 与呼吸中枢抑制、呼吸道梗阻、呼吸机管理不当有关。

【护理措施】

1. 密切观察病情 持续监测呼吸频率、深度、呼吸肌运动情况；监测生命体征、动脉血气分析及血清电解质。

2. 改善患者通气状况 解除呼吸道梗阻，调节呼吸机参数，协助医师行气管插管或气管切开等；吸氧。

3. 健康指导 注意引起呼吸性酸中毒的原发病，出现胸闷、呼吸困难时及时就诊。

四、呼吸性碱中毒

呼吸性碱中毒（respiratory alkalosis）是由于肺泡通气过度、体内 CO_2 排出过多，致 $PaCO_2$ 降低而引起的低碳酸血症。

【病因】

过度通气是引起呼吸性碱中毒的基本发病机制。常见原因有癔症、高热、中枢神经系统疾病、疼痛、创伤、感染、呼吸机辅助通气过度等。

【病理生理】

呼吸性碱中毒时主要由细胞内外的离子交换、细胞内的缓冲作用和肾脏的代偿调节来维持酸碱平衡。呼吸性碱中毒时也可出现低钾血症。

【护理评估】

1. 健康史 评估患者是否有癔症、脑外伤、高热、甲亢、呼吸机使用不当等病因存在。

2. 身体状况 大多患者有呼吸急促的表现。可伴眩晕、手足和口周麻木及针刺感、肌肉震颤、手足搐搦、心率加快。

3. 心理和社会支持状况 焦虑、过度紧张可致呼吸性碱中毒，神经－肌肉应激性增强的症状又可加重其精神紧张，如控制无效可成恶性循环。

4. 辅助检查 动脉血气分析显示血浆 pH 增高，$PaCO_2$ 降低，HCO_3^- 降低。

5. 诊疗要点

（1）积极处理病因并对症治疗。

（2）可用纸袋罩住口鼻，减少 CO_2 呼出。严重者，可吸入含 $5\%CO_2$ 的氧气。此外，呼吸机管理不当致通气过度者，应调整呼吸机参数。还应注意及时纠正电解质紊乱。

【常见护理诊断／问题】

1. 低效性呼吸型态 与呼吸深快或不规则有关。

2. 有受伤的危险 与中枢神经系统功能异常及神经肌肉应激性增高有关。

【护理措施】

1. 维持正常的呼吸型态 遵医嘱积极控制原发病，定时监测并记录患者的生命体征、出入量、意识状态、动脉血气分析结果等。

2. 减少受伤的危险 参见等渗性缺水。

3. 健康指导 教会患者正确的呼吸方法，如深呼吸、用纸袋呼吸的方法。告知患者保持情绪平稳，有情况及时就诊。

护考链接

考点 1：正常体液代谢（A1 型题）。

1. 机体调节酸碱平衡作用最快的方式是：（　　　）

　　A. 神经内分泌调节　　　　　　　B. 肺的调节

　　C. 肾的调节　　　　　　　　　　D. 血液缓冲系统

　　E. 精神调节

2. 细胞外液的主要阳离子：（　　　）

　　A. K^+　　　　　　　　　　　　B. Ca^{2+}

　　C. Na^+　　　　　　　　　　　　D. Mg^{2+}

　　E. Fe^{2+}

考点 2：水、钠代谢紊乱患者的身体状况（A1、A2 型题）。

3. 孙某，男，38 岁。急性肠梗阻入院。主诉口渴、尿少。体检：眼球下陷，脉搏细速，BP 100/60mmHg。估计其脱水的性质和程度为（　　　）

　　A. 中度等渗性脱水　　　　　　　B. 中度高渗性脱水

　　C. 中度低渗性脱水　　　　　　　D. 重度高渗性脱水

　　E. 重度低渗性脱水

4. 有关高渗性脱水，下列说法错误的是（　　　）

　　A. 水分摄入不足　　　　　　　　B. 多以失盐为主

　　C. 水分排出过多　　　　　　　　D. 口渴为最早症状

　　E. 血清钠＞150mmol/L

考点 3：水、钠代谢紊乱患者的诊疗要点（A1、A2 型题）。

5. 王某，女，45 岁。因腹痛伴呕吐 2 天急诊入院。主诉乏力、口渴、尿少色黄。体检：眼窝凹陷，脉细速，尿比重 1.028，血清钠浓度 156mmol/L。该患者最不宜补充的是（　　　）

　　A. 等渗盐水　　　　　　　　　　B. 5% 葡萄糖液

C. 平衡液   D. 5% 盐水

E. 林格液

6. 等渗性脱水输入大量等渗盐水，会出现（   ）

    A. 血钾过高   B. 低氯性碱中毒

    C. 高氯性酸中毒   D. 低钾性碱中毒

    E. 血钠过高

考点 4：钾代谢异常患者的身体状况、护理问题及护理措施（A3/A4 型题）。

（7~9 题共用题干）

李某，男，30 岁。体重 60kg，反复大量呕吐 3 天，主诉恶心、乏力、时感心慌。体检：P 110 次 / 分，BP 100/70mmHg，测得血钠 125mmol/L，血钾 3.0mmol/L。

7. 该患者初步诊断为（   ）

    A. 低钾血症，高渗性脱水   B. 高钾血症，重度缺钠

    C. 低钾血症，轻度缺钠   D. 低钾血症，中度缺钠

    E. 血钾正常，等渗性脱水

8. 该患者最主要的护理诊断 / 问题为（   ）

    A. 营养失调：低于机体需要   B. 体液不足

    C. 心排出量下降   D. 排尿异常

    E. 活动无耐力

9. 治疗过程中，患者突然出现室颤、血压下降，护士遵医嘱给予 10% 葡萄糖酸钙的目的是（   ）

    A. 降低血钾   B. 使钾离子从细胞内转出

    C. 纠正酸中毒   D. 降低神经肌肉的应激性

    E. 对抗钾对心肌的抑制作用

考点 5：酸碱失衡患者的身体状况、护理措施（A1、A2 型题）。

10. 幽门梗阻患者持续性呕吐可造成（   ）

    A. 低氯高钾性碱中毒   B. 低氯高钾性酸中毒

    C. 低氯低钾性酸中毒   D. 高氯低钾性碱中毒

    E. 低氯低钾性碱中毒

11. 某男，68 岁，诊断为慢性阻塞性肺疾病（COPD）并发呼衰。血气分析：PaO_2 45mmHg，$PaCO_2$ 50mmHg，pH 7.25。目前主要护理措施为（   ）

    A. 增加通气   B. 静滴碱性药物

    C. 控制感染   D. 使用激素

    E. 提高吸氧浓度

扫一扫，知答案

扫一扫，看课件

模块三
外科营养支持患者的护理

【学习目标】

1. **掌握**：肠内和肠外营养的概念、营养制剂、给予途径和方法、护理措施。
2. **熟悉**：肠内、肠外营养的适应证和禁忌证。
3. **了解**：外科营养支持患者的代谢特点和心理-社会支持状况。

📖 **情景导入**

李某，男，65岁。近半年来反复出现上腹隐痛，食欲减退，大便隐血实验持续阳性，初步诊断为"胃癌"。拟行胃全切除术。

问题：①该患者术后应采取何种营养支持方式？②该营养支持方式有哪些常见并发症？

项目一　营养状况的评估

营养支持是指在饮食摄入不足或不能正常饮食的情况下，通过肠内或肠外途径补充或提供维持人体所需营养的一种技术。

营养状况评估是由专业人员对患者的营养代谢、机体功能等进行全面检查和评估。目的是判断患者有无营养不良及营养不良的类型与程度，也是评估营养支持治疗效果的客观指标。

一、外科患者的代谢特点

严重创伤或感染时机体处于应激状态，三大营养素均处于分解代谢增强而合成降低的状态。

1. 糖　手术、创伤后早期，中枢神经系统的葡萄糖消耗量基本维持在约 120g/d。肝糖原分解增强时空腹血糖升高，其水平与应激程度平行；机体对葡萄糖的利用率下降，同时对胰岛素的敏感性减弱，容易发生高血糖、糖尿。

2. 蛋白质　较大的手术、创伤后，骨骼肌群分解进行性增强，源自氨基酸的糖异生增强，同时大量氮自尿排出。

3. 脂肪　手术、创伤后，交感神经系统受到持续刺激，产生大量儿茶酚胺，体内脂肪被动用，氧化利用率增加。此时，即使提供外源性脂肪，也难以完全抑制体内脂肪分解。

二、营养评定

1. 健康史　了解患者有无慢性消耗性疾病、手术创伤、感染等病史。此外，还要注意患者的饮食习惯和近期进食情况。

2. 人体测量　包括身高、体重、体重指数、上臂肌围、皮皱厚度、腰围、臀围等指标的测量。

（1）体重　体重变化可以直接反映营养状况，但要除外脱水或水钠潴留等因素的影响。实际体重低于标准体重的 15%，提示存在营养不良。

（2）体重指数（body mass index，BMI）　BMI＝体重（kg）/身高（m）^{2}，理想值介于 18.5~24，＜ 18.5 为消瘦，≥ 24 为超重。

3. 实验室检查

（1）血浆蛋白　是营养评定的重要指标，包括白蛋白、转铁蛋白及前白蛋白等。其中白蛋白的半衰期较长，为 18 日；转铁蛋白及前白蛋白的半衰期均较短，分别为 8 日、2 日。后者常能反映短期营养状态变化，是营养不良早期诊断和评价营养支持效果的敏感指标。

（2）免疫指标　周围血液总淋巴细胞计数可反映机体的免疫状态，低于 1.5×10^9/L 常提示营养不良。

（3）氮平衡试验　可初步判断体内蛋白质合成和分解代谢情况。当氮的摄入量大于排出量时为正氮平衡，反之则为负氮平衡。营养不良的患者持续呈负氮平衡。

三、营养不良的分类

1. 水肿型营养不良　以蛋白质缺乏为主，而能量供给尚能适应机体需要，以全身浮肿为特征。由于人体测量数值基本正常而易被忽视。

2. 消瘦型营养不良　以能量不足为主，表现为皮下脂肪和骨骼肌显著消耗和内脏器官萎缩，但内脏蛋白指标基本正常。

3. 混合型营养不良　蛋白质和能量均有不同程度的缺乏，常同时伴有维生素和其他营养素缺乏，可致器官功能损害、感染等并发症。是长期慢性营养不良发展的结果。

项目二　肠内营养

肠内营养（enteral nutrition，EN）是经胃肠道途径，供给人体代谢所需营养素的一种营养支持方法，可口服或经喂养管给予。如患者所需全部营养素完全经肠道供给，称为完全肠内营养（total enteral nutrition，TEN）。

与肠外营养相比，EN 的优点是：①营养物质是通过胃肠道吸收入肝，在肝内合成机体所需的各种成分，整个过程更符合生理需要；②可以维持肠黏膜结构和屏障功能的完整性；③无严重代谢并发症，安全、经济。因此，凡胃肠道功能正常，或存在部分功能者，应首选胃肠内营养。

【适应证】

1. 不能经口摄食　如口腔手术、脓毒病等。

2. 肠道疾病　如短肠综合征、消化道瘘等。

3. 其他　如心血管疾病、肝肾功能衰竭等。

【禁忌证】

急性肠梗阻、消化道活动性出血、腹腔或肠道感染、严重腹泻或吸收不良、休克等。

【肠内营养的实施】

1. 营养制剂

（1）以整蛋白为主的制剂　其蛋白质源为酪蛋白或大豆蛋白，糖类源为麦芽糖、糊精，脂肪源为玉米油或大豆油，不含乳糖。适用于胃肠道功能正常者。

（2）以蛋白水解产物（或氨基酸）为主的制剂　其蛋白源为乳清蛋白水解产物、肽类或结晶氨基酸，糖类源为低聚糖、糊精，脂肪源为大豆油及中链甘油三酯，也不含乳糖。适用于胃肠道消化功能障碍者。

2. 给予途径　包括口服、鼻胃管管饲、胃造口、空肠造口等。临床常用鼻胃插管和空肠造口两种途径。

3. 给予方式

（1）连续输注　在 12~24 小时内持续滴注。适用于胃肠功能及耐受性较差、经十二指肠或空肠造口管饲的患者。

（2）分次给予　可分为分次输注和分次推注两种，每次量为 100~300mL。分次输注时，每次入量在 2~3 小时内完成，每次间隔 2~3 小时；分次推注时，每次入量在 10~20 分钟内完成。根据患者的耐受程度加以调整。

【护理评估】

1. 健康史 了解患者的一般情况，如年龄、性别、饮食习惯和食欲，有无禁食及禁食的天数，有无额外丢失；近期有无消化系统手术史，较大的创伤、烧伤、严重感染或结核、肿瘤等慢性消耗性疾病。

2. 身体状况

（1）局部 有无恶心、呕吐、腹痛、腹胀、腹泻等症状；有无压痛、反跳痛及肌紧张等腹膜炎体征。

（2）全身 评估患者的生命体征及营养状况；有无休克、脱水或水肿等征象。

3. 心理和社会支持状况 患者及家属对营养支持重要性和必要性的认识程度，对营养支持的接受程度和对营养支持费用的承受能力。

【常见护理诊断 / 问题】

1. 有误吸的危险 与患者意识、体位、喂养管移位、胃排空障碍有关。

2. 有皮肤完整性受损的危险 与长期留置喂养管有关。

3. 腹泻 与肠内营养液的浓度、温度、输注速度及患者对营养液的耐受能力等有关。

【护理措施】

1. 避免黏膜和皮肤受损 加强口腔、鼻腔的护理，避免黏膜受损。保持造瘘口周围皮肤干燥、清洁，定时换药。

2. 并发症的预防和护理

（1）呕吐、误吸 呕吐常见于虚弱、意识不清的患者，由于胃肠蠕动缓慢、胃潴留，或输注量过大、过快而引起腹胀、呕吐。此时患者易发生误吸而引起严重的吸入性肺炎。预防方法包括：①妥善固定喂养管：经鼻胃管喂养时，应将喂养管妥善固定于面颊部，以防移位至食管而引起误吸。②保持喂养管通畅：输注营养液或药物前、后，每隔 4 小时用温开水或生理盐水冲洗导管一次。③适宜的体位：喂食期间和喂食后 1 小时抬高床头 30°~45°（半卧位），防止营养液反流和误吸。④及时评估胃内残留量：每次灌注肠内营养液前或连续灌注 4 小时后，抽吸并估计胃内残留量，若残留量大于 100~150mL，须延迟或暂停输注，必要时加用胃动力药，以防胃潴留引发反流导致误吸。⑤加强观察：若患者突然出现呕吐、呛咳，呼吸急促，咳出类似营养液的痰，应立即停止输注，将患者放平、侧卧，鼓励并帮助患者咳嗽，有利于排出吸入物，若不缓解应立即通知医生并急请专科会诊，必要时经气管镜取出误吸物。

（2）腹泻　为 EN 最常见的并发症，少数患者因腹泻而被迫停用 EN，重者可伴有脱水、电解质紊乱。腹泻的常见原因有：营养液输注速度过快、温度太低、渗透压过高或营养液被细菌、真菌污染等。预防方法包括：①营养液的浓度、输注量和速度要逐渐递增：胃管给予者营养液应由小剂量、低浓度缓慢注入，逐渐过渡到全量。灌注营养液的温度为 38~43℃，浓度为 12%~25%，输注量由 50mL 增至 300~400mL。使用输液泵应由 50mL/h，经 3~4 天后增至 100mL/h。②保持营养液的适宜温度：以 34~36℃为宜。③避免营养液污染、变质：现用现配，配好的营养液在室温下放置不宜超过 6~8 小时；暂不用时置于 4℃冰箱内保存，24 小时内用完；滴注瓶和配制器材应每日消毒。④支持治疗：在营养液中酌情加入阿片酊等药物以减慢肠蠕动，可控制腹泻，同时静脉补充白蛋白，以增加肠道的吸收能力。

3. 健康指导

（1）出院告知　告知患者肠内营养的重要性和必要性。

（2）饮食指导　告知患者术后恢复经口饮食是循序渐进的过程，指导患者和家属饮食护理的内容，保持均衡饮食。

（3）出院指导　指导携带喂养管出院的患者及家属掌握自我的护理方法。

项目三　肠外营养

肠外营养（parenteral nutrition，PN）是指从静脉途径补充患者所需营养物质，如果营养物质全部从静脉补充称之为完全肠外营养（total parenteral nutrition，TPN）。

【适应证】

1. 因疾病或治疗限制不能经胃肠道摄入饮食。

2. 抗肿瘤期间不能正常饮食。

3. 胃肠道功能障碍。

4. 营养不良。

5. 严重感染、创伤、烧伤、大手术等高分解代谢状态。

【禁忌证】

严重的水、电解质及酸碱平衡失调及凝血功能紊乱等患者应禁用肠外营养。

【肠外营养的实施】

1. 营养制剂

（1）葡萄糖　是肠外营养的主要非蛋白能源物质之一，来源丰富、价格低廉。成人需要量为 3~3.5g/（kg·d）。若输入过快或供给过多，部分葡萄糖可转化为脂肪沉积于肝脏，导致脂肪肝。故葡萄糖的供给量不宜超过 300~400g/d，约为总能量的 50%。

（2）脂肪乳剂　可提供能量和必须脂肪酸，维持细胞膜结构和人体脂肪组织的恒定。成人常用量为 0.7~1.3g/（kg·d），供给机体总热量的 30%~40%。

（3）复方氨基酸　是肠外营养配方中的唯一氮源，用于合成蛋白质。氨基酸的供给量为 1.2~1.5g/（kg·d），占总能量的 15%~20%。复方氨基酸有平衡型和特殊型两类。平衡型氨基酸溶液所含必需氨基酸与非必需氨基酸的比例符合蛋白质合成和人体基本代谢的需要，适用于多数营养不良患者。特殊型氨基酸溶液配方多针对某一疾病的代谢特点而设计，兼有营养支持和治疗的双重作用。

（4）维生素　在人体代谢及生理功能上占有重要地位。用于肠外营养的维生素制剂有水溶性（B 族、C 族、生物素）和脂溶性（A、D、E、K）两种，均为复方制剂。每支注射液包含正常人各种维生素的每日基本需要量。

（5）电解质　由于疾病过程中可出现各种电解质紊乱，同时在输入高渗葡萄糖溶液时易出现排尿增加，也可造成水、电解质紊乱。故肠外营养中须补充钾、钠、氯、钙、镁、磷等电解质。

（6）微量元素　微量元素可参与酶的组成、三大营养物质的代谢、上皮生长和创伤愈合等生理过程。具有临床实际意义的微量元素包括锌、铜、铁、硒、铬、锰等。短期禁食者可不给予补充，TPN 超过 2 周时由中心静脉给予。

2. 给予途径

（1）周围静脉　技术操作简单，并发症少。适用情况包括：①PN 时间在 2 周以内，用量小；②单纯肠内营养不能满足，需要同时辅以肠外营养者；③中心静脉置管有困难时。

（2）中心静脉插管　常经锁骨下静脉和颈内静脉置管。因深静脉直径大、血液流速快，输入的液体能被快速稀释而不易损伤静脉内膜，故可输入以高浓度（25%~50%）葡萄糖作为主要能源的 PN，可 24 小时连续滴注，并可较长期使用。

3. 给予方式

（1）全营养混合液（total nutrient admixture，TNA）　将每天所需要的营养物质，在无菌环境中按次序混合入由聚合材料制成的输液袋或玻璃容器后再输入。其优点是：①以较佳的热氮化比和多种营养素同时进入体内，增加节氮效果；②简化输液过程，节省护理时间；③降低代谢性并发症的发生率；④减少污染机会。

（2）单瓶　在不具备全营养混合输入的条件下，可采用单瓶输入的方式。但由于各营养液非同步输入，不利于所供营养的有效利用。也可因单瓶输入高渗性葡萄糖或脂肪乳剂而并发代谢性并发症，如高血糖或高脂血症。

【护理评估】

1. 健康史　评估患者的年龄、饮食状况，有无手术外伤史、严重感染和慢性消耗性疾病等既往病史。

2. 身体状况

（1）局部　评估周围静脉显露是否良好，颈部和锁骨上区皮肤有无破损，有无气管切开或其他影响静脉穿刺的因素。

（2）全身　评估患者的生命体征及营养状况；有无脱水、休克等征象。

3. 心理和社会支持状况　患者及家属对肠外营养支持的认知程度和经济承受能力等。

【常见护理诊断／问题】

1. 有体液失衡的危险　与脱水、输注速度等有关。

2. 潜在并发症　气胸、血胸、胸导管损伤、空气栓塞、导管脓毒症、糖代谢紊乱、肝功能损害、血清电解质紊乱、脂肪代谢紊乱、血栓性脉管炎等。

【护理措施】

1. 维持体液平衡　合理安排输液顺序和控制输注速度。根据患者24小时液体出入量，合理补液；根据患者年龄、病情、药物性质等调节输注速度，TNA输注不超过200mL/h，以利于充分利用。若存在明显的水、电解质失衡，应待其纠正后再输入TNA液。

2. 定期监测与评价　肠外营养最初3日每日监测血清电解质、血糖水平，待情况稳定后改为每周测定1~2次；血清蛋白、转铁蛋白、前清蛋白、淋巴细胞技术等营养指标及肝肾功能测定每1~2周一次进行氮平衡测定，以评价肠外营养支持的效果。

3. 防止技术性并发症　这类并发症与中心静脉导管的放置与留置有关。包括穿刺导致气胸、血管损伤、胸导管损伤等。最严重的并发症是空气栓塞，一旦发生，立即使患者取左侧卧位、头低脚高。通知医生并协助处理。置管并发症重在预防：①掌握静脉导管的留置技术；②妥善固定静脉导管，防止移位，每天查看体外导管长度，确保输注装置、接头紧密连接。

4. 防治代谢性并发症

（1）高血糖和高渗性非酮性昏迷　较常见。与外科应激患者对葡萄糖的耐受力及利用率降低、输入葡萄糖浓度过高及速度过快有关。当血糖浓度超过40mmol/L，可致高渗性非酮性昏迷。患者主要表现为血糖异常升高、渗透性利尿、脱水、电解质紊乱及神志改变等。护理时应注意以适当的速度输注静脉营养液，随时监测血糖水平，维持血糖水平正常、稳定。

（2）高脂肪血症或脂肪超载综合征　脂肪乳剂不可输注过快和过量，一般输注20%的脂肪乳剂250mL需4~5小时。一旦出现高热、急性消化道溃疡、肝脾肿大、肌肉疼痛等症状，应立即停输脂肪乳剂。

5. 防治感染性并发症

（1）导管性脓毒症　与输入液污染、插管处皮肤感染或其他感染部位的病原菌经血液循环种植于导管有关。

护理措施包括：①导管护理：每天消毒静脉穿刺部位、更换敷料，加强局部护理。每天更换输液管道，遵守无菌操作原则。②严密观察：观察患者有无寒战、高热，局部穿刺部位有无红、肿、热、痛等感染征象；若怀疑出现导管性脓毒症，须及时通知医生，协助拔除导管并同时做微生物培养和药物敏感试验。③防止管腔堵塞：避免经导管采血或输血，输液结束时宜用肝素稀释液封管，防止导管内血栓形成且保持管道通畅。④规范配置和使用TNA：配制过程有专人负责，在层流环境中按照无菌技术要求配制；营养液现用现配，不得加入抗生素、激素、升压药等；配制的营养液必须在24小时内输完，暂时不用者保存于4℃冰箱内，输注前0.5~1小时取出置室温下复温后再输；全营养混合液输注系统和输注过程须保持连续性，期间不能中断，以免污染。

（2）肠源性感染　与长期TPN时肠道缺乏食物刺激而影响胃肠激素分泌、体内谷氨酰胺缺乏等引起肠黏膜萎缩、肠屏障功能减退、肠内细菌和毒素移位有关。因此，当患者胃肠功能恢复或允许进食的情况下，鼓励患者经口饮食。提倡尽可能应用肠内营养。

6. 健康指导

（1）肠外营养相关知识　告知患者及家属不能自行调节输注营养液的速度；告知保护静脉导管的方法，避免在翻身、活动、更衣时导管脱出。

（2）尽早经口进食或行肠内营养　当患者胃肠功能恢复或允许进食的情况下，鼓励患者经口进食或行肠内营养，以降低和防止肠外营养相关并发症。

（3）出院指导　制定饮食计划，指导均衡营养，定期到医院复诊。

知识检测

A1型题

1. 下列适宜选择肠内营养支持的患者为（　　　　）

　　A. 麻痹性肠梗阻　　　　　　　　　　B. 食管静脉曲张出血期

　　C. 克罗恩病，腹泻 > 10 次 / 天　　　　D. 重度烧伤休克期

　　E. 短肠综合征术后稳定期

2. 肠内营养的供给途径主要是（　　　　）

    A. 头皮静脉   B. 管饲

    C. 中心静脉   D. 周围静脉

    E. 胃肠造瘘

3. 在无菌条件下配制的要素饮食冷藏有效期为（　　　　）

    A. 2 小时   B. 4 小时

    C. 8 小时   D. 12 小时

    E. 24 小时

4. 用周围静脉给予营养液，时间一般不超过（　　　　）

    A. 3 天   B. 5 天

    C. 7 天   D. 10 天

    E. 14 天

5. 全胃肠外营养（TPN）不适宜的护理措施是（　　　　）

    A. 严格无菌操作   B. 静脉导管专用

    C. 24 小时持续点滴   D. 隔日更换插管敷料

    E. 严密观察并发症

6. 全胃肠外营养支持患者可能发生的最严重的代谢并发症是（　　　）

    A. 高渗性非酮症昏迷   B. 高钾血症

    C. 高血糖   D. 低钾血症

    E. 低血糖

扫一扫，知答案

外科休克患者的护理

扫一扫，看课件

【学习目标】

1. 掌握：休克的概念、身体状况，常见护理诊断 / 问题及护理措施。
2. 熟悉：休克的病因与分类、病情观察及诊疗要点。
3. 了解：休克的病理生理、患者心理和社会支持状况。
4. 学会：抗休克裤的使用方法及护理措施。

情景导入

吕某，女，35 岁。因车祸左侧腹部撞伤，就诊时 BP75/60mmHg，P110 次 / 分，烦躁不安，皮肤黏膜发绀，四肢发冷，尿量减少，腹穿有不凝固的血液抽出。初步诊断为"脾破裂、失血性休克"。

问题：①接诊后如何给患者安排体位？②该患者的首优护理问题是什么？③对该患者首先要采取的抢救措施是什么？

休克（shock）是机体受到强烈的致病因素侵袭后，导致有效循环血容量锐减、组织灌注不足，细胞代谢紊乱和功能受损为特征的病理性临床危急综合征，是严重的全身性应激反应。休克是一个从组织灌注不足的亚临床阶段向多器官功能障碍综合征（multiple organ dysfunction syndrome，MODS）的临床阶段发展的连续过程，患者发病急骤，进展迅速，可导致多系统器官功能衰竭（multiple systemic organ failure，MSOF）。细胞、组织和器官缺血缺氧，肺、肝、肾等重要器官功能受损是休克发展的严重后果。若未能及时发现与治疗，则可发展至不可逆阶段而导致死亡。

知 识 链 接

　　有效循环血容量是指单位时间内通过心血管系统进行循环的血量，占总血量的 80%~90%，有效循环血量的维持取决于 3 个方面：①充足的血容量；②有效的心肌收缩力；③适宜的外周血管张力。其中一个或多个方面异常而超出人体代偿时，即可导致有效循环血容量骤减，组织灌注量不足。

【病因与分类】

　　根据病因可将休克分为 5 类，其中低血容量性休克和感染性休克在外科最为常见。

　　1. 低血容量性休克　因大量失血、失液或体液聚集于组织间隙致有效循环血容量不足所致。包括失血（如肝脾破裂、食管胃底静脉曲张破裂出血等）引起的失血性休克；严重创伤（如严重挤压伤、骨折等）引起的创伤性休克；脱水（如大面积烧伤、肠梗阻等）引起的失液性休克。

　　2. 感染性休克　主要由细菌及毒素作用所致，毛细血管通透性增高，体液流失至组织间隙或体腔内，引起有效循环血容量锐减，常继发于以释放内毒素为主的革兰阴性杆菌感染，如急性梗阻性化脓性胆管炎、绞窄性肠梗阻、急性化脓性腹膜炎和败血症等。

　　3. 心源性休克　主要由心功能不全引起，急性心肌梗死、心包填塞和急性心肌炎等引起的心力衰竭，导致有效循环血容量锐减。

　　4. 神经源性休克　常因剧烈疼痛、麻醉平面过高、脊髓损伤或创伤等引起，强烈的神经反射性血管扩张，导致有效循环血容量相对不足。

　　5. 过敏性休克　常由于进食、接触或注射某些致敏物质，如花粉、药物（如青霉素）、血清制剂或疫苗及异体蛋白质等引起。

【病理生理】

　　各类休克的共同病理生理基础是有效循环血容量锐减、组织灌注不足，以及由此导致的微循环障碍、细胞代谢改变和重要器官的继发性损害。

　　1. 微循环障碍　根据微循环障碍不同阶段的病理生理特点可分为 3 期。

　　（1）微循环收缩期　又称缺血缺氧期或休克代偿期。在休克早期，机体有效循环血量锐减时，血压下降，刺激主动脉弓与颈动脉窦压力感受器，引起血管舒缩中枢加压反射，交感 – 肾上腺轴兴奋导致大量儿茶酚胺释放，以及肾素 – 血管紧张素分泌增加，使心跳加快，心排血量增加；并选择性地使外周（如骨骼肌、皮肤）和内脏（脾、肝和胃肠）的小血管、微血管平滑肌收缩，以保证心和脑等重要脏器供血。由于毛细血管前括约肌强烈收缩，动静脉短路和直接通道开放，回心血量有所增加，因而仍能维持血压不变。但微循环内血量减少，组织处于低灌注缺氧状态。此期微循环灌注的特点是"少进少出"。

（2）微循环扩张期　又称淤血缺氧期或休克抑制期。若休克继续发展，组织长时间缺血缺氧，处于无氧代谢状态，使酸性代谢产物大量蓄积，舒张血管的组胺、缓激肽等介质释放，毛细血管前括约肌由收缩转为舒张，而毛细血管后括约肌因敏感性低仍处于收缩状态，血液淤滞，毛细血管静水压升高、通透性增加，血浆外渗至第三间隙，血液浓缩，血液黏稠度增加，回心血量减少，心排血量进一步降低，血压下降，心脑等重要脏器灌注不足，休克加重。此期微循环灌注的特点是"多进少出"。

（3）微循环衰竭期　又称弥散性血管内凝血期或休克失代偿期。此期为不可逆性休克，血液进一步淤滞、黏稠度增加，加之酸性环境中的血液呈高凝状态，红细胞和血小板聚集发生凝血形成微血栓，进而引起弥散性血管内凝血（disseminated intravascular coagulation,DIC）。随着各种凝血因子的大量消耗，纤维蛋白溶解系统被激活，可出现严重的出血倾向。由于组织缺少血液灌注，细胞严重缺氧，加之酸性代谢产物和内毒素的作用，使细胞内溶酶体膜破裂，释放多种水解酶，引起组织细胞自溶和死亡，最后引起广泛的组织损害，甚至多器官功能受损。此期微循环灌注的特点是"不进不出"。

2. 代谢改变

（1）能量代谢障碍　在组织灌注不足和细胞缺氧时，体内的葡萄糖以无氧酵解供能为主，此过程产生的三磷酸腺苷（ATP）比有氧代谢少得多，因此，休克时机体能量极度缺乏。

休克引起的应激状态使儿茶酚胺和肾上腺皮质激素大量释放，促进胰高血糖素生成及抑制胰岛素分泌，促进糖异生和抑制糖降解，致血糖水平升高。抑制蛋白合成和促进蛋白分解，为机体提供能量和合成急性期反应蛋白的原料；但是，当有特殊功能的酶类蛋白质被分解消耗后，则会影响机体的生理过程。脂肪分解加速，成为机体获取能量的重要来源。

（2）代谢性酸中毒　随着无氧代谢的发展，乳酸不断增加，同时，肝脏因灌注量减少，处理乳酸能力减弱，使乳酸在体内积聚而引起代谢性酸中毒。

能量代谢障碍和代谢性酸中毒可影响细胞各种膜的屏障功能。如细胞膜、线粒体膜、溶酶体膜等细胞器受到破坏时，可释放出大量引起细胞自溶和组织损伤的水解酶，细胞的破坏是器官继发性损害的基础。

3. 内脏器官的继发性损伤

休克时，内脏器官细胞由于持续处于出血、缺氧状态，组织细胞可发生变性、出血、坏死，导致器官功能障碍甚至衰竭。一般认为休克持续时间超过10小时，容易发生内脏器官损害，MODS是休克患者死亡的主要因素。

（1）肺　肺是MODS时最先受累的器官，低灌注和缺氧可损伤肺毛细血管和肺泡上皮细胞。肺毛细胞血管内皮细胞受损可导致其通透性增加而引起肺间质水肿；而肺泡上皮细胞损伤可使肺表面活性物质生成减少、肺泡表面张力升高，继而出现肺泡萎陷，导致肺不张，进而出现氧弥散障碍，通气／血流比例失调；患者出现进行性呼吸困难和缺氧症状，称为急性呼吸窘迫综合征（acute respiratory distress syndrome，ARDS）。常发生于休克期内或稳定后 48~72 小时内，因休克而死亡者约有 1/3 死于呼吸衰竭。

（2）肾　休克时儿茶酚胺、血管升压素和醛固酮分泌增加，引起肾血管收缩、肾血流量减少和肾滤过率降低，导致尿量减少。此时，肾内血流重新分布，并主要转向髓质，致肾皮质血流锐减，肾小管上皮细胞大量变性坏死，引起急性肾衰竭（acute renal failure，ARF）。

（3）心　休克时由于心率过快、舒张期过短或舒张压降低，使冠状动脉灌注量减少，心肌因缺血缺氧而受损。一旦心肌微循环内血栓形成，可引起局灶性心肌坏死和心力衰竭。此外，休克时的缺血缺氧、酸中毒及高血钾等均可加重心肌功能的损害。

（4）脑　休克早期，由于血液重新分布和脑循环的自身调节，脑的血液供应基本能够保证。但随着病情发展，由于血压的持续下降，脑微循环灌流不足，可发生脑水肿和颅内压增高，甚至出现严重脑疝。

（5）肝　肝微循环灌注不足，使单核－吞噬细胞受损，导致肝解毒及代谢功能减弱，并加重代谢紊乱及酸中毒，严重时出现肝性脑病和肝衰竭。

（6）胃肠道　胃肠道缺血缺氧，黏膜上皮细胞的屏障功能受损，可导致胃肠道黏膜糜烂、应激性溃疡或上消化道出血。由于肠的屏障结构和功能被破坏，肠道细菌及毒素移位，导致肠源性感染或毒血症。

【护理评估】

1. 健康史　了解引起休克发生的各种因素，如大量失血、失液，严重的损伤或感染等，以及患者的救治情况。

2. 身体状况　休克的发病原因不同，临床表现各异，但有共同的病程演变过程，包括休克前期、休克期和休克晚期。

（1）休克前期　机体失血量在 20% 以下（800mL 以下），由于机体的代偿作用，患者中枢神经系统的兴奋性增高，交感－肾上腺轴兴奋，表现为精神紧张、烦躁不安、面色苍白、四肢湿冷、脉搏加快（＜ 100 次／分）、呼吸深快，血压变化不大（收缩压正常或稍升高、舒张压增高），脉压缩小（＜ 30mmHg），尿量正常或减少。此期若处理及时得当，休克可很快得到纠正；若处理不当，病情继续发展，很快进入休克期。

（2）休克期　机体失血量可达 20%~40%（800~1600mL），患者由兴奋转为抑制，表现为神志淡漠、反应迟钝、皮肤黏膜发绀、四肢湿冷、脉搏细速（＞ 120 次／分）、呼吸浅促、血压进行性下降（收缩压＜ 90mmHg），尿量进一步减少或无尿（＜ 20mL/h），并出现代谢性酸中毒的表现。

（3）休克晚期　机体失血量超过40%（1600mL以上），患者意识模糊或昏迷，全身皮肤和黏膜明显发绀，血压测不到，无尿，并发DIC者，可出现鼻腔、牙龈和内脏出血等。若出现进行性呼吸困难、脉速、烦躁，虽给吸氧仍无改善时，提示并发ARDS。此期患者常继发MODS而死亡。

3. 心理和社会支持状况　休克起病急、进展快、并发症多，且抢救过程中使用的监护仪器多，患者及家属易产生病情危重及面临死亡的感觉，进而出现焦虑和恐惧，应及时评估患者及家属的情绪反应、心理承受能力、对疾病治疗及预后的了解程度。

4. 辅助检查

（1）实验室检查

1）血、尿和粪常规检查　红细胞计数、血红蛋白值降低提示失血，反之则提示失液；血细胞比容增高提示有血浆丢失。白细胞和中性粒细胞比例增高常提示感染存在。尿比重增高常表明血液浓缩或血容量不足。消化道出血时粪便隐血阳性或黑便。

2）血生化检查　包括肝肾功能检查、血糖、电解质和动脉血乳酸盐等，了解患者是否合并细胞缺氧、酸碱平衡失调的程度及MODS等。动脉血乳酸盐测定反映细胞缺氧程度，正常值为1.0~1.5mmol/L，休克时间越长，血流灌注障碍越严重，动脉血乳酸盐浓度也越高。

3）DIC监测　疑有DIC时，以下5项检查出现3项以上异常，结合临床上有休克及微血管栓塞症状和出血倾向，应考虑有DIC发生。5项检查包括：①血小板$< 80 \times 10^9$/L；②纤维蛋白原< 1.5g/L或呈进行性下降；③凝血酶原时间较正常延长3秒以上；④血浆鱼精蛋白副凝试验（3P试验）阳性；⑤血涂片中破碎红细胞超过2%等。

4）动脉血气分析　有助于了解肺功能和酸碱失衡状况。

（2）血流动力学监测

1）中心静脉压（CVP）　代表右心房及胸腔段腔静脉内的压力，其变化可反应全身血容量和右心功能之间的关系。正常值为0.49~0.98kPa（5~10cmH$_2$O）。①CVP< 5cmH$_2$O，提示血容量不足；②CVP> 15cmH$_2$O，提示有心功能不全；③CVP> 20cmH$_2$O，提示存在充血性心力衰竭。临床上通过连续动态监测CVP，可准确反映右心前负荷情况。

2）心排出量（CO）和心脏指数（CI）　CO是心率和每搏排出量的乘积，通过Swan-Ganz漂浮导管应用热稀释法可测得。成人CO正常值为4~6L/min；单位体表面积上的心排出量称为CI，正常值为2.5~3.5L（min·m^2）。休克时CO多降低，部分感染性休克者可见升高。

（3）影像学检查　有创伤者，应根据受伤情况做相应部位的影像学检查以排除骨骼、内脏及颅脑的损伤。B超检查有助于发现深部感染灶及其原因。

5. 诊疗要点　尽早去除病因，迅速恢复有效循环血量，纠正微循环障碍，恢复正常代谢，防止 MODS。

（1）一般急救　①现场救护：包括创伤处止血、包扎、固定和制动。必要时可使用抗休克裤，促进回心血流，改善重要脏器供血，同时可以控制腹部和下肢的出血。②保持呼吸道通畅：使头部后伸，清除呼吸道分泌物和异物；解开衣领，解除气道压迫；早期给氧，改善组织缺氧状态，必要时可做气管插管或气管切开。③采取休克体位：急救患者可取平卧位，或临时安置患者头和躯干抬高 20°～30°，下肢抬高 15°～20°，以增加回心血量和减轻呼吸困难。④保暖：休克时体温降低，应予以保暖。可采用加盖棉被、毛毯等措施，也可通过调节病室内温度升高体温，一般室内温度以 20℃左右为宜。切忌用热水袋、电热毯等进行体表加温，以防烫伤及皮肤血管扩张，后者使心、肺、脑、肾等重要器官的血流灌注进一步减少。此外，加热可增加局部组织耗氧量，加重缺氧，不利于休克的纠正。

（2）补充血容量　是治疗休克首要的最基本措施，也是纠正休克引起的组织低灌注和缺氧状态的关键。补液原则是"先晶后胶、先快后慢、量出为入、宁欠勿过"，在连续监测脉搏、血压、尿量和 CVP 等指标的基础上，调整补液量、速度和种类。抗休克通常首先采用晶体液（如平衡盐溶液）来扩容和疏通微循环，但因电解质溶液不能长时间稳定在血管内，还需再输入胶体液（如血浆、白蛋白及血浆代用品羟乙基淀粉等）来维持血容量。

（3）积极处理原发病　由外科疾病引起的休克，如内脏大出血、消化道出血、消化道穿孔、重症胆管炎等，应在抗休克的同时，及时手术处理原发病灶。

（4）纠正酸碱平衡失调　休克患者由于组织缺氧，常有不同程度的酸中毒。休克早期，患者可出现短暂的呼吸性碱中毒，导致组织缺氧加重，酸性代谢产物积聚，患者进入代谢性酸中毒。一般来说，机体获得充足的血容量后，微循环障碍即能解除，组织血液灌注得到改善，酸中毒即可消失。但对于酸中毒明显、经扩容不能纠正者，需应用碱性药物治疗，常用 5% 碳酸氢钠溶液来纠正酸中毒。

（5）应用血管活性药物　经扩容、纠正酸碱平衡失调等措施后，仍未纠正休克时，应酌情采用血管活性药物来调整周围血管的张力，改善组织灌流。药物包括：①血管收缩剂：常用药物有去甲肾上腺素、间羟胺和大剂量多巴胺等。血管收缩剂可使小血管处于收缩状态，虽暂时升高血压，但可使组织缺氧更加严重，故应慎重选用。②血管扩张剂：常用药物有酚妥拉明、小剂量多巴胺、山莨菪碱等。血管扩张剂可解除小血管痉挛，改善微循环，增加组织灌注量，但可使血管容量相对增加，血压有不同程度的下降，故只能在血容量已基本补足而循环状态未见好转时才考虑应用。③强心药：常用的是强心苷，如毛花苷 C（西地兰）。休克发展到一定程度，都伴有不同程度的心肌损害，强心药可增强心肌收缩力，减慢心率。

（6）DIC 治疗　若 DIC 诊断明确，早期可使用肝素抗凝，一般用量为 1.0mg/kg，每 6

小时 1 次。D1C 晚期，纤维蛋白溶解系统亢进，则使用抗纤溶药物，如氨甲苯酸、氨基己酸等，以及抗血小板黏附和聚集的阿司匹林、低分子右旋糖酐等。

（7）应用皮质激素　对于严重休克和感染性休克，可使用肾上腺皮质激素。主张大剂量应用如地塞米松 1~3mg/kg，加入 5% 葡萄糖溶液静脉滴注，一般只用 1~2 次，以防过多使用引起不良反应。其主要作用有：①阻断 α－受体兴奋作用，扩张血管，降低外周血管阻力，改善微循环；②增强心肌收缩力，增加心排血量；③保护细胞内溶酶体膜，防止溶酶体破裂；④增强线粒体功能，防止白细胞凝集；⑤促进糖异生，使乳酸转化为葡萄糖，减轻酸中毒。

（8）控制感染　包括处理原发感染灶和应用抗菌药物。早期未明确病原菌前，遵医嘱使用广谱抗生素；后期有细菌培养及药物敏感试验后，有针对性地选用敏感抗菌药物，以提高抗菌效果，减少耐药性。

（9）防治重要器官功能受损　休克时要注意维护患者的重要器官功能，尤其是呼吸功能和肾功能，积极防治 ARDS 和 ARF 的发生。

【常见护理诊断／问题】

1. 体液不足　与大量失血、失液和创伤有关。

2. 组织灌流量改变　与有效循环血量不足所致的心、肺、肾、脑及外周组织血流减少有关。

3. 心输出量减少　与体液不足、回心血量减少或心功能不全有关。

4. 气体交换受损　与肺循环灌注不足，造成肺泡与微血管之间气体交换减少有关。

5. 有感染的危险　与免疫力降低、侵入性治疗有关。

【护理措施】

1. 快速补充血容量，恢复有效循环血量

（1）建立静脉通道　迅速建立两条以上的静脉通道，快速大量补液（心源性休克除外）。在建立静脉通道时，应尽可能使用留置静脉输液管，周围血管萎陷或肥胖患者穿刺困难时，应立即行中心静脉穿刺置管，同时监测 CVP。

（2）合理补液　输入液体的量应根据病因、尿量和血流动力学进行评估，应有专人准确记录出入液量，可作为病情判断及后续治疗的依据。临床上常以血压结合 CVP 的测定指导补液（表 4-1）。BP 和 CVP 均降低时，提示血容量严重不足，应快速大量补液；若 BP 降低而 CVP 升高，提示心功能不全或血容量超负荷，应减慢速度，限制补液，防止肺水肿及心功能衰竭。

表4-1　中心静脉压与补液的关系

CVP	血压	原因	处理原则
低	低	血容量严重不足	充分补液
低	正常	血容量不足	适当补液
高	低	心功能不全或血容量相对过多	给强心药、纠正酸中毒、舒张血管
高	正常	容量血管过度收缩	舒张血管
正常	低	心功能不全或血容量不足	补液试验 *

*补液试验：取等渗盐水250mL，于5~10分钟内经静脉滴入，若血压升高而CVP不变，提示血容量不足；如血压不变而CVP升高0.29~0.49kPa（3~5cmH$_2$O），则提示心功能不全。

（3）密切观察病情变化

1）每15~30分钟监测生命体征　①血压与脉压：最常用的监测指标。当收缩压＜90mmHg、脉压＜20mmHg，提示休克。②脉搏：脉搏变化早于血压变化，休克早期脉率增快，休克加重时脉搏细弱，甚至摸不到。临床常根据脉率/收缩压（mmHg）计算休克指数，来帮助判断有无休克及轻重。正常值约为0.58，≥1.0提示休克；＞2.0为严重休克。③呼吸：注意呼吸频率及节律，呼吸急促、变浅或不规则，表示病情恶化。呼吸增至30次/分以上或降至8次/分以下，表示病情危重。④体温：监测体温是否有高热或体温偏低。多数患者体温偏低，感染性休克患者有高热，若体温突升至40℃以上或骤降至36℃以下，提示病情严重。

2）全身情况　动态观察意识表情、面唇色泽、皮肤肢端温度、瞳孔、尿量及CVP变化。若患者从淡漠转为对答自如，唇色红，肢端转暖，尿量＞30mL/h，则提示休克好转。

2. 改善组织灌注

（1）休克体位　休克体位有利于膈肌下移，促进肺扩张，抬高下肢，增加肢体回心血量，改善重要脏器的血供。

（2）抗休克裤的使用　抗休克裤充气后对腹部与腿部加压，可促使血液回流，改善组织灌流，同时可以控制腹部和下肢出血（图4-1）。休克纠正后，由腹部开始缓慢放气，每15分钟测量血压1次，若发现血压下降超过5mmHg，应停止放气并重新注气。

（3）应用血管活性药物的护理

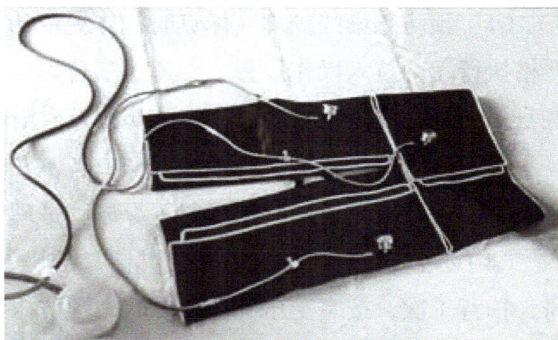

图4-1　抗休克裤

43

①应用血管活性药物应使用微量泵从低浓度、慢速度开始，并用心电监护仪每5~10分钟测1次血压，血压平稳后每15~30分钟测1次。根据血压调整药物浓度和注入的速度，以防血压骤升或骤降。血压平稳后，经逐渐降低药物浓度、减慢速度至撤离，以免突然停药引起不良反应。②应严防药液渗漏，若发现注射部位红肿、疼痛，立即更换注射部位，并用0.25%普鲁卡因封闭穿刺部位，并更换注射部位，防止发生皮下组织坏死。优先选择中心静脉。③对心功能不全者，遵医嘱给予毛花苷C静脉推注时，注意观察患者心率、心律及药物副作用。

3. 维持有效的气体交换

（1）保持呼吸道通畅　若病情允许，鼓励患者定时做深呼吸，必要时协助叩背咳痰。神志淡漠或昏迷患者，要头偏向一侧或置入通气管，以防舌后坠或呕吐物、气道分泌物等引起误吸。观察患者呼吸频率、节律、深浅度及面色变化，动态监测动脉血气分析，了解缺氧程度及呼吸功能，若出现进行性呼吸困难、发绀、氧分压< 8kPa（60mmHg），吸氧后仍无改善，提示并发ARDS；严重呼吸困难者，可行气管插管或气管切开，尽早使用呼吸机辅助呼吸，及时吸痰，定时观察呼吸音变化。

（2）给氧　遵医嘱给予吸氧，提高动脉氧分压，改善组织缺氧。经鼻导管或面罩给氧，氧浓度40%~50%，氧流量为6~8L/min。

4. 调节体温

（1）监测体温　每4小时测量1次体温，密切观察体温变化。

（2）保暖　见本项目诊疗要点中的保暖措施。

（3）库存血的复温　输入库存血时，注意将库存血复温后方可输入，以免使患者体温降低。

（4）降温　感染性休克伴高热，应及时给予物理降温、药物降温；注意病室内定时通风，以调节室内温度；及时更换被汗液浸湿的衣、被等，并做好皮肤护理。

5. 观察和防治感染

（1）预防感染的护理　休克时机体免疫功能下降，抵抗力减弱，容易继发感染，故应严格执行无菌技术操作规程，并遵医嘱合理应用敏感的抗菌药物。鼓励患者深呼吸，定时翻身、拍背，并协助患者咳嗽、咳痰，及时清除呼吸道分泌物，以防肺部感染的发生。

（2）预防创面感染　有创面或伤口者，及时更换敷料，保持创面或伤口清洁干燥。

（3）预防尿路感染　加强留置导尿管护理，预防泌尿系感染。

（4）预防压疮　保持床单位清洁、干燥、平整、无碎屑。若病情允许，每2小时翻身、拍背1次，按摩受压部位的皮肤，预防压疮的发生。

6. 预防意外受伤　对于烦躁不安或神志不清者，应加床旁护栏以防坠床，或予以适当约束；输液肢体宜用夹板固定，必要时，四肢以约束带固定于床旁，避免患者将输液管道

或引流管等拔出。

7. 健康指导

（1）注意自我保护，避免受到损伤或其他意外伤害。

（2）熟悉意外伤害后的现场初步处理及自救常识，如止血包扎等。

（3）向患者和家属讲解休克的临床表现和及时治疗的重要性，提高就医意识。

知识检测

A1 型题

1. 各类休克共同的病理生理基础是（　　　　）

　　A. 有效循环血量锐减　　　　　　B. 心输出量不足

　　C. 细胞代谢紊乱　　　　　　　　D. 外周血管扩张

　　E. 酸碱平衡失调

2. 引起休克患者死亡的主要因素是（　　　　）

　　A. 严重感染　　　　　　　　　　B. 多系统器官功能衰竭

　　C. 严重营养不良　　　　　　　　D. 水、电解质失衡

　　E. 酸碱平衡紊乱

3. 患者，女，26 岁，因右下腹疼痛 1 小时就诊，诊断为"异位妊娠"。此时患者烦躁不安，皮肤苍白、湿冷，BP 100/80mmHg，P 98 次 / 分。应属于（　　　　）

　　A. 休克失代偿期　　　　　　　　B. 休克早期

　　C. 休克期　　　　　　　　　　　D. 休克晚期

　　E. 无休克

4. 关于休克患者的护理，下述说法不妥的是（　　　　）

　　A. 平卧位　　　　　　　　　　　B. 常规吸氧

　　C. 使用热水袋保暖　　　　　　　D. 观察每小时尿量

　　E. 每 15 分钟测血压、脉搏 1 次

5. 患者，男，CVP 10cmH$_2$O，BP 80/60mmHg。快速滴注生理盐水 250mL 后，CVP 为 15cmH$_2$O，BP 仍为 80/60mmHg。提示该患者（　　　　）

　　A. 血容量严重不足　　　　　　　B. 血容量轻度不足

　　C. 心功能不全　　　　　　　　　D. 容量血管过度收缩

　　E. 血容量过多

6. 患者，48 岁，严重创伤，血压降低，脉搏细速，面色苍白，诊断为"休克"。治疗

时重点应注意（　　　）

    A. 急性肾衰竭的发生　　　　　　　　B. 及时补充血容量

    C. 及时使用甘露醇　　　　　　　　　D. 避免使用血管收缩药

    E. 药物对各脏器的毒性

A3/A4 型题

（7~9 题共用题干）

王某，29 岁，创伤性休克，出现便血，咯血和尿血 6 小时。患者 BP 80/60mmHg，P 110 次 / 分，皮肤黏膜出现瘀点、瘀斑。实验室检查：血小板 70×10^9/L，纤维蛋白原 1.3g/L，凝血酶原时间比正常延长 5 秒。

7. 该休克患者出现了（　　　）

    A. 出血倾向　　　　　　　　　　　　B. 弥散性血管内凝血

    C. 急性肾衰竭　　　　　　　　　　　D. 急性呼吸窘迫综合征

    E. 上消化道出血

8. 为该患者抗凝治疗，宜选用（　　　）

    A. 肝素　　　　　　　　　　　　　　B. 氨基己酸

    C. 氨甲苯酸　　　　　　　　　　　　D. 鱼精蛋白

    E. 酚妥拉明

9. 若病情继续加重，对 DIC 晚期出血，抗凝治疗宜选用（　　　）

    A. 肝素　　　　　　　　　　　　　　B. 氨甲苯酸

    C. 双嘧达莫　　　　　　　　　　　　D. 鱼精蛋白

    E. 低分子右旋糖酐

扫一扫，知答案

扫一扫，看课件

模 块 五
麻醉患者的护理

【学习目标】

　　1.掌握：麻醉前用药的目的、种类和方法；全身麻醉、椎管内麻醉、一般局麻常见并发症的护理。

　　2.熟悉：麻醉前常规准备。

　　3.了解：局部麻醉、全身麻醉、椎管内麻醉的方法。

　　4.学会：麻醉恢复期的监测与护理。

情景导入

　　杨某，30岁，右上腹阵发性疼痛2小时入院。查体：急性痛苦病容，心肺未见异常，Murphy征阳性；B超示胆囊壁增厚，内有强回声光团伴声影。初步诊断为"胆囊多发结石、急性胆囊炎"，拟行胆囊切除术。

　　问题：①该患者最适宜的麻醉方式是什么？②此种麻醉可能会出现的并发症有哪些？

　　麻醉（anesthesia）是利用麻醉药物或其他办法，使患者在手术时完全或部分失去痛觉，为手术或其他医疗检查提供条件。麻醉的分类方法有很多，但根据麻醉作用的部位及所用药物不同，临床常把麻醉分为：

　　1. 全身麻醉（general anesthesia）　简称全麻，指麻醉药物作用于中枢神经系统，使患者意识丧失和痛觉消失。包括吸入麻醉、静脉麻醉。

　　2. 局部麻醉（local anesthesia）　简称局麻，指将局麻药物作用于身体局部，使患者局部无痛但神志清醒。包括表面麻醉、局部浸润麻醉、区域阻滞麻醉和神经丛阻滞麻醉。

　　3. 椎管内麻醉（intrathecal anesthesia）　是将局麻药物注入椎管内的某一腔隙，使部分脊神经的传导功能发生可逆性阻滞的麻醉方法。根据局麻药注入 的腔隙不同，包括蛛网膜下隙阻滞麻醉、硬膜外腔阻滞麻醉。

4. 复合麻醉（combined anesthesia） 是合并或配合使用不同药物或（和）方法施行麻醉的方法，常用的有静吸复合麻醉、全麻与非全麻复合麻醉等。

5. 基础麻醉（basal anesthesia） 是麻醉前使患者进入类似睡眠状态，以利于其后麻醉的处理。临床上主要用于小儿和不合作人群的麻醉前处理。

项目一　麻醉前护理

麻醉前的护理，对于保证患者麻醉期间的安全性、提高患者对麻醉和手术的耐受力、减少麻醉后并发症等都具有重要的意义。

【麻醉前病情评估】

1. 健康史

（1）病史　了解患者既往有无中枢神经系统、心血管系统及呼吸系统疾病，有无脊柱畸形或骨折，有无椎间盘突出，腰部皮肤有无感染病灶，有无麻醉药物过敏史或静脉炎等对麻醉有影响的因素；既往是否接受过麻醉与手术，并详细询问所用麻醉药物、麻醉方法及围手术期的有关情况。

（2）用药史　了解患者有无药物、食物等过敏史；近期是否应用强心剂、镇痛剂、降压药、降糖药、抗生素及激素等，如有应用，要进一步询问用药时间、所用剂量及药物反应等。

（3）家族史　了解患者有无家族遗传性疾病。

（4）个人史　了解患者饮食习惯、烟酒嗜好，以及有无药物成瘾等。

2. 麻醉手术风险评估
目前临床上常采用美国麻醉医师协会（ASA）分类方法将病情分级（表 5-1），并判断患者对麻醉的耐受力。1~2 级患者对麻醉耐受良好，麻醉过程平稳；3 级患者麻醉前应做好充分准备，对麻醉中、麻醉后可能发生的并发症应采取有效的措施加以预防；4 级患者麻醉危险性极大，即使术前准备充分，围手术期的死亡率仍很高；5 级为濒死患者，麻醉和手术都异常危险，不宜进行手术。

表 5-1　ASA 病情分级和围手术期死亡率

分级	健康状况	麻醉和手术耐受性	死亡率（％）
1 级	没有全身性疾病，仅有局部的病理改变	能耐受	0.06~0.08

分级	健康状况	麻醉和手术耐受性	死亡率（%）
2级	有轻度到中度脏器病变，但功能代偿良好	耐受无大碍	0.27~0.40
3级	有重要脏器病变，但其功能尚能代偿	需很谨慎	1.82~4.30
4级	有危及生命的全身性疾病	有较大危险	7.80~23.00
5级	无论手术与否，生命难以维持24小时的濒死患者	异常危险	9.40~50.70

注：急症病例在每级数字后注"急"或"E"（emergency），表示风险较择期手术增加。

【麻醉前准备】

1. 患者准备

（1）心理准备 因受疾病的困扰，以及对手术和麻醉知识的缺乏，患者会产生紧张和焦虑、恐惧。这些心理反应对其生理功能有不同程度的干扰，并可能对整个围手术期产生不利影响。因此，在访视及日常护理中应关心患者，针对患者实际情况耐心解释，取得患者的信任和配合。过度紧张者，可给予药物辅助治疗。

（2）生理准备 麻醉前尽量改善患者的营养状况，纠正生理紊乱和治疗潜在的其他疾病，使患者各脏器功能处于较好状态。通常成人择期手术前需禁食12小时，禁饮4~6小时；小儿术前应禁食4~8小时，禁饮2~3小时。保证胃的排空，避免围术期发生胃内容物反流、呕吐或误吸而造成窒息或吸入性肺炎。

2. 麻醉物品准备

为确保麻醉和手术顺利进行，防止意外事件发生，应准备好麻醉用具、抢救器械和药品，如麻醉机、吸引器、麻醉喉镜、气管导管及连接管等，以保证麻醉和手术顺利进行。

3. 麻醉前用药

（1）麻醉前用药的目的 包括：①镇静和催眠：消除患者焦虑、紧张及恐惧心理，使其情绪稳定，配合麻醉；②镇痛：缓解或消除麻醉操作可能引起的疼痛和不适，增强麻醉效果；③抑制腺体分泌：减少唾液和气道分泌物，保持呼吸道通畅，防止误吸；④抑制不良反射：消除因手术或麻醉引起的不良反射。一般在术前30~60分钟内应用。

（2）常用药物

1）镇静药和催眠药 有镇静、催眠、抗焦虑及抗惊厥作用，对局麻药的毒性反应也有一定的预防作用。常用药物：①巴比妥类：苯巴比妥钠（鲁米那），0.1~0.2g肌内注射；②苯二氮卓类：地西泮（安定），5~10mg麻醉前晚口服或静脉注射。

2）镇痛药　有镇痛作用，与全麻药起协同作用，增强麻醉效果，减少麻醉药用量。椎管内麻醉时作辅助用药，能减轻内脏牵拉反射。常用药物：哌替啶（杜冷丁），25~50mg肌内注射；吗啡，10mg肌内注射。因有抑制呼吸中枢作用，尤其是吗啡副作用明显，故小儿、老年人应慎用，临产妇、颅内压增高及呼吸功能不全者禁用。

3）抗胆碱药　有抑制腺体分泌，减少呼吸道、口腔分泌物，松弛平滑肌，解除迷走神经兴奋对心脏的抑制等作用。常用药物：阿托品，0.5mg肌内注射。甲状腺功能亢进、高热和心动过速者禁用；应以东莨菪碱替代，成人用量0.3mg肌内注射。

4）抗组胺药　可以拮抗或阻滞组胺释放。H_1受体阻滞剂作用于平滑肌和血管，解除其痉挛。常用药物：异丙嗪，12.5~25mg肌内注射。

项目二　局部麻醉

局部麻醉操作简单、安全性好、并发症少，且麻醉时患者意识清醒，适用于部位较表浅、局限的手术。实施局麻应熟悉周围神经解剖，掌握正确的操作技术，熟悉局麻药的药理特性，以避免毒性反应的发生。

【常用局部麻醉药物】

1.酯类　酯类药在血浆内被胆碱酯酶分解，在肝硬化、严重贫血、恶病质、晚期妊娠等情况下胆碱酯酶的量可减少，所以使用该类药物时须谨慎；被胆碱酯酶分解的代谢产物可成为半抗原，能引起过敏反应。

（1）普鲁卡因　是一种弱效、短时效、但较安全的常用局麻药。因其毒性小，适用于局部浸润麻醉和细小的神经阻滞，也可用于蛛网膜下腔阻滞麻醉。但麻醉效能较弱且黏膜穿透力很差，故不适用于表面麻醉和硬膜外麻醉。成人一次限量1g。

（2）丁卡因　是一种强效、长时效局麻药。因其黏膜穿透力较强，故适用于表面麻醉、神经阻滞和硬膜外麻醉等，但不用于局部浸润麻醉。成人一次限量40mg，神经阻滞80mg。因其毒性大，现在已经很少使用。

2.酰胺类　酰胺类局麻药在肝内被肝微粒体酶水解，肝功能不全者慎用。不形成半抗原，故极少引起过敏反应。

（1）利多卡因　是一种中等效能和时效局麻药。因其组织弥散效能和黏膜穿透力均很强，故可用于各种局麻方法，但使用浓度各不相同。最适用于神经阻滞和硬膜外阻滞，反复用药可快速产生耐药性。成人一次表面麻醉限量100mg，局部浸润和神经阻滞最大用量400mg。

（2）布比卡因　是一种强效、长时效局麻药。多用于神经阻滞、腰麻及硬麻，很少用于局部浸润麻醉。因其与血红蛋白结合率较高，透过胎盘的量小，故适用于产科的分娩镇痛。该药有心脏毒性，过量时复苏较困难，故有被罗哌卡因取代的趋势。成人一次限量150mg。

（3）罗哌卡因　是一种新的酰胺类局麻药，作用强度类似布比卡因，但其心脏毒性较低，多用于神经阻滞和硬膜外腔阻滞。因其与血浆蛋白结合率高，故特别适用于分娩镇痛和硬脊膜外镇痛。成人一次限量150mg。

【常用局部麻醉方法】

1. 表面麻醉　是将穿透力强的局麻药用于黏膜表面，使其透过黏膜阻滞黏膜下的神经末梢。常用于眼、鼻腔、咽喉、口腔等部位的手术，也可用于食道、尿道等处的浅表手术或内镜检查。常用药物为0.5%~2%丁卡因或2%~4%利多卡因。

2. 局部浸润麻醉　是将局麻药注射于手术区域的组织内，阻滞神经末梢而达到麻醉作用。是应用最广的局麻方法。常用药物有0.5%普鲁卡因或0.25%~0.5%利多卡因。其操作方法：先以皮内注射针刺入皮内，推入局麻药液形成橘皮样皮丘，然后经皮丘刺入，分层注药。注射局麻药液时应加压，使其在组织内形成张力性浸润，达到与神经末梢广泛接触，以增强麻醉效果。

3. 区域阻滞麻醉　在手术区四周及底部注射局麻药，阻滞进入手术区的神经纤维而达到麻醉作用。适合于局部肿块切除（乳房良性肿瘤切除术）、头皮手术、腹股沟疝修补术等。其优点在于避免刺入病理组织。用药同局部浸润麻醉。

4. 神经阻滞麻醉　在神经干、丛、节的周围注射局麻药，阻滞相应区域的神经冲动传导而产生麻醉作用。注射一处即可获得较大区域的阻滞麻醉。临床上常用臂丛神经阻滞、颈丛神经阻滞、肋间神经阻滞、指（趾）神经阻滞等。常用穿透力强的麻醉药，如2%利多卡因和1%罗哌卡因。

【常见护理诊断／问题】

1. 焦虑　与面临麻醉风险和手术治疗有关。

2. 潜在并发症　局麻药毒性反应、过敏反应等。

【护理措施】

1. 心理护理　向患者介绍麻醉和手术相关知识，给予患者心理支持。

2. 并发症的预防及护理

（1）毒性反应　单位时间内进入血液循环的局麻药量超过了机体的耐受剂量即可发生毒性反应。

1）常见原因　①用药过量；②误注入血管内；③作用部位血供丰富，局部吸收过快；④药物浓度过高；⑤患者全身情况差，对局麻药耐受力降低等。

2）临床表现　为中枢神经系统和心血管系统毒性反应。中枢毒性表现为舌或口唇麻木、头痛头晕、耳鸣、视物模糊、言语不清、肌肉颤搐、意识不清、惊厥，甚至呼吸停止。心血管毒性表现为传导阻滞、血管平滑肌和心肌抑制，出现心律失常、心肌收缩力减弱、血压下降，甚至心脏停搏。

3）预防　①一次用药量不超过限量；②注射局麻药前应先回抽无血时方可注入；③根据患者具体情况或用药部位酌情减少剂量；④如无禁忌，局麻药中加入少量肾上腺素；⑤选择苯巴比妥或地西泮作为麻醉前用药，以提高毒性阈值。

4）处理　一旦发生，立即停药，予以吸氧。轻度中毒者遵医嘱可给予地西泮5~10mg，肌内注射或静脉注射。如已经发生惊厥、抽搐，还可加用2.5%硫喷妥钠1~2mg/kg缓慢静脉注射，低血压者可用间羟胺或麻黄碱，心率缓慢者用阿托品，心跳呼吸停止即行心肺复苏，必要时立即气管插管辅助呼吸。

（2）过敏反应　较少见，常见于脂类局麻药的过敏。患者表现为在使用很少量局麻药后即出现荨麻疹、呼吸困难、低血压和血管神经性水肿等，严重者可危及生命。一旦发生过敏反应，立即停药，保持呼吸道通畅并吸氧；遵医嘱注射肾上腺素，同时给予糖皮质激素和抗组胺药；血压低者适当补充血容量。

项目三　椎管内麻醉

椎管内麻醉时，患者保持清醒，镇痛效果确切，肌肉松弛作用良好，但可引起血压下降、恶心呕吐、呼吸抑制等不良反应。一般经 L_3~L_4 或 L_4~L_5 间隙穿刺给药。根据局麻药注入的腔隙不同，包括蛛网膜下隙阻滞麻醉和硬膜外腔阻滞麻醉（图5-1），其中后者包括骶管阻滞。

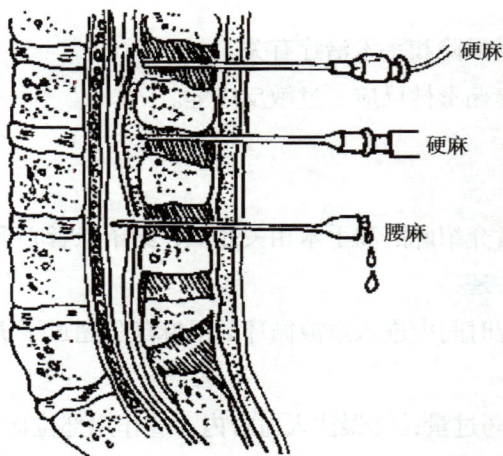

图5-1　椎管内麻醉

一、蛛网膜下隙阻滞

蛛网膜下隙阻滞又称脊麻或腰麻，是将局麻药注入蛛网膜下腔，阻断部分脊神经的传导功能而引起相应支配区域麻醉作用的方法。

【适应证】

一次性注药，维持时间较短，适用于 2~3 小时以内的下腹部、盆腔、下肢及肛门、会阴部手术。

【禁忌证】

1. 中枢神经系统疾病，如脊髓病变、颅内压增高等。
2. 穿刺部位皮肤感染、全身脓毒症。
3. 脊柱外伤或结核、严重腰背痛史、凝血机制障碍、明显腹内压增高。
4. 休克、急性心力衰竭或冠心病发作。
5. 精神病或小儿等不合作患者。

【常用麻醉药物】

常用的麻醉药有丁卡因、普鲁卡因、利多卡因和布比卡因等。加入 10% 葡萄糖溶液可配制成重比重液；加入注射用水可配制成轻比重液。最常用的为丁卡因重比重液。

【常见护理诊断 / 问题】

1. **焦虑** 与面临麻醉和手术风险有关。
2. **潜在并发症** 血压下降、心率减慢、恶心和呕吐、呼吸抑制、头痛、尿潴留等。

【护理措施】

1. **心理护理** 做好详细的解释工作，向患者介绍麻醉的过程和必要的配合，减轻其焦虑和恐惧。

2. **并发症的观察和护理**

（1）血压下降或心率减慢 由于交感神经阻滞区域血管扩张、回心血量减少致心排出量减少所致。麻醉平面越高，血压越容易下降，应加速静脉补液扩充血容量；必要时用麻黄碱 15~20mg 静脉注射。若麻醉平面超过 T_4，心加速神经被阻滞，迷走神经相对亢进，引起心动过缓，可静脉注射阿托品 0.3~0.5mg。

（2）恶心、呕吐 麻醉平面过高，引起低血压和呼吸抑制，导致脑缺血、缺氧而兴奋呕吐中枢。麻醉平面达到 T_4 平面以上时，患者常会出现呼吸困难，胸闷不适，心率、血压下降，恶心呕吐等现象；迷走神经亢进，使胃肠蠕动增强；术中牵拉腹腔内脏，反射性引起呕吐；对术中辅用哌替啶的催吐作用较敏感。处理包括术前应用阿托品、升血压、吸氧、暂停手术牵拉等。麻醉过程中密切观察患者有无恶心、呕吐反应，若发生恶心、呕吐应及时采取针对性措施。

（3）呼吸抑制　常见于胸段脊神经阻滞者，患者常出现胸闷、气短、咳嗽无力和发绀等。应给氧并密切观察患者的呼吸、心率、血压、面色等，判断有无呼吸抑制的表现，一旦发现呼吸停止，应立即做气管插管、人工呼吸或机械通气。

（4）头痛　是常见并发症，发生率为 4%~37%，多发生于麻醉作用消失后 6~24 小时，2~3 天最剧烈，7~14 天消失，个别患者可持续 1~5 个月甚至更长时间。原因为反复多次穿刺、穿刺针较粗刺破了蛛网膜，脑脊液从穿刺孔漏出导致颅内压下降和颅内血管扩张而引起血管性头痛。头痛的特点是抬头或坐起时头痛加重，平卧后减轻或消失。故术后应常规去枕平卧 6~8 小时预防头痛。必要时按医嘱给予镇痛剂或安定类药物；严重者于硬膜外腔注入生理盐水或 5% 葡萄糖。

（5）尿潴留　主要因支配膀胱的副交感神经纤维很细，对局麻药很敏感，阻滞后恢复较迟引起。常见于下腹或肛门会阴部手术；切口疼痛及患者不习惯床上排尿，也是发生尿潴留的重要因素。可进行诱导排尿或针刺足三里、三阴交等穴位，指导患者床上排尿，热敷下腹部膀胱区，必要时导尿。

二、硬脊膜外阻滞

硬脊膜外阻滞又称硬麻，是指将局麻药注入硬脊膜外间隙，阻滞脊神经根，使其所支配区域产生暂时性麻痹。给药方式有单次法和连续法两种，通常采用连续给药法，根据病情、手术范围和时间分次给药，使麻醉时间按手术需要延长。

【适应证】

因硬膜外麻醉不受手术持续时间的限制，适用于除头部以外的任何部位手术，最常用于横膈以下的各种腹部、腰部和下肢手术。

【禁忌证】

与腰麻相似，严重贫血、高血压及心功能代偿功能不良者慎用；低血容量、凝血机制障碍、进针部位感染、菌血症或处于抗凝治疗期间者禁用。

【常用麻醉药物】

该类药物应具备穿透性和弥散性强、起效时间短、维持时间长，副作用小等特点。常用的麻醉药有利多卡因、丁卡因、罗哌卡因。

【常见护理诊断/问题】

1. 焦虑　与面临麻醉和手术风险有关。

2. 潜在并发症　全脊髓麻醉、血压下降、心率减慢、呼吸抑制、恶心和呕吐、神经损伤、硬膜外血肿和硬膜外脓肿等。

【护理措施】

1. 心理护理　同蛛网膜下腔阻滞。

2. 体位　硬膜外麻醉手术后平卧6小时，可不必去枕。

3. 并发症的观察和护理

（1）血压下降或心率减慢、呼吸抑制、恶心呕吐等　同蛛网膜下腔阻滞麻醉相关内容。

（2）全脊髓麻醉　因局麻药全部或大部分注入蛛网膜下隙而引起的全脊髓神经阻滞现象，是硬麻最危险的并发症。

表现：注药后迅速出现呼吸困难、血压下降、意识模糊或丧失，甚至呼吸、心跳停止，可发生心搏骤停。

处理：一旦疑有全脊髓麻醉，应立即行面罩正压通气，必要时行气管插管维持呼吸；加快输液速度，给予升压药，维持循环功能。

预防：麻醉前常规准备麻醉机与气管插管器械；穿刺操作时细致认真；注药前先回抽，观察有无脑脊液流出；注射时先用试验剂量（3~5mL）并观察5~10分钟，改变体位后需再次注射试验剂量，以重新检验；有效防止患者术中躁动。

（3）脊神经根损伤　穿刺针直接损伤神经或因导管质硬而损伤脊神经根或脊髓。患者表现为局部感觉或（和）运动障碍，并与神经分布有关。穿刺或置管过程中注意观察患者的感觉和运动功能变化，若出现电击样异感并向肢体放射，说明已触及神经，应立即停止进针；若异样感觉持续时间长，说明损伤严重，应放弃阻滞麻醉。脊神经根损伤者，一般予以对症治疗，数周或数月后可自愈。

（4）硬膜外血肿　多因硬膜外穿刺或置管时损伤血管引起出血，血肿压迫脊髓可并发截瘫。若发现患者有下肢的感觉、运动障碍时，应在8小时内行手术清除血肿。凝血功能障碍患者或处于抗凝治疗期间的患者，禁用硬膜外麻醉。

（5）硬膜外脓肿　多因无菌操作不严格或穿刺针经过感染组织，将细菌带入硬膜外腔引起感染，而逐渐形成脓肿。患者多有放射性疼痛、肌无力和截瘫，伴感染征象。因此，一旦确诊，按医嘱应用抗生素，并积极做好术前准备，尽早行椎板切开引流术。

项目四　全身麻醉

全身麻醉是目前临床上最常用的麻醉方法。表现为意识消失，全身痛觉消失、遗忘、反射抑制和一定程度的肌肉松弛。对中枢神经的抑制程度可控制、可逆转，无时间限制，清醒后不留任何后遗症，较局部麻醉和阻滞麻醉更舒适和安全，故适用于身体各部位的手术。

【分类】

1. 吸入麻醉　将挥发性液体或气体麻醉药经呼吸道吸入肺内，再经肺泡毛细血管吸收进入血液循环，到达中枢神经，而起到全身麻醉的方法。由于麻醉药经肺通气进入体内和排出，故麻醉深度的调节较其他麻醉方法更为容易，在临床麻醉中应用最广泛。

2. 静脉麻醉　将麻醉药注入静脉，通过血液循环作用于中枢神经系统而产生全身麻醉作用。若单独应用，只用于小手术和某些外科处理。优点是诱导迅速，无诱导期兴奋，对呼吸道无刺激，无环境污染，麻醉苏醒期较平稳；缺点是麻醉深度不易调节，容易产生快速耐药，无肌松作用，长时间用药后可致体内药物蓄积和苏醒延迟。

【常用药物】

1. 吸入麻醉药　氧化亚氮、恩氟烷、异氟烷、七氟烷、地氟烷。

2. 静脉麻醉药　硫喷妥钠、氯胺酮、丙泊酚、依托咪酯等。

3. 肌肉松弛药　去极化肌松药、非去极化肌松药。

4. 麻醉性镇痛药　吗啡、哌替啶、芬太尼。

【常见护理诊断／问题】

1. 有受伤的危险　与患者麻醉后未完全清醒或感觉未完全恢复有关。

2. 潜在并发症　反流与误吸、呼吸道梗阻、呼吸暂停、低氧血症、低血压（或高血压）、肺梗死、心律失常、体温过高（或过低）、苏醒延迟（或不醒）等。

【护理措施】

1. 一般护理

（1）心理护理　关心患者，告知患者麻醉后的注意事项，对患者出现的各种并发症进行耐心解释并提供解决的办法，缓解患者焦虑和恐惧的心理。

（2）防止意外伤害 患者苏醒过程中会出现躁动不安和幻觉，易发生意外伤害；应注意适当防护，必要时加以约束，防止患者发生坠床、碰撞及不自觉拔出输液或引流管等意外伤害。

（3）病情观察 苏醒前有专人护理，常规监测心电图、血压、呼吸和血氧饱和度（SpO_2），每15~30分钟测量1次，直至患者完全清醒，呼吸和循环功能稳定。若达到以下标准可转回病房：神志清醒，有定向力，回答问题正确；呼吸平稳，能深呼吸及咳嗽，$SpO_2 > 95\%$；血压及脉搏稳定30分钟以上，心电图无严重心律失常和心肌缺血改变。

（4）保暖 因手术长时间暴露、输液输血等原因，大多数患者术后可出现体温过低。可采用调高室温或加盖被子等措施进行保暖。麻醉后患者的感觉尚未完全恢复，使用热水袋时要注意防止烫伤。

2. 并发症的观察及护理

（1）维持呼吸功能

1）呕吐和窒息 全身麻醉时患者意识消失、吞咽和咳嗽反射丧失、贲门松弛，若胃内容物较多且未及时吸除，易发生反流、呕吐或误吸而引起窒息。预防和护理措施包括：①术前：严格禁食、水，保证胃排空，可有效地预防反流与误吸。②清理呕吐物：术中发现患者有恶心、唾液增多、频繁吞咽等呕吐先兆，应立即将其上身放低，头偏向一侧，同时用吸引器或纱布将其口、鼻腔内的呕吐物清除干净；呕吐物进入气道者，立即诱发咳嗽或行气管内插管吸除。③保持有效的胃肠减压，必要时按医嘱给甲氧氯普胺10mg静脉或肌内注射。④体位：全麻未清醒，取去枕平卧位，头偏向一侧；清醒后，若无禁忌，可取斜坡卧位。

2）呼吸道梗阻 以声门为界限，呼吸道分为上呼吸道和下呼吸道。

①上呼吸道梗阻：常见原因为机械性梗阻，如舌后坠、口腔分泌物阻塞、喉痉挛、喉头水肿等。不完全梗阻表现为呼吸困难；完全梗阻表现为鼻翼扇动和三凹症，一旦发生上呼吸道梗阻，迅速托起下颌，置入口咽或鼻咽通气管，清除咽喉部的分泌物和异物；喉痉挛者应去除诱因，加压给氧，无效时静脉注射琥珀酰胆碱，必要时行气管内插管；喉头水肿者给予糖皮质激素，严重者立即行气管切开。

②下呼吸道梗阻：常见原因为气管导管扭折、导管斜面紧贴于气管壁上、分泌物或呕吐物误吸、支气管痉挛。轻者仅能听到肺部啰音，重者可出现呼吸困难、缺氧发绀、心率加快、血压降低等。一旦发现，立即报告医师，并配合紧急处理。

3）肺不张 多见于上腹和胸腔手术者，主要是术后咳痰困难、分泌物阻塞支气管引起，也可能是由于单侧支气管插管引起，或吸入麻醉药导致区域性肺不张。痰多而黏稠者应稀释痰液，术前给予抗胆碱药减少分泌物，及时吸除分泌物。做好术前戒烟、术后镇痛，鼓励患者咳嗽和深呼吸等。

4）低氧血症 患者吸入空气时，$SpO_2 < 90\%$，$PaO_2 < 8kPa$（60mmHg）或吸入纯氧

时 $PaO_2 < 12kPa$（90mmHg）即为低氧血症。表现为呼吸急促、发绀、烦躁不安、心动过速、心律失常和血压升高等。常见原因包括麻醉机故障、呼吸道梗阻、气管导管进入一侧支气管或脱出气管、氧气供应不足和肺不张、肺水肿等，应及时配合麻醉医师处理。

（2）维持循环功能

1）低血压和高血压

①低血压：见于麻醉过深、失血过多、术中牵拉迷走神经所致。应调浅麻醉深度，同时补充血容量，必要监测尿量、CVP来指导输液、输血。减少内脏牵拉，可用利多卡因封闭内脏神经，必要时静脉注射阿托品。

②高血压：是全身麻醉最常见的并发症。除因患者原有疾病外，还可与麻醉浅，镇痛药不足，未能控制手术刺激而发生强烈反应有关。处理：调深麻醉，使用降压和心血管药物。有高血压病史者，应在全麻诱导前静脉注射芬太尼，以减轻气管插管引起的心血管反应。

2）室性心律失常　可因麻醉药对心脏起搏系统的抑制、麻醉和手术造成的全身缺氧、高或低碳酸血症、心肌缺血而诱发。对频发室性早搏及室颤者，应予药物治疗，同时电击除颤。预防措施：术前纠正电解质紊乱，特别是严重低钾者；麻醉诱导气管插管过程中，注意维持血流动力学平稳，避免插管操作所致心血管反应引起的心肌负荷过度；对术前有偶发或频发室性早搏者，可于诱导的同时静脉注射利多卡因 1mg/kg；麻醉中避免缺氧、过度通气或通气不足。

3）心搏骤停　是全身麻醉中最严重的并发症。呼吸、循环系统的各项并发症，若未及时发现和处理，均可导致心搏骤停。需立即施行心肺复苏。

（3）其他并发症

1）高热、抽搐和惊厥　可能与全麻药引起体温中枢调节失调有关，或与脑组织细胞代谢紊乱和患者体质有关。婴幼儿由于体温调节中枢尚未完全发育成熟，体温易受到环境温度的影响，若高热处理不及时，会引起抽搐甚至惊厥。一旦发现体温升高，应积极行物理降温，特别是头部降温，防止脑水肿。

2）苏醒延迟或躁动　如全麻后超过2小时意识仍不能恢复，在排除昏迷后，即可认为是苏醒延迟。可能与麻醉药过量、循环或呼吸功能障碍、严重水和电解质失调、低体温及糖代谢异常等有关。

3. 健康指导

（1）告知麻醉后的不适和并发症，一般随着麻醉作用的消失，生理功能可逐步恢复，以消除患者的恐惧和焦虑心理。

（2）对术后仍然存在严重疼痛，需带自动镇痛泵出院的患者，教会其对镇痛泵的自我管理和护理。如出现镇痛泵脱落、断裂或阻塞情况，应及时就诊处理。

护考链接

考点 1：麻醉前的准备（A1 型题）。

1. 苯巴比妥钠作为局部麻醉前必需的用药，主要是因为（　　）

    A. 有镇静作用　　　　　　　　　B. 有催眠作用

    C. 能减少呼吸道分泌　　　　　　D. 能减轻迷走神经反射

    E. 能预防局麻药中毒反应

2. 为防止全麻时呕吐和手术后腹胀，手术前禁食、禁饮的时间是（　　）

    A. 4 小时禁食，2 小时禁饮　　　　B. 6 小时禁食，4 小时禁饮

    C. 8 小时禁食，6 小时禁饮　　　　D. 10 小时禁食，4 小时禁饮

    E. 12 小时禁食，4~6 小时禁饮

考点 2：局部麻醉的毒性反应（A2 型题）。

3. 王女士，59 岁。因左乳肿块在门诊手术室进行手术治疗。为防止局麻药中毒反应，下列措施哪项是无关的（　　）

    A. 术前肌内注射苯巴比妥钠　　　B. 局麻药中加少量肾上腺素

    C. 避免将局麻药注入血管　　　　D. 术前做麻药皮肤过敏试验

    E. 限制麻药用量

考点 3：椎管内麻醉患者的护理（A1、A2 型题）。

4. 某男性，40 岁。右上腹阵发性疼痛 3 小时入院。诊断为"急性结石性胆囊炎"。拟硬麻下行胆囊切除术。该患者麻醉后一般不出现的并发症是（　　）

    A. 血压下降　　　　　　　　　　B. 硬膜外血肿

    C. 头痛　　　　　　　　　　　　D. 全脊髓麻醉

    E. 局麻药中毒

5. 硬膜外麻醉发生全脊髓麻醉是由于（　　）

    A. 对麻醉药物过敏　　　　　　　B. 麻药过量

    C. 穿刺时刺伤脊髓　　　　　　　D. 麻药注入过快

    E. 麻药注入蛛网膜下腔

6. 腰麻术后患者采取的体位是（　　）

    A. 去枕平卧 6~8 小时　　　　　　B. 去枕平卧 4~6 小时，头偏向一侧

    C. 平卧位，头偏向一侧　　　　　D. 中凹位

    E. 去枕侧卧 6~8 小时

考点 4：全身麻醉患者的护理（A1、A2 型题）。

7. 吸入麻醉不可缺少的术前用药是（　　）

A. 苯巴比妥钠   B. 地西泮

C. 阿托品   D. 吗啡

E. 异丙嗪

8. 全身麻醉患者清醒前，下列哪项护理最重要（　　　　）

A. 防止意外发生   B. 去枕平卧，头偏向一侧

C. 每 15~30 分钟测生命体征一次   D. 防止坠床

E. 对患者进行催醒

9. 张某，男，50 岁。在全麻下行胃大部切除术。术后回病房麻醉未清醒，患者血压、脉搏正常，吸气困难，呼吸时喉头有痰音。应考虑（　　　　）

A. 舌后坠   B. 呼吸道分泌物过多

C. 喉痉挛   D. 呕吐物窒息

E. 呼吸节律紊乱

扫一扫，知答案

模块六
手术室管理和工作

【学习目标】

1. 掌握：手术室常用护理技术；手术配合中能正确执行无菌原则。

2. 熟悉：常用手术器械、物品名称及无菌处理方法；手术室主要岗位的工作任务与职责。

3. 了解：手术室的环境和管理。

4. 学会：手术前无菌准备、打结与器械辨认、手术体位安置与器械台管理、手术区域消毒铺巾。

情景导入

侯某，男，62岁。诊断：左侧肺癌。手术方式：胸腔镜下左肺上叶切除术，胸腔闭式引流术。麻醉方式：全身麻醉。备注：肝炎标志物（—）。

问题：①该患者手术时应摆放什么体位？②手术人员应如何为患者铺巾？③手术后对器械应如何进行清洗和消毒？

手术室是为患者进行手术治疗、诊断及抢救的重要场所，是医院内重要技术及仪器装备部门，其工作质量直接影响医疗效果和患者的预后，甚至关系到患者的生命安危。因此，手术室的布局必须合理，有先进的仪器设备、健全的管理制度和严格的无菌操作技术，并具有一支高素质、业务娴熟、敏捷的护理队伍，才能默契地配合医生，以确保外科手术的高效率和高质量。

项目一　手术室的布局和人员职责

一、手术室的设置和布局

（一）手术室的建筑要求

1. 手术室的位置　手术室应安排在医院环境幽静、污染较少的位置，尽可能靠近手术治疗类科室，以方便接送患者，与监护室、病理科、放射科、血库、中心化验室等相关科室相邻，最好有直接通道和通讯联系设备，周围道路要设立安静标志。

2. 手术室内部设计要求　手术间应按不同用途设计大小。普通手术间仅放置一张手术床，中小手术间面积 20~40m^2，大的面积 40~50m^2 为宜；用作心血管直视手术等大型手术的手术间因辅助仪器设备较多，需 50~60m^2 左右；手术室内走廊宽度不少 2.5m，便于平车运送；门窗结构都应考虑其密闭性能，一般为封闭式无窗手术间，外走廊一般也不作开窗设计。手术间的门应宽大，最好采用感应自动开启门；地面用易清洗、耐消毒液的材料铺设，有微小倾斜度，并有下水地漏；墙壁和天花板应光滑无孔隙，最好使用防火、耐湿和易清洁材料；墙角呈弧形，不易蓄积灰尘。室内应设有隔音、空调和空气净化装置，防止各手术间相互干扰和保持空气洁净。

（二）手术室的布局原则

1. 手术间的数量和分类　应与手术科室的实际床位数成比例，一般为 1∶（20~25）。分为 4 大类：①层流净化手术间：主要接受颅脑、心脏、器官移植等手术；②无菌手术间：主要接受脾切除手术、闭合性骨折切开复位术、眼内手术、甲状腺切除术等无菌手术；③普通手术间：即有菌手术间，接受胃、胆囊、肝、阑尾、肾、肺等部位的手术；④感染或急诊手术间：主要接受阑尾穿孔手术、结核性脓肿、脓肿切开引流等手术。若条件有限，也至少应有两间，即无菌手术间和污染手术间。

2. 手术室分区　按洁净程度将手术室分为 3 个区域：洁净区、准洁净区和非洁净区。分区的目的是控制无菌手术的区域及卫生程度，减少各区之间的相互干扰，防止医院内感染。

（1）洁净区　包括手术间、洗手间、手术间内走廊、无菌物品间等，洁净要求最为严格，应设在内侧。非手术人员或非在岗人员禁止入内，此区内的一切人员及其活动都须严格遵守无菌原则。

（2）准洁净区　包括器械室、敷料室、洗涤室、消毒室、手术间外走廊等，设在中间。该区实际是由非洁净区进入洁净区的过渡性区域，进入者不可大声谈笑和高声喊叫，凡已做好手臂消毒或已穿无菌手术衣者，不可再进入此区，以免污染。

（3）非洁净区　包括办公室、标本室、污物室、资料室、值班室、更衣室、医护人员休息室和手术患者家属等候区。一般设在最外侧。交接处应保持安静,核对患者及病历无误后,患者换乘手术室推车进入手术间,以防止外来车轮带入细菌。

(三)手术室的基本设备及设置要求

1. 手术间内设备　手术间内只允许放置必需的器具和物品,各种物品应有固定的放置地点。手术间的基本配备包括多功能手术床、大小器械桌、升降台、麻醉机、无影灯、药品柜、敷料柜、阅片灯、吸引器、输液轨、踏脚凳、各种扶托架及固定患者的物品。现代手术室有中心供氧、中心负压吸引等装备设施,配备各种监护仪、X线摄影和显微外科装置等,有电视录像装置或参观台供教学、参观之用。手术间内光线均匀柔和,手术灯光应为无影、低温、聚光和可调式。室内温度恒定在 22~25℃,相对湿度 40%~60% 为宜。

2. 其他工作间的设置　物品准备用房包括器械清洗间、器械准备间、敷料间和灭菌间等,应有单独的快速灭菌装置,以便进行紧急物品灭菌;同时设有无菌物品贮藏室以存放无菌敷料和器械等;库房用于存放必要的药品、器材和仪器。洗手间设备包括感应或脚踏式水龙头、无菌刷子、洗手液、无菌擦手巾、泡手桶等。其他附属工作间,如更衣室、接待患者处、护士站、值班室、厕所、沐浴间和污物间等亦应设置齐全、布局合理,以防止交叉污染。

(四)手术室的清洁消毒制度

1. 日常清洁消毒　清洁工作应每天手术结束后在手术室净化空调系统运行过程中进行。不同级别手术室的清扫工具不得混用。采用湿式打扫,所使用的清洁工具的材料一般应选为不掉纤维织物。清洁工作完成后,净化空调系统应继续运行,直到恢复规定的洁净级别为止。随后,开启空调箱内紫外线灯,对空调箱内部进行灭菌。手术前1小时运转净化空调系统,术中持续净化运行,禁止用物品遮挡手术间回风口,以免影响空气回流。每日要做好回风口的清洁处理,每周清洗1次过滤网,每周至少进行1次彻底大扫除。每月进行1次空气洁净度和生物微粒监测。

2. 严重感染手术后的清洁消毒　特殊感染如肝炎病毒、艾滋病病毒、梅毒阳性等患者手术时,建议使用一次性物品,术后手术间用 1000mg/L 有效氯消毒液对房间用物和地面进行消毒后再清洁。气性坏疽、破伤风等术后建议用 0.5% 过氧乙酸擦拭墙壁、地面及物品,用 5% 过氧乙酸溶液 2.5mL/m³ 进行喷雾等;消毒后开排风机将药味排除,净化空调系统同时运行。

(五)手术室的管理制度

1. 人员要求　凡进入手术室的人员,必须按规定更换手术室所备衣裤、口罩、帽子和鞋。

2. 规范制度　手术室应严格执行无菌技术,除参加手术及有关人员外,其他人员一概不准入内。患有呼吸道感染和皮肤感染者不得入内。手术室应保持肃静,禁止吸烟。

3. 手术安排　先施行无菌手术，后施行感染手术，禁止同时在一室内施行无菌与感染手术。

4. 值班制度　值班人员应坚守岗位，随时准备迎接急诊手术，不得擅离。室内一切器械物品不得擅自外借。

5. 物品管理　手术室的工作人员均应熟悉各种物件的固定放置地点及使用方法。急救药品、器材必须专人负责，及时检查补充，以便立即取用。

6. 消毒处理　术毕，用过的器械物品应及时进行清洁或消毒处理。严重感染或特殊感染手术用过的一切器材，均应做特殊处理，手术间还须重新消毒方可再使用。

二、手术人员的职责

为了满足手术需要，每台手术的人员配备包括手术医师、麻醉医师、洗手护士、巡回护士、供应护士等。手术人员必须有明确的分工和职责，同时也要相互协作和配合。洗手护士直接参与手术，配合手术医师完成手术的全过程；巡回护士不直接参与手术操作的配合，而是被指派在固定的手术间内，与器械护士、手术医师、麻醉师配合完成手术。

（一）手术医师

1. 手术者　负责主持整个手术操作的全过程，按术前计划执行手术方案和操作步骤，并根据术中发现做出决定。

2. 助手　包括第一、第二助手，必要时备有第三助手。其主要职责是完成手术野皮肤的消毒和铺巾，协助手术者进行止血、拭血、结扎、暴露手术野、拉钩、剪线等操作，维持手术区整洁。

（二）麻醉医师

负责麻醉前手术患者的三方核查、麻醉给药、监测及处理，协助巡回护士做好输液和输血工作，观察、记录患者手术全过程病情变化，出现异常及时通知手术者并组织抢救，术后协同手术室人员将患者送回病房或观察室。

（三）洗手护士

又称手术护士或器械护士。其工作范围仅限于无菌区内，职责是严格执行和监督无菌技术操作规程，管理器械台，传递器械物品，配合手术医师完成手术。具体工作内容如下：

1. 手术前

（1）手术前一天访视患者，了解病情和患者需求，根据手术种类和范围准备手术器械和敷料。

（2）术前30分钟洗手、穿无菌手术衣和戴无菌手套，做好器械桌的整理和准备工作。

（3）检查各种器械、敷料等物品是否齐全完好。

（4）根据手术步骤及使用先后，将各种物品分类、顺序放置。

（5）手术开始前与巡回护士共同清点并记录各种器械、敷料、缝针等数目，核对后登记，便于手术结束时核对。

（6）协助手术者铺无菌巾。

2. 手术中

（1）严格执行手术进行中的无菌原则。

（2）手术过程中集中精力、迅速主动，按手术步骤正确地向手术医师传递器械、敷料和缝针等用物。传递时均以器械柄端轻击手术者伸出的手掌，注意手术刀的刀锋朝上；弯钳和弯剪之类应将弯曲部向上；弯针应以持针器夹住中、后 1/3 交界处。

（3）器械用毕后及时取回擦净，整理有序，使之处于功能状态，以保证及时传递。暂时不用的器械可放在器械台一角；用于不洁部位如阴道、肠道的器械要分开放置，以防污染扩散。

（4）密切关注手术进展，若出现大出血、心搏骤停等紧急情况，立即配合医师抢救。

（5）保留切除的任何组织和标本，术后当面交给手术者。

3. 手术后
术毕协助医师擦净伤口周围的血迹，包扎伤口，固定好各种引流物。术后负责手术器械和用物的清点，彻底刷洗手术器械，擦干后放回器械间，并与供应室护士交接。对传染性疾病患者手术后器械，按照有关规定和方法进行处理。切下的病理组织标本置标本容器内，交手术医师。

（四）巡回护士

又称辅助护士。其工作范围在所负责手术间内的无菌区以外，在患者、手术人员、麻醉医师及其他人员之间巡回工作。职责是接待患者，配合麻醉，安置手术体位，配合手术做台下的巡回护理工作，监督手术人员的无菌操作规程。具体工作内容如下：

1. 手术前

（1）检查手术间内各种药物、物品是否备齐，电源、吸引装置和供氧系统等固定设备是否安全有效；调试好术中需用的电钻、电凝器等特殊仪器；调节好适宜的室温及光线；准备无菌桌。

（2）热情接待手术患者，根据手术通知单仔细核对床号、姓名、性别、年龄和手术名称；点收随患者带至手术室的所有物品；检查患者术前皮肤准备状况，饰物、义齿及贵重物品等是否取下。

（3）检查术前皮试结果并询问有无过敏史；验证患者血型，做好输血准备；为患者开通静脉并输液。

（4）根据麻醉要求安置患者体位并注意看护，必要时用约束带，以防坠床。

（5）麻醉后，再按照手术要求摆放体位，正确固定，确保患者舒适安全。

（6）若使用高频电刀，电极板应放平整并与患者肌肉丰富部位全面接触，以防灼伤。

（7）协助手术人员穿手术衣，安排各类人员就位。

2. 手术中 随时观察手术的进展情况，随时调整灯光，及时供应和补充手术台上所需物品。密切观察患者的病情变化，保证输液和输血通畅，保证患者手术中安全。认真填写手术护理记录单；严格执行术中用药制度，术中用药、输血应2人核对，紧急情况下执行口头医嘱时要复诵一遍，充分估计可能发生的意外，做好急救准备，主动配合抢救；用过的各种药物安瓿、储血袋，应保留在指定位置，待手术后处理。监督手术人员严格执行无菌操作技术。详细清点和登记手术台上的器械、敷料等数目，切口缝合前及关闭体腔前，与器械护士共同清点和核对，以防遗留。

3. 手术后 配合手术医生固定切口敷料和引流管、包扎石膏等；清点患者携带的物品，并护送患者离开手术间；按要求对手术间进行整理、清洁和消毒。

（五）供应护士

供应护士的工作场所在器械间和敷料间，不到手术间直接配合手术。职责是负责手术室器械、敷料的管理及器械包、敷料包的准备，保证手术所需物品的供应。具体工作内容如下：

1. 器械管理和准备 定期检查各类器械的性能，对性能不可靠的进行替换；对各种器械进行保养和分类保存，精密仪器、贵重设备有专人管理；做好择期、急症和节假日等各类手术备用手术器械包的打包和灭菌工作。

2. 敷料管理和准备 每日定时检查敷料柜，补足缺少的各种敷料；做好择期、急症和节假日等各类手术备用敷料的制备、打包和灭菌工作。

3. 物品管理和准备 每日定时检查常用物品如手套、各种引流物、导尿管、缝合针、缝合线、液状石蜡、凡士林纱布等是否够用，及时补充不足的物品，并做好上述物品的准备和消毒工作，还应做好电切刀、内镜等特殊设备的准备和消毒工作。

项目二 手术室物品消毒灭菌

一、物品的准备

（一）器械类

根据手术器械的用途，分为基本手术器械和专科手术器械两大类，本项目着重介绍以各种刀、剪、镊、钳为代表的基本手术器械。

1. 基本器械

（1）手术刀 主要用于切开和分离组织。手术刀由刀柄和可装卸的刀片两部分组成

（图6-1），二者分别存放和消毒。刀柄根据其长短及大小分为7、4、3号三种规格，一把刀柄可安装几种不同型号的刀片；刀片按其形态可分为圆刃刀及尖刃刀，并有各种大小规格。装载刀片时，用持针器夹持刀片前端背部，使刀片的缺口对准刀柄前部的槽孔，稍用力向后拉动即可装上；卸载刀片时，用持针器夹持刀片尾端背部，并向上稍用力提出槽孔，向前推即可卸下（图6-2）。

图6-1　各种刀柄及手术刀

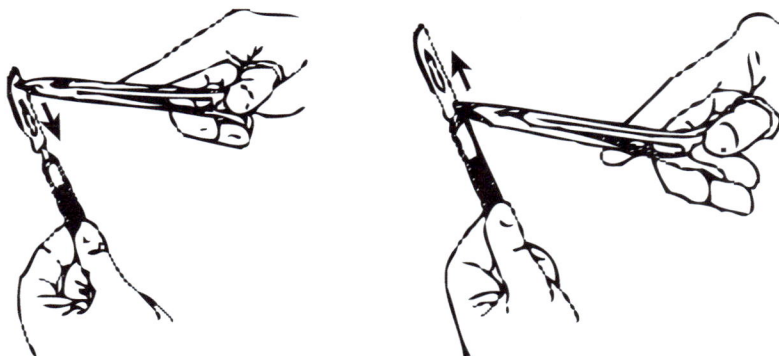

图6-2　装卸手术刀片法

（2）手术剪　分为组织剪和线剪两大类（图6-3）。组织剪用于剪断、分离组织，有直、弯、钝、尖、长、短之分，通常浅部手术操作使用直剪，深部手术操作使用弯剪。线剪多为直剪，用于剪线、修剪引流物和敷料等，浅部剪线使用尖头剪，深部剪线使用钝头剪。

（3）手术镊　主要用于术中局部组织的提拉暴露，以及协助分离与缝合操作。手术镊分有齿镊、无齿镊（图6-4）。有齿镊用于夹持皮肤、肌腱、筋膜等坚韧组织；无齿镊用于夹持肠管、血管等较脆弱组织。

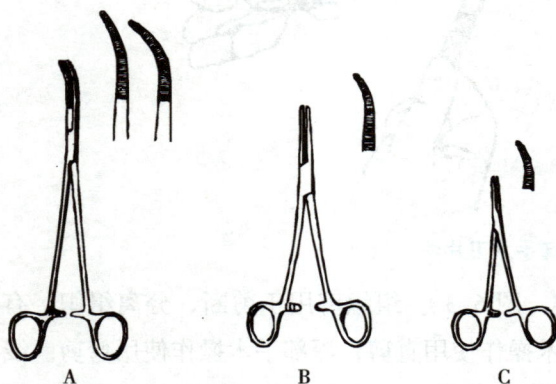

图 6-3　手术剪

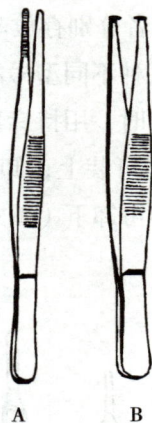

图 6-4　手术镊
A. 无齿镊　B. 有齿镊

（4）手术钳　钳类有多种：①止血钳（图 6-5）多用于止血和分离组织，也用于协助缝合、夹持敷料。按用途不同有直、弯、大、小之分，直血管钳用于皮下止血，弯血管钳用于深部止血，蚊式钳用于精细操作。②持针钳用于夹持缝合。③组织钳用于夹持组织以便牵引。④布巾钳用于固定手术巾。⑤卵圆钳用于夹持敷料，做皮肤消毒用（图 6-6）。

（5）拉钩　用于牵开组织，显露深部手术野，便于手术操作。拉钩可分为手持拉钩和自动拉钩两类，有大、中、小之分。手持拉钩钩浅或钩小者，用于牵开各类手术的皮肤切口和浅部组织（如腹壁、甲状腺、肌肉等）；钩深或钩大者，用于牵开体腔（如腹腔、胸腔）。自动拉钩主要用于牵开胸腔和腹腔。

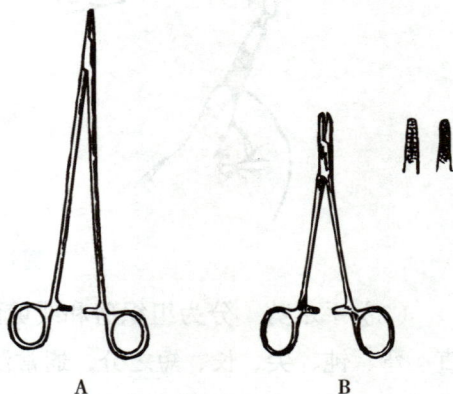

图 6-5　各种止血钳
A. 大号止血钳　B. 中号止血钳　C. 小号止血钳

图 6-6　持针钳
A. 大号持针钳　B. 小号持针钳

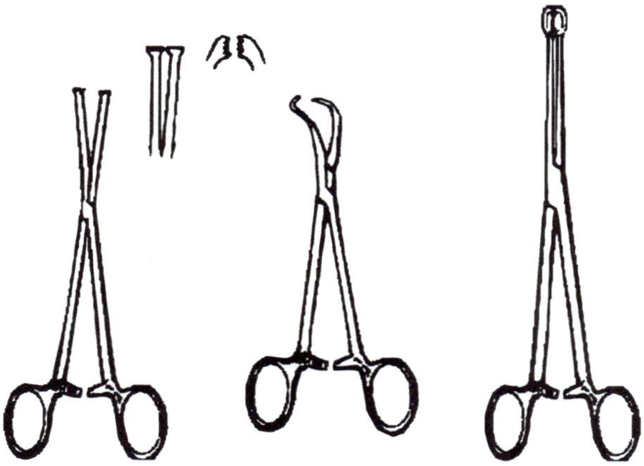

图 6-7　组织钳、布巾钳、卵圆钳
A.组织钳　B.布巾钳　C.卵圆钳

2. 特殊器械　内镜类、吻合器类；其他精密仪器包括高频电刀、电锯、电钻、激光刀、取皮机、复苏仪器等。

（二）缝线及缝针

1. 缝线　用于术中缝合各类组织和脏器，也用来结扎、缝合血管。缝线的粗细以号码标明，常用的有 1~10 号线，号码越大表示线越粗，反之线越细。细线则以 0 表明，0 数越多，线越细。可分为不可吸收和可吸收两大类。

（1）不可吸收缝线　是指不能被组织酶消化的缝线，如丝线、尼龙线、金属线等。以黑色丝线最常用，特点是质软不滑、打结牢、组织反应小，常用于结扎血管和缝合伤口各层组织等。

（2）可吸收缝线　是指可因体内酶的消化而被组织吸收的缝线，包括天然和合成两种。①天然缝线：有肠线和胶原线等。肠线常用于胃肠、胆管或膀胱等黏膜和肌层的吻合，分为普通肠线和铬制肠线两种，临床常用的为铬制肠线。②合成缝线：有聚乙交酯 - 丙交酯（PGLA）可吸收缝线，为带缝针的无损伤缝线，近年来在临床已广泛应用。其具有良好的生物相容性，强度高、质地平滑、打结容易、柔韧性好、可降解为二氧化碳和水，但价格昂贵。抗张强度维持时间超过伤口愈合时间，15 日后开始吸收，1 个月后大部分吸收，2~3 个月完全吸收。

2. 缝针　有直针和弯针两类。弯针有一定的弧度，最常用，根据弯曲的弧度分为 1/4 圆、1/2 圆和 3/8 圆，需用持针器操作。根据针尖的断面，分为圆针、三角针、铲形针（图 6-8）。圆针对组织的损伤小，用于缝合血管、神经和脏器、肌肉等；三角针有带三角的刃缘，用于缝合皮肤或韧带等坚韧组织。目前发达地区多采用针线一体的缝合针，从针到线粗细一致，对组织损伤小，并可防止缝针在操作时脱离。

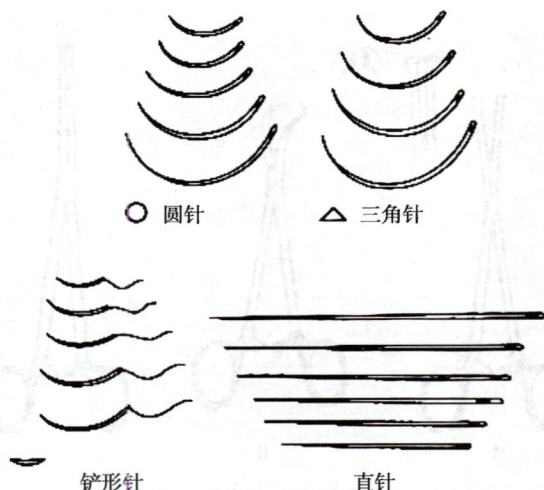

○ 圆针　　　△ 三角针

铲形针　　　　　　直针

图 6-8　缝针

（三）引流用物

外科引流是指将人体组织间隙或体腔中积聚的血、脓或其他液体通过引流物导流至体外的技术。常用的引流用物有：

1. 乳胶片引流条　一般用于浅部切口和小量渗液的引流。

2. 纱布引流条　为纱布剪成小条梳去毛边制成，包括凡士林纱条及浸有抗生素的纱条等。用于浅表创面引流、脓肿切开后引流及覆盖供皮区创面等。

3. 烟卷引流条　为纱布卷外套薄乳胶片制成，直径 1cm 左右，长 15~20cm。插入伤口的部分剪数个侧孔，利用纱布的虹吸作用，引出伤口内渗出物。常用于腹腔或深部组织的引流。

4. 引流管　有普通引流管、双腔（或三腔）引流套管、负压球引流管、T 形引流管及蕈状引流管等，用途各异。普通的单腔引流管可用于创腔引流；双腔（或三腔）引流套管多用于腹腔脓肿和胃、肠、胆或胰瘘等的引流；负压球引流管多用于甲状腺、乳腺、胆囊切除等渗出液较多的伤口引流；T 形引流管用于胆总管引流；蕈状引流管用于膀胱及胆囊的引流。

（四）敷料类

1. 纱布类　干纱布垫用于遮盖切口两侧的皮肤；盐水纱布垫用于保护显露的内脏；纱布块用于拭血；纱布球用于拭血及分离组织；纱布条多用于耳、鼻腔内手术，长纱布条多用于阴道、子宫出血及深部伤口的填塞。

2. 棉花类　常用的有带线棉片、棉球及棉签。带线棉片用于颅脑或脊椎手术时；棉球用于消毒皮肤、洗涤伤口或涂拭药物；棉签用作采集标本或涂擦药物。

（五）布类物品

手术室的布类用品包括手术衣和用于铺盖手术野或建立无菌区的各种手术单。应选择厚实的棉布，颜色以深绿色或蓝色为宜。

1.手术衣 遮盖手术人员未经消毒的衣着和手臂。长短要求穿上后能遮住膝下；前襟至腰部双层，以防手术时被血水浸透；袖口制成松紧口，便于手套腕部盖于袖口上；折叠时衣面向里，领子在最外侧，取用时不致污染无菌面。

2.手术单 有大单、中单、手术巾、各部位手术单及各种包布等，均有各自的规格尺寸和一定的折叠方法，用以铺无菌区或手术野。

（六）腔镜类

内窥镜手术主要依赖于基本器械、特殊器械及各种仪器设备和各种规格的一次性用品共同来完成。

1.内窥镜的设备 包括监视器、视频转换器、摄像头、冷光源、二氧化碳气腹系统、单双极多功能高频电刀、冲洗吸引装置、超声刀、电脑反馈控制双极电刀系统、各种动力系统、电外科工作站等。

2.内窥镜器械 包括穿刺针、气腹针、抓持器械、手术剪、止血用器械、吸引和冲洗管、腹腔镜拉钩、缝合和结扎器械及各专科腔镜器械。

二、物品的无菌处理

（一）器械类

1.普通器械的处理 手术器械多为不锈钢制成，术后用多酶溶液浸泡擦洗，去除血渍、油垢，再用流水冲净。对有关节、齿槽和缝隙的器械和物品，应尽量张开或拆卸后进行洗刷。也可采用超声清洗、压力清洗方法等。洗净的器械放烤箱烘干后涂上液状石蜡保护，分类打包后经高压蒸汽灭菌存放于器械柜内待用。锐利器械、不耐热手术用品或各类导管可采用化学灭菌法，如采用 2% 戊二醛浸泡 10 小时，用灭菌水冲净后方可使用。

2.污染手术器械的处理 一般感染如化脓性感染、结核杆菌感染等术后，将器械浸泡于消毒液中处理，如用 500mg/L 含氯消毒液浸泡 30 分钟或 1：1000 的苯扎溴铵浸泡 1~2 小时后，再按普通器械处理流程处理。乙肝抗原阳性者术后器械，用 0.2% 过氧乙酸或 2% 的戊二醛或 1%84 消毒液浸泡 1 小时后用清水冲净；再用清洁包布包好送高压消毒，连续消毒 3 次，每日 1 次；然后按普通器械处理。对朊毒体、气性坏疽及突发原因不明的特殊手术器械，在医院感染控制部门的指导下进行处理后，再按普通器械处理。朊毒体污染的器械先浸泡于 1mol/L 氢氧化钠溶液内作用 60 分钟，再按普通器械处理流程处理，压力蒸汽灭菌应选用 134~138℃、18 分钟，或 132℃、30 分钟，或 121℃、60 分钟。气性坏疽污染的器械，先用 3% 过氧化氢或 0.2% 过氧乙酸或 2000~5000mg/L 的含氯消毒液浸泡

30~60 分钟，再按普通器械处理流程处理。

3. 腔镜类器械的处理 手术完毕立即用含酶溶液擦洗管道外部，抽吸清洁液至内镜管道中。按要求清洁水道、气道，进行漏气测试。用清洁刷反复刷洗整个吸引管道至无碎屑，流水冲净内镜及拆下的附件，用压缩空气吹干所有管腔，垂直悬挂。

（二）缝线及缝针

手术室所用缝线和缝针由厂家分别包装并灭菌，可于术中直接应用，不回收利用。

（三）引流物

引流管如双腔引流套管和 T 形管等，按橡胶类物品灭菌或压力蒸汽灭菌处理。

（四）敷料类

各种敷料经加工制作后包成小包存放于敷料罐内，经压力蒸汽灭菌后使用。特殊敷料如用于消毒止血的碘仿纱条，因碘仿加热后升华而失效，要严格按无菌操作技术，制成后保存于消毒且密闭的容器内。对于感染性手术，尤其是特异性感染手术后的敷料不可乱丢，用大塑料袋集中包起，袋外注明"特异感染"送室外指定处焚烧。

（五）布类物品

用过的布类用品若污染严重，尤其是 HBeAg 阳性者手术用过的，需先放入专用污物池，用消毒剂如 500mg/L 有效氯溶液浸泡 30 分钟后再洗涤，所有布类均需压力蒸汽灭菌后方可使用。棉布包灭菌后保存时间为夏季 7 天，冬季 10~14 天，潮湿多雨季节应适当缩短天数，过期包应重新灭菌。

项目三 患者的准备

一、一般准备

患者应在手术前提前送至手术室。一般全身麻醉或椎管内麻醉者应在术前 30~45 分钟到达，低温麻醉者需提前 1 小时到达。手术室护士应热情接待，按手术递交单核对患者的基本信息：姓名、性别、年龄、床号、住院号、手术诊断、手术名称、手术部位、手术标识、麻醉方式、血型等。查对接受的药品及物品，认真做好麻醉、手术前准备工作。加强对手术患者的心理护理，使手术顺利进行。

二、手术体位安置

巡回护士根据患者的手术部位要求安置合适的手术体位，可利用手术床的转动和附件的支持，应用枕垫、沙袋及固定带等物件保持患者的位置。原则：在减少对患者生理功能影响的前提下，充分暴露手术野，保护患者隐私。要求：①保持人体正常的生理弯曲及生理轴线，维持各肢体、关节生理功能体位，防止过度牵拉、扭曲及血管神经损伤；②注意分散压力，防止局部长时间受压，保护患者皮肤完整性；③正确约束患者，松紧度适宜，维持体位稳定，防止术中移位、坠床；④保证呼吸和循环通畅，不影响麻醉医师观察和监测。

1. 仰卧位 为最常见的体位（图6-9）。

（1）水平仰卧位 适用于腹部、胸前手术。患者仰卧，两臂用中单固定于体侧，头部置软枕，腰曲、腘窝和足跟各置软垫，膝部加约束带固定。

（2）上肢外展仰卧位 适用于乳房及腋部手术。患者仰卧，手术侧靠近手术床边，肩胛下置软垫，上肢伸直，外展90°置于托臂板上，对侧上肢用中单固定于体侧，其余与水平仰卧位相同。

（3）颈过伸仰卧位 适用于颈前部（如甲状腺、气管）手术。患者仰卧，抬高手术台上部10°~20°，头板适当下落，颈后垫以圆枕，双肩下垫肩枕，使颈过伸头后仰或转向健侧，其余与水平仰卧位相同。

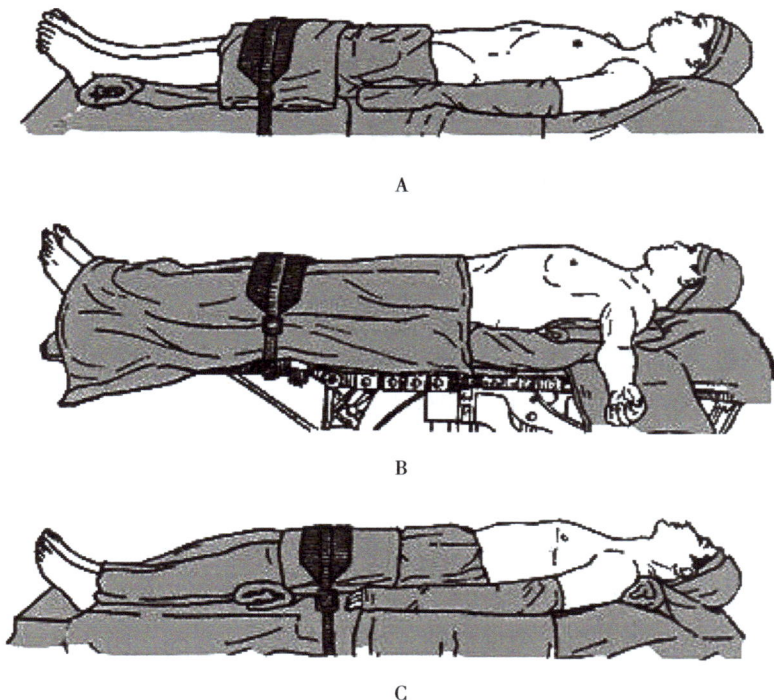

A

B

C

图6-9 仰卧位

A. 水平仰卧位 B. 上肢外展仰卧位 C. 颈过伸仰卧位

2. 侧卧位 适用于胸、腰部及肾手术。

（1）胸部手术侧卧位 适用于肺叶切除术、食管癌手术、侧胸壁等手术（图6-10）。

73

患者健侧侧卧90°；背、胸、肋处各垫一软橡皮枕；双手伸直固定于托手架上；上面一腿成90°屈曲，下面一腿伸直，两腿间垫软枕，用固定带固定髋部及膝部。

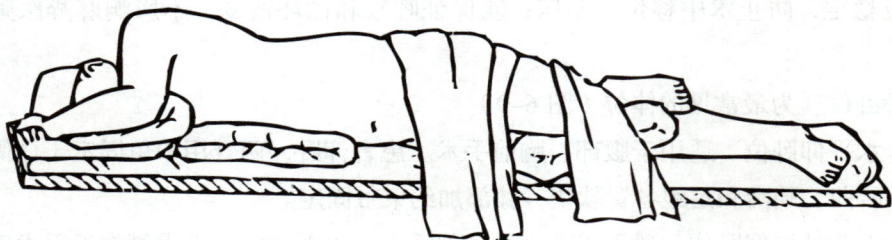

图 6-10　胸部手术侧卧位

（2）肾区手术侧卧位　适用于肾脏、肾盂、上段输尿管等手术（图6-11）。患者健侧侧卧90°；两手臂伸展固定于托手架上；腰部垫软枕，肾区（第11、12肋）对准手术台腰桥；上面一腿伸直，下面一腿屈曲90°，两腿间垫软枕，用固定带约束臀部及膝部。

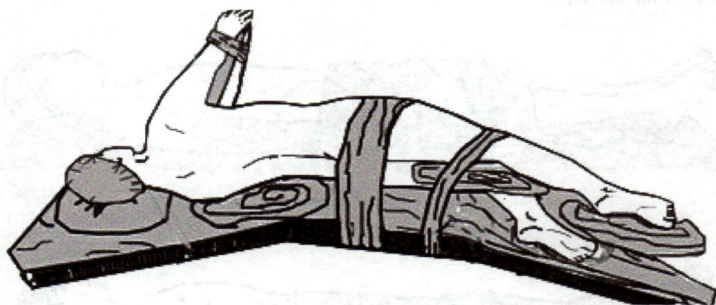

图 6-11　肾区手术侧卧位

（3）半侧卧位　适用于胸腹联合手术。患者半侧卧于手术台（30°~50°），手术侧在上；肩背部、腰、臀部各放一软枕；术侧上肢固定于托手架上。

（4）脑科侧卧位　适用于颞部、枕骨大孔区、颅后窝等手术。方法是患者健侧侧卧90°；头下垫头圈或置于头架上，下面耳郭置于圈中防止受压，上面耳孔塞棉花球以防止进水；腋下垫腋垫，束臂带固定双上肢于支架上；在背部、胸部和腹部各上一挡板以固定身体；上腿伸直、下腿屈曲，以放松腹部，两腿间垫软枕，用约束带固定髋部。

3. 俯卧位　适用于颅后窝、颈椎后路、脊柱后入路、背部、四肢背侧和骶尾部等手术（图6-12）。患者俯卧于手术台上；头侧向一边或支撑于头架上（颅后窝、颈椎后路手术），保持颈椎呈中立位，维持人体正常生理弯曲。双上肢沿关节生理旋转方向，自然向前置于头部两侧或托手架上。高度适中，避免指端下垂，将前胸、肋骨两侧、髂前上棘、耻骨联合作为支撑点，胸腹部悬空，避免受压，避开腋窝，保护男性患者会阴部和女性患者乳房部。

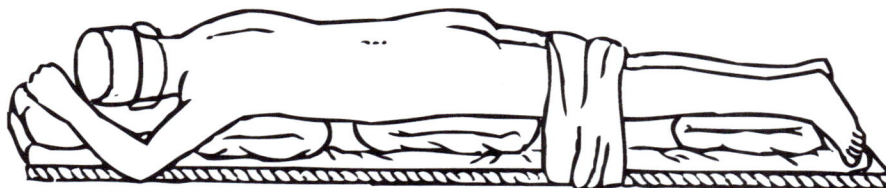

图 6-12 俯卧位

4. 折刀位 适用于肛门直肠手术（图 6-13）。先取俯卧位使耻骨联合处对向手术床背板下缘；足背突出在腿板边缘外；两手臂自然前伸，放在头部两侧；先后将手术床摇至头低位 20°、腿板摇低 30°；胸部放置一海绵垫，使呼吸通畅；小腿胫前置一厚长垫，两小腿略分开，约束带约束在小腿处。

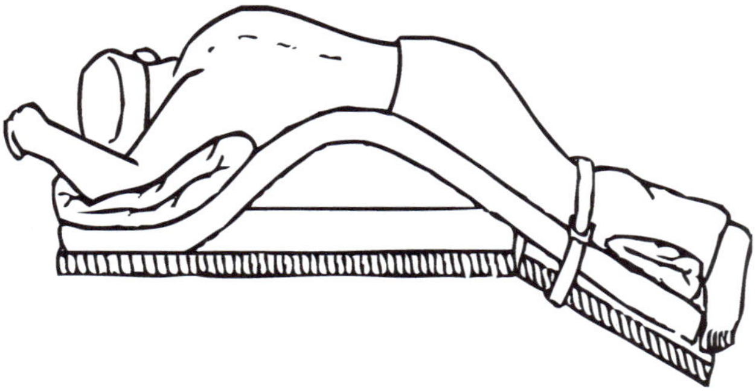

图 6-13 折刀位

5. 截石位 适用于会阴部、尿道、阴道、肛门部手术（图 6-14）。患者仰卧；臀部齐手术床缘，臀下垫一中方枕；两腿套上袜套，分别置于两侧搁脚架上，两腿间角度为 60°~90°，大腿前屈的角度应根据手术需要而改变，双腿高度以患者腘窝的自然屈曲下垂为准；腘窝部垫以软枕，固定带固定；膝关节摆正，不压迫腓骨小头，以免损伤腓骨神经。

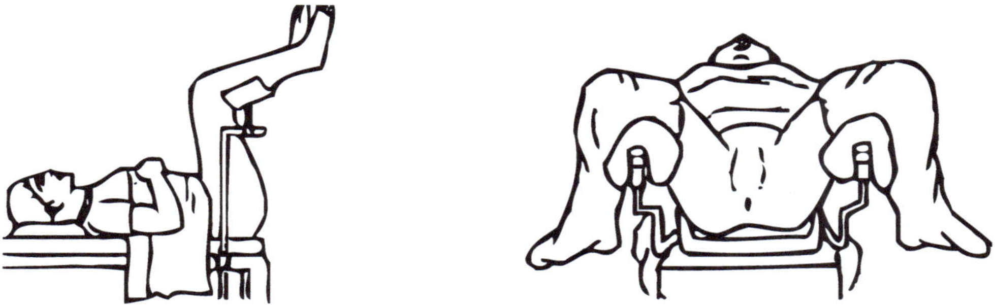

图 6-14 截石位

三、手术区皮肤消毒

患者手术体位安置好后，巡回护士帮助手术医师进行手术区的皮肤准备，即消毒，目的在于消灭手术切口处及其周围皮肤上的细菌，防止细菌进入创口内造成术后感染。手术区皮肤消毒是无菌术的一个重要环节。消毒前要先检查手术区域皮肤的清洁程度，有无破损或感染。

1. 消毒液的选择 目前国内普遍使用碘伏（0.2%~0.5% 安尔碘）作为皮肤消毒液。碘伏属中效消毒剂，可直接用于皮肤、黏膜和切口消毒；碘过敏者可选用其他皮肤消毒剂。

2. 消毒方法 选择合适的消毒剂，涂擦患者手术区域 2 遍。植皮时，供皮区用 75% 乙醇消毒 3 遍。

3. 消毒范围 按照不同手术切口部位的皮肤消毒范围进行消毒。一般为手术切口周围 15~20cm 的区域，若手术有延长切口的可能，则应适当扩大消毒范围。

4. 注意事项 ①消毒顺序以手术切口为中心，由内向外、从上而下涂擦；②感染伤口或肛门区消毒则应由外向内，已接触污染部位的消毒纱球不能再回擦至清洁处；③注意脐部、腋下、会阴等皮肤皱褶处的消毒；④在消毒过程中，消毒者双手不可接触手术区或其他物品。

项目四　手术人员的准备

一、一般准备

手术人员应保持身体清洁，进入手术室时，首先在门口换上专用鞋，进入更衣室穿专用洗手衣和裤，将上衣扎入裤中，自身衣服不得外露；戴上专用手术帽和口罩，要求遮盖住全部头发及口鼻；摘除首饰，指甲长度不应超过指尖且无积垢，手臂皮肤无破损及感染。

二、外科手消毒

通过机械性洗刷及化学消毒的方法，尽可能除去双手及前臂皮肤的暂居菌和减少常居菌，简称外科洗手。手臂的消毒包括清洁和消毒两个步骤：先用肥皂液或洗手液，按"七步洗手法"彻底清洁双手、前臂和上臂下 1/3；然后用消毒剂进行皮肤消毒，消毒方法有刷洗法、冲洗法和免冲洗法，目前常用的消毒剂有碘伏类、醇类和氯己定类等，具体使用方法遵循产品的使用说明。

1.刷洗法

（1）肥皂水刷手法 现在很少使用，已逐渐被消毒剂刷手法所代替。操作步骤：①清洁：先将双手及前臂用肥皂和清水洗净。②刷洗：用消毒毛刷蘸取消毒肥皂液刷洗双手及前臂，从指尖到肘上10cm。刷洗时，把每侧手臂分成从指尖到手腕、从手腕至肘及肘上10cm三个区域依次刷洗，每一区域的左、右侧手臂交替进行。刷手时应重点注意甲缘、甲沟及指蹼等处。刷完一遍，指尖朝上肘向下，用清水冲洗手臂上的肥皂水。刷完第一遍后，更换消毒毛刷，以相同方法再刷洗两遍，三遍共约10分钟（图6-15）。③擦干：用无菌小毛巾自手向上依次擦干至肘上，擦过肘部的毛巾不可再擦手部，以免污染；更换无菌小毛巾，用相同的方法擦干另一手臂（图6-16）。④浸泡：将双手及前臂浸泡在70%乙醇桶内5分钟，浸泡范围至肘上6cm处。若乙醇过敏，可改用0.1%苯扎溴铵溶液浸泡。⑤待干：浸泡消毒后，保持拱手姿势待干，双手不得下垂，不能接触未经消毒的物品。否则需重新浸泡消毒。

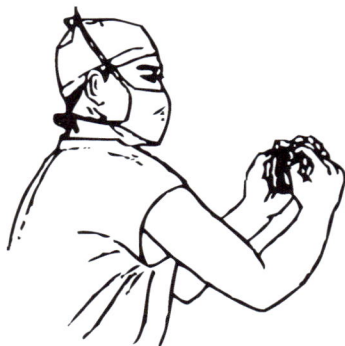

图6-15 刷手法

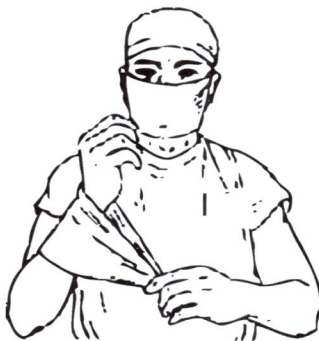

图6-16 擦手法

（2）碘伏刷手法 操作步骤：①按传统肥皂液刷手法刷洗双手（现用洗手液）、前臂至肘上10cm，约3分钟时间，再用清水冲净，用无菌毛巾擦干。②用浸透0.5%碘伏的纱布，从一侧指尖向上涂擦至肘上6cm处，同法涂擦另一手臂，注意不留缝隙，时间为3分钟。换纱布再擦1遍。③保持拱手姿势，自然干燥。目前应用的消毒液品种很多，如碘尔康、活力碘等，方法基本相同。

（3）灭菌王刷手法 操作步骤：①用肥皂或洗手液清洗双手及手臂，再用清水冲净。②用无菌刷蘸取灭菌王3~5mL，从指尖开始向上刷至肘上10cm，时间为3分钟，再用流水冲净，用无菌毛巾擦干。③取吸足灭菌王的纱布球再涂擦1遍，至肘上6cm，自然待干。

2.冲洗法

双手和手臂彻底清洁后，取适量的手消毒剂揉搓至双手的每个部位、前臂和肘上10cm，并认真揉搓2~6分钟，再用流水冲净，用无菌巾彻底擦干。流动水应达到生活饮用水卫生标准的规定，特殊情况水质达不到要求时，手术医生在戴手套前应用醇类消毒剂消毒双手后戴手套。手消毒剂的取液量、揉搓时间及使用方法应遵循产品的使用说明。

3. 免冲洗法 取免冲洗手消毒剂于一侧手心，揉搓一侧指尖、手背、手腕，将剩余手消毒液环转揉搓至前臂、肘上 10cm；同法消毒另一只手；最后取手消毒剂，按照七步洗手法揉搓双手至手腕部，揉搓至干燥。

三、穿脱无菌手术衣和手套

1. 穿无菌衣

（1）开式手术衣穿法 操作步骤（图 6-17）：①自无菌包内取出折叠好的手术衣，选择较宽敞处站立，手提衣领，轻轻抖开，使衣的另一端下垂。注意勿使衣触碰到其他物品或地面。②两手提住衣领两角，衣袖向前位将衣展开，使衣的内侧面面对自己。③将手术衣向空中轻轻抛起，双手顺势插入袖中，两臂前伸，不可高举过肩，也不可向左右侧展开，以免碰触污染。④巡回护士在穿衣者背后抓住衣领内面，协助将袖口后拉，并系住衣领后带。⑤穿衣者双手交叉，身体略向前倾，用手指夹起腰带递向后方，由巡回护士接住并系好腰带。穿好手术衣后，双手保持在腰以上、胸前及视线范围内。

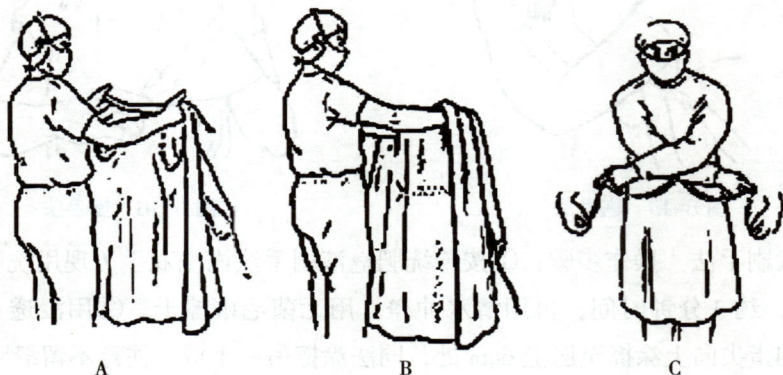

图 6-17 开式手术衣穿法
A. 手提衣领两端抖开手术衣　B. 两只手插入衣袖中　C. 起腰带由助手系带

（2）全遮盖式手术衣穿法 操作步骤（图 6-18）：①取手术衣，在比较宽敞的地方双手持衣领打开手术衣。双手捏住衣领两角，衣袖向前位将衣展开，衣内面朝向自己。②向上抛起手术衣，顺势将双手插入袖中，两臂平行前伸。③巡回护士在穿衣者背后抓住衣领内面，协助拉住袖口，并系住衣服后带。④穿衣者戴好无菌手套。⑤解开腰间活结，将腰带递给已戴好手套的手术人员或由巡回护士用无菌持物钳夹持腰带，从手术者后面绕到前面，使手术衣右页遮盖左页，将带子交给穿衣者自行系于腰间。

图 6-18　全遮盖式手术衣穿法

2. 戴无菌手套

（1）闭合式　操作步骤：①双手伸入袖管后，不伸出袖口，在袖筒内将无菌手套包装打开平放于无菌台面上。②左手隔着衣袖将左手手套的大拇指与袖筒内的左手大拇指对正，右手隔着衣袖将手套边反翻向左手背，把左手五指张开伸进手套。用相同的方法戴右手套。

（2）开放式　操作步骤（图 6-19）：①从手套袋内取出滑石粉袋，轻轻涂于手背、手掌及指间，使之光滑（一次性无菌手套已涂有滑石粉，可省略此步骤）。②掀开手套袋，捏住手套口的向外翻折部分（手套的内面），取出手套。分清左、右侧。③左手捏住并显露右侧手套口，将右手插入手套内，戴好手套，注意未戴手套的手不可触及手套的外面（无菌面）。④用已戴上手套的右手指插入左手手套口翻折部的内面（手套的外面），帮助左手插入手套并戴好。⑤分别将左、右手套的翻折部翻回，并盖住手术衣的袖口。只能接触手套的外面（无菌面）。用无菌生理盐水冲净手套外面的滑石粉。

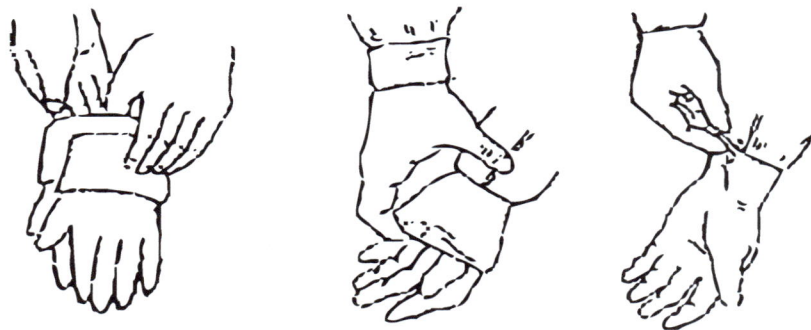

图 6-19　戴无菌手套

3. 脱无菌手术衣及手套

（1）脱手术衣法　①他人协助脱手术衣：手术人员双手抱肘，由巡回护士将手术衣肩部向肘部翻转，再向手的方向拉扯脱下手术衣，手套的腕部亦随之翻转于手上。②自行脱手术衣法：左手抓住手术衣右肩并拉下，使衣袖翻向外，同法拉下手术衣左肩，脱下手术衣，使衣里外翻，保护手臂及洗手衣裤不被手术衣外面污染。

（2）脱手套法　用戴手套的手抓取另一手的手套外面翻转摘除；用已摘除手套的手伸入另一手套的内侧面翻转摘除。注意清洁手不被手套外侧面所污染。

4. 连台手术更衣法　手术完毕，若需进行另一台手术时，必须更换手术衣及手套。先由巡回护士解开腰带及领口系带，再由他人帮助或自行脱下手术衣，最后脱去手套。若无菌性手术完毕，手套未破，需要进行另一台手术时，可不重新刷手，仅需75%乙醇浸泡5分钟，或用0.5%碘伏擦手和前臂3分钟。干燥后再穿无菌手术衣、戴无菌手套。若前台为污染手术，接连下一台手术前应重新洗手。

项目五　手术室的无菌操作技术

一、手术室的无菌原则

1. 明确无菌范围　树立无菌观念。手术人员一经洗手，手臂不准接触未经灭菌的物品。穿无菌手术衣及戴无菌手套后，背部、腰部以下和肩部以上均视为有菌区。手术人员的手臂应肘部内收，靠近身体，不可高举过肩或下垂过腰，也不可交叉放于腋下。不可接触手术床边缘以下的布单，凡下坠超过手术床边缘以下的器械、敷料、皮管及缝线等一律不可再取回使用。无菌桌仅桌缘平面以上属无菌区，手术人员不得扶持无菌桌之边缘。器械护士也不能接触无菌桌桌缘平面以下的桌布。

2. 保持物品无菌　手术中如果手套破损或接触到有菌物品，应立即更换，前臂或肘部如果受污染应立即更换手术衣或加套无菌袖套。无菌区的布单如果被水或血浸湿即失去无菌隔离作用，要加盖干的无菌巾或更换新的无菌单。巡回护士取用无菌物品时必须要用无菌持物钳夹取，并与无菌区域保持一定的距离。任何无菌包及容器边缘均视为有菌，取用无菌物品时不可触及。

3. 保护皮肤切口　皮肤虽经消毒，只能达到相对无菌，残存于毛囊中的细菌对开放的切口有一定的潜在威胁。因此，切开皮肤前一般先用无菌聚乙烯薄膜覆盖，再经薄膜切开皮肤，以保护切口不被污染。切开皮肤和皮下脂肪层后，边缘应以手术巾或大纱布垫遮盖并固定，仅显露手术野。凡与皮肤接触的刀片和器械不应再用，延长切口或缝合前再用75%乙醇消毒皮肤一次。术中因故暂停时，切口应用无菌巾覆盖。

4. 正确传递物品和调换位置　手术时不能在手术人员背后或头顶传递器械及手术用品，需要器械者应由器械护士从器械升降台侧、正面方向递给。手术过程中，手术人员须面向无菌区，在规定的区域内活动，同侧手术人员如需调换位置，应先退后一步，转过身背对背移动。

5. 沾染手术的隔离技术 进行胃肠道、呼吸道或宫颈等沾染手术时，切开空腔脏器前，要先用纱布垫保护周围组织，并随时吸除外流的内容物，被污染的器械和其他物品应放在专放污染器械的器械盘内，避免与其他器械接触，污染的缝针及持针器应在等渗盐水中刷洗。完成全部沾染步骤后，手术人员应用灭菌水冲洗或更换无菌手套，尽量减少污染机会。

6. 减少空气污染 手术进行时门窗应关闭，尽量减少人员的走动。手术过程中要安静，不高声说话嬉笑。尽量避免咳嗽、打喷嚏，不得已时须将头转离无菌区。需他人擦汗时，头应转向一侧。口罩潮湿，应及时更换。每个手术间参观手术人数不宜超过 2 人，参观人员不可过于靠近手术人员或站得过高，也不可在室内多走动。

二、无菌器械台的准备

无菌器械台的大小应根据手术的性质、范围进行选择。无菌器械台的准备由巡回护士和器械护士联合完成。

巡回护士准备好器械台，将手术包、敷料包放于台上，用手打开包布，注意只能接触包布的外面，由里向外展开各角，手臂不可跨越无菌区。用无菌持物钳打开第二层包布，顺序为先打开近侧，检查包灭菌化学指示卡合格后再走到对侧，打开对侧无菌巾。

器械护士进行外科手消毒，用手打开第三层包布。铺在台面上的无菌巾保证 4~6 层，四周无菌单应下垂至少 30cm。巡回护士协助器械护士穿好无菌手术衣和戴好无菌手套后，再由巡回护士与器械护士一对一打开无菌敷料、无菌物品，器械护士将器械按使用先后分类，顺序从左向右摆于器械台上，一般顺序为血管钳、刀、剪、镊、拉钩、深部钳和备用器械。放置在器械台内的物品不能伸于台缘以外。如果无菌器械台上的无菌单被水浸湿则认为已被污染，应立即加盖无菌单。若为备用无菌器械台，应该用双层无菌巾盖好，有效期为 4 小时。

三、手术区铺单法

手术区皮肤消毒后，铺无菌单，目的是建立无菌安全区，显露手术切口所必需的最小皮肤区域，其余部位给予遮盖，以避免和减少手术中污染。铺盖无菌手术布单由第一助手和手术护士完成，其原则是除手术区外，周围至少有 4 层无菌布单覆盖，外周最少 2 层。

以腹部手术为例，一般铺以下三重巾／单。

1. 铺无菌巾 又称切口巾，即用 4 块无菌巾遮盖切口周围。

（1）第一步 手术护士把无菌巾折边 1/3，第 1、2、3 块无菌巾的折边朝向第一助手，第 4 块巾的折边朝向自己，按顺序传递给第一助手。

（2）第二步 第一助手接过无菌巾，分别铺于切口下方、上方及对侧，最后铺自身侧。每块巾的内侧缘距切口线3cm以内，铺下的手术巾若需少许调适，只允许自内向外移动。

（3）第三步　手术巾的四个交角处分别用布巾钳夹住。铺完切口巾后，第一助手应再次消毒手臂并穿无菌手术衣，戴无菌手套后再铺其他层的无菌单。

2. 铺手术中单　将两块无菌中单分别铺于切口的下、上方，铺巾者需注意避免自己的手或手指触及未消毒物品。

3. 铺手术洞单　将有孔洞的剖腹大单正对切口，短端向头部，长端向下肢，先向上方再向下方分别展开，展开时手卷在剖腹单里面，以免污染。要求短端盖住麻醉架，长端盖住器械托盘，两侧和足端应下垂超过手术台边缘30cm。

知识检测

A1 型题

1. 穿无菌手术衣，戴无菌手套，手术未开始时，双手应置于（　　　　）

    A. 胸前部　　　　　　　　　　　B. 腹前部

    C. 夹于腋下　　　　　　　　　　D. 双手下垂

    E. 双手往后背

2. 接台手术更换手术衣和手套的方法，下列哪一项步骤是错误的（　　　　）

    A. 先脱手套，后脱手术衣　　　　B. 手只能接触手套内面

    C. 流水冲净滑石粉，并揩干　　　D. 酒精浸泡手臂5分钟

    E. 穿无菌手术衣，戴手套

3. 手术切口皮肤消毒时，不可使用碘酊的部位是（　　　　）

    A. 头部　　　　　　　　　　　　B. 颈部

    C. 胸部　　　　　　　　　　　　D. 腹部

    E. 会阴部

4. 术前手术人员外科刷手时应刷至（　　　　）

    A. 腕部　　　　　　　　　　　　B. 肘部

    C. 腕上10cm　　　　　　　　　　D. 肘上10cm

    E. 肘上6cm

5. 患者，男，预进行食管癌根治术，麻醉后需为患者安置的手术体位是（　　　　）

    A. 平卧位　　　　　　　　　　　B. 侧卧位

    C. 俯卧位　　　　　　　　　　　D. 坐位

    E. 膀胱截石位

6.患者，男，60岁，因"无痛性血尿7天"入院，为明确诊断需做膀胱镜检查，为配合检查应采取的卧位是（　　　）

　　A. 平卧位　　　　　　　　　B. 仰卧位

　　C. 半坐卧位　　　　　　　　D. 抬高腰桥仰卧位

　　E. 截石位

7.患者，女，56岁，预行胃大部切除术，手术区皮肤消毒的范围应在手术切口周围的区域是（　　　）

　　A. 15~20cm　　　　　　　　B. 20~25cm

　　C. 10~15cm　　　　　　　　D. 5~10cm

　　E. 15~25cm

8.备用无菌器械台，用双层无菌巾盖好后的有效期是（　　　）

　　A. 1 小时　　　　　　　　　B. 2 小时

　　C. 3 小时　　　　　　　　　D. 4 小时

　　E. 5 小时

扫一扫，知答案

扫一扫，看课件

模块七

围手术期患者的护理

【学习目标】

1. 掌握：手术前后患者的护理措施。
2. 熟悉：手术后患者的护理评估；手术前后常见的护理诊断/问题。
3. 了解：手术的分类；手术前患者的护理评估。
4. 学会：运用所学知识对常见术后并发症采取正确的预防和护理措施。

情景导入

某患者，男性，58岁。平时工作比较忙，有慢性十二指肠溃疡病史，近半年来上腹部时有隐痛，于3天前出现呕吐，并逐渐加重，呕吐物为隔夜宿食，精神状态差，有贫血貌。经胃镜检查诊断为"十二指肠溃疡合并幽门梗阻"。拟行胃大部切除术。

问题：①针对该患者应做好哪些术前准备？②术后如何安置体位？③手术后患者开始进食的指征是什么？

围手术期是指患者从确定手术开始至术后基本康复出院的这一段时间，一般分为手术前期、手术期和手术后期三个阶段。本模块重点介绍手术前和手术后的护理。

项目一 手术前护理

从患者确定手术治疗至进入手术室这一段时间称为手术前期。手术前护理的重点是评估患者可能存在及潜在的增加手术危险性的生理、心理问题，积极做好各项术前准备，提高其对麻醉和手术的耐受力。

一、手术分类

1. 根据手术时限分类

（1）择期手术　施行手术的早晚不影响治疗效果，可进行充分的手术前准备，如未嵌顿的腹外疝手术、良性肿瘤的切除手术。

（2）限期手术　手术的时间虽然也可以选择，但不宜过久延迟，应该在尽可能短的时间内做好术前准备，如各种恶性肿瘤根治术。

（3）急症手术　病情危急，需在最短时间内进行必要的准备后迅速实施手术，如外伤性肝、脾破裂等。

2. 根据手术的目的分类

（1）诊断性手术　为明确诊断而进行的手术。如活体组织检查、开腹探查术等。

（2）治疗性手术　对疾病或先天性畸形的部位进行手术，达到治疗疾病、改善功能、最大可能地恢复健康的目的。如阑尾切除术、唇腭裂修补术等。

（3）姑息性手术　目的是减轻症状，用于因条件限制而不能进行根治性手术时。如肿瘤晚期，手术无法治愈疾病，但可以改善功能，减轻痛苦。

（4）美容手术　患者的个人喜好为实施手术的主要理由。如隆胸术、重睑手术等。

二、手术前期的护理

【护理评估】

1. 健康史　了解患者的一般情况（如年龄、性别、教育程度、职业、营养状况等）、现病史、手术史、个人史、用药史、药物过敏史等。

2. 身体状况

（1）生理状况　老年人身体器官呈退行性改变，生理贮备能力和代偿功能逐渐减退，免疫力和抗感染能力下降，机体反应差，既往可能患有高血压、冠心病、糖尿病、慢性支气管炎等慢性疾病，使手术耐受力下降，无论施行择期手术或急症手术，其危险性和死亡率明显高于青年人。因此应全面评估生理状态，包括呼吸、循环、消化、内分泌、泌尿等各个系统的功能，掌握其病理生理变化。小儿器官功能发育不完善，循环、呼吸系统较脆弱，容易受到麻醉和手术创伤的干扰，抗感染能力差，易发生水电解质代谢紊乱。年龄越小对手术的耐受力越差，因此婴幼儿术前应重点评估生命体征、出入液量和体重的变化等。女性患者还应了解月经情况，询问有无月经来潮。

（2）营养状况　患者的营养状况与其手术的耐受性及手术后恢复情况直接相关。营养不良的患者影响切口的愈合，易发生切口愈合缓慢、切口裂开、切口感染；营养不良对手术、失血的代偿功能很差，容易发生循环血量减少和休克。肥胖患者手术操作困难，脂肪组织血液循环较差，会延迟伤口愈合；严重肥胖者常合并糖尿病、高血压、心血管方面的疾病，增加手术的难度和危险性，而且手术后易发生切口感染、切口裂开和肺部并发症等。

（3）体液平衡状况　评估患者有无水电解质酸碱代谢紊乱，因为手术本身就会引起水电解质酸碱失衡。

（4）重要器官功能　手术前进行全面体格检查，评估患者呼吸功能、心血管功能、肾功能、神经系统功能、肝功能、凝血功能和内分泌系统功能等，了解患者有无慢性疾病，以降低手术危险性。

3. 心理和社会支持状况　心理状况包括精神及情绪状态、人格类型、应对能力、信仰等。多数患者在手术前一般都会出现恐惧、焦虑等情绪反应，过度焦虑会影响对手术适应性和耐受力。因此，护士在术前应全面评估患者的心理状况，同时还要了解家属对患者的关心程度、心理支持程度及家庭经济状况等，以保证手术顺利进行。

4. 辅助检查　了解实验室各项检查，如血、尿、粪便常规和血生化检查结果；了解 B 超、X 线、CT 及 MRI 等影像学检查结果，以及心电图、内镜检查报告和其他特殊检查结果。

【常见护理诊断 / 问题】

1. 焦虑 / 恐惧　与对手术不了解及对手术结果的担忧、无法预知手术情况及手术后身体状况有关。

2. 营养失调，低于机体需要量　与禁食或进食不足，慢性消耗性疾病，持续呕吐、严重腹泻等有关。

3. 体液不足　与长期呕吐、腹泻和出血及液体摄取不足有关。

4. 睡眠型态紊乱　失眠与焦虑、恐惧、身体不适、陌生环境等有关。

5. 知识缺乏　缺乏疾病有关知识和手术前后配合知识。

【护理措施】

1. 心理护理

（1）建立良好的护患关系　了解患者的病情及需求，通过适当的沟通技巧，给予关怀、安慰，取得患者及亲属的信任。

（2）心理疏导和支持　鼓励患者表达其感受和恐惧、焦虑等不良情绪，帮助其宣泄。以恰当的言语和安慰的口气给予适度的解释，使患者能够以积极的心态配合手术和术后治疗。动员患者的社会支持系统，使其感受到被关心和重视。

（3）认知干预 协助患者正确认识病情，指导其提高认知和应对能力，积极配合治疗和护理。

（4）制定健康教育计划 向患者说明术前准备的必要性，帮助患者认识疾病、手术相关知识及术后用药等注意事项。逐步掌握术后的配合技巧及健康知识，使患者对手术的风险及可能出现的并发症有足够的认识及心理准备。

2. 手术前常规准备

（1）适应性训练 ①术前指导患者练习在床上使用便盆的方法，以适应术后床上排便、排尿。②教会患者自行调整卧位和床上翻身的方法，以适应术后体位的变化。③指导患者练习并掌握深呼吸、有效咳嗽和排痰的方法。胸部手术者，练习腹式呼吸；腹部手术者，练习胸式呼吸。④指导患者练习术中特殊体位，如颈部过伸位、气管推移等。

（2）呼吸道准备 ①有吸烟习惯者，术前 2 周戒烟，以免呼吸道黏膜受到刺激，分泌物增多；②有肺部感染者，术前 3~5 日使用抗生素，并做体位引流，有利于分泌物排出；③痰液黏稠者，应用抗生素加糜蛋白酶做超声雾化吸入，每日 2~3 次，每次 15~20 分钟，雾化后拍背使痰液易于排出。

（3）胃肠道准备

1）常规准备 一般术前 12 小时禁食，4 小时禁水，以防因麻醉或手术过程中的呕吐而引起窒息或吸入性肺炎。

2）胃或小肠手术 术前 1~2 日开始进流质饮食，术前常规放置胃管。幽门梗阻患者术前 3 日每晚以生理盐水洗胃，排空胃内潴留物，以减轻胃黏膜水肿、充血；

3）结肠或直肠手术 ①术前 2~3 日开始进流质饮食，减少肠道积存粪便；②术前 3 日口服肠道不吸收抗生素，减少细菌数目；③术前晚及术日晨常规用 0.5%~1% 肥皂水清洁灌肠。

（4）手术区皮肤准备 皮肤准备是预防切口感染的重要环节，包括清洁皮肤、剃除手术区毛发。术前一天协助患者沐浴、洗头、修剪指甲，更换清洁衣服。剃毛时间不宜距手术时间太久，一般在手术前一日或术日晨进行。若手术区域毛发细小不影响手术操作，可不必剃除，因剃毛可造成肉眼看不到的表皮损伤，反而成为细菌生长繁殖的基础和感染源。

1）一般手术备皮范围 不同手术区域的备皮范围见表 7-1。

表7-1　常见手术皮肤准备的范围

手术部位	备皮范围
颅脑手术	剃去全部头发及颈项毛发，保留眉毛（图7-1）
颈部手术	自唇下至乳头水平连线，两侧至斜方肌前缘（图7-2）
胸部手术	上起锁骨上及肩上，下平脐部，前后胸壁应超过中线5cm以上，包括患侧上臂和腋下，剃除腋毛（图7-3）
上腹部手术	上自乳头水平，下至耻骨联合，两侧至腋后线（图7-4）
下腹部手术	上平剑突，下至大腿上1/3前、内侧及会阴部，两侧至腋后线，剃除阴毛
肾区手术	上起乳头平线，下至耻骨联合，前后均过正中线（图7-5）
腹股沟手术	上自脐平线，下至大腿上1/3内侧，两侧至腋后线，包括会阴部，剃除阴毛（图7-6）
会阴部及肛门手术	上自髂前上棘，下至大腿上1/3，包括会阴部及臀部（图7-7）
四肢手术	以切口为中心上下方各20cm以上，一般超过远、近端关节或为患侧整个肢体（图7-8）

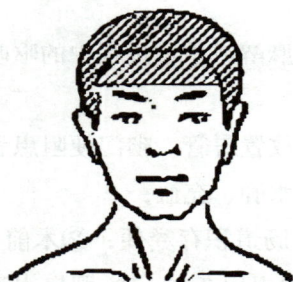

图7-1　颅脑手术备皮范围　　　　　　图7-2　颈部手术备皮范围

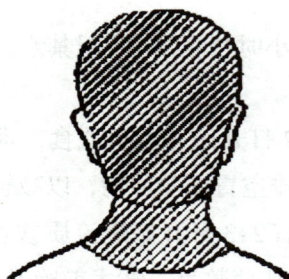

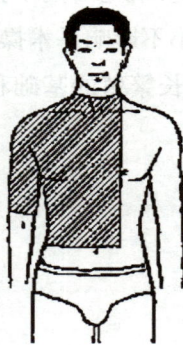

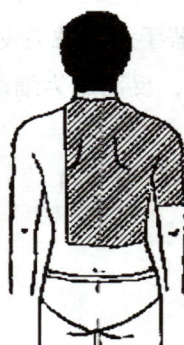

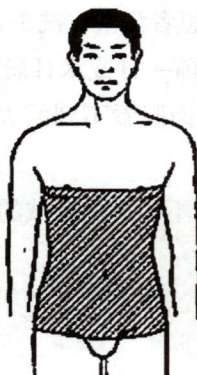

图7-3　胸部手术备皮范围　　　　图7-4　上、下腹部手术备皮范围

图 7-5　肾区手术备皮范围

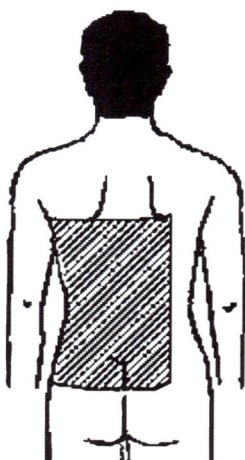

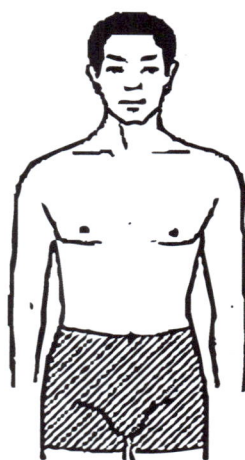

图 7-6　腹股沟手术备皮范围

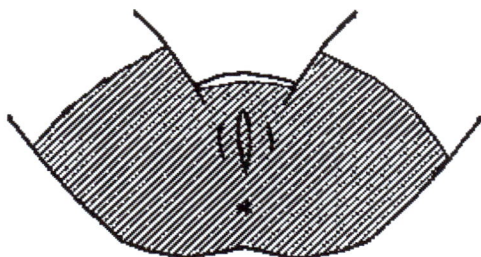

图 7-7　会阴及肛门手术备皮范围

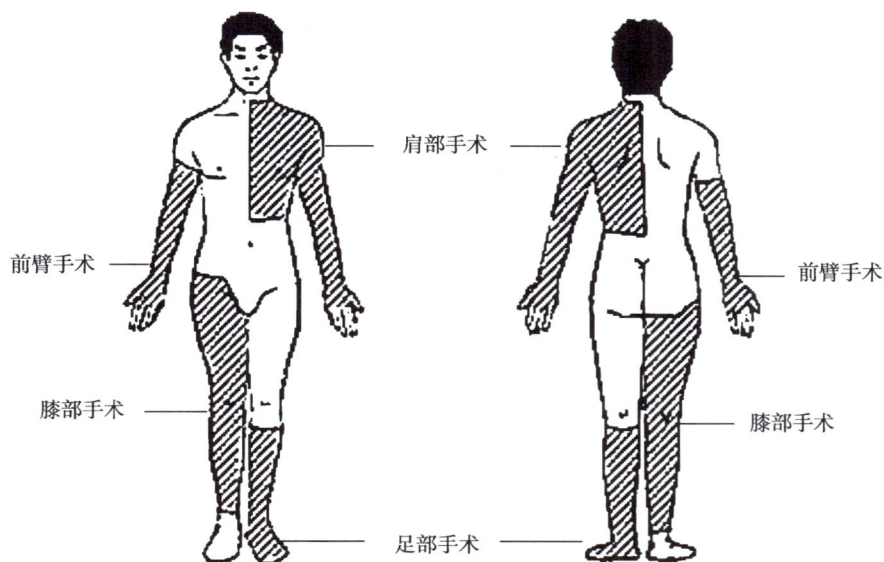

前臂手术

肩部手术

前臂手术

膝部手术

膝部手术

足部手术

图 7-8　四肢手术备皮范围

2）特殊手术部位的皮肤准备 ①颅脑手术：术前3天剪短头发，每日洗头一次，洗后戴清洁的帽子；手术前2小时剃去头发，剃后洗头，并戴清洁帽子。②颜面手术：以清洁为主，尽量保留眉毛。③口腔内手术：术前3日用复方硼酸溶液漱口。④骨、关节、肌腱手术：术前3天开始准备皮肤。第1、2天先用肥皂水洗净患侧并用75%乙醇消毒，再用无菌巾包裹；第3天剃毛，75%乙醇消毒后，用无菌巾包裹手术区。术晨重新消毒后，用无菌巾包裹。⑤阴囊、阴茎手术：患者入院后手术区用温水浸泡、用皂液或含氯己定沐浴液洗净，于术前1日备皮，范围同会阴部手术，剃去阴毛。⑥小儿皮肤准备：一般不剃毛，只做清洁处理。

3）备皮方法

用物：备皮盘内盛剃毛刀、纱布、弯盘、橡胶单及治疗巾、毛巾、汽油、棉签、手电筒，治疗碗内盛肥皂水及软毛刷，脸盆盛热水。骨科手术备皮另备75%乙醇、无菌巾、绷带、屏风。

操作方法：①备齐用物到患者床旁，向患者解释备皮的目的、范围；②屏风遮挡，铺橡胶单及治疗巾以保护床单，暴露备皮部位；③用软毛刷蘸肥皂水清洁局部，一手用纱布绷紧皮肤，另一手持剃毛刀分区剃尽毛发；④用手电筒照射，检查毛发是否剃尽，以及有无刮破皮肤；⑤用毛巾浸热水洗净局部毛发及肥皂液。腹部手术应以棉签蘸汽油清洁脐部污垢，然后用75%乙醇消毒。四肢手术患者，入院后指导患者每日泡洗手脚20分钟，剪去指（趾）甲，已浸软的胼胝应剪除。

注意事项：剃毛时须以锋利剃刀顺着毛发生长方向剃，以免损伤毛囊。刀片与皮肤表面呈45°角，切忌刮破皮肤。

（5）输血和补液 ①拟行大手术或估计出血多的手术，术前要遵医嘱做好血型鉴定和交叉配血试验。②纠正水、电解质及酸碱平衡失调。③纠正营养不良，鼓励多摄取高热量、高蛋白和维生素的食物。不能经口进食者，给予鼻饲或静脉营养支持，以改善患者的营养状况。④贫血的患者可通过少量多次输血，纠正低蛋白血症；⑤根据病情需要，进行药敏试验，预防性应用抗生素。

3. 手术日晨护理 ①认真落实各项准备工作。②体温升高、发热、血压升高或女患者月经来潮，及时与医师联系，考虑是否延期手术。③遵医嘱给患者术前用药，放置导尿管、胃管等。④进入手术前取下患者的假牙、眼镜、发夹、手表、首饰和其他贵重物品，交给家属或为其妥善保管；擦去患者的指甲油、口红。⑤与手术室接诊人员仔细核对患者信息，如姓名、性别、年龄、住院号、手术部位等，做好病历、X线片、CT片、特殊用药及物品的交接。⑥根据手术类型及麻醉方式准备麻醉床，备好床旁用物，如吸氧装置、心电监护装置、抢救用物等。

4. 急症手术前的准备 急症手术须争取时间，根据病情在做好必要的急救和处理的同时，尽快地进行必要的术前准备，以赢得手术治疗和抢救的机会。

（1）密切观察患者生命体征、瞳孔、神志、面色、四肢温度等，并及时记录，出现问题及时报告医生。

（2）患者有水、电解质代谢紊乱和酸碱平衡失调，立即输液，给予纠正；若处于休克状态，应快速建立静脉通道，迅速补充血容量；如有伤口，应尽快处理伤口，用无菌敷料覆盖。

（3）立即通知患者禁食，迅速做好皮肤准备和药物过敏试验，急查血、尿常规及出凝血时间、血型、血交叉试验，给予术前用药，嘱患者排尿，送往手术室。急诊手术前禁忌灌肠，不用缓泻药，危重患者不宜做特殊检查和复杂检查。

（4）向患者家属简要介绍病情和治疗方案，使其配合治疗的实施，同时要稳定患者和家属的情绪。

5. 特殊患者的准备　情况特殊的患者，除了要做常规准备工作以外，还应根据患者的具体情况，做特殊的准备。

（1）糖尿病　糖尿病患者在整个围术期都处于应激状态，手术耐受性差，易发生感染。术前应积极控制血糖及相关并发症。实施手术前将血糖水平控制在 5.6~11.2mmol/L，尿糖 +~++ 为宜。如应用长效胰岛素或口服降糖药者，术前均改为胰岛素皮下注射，每 4~6 小时 1 次，使血糖和尿糖控制于上述水平。为避免发生酮症酸中毒，尽量缩短术前禁食时间，禁食期间定时监测血糖。

（2）高血压　血压过高可因诱导麻醉和手术应激而并发脑血管意外或充血性心力衰竭等危险，故术前应继续服用降压药物，使血压控制在一定程度，但不要求血压降至完全正常后才手术。患者血压在 160/100mmHg 以下时可不做特殊准备。

（3）心脏病　伴有心脏疾患的患者，术前应注意：①长期低盐饮食和服用利尿剂；已有水、电解质平衡失调者，术前应予以纠正。②急性心肌梗死患者 6 个月内不施行择期手术；6 个月以上且无心绞痛发作者，可在监护条件下施行手术。③心力衰竭患者，在心力衰竭控制 3~4 周后再施行手术。

项目二　手术后护理

手术后护理是指患者手术后返回病室直至出院这一阶段的护理。手术后护理的重点是减少生理和心理的痛苦与不适，预防并发症的发生，尽快恢复患者正常的生理功能。

【护理评估】

1. 健康史　了解患者麻醉及手术方式、术中情况、术中出血量、输液输血量、尿量及用药等情况，安置何种引流管及安放部位、作用，以便于术后观察和护理等。

2. 身体状况　　主要从以下几个方面对身体状况进行评估：①生命体征：评估患者回到病房时的神志、血压、脉搏、呼吸、体温。②切口：了解切口部位的敷料有无渗血、渗液。③引流管：了解引流管的位置、种类、数量及作用，引流液的颜色、性状、量及是否通畅。④肢体功能：了解术后肢体感知觉的恢复及四肢活动情况。⑤体液平衡：评估患者术后的失血量、补液量、尿量、各种引流的丢失量等。⑥营养状况：评估患者术后每日摄入营养素的种类、途径和量，了解术后体重变化。⑦术后不适及并发症：了解有无切口疼痛、恶心、呕吐、腹胀、呃逆、尿潴留等不适，评估不适的种类和程度；评估有无术后出血、感染、切口裂开、肺不张、尿路感染、深静脉血栓形成等并发症及危险因素。

3. 心理和社会支持状况　　由于麻醉和手术期的安全度过，患者在心理上有一定的解脱感，多数能消除手术引起的焦虑、恐惧，但又会有新的心理变化，如担忧手术效果、病变的性质和疾病的预后等。

4. 辅助检查　　了解血、尿常规，生化检查，血气分析等常规检查的结果，尤其注意尿比重、血清电解质水平、血浆蛋白质及转铁蛋白的变化。

【 **常见护理诊断 / 问题** 】

1. 疼痛　　与手术创伤、安置引流管有关。

2. 体液不足　　与术中出血、失液或术后禁食、呕吐、引流等有关。

3. 营养失调，低于机体需要量　　与术后禁食、创伤后机体代谢率增高有关。

4. 低效性呼吸型态　　与疼痛、肺不张、气管和支气管阻塞等有关。

5. 活动无耐力　　与手术创伤、机体负氮平衡等有关。

6. 潜在并发症　　术后出血、切口感染或裂开，肺部、泌尿系统感染或深静脉血栓形成等。

【 **护理措施** 】

1. 一般护理

（1）搬运　　术后回病房搬移患者时要两人或三人搬运，务必做到动作轻柔、协调一致；固定引流管，避免引流管扭曲、脱落；搬运时要避免暴露患者。

（2）卧位

1）不同麻醉方式的患者体位　　首先是根据不同的麻醉方式安置体位：①全麻未清醒患者给予去枕平卧位，头偏向一侧，避免呕吐物或口腔分泌物误入呼吸道，引起呼吸道堵塞；②蛛网膜下腔麻醉后患者取去枕平卧位 6~8 小时，预防颅压降低引起的头痛；③硬外麻患者取平卧位 4~6 小时，直至血压平稳。

2）不同手术部位的患者体位 待麻醉反应消失后，可根据手术部位及治疗要求调整体位：①颅脑手术后，如无休克或昏迷，可取 15° ~30° 头高足低斜坡卧位，以利于颅内静脉回流，减轻脑水肿。②脊柱或臀部手术，可俯卧或仰卧。③颈、胸部手术后采用高半坐卧位，以利于呼吸和有效引流。④腹部手术后，取低半坐卧位或斜坡位，优点：利于血液循环和患者呼吸，增加肺通气量；使腹肌松弛，减轻腹壁切口张力；可使炎性渗出物流至腹腔，有利于炎症局限，避免膈下脓肿。

（3）维持呼吸与循环功能

1）严密观察生命体征 中、小型手术后每小时测量并记录 1 次血压、脉搏、呼吸，至生命体征平稳；全麻、大手术、老年或合并心血管疾病等患者应每 15~30 分钟监测一次，病情稳定后改为每 1~2 小时测量一次，并做好记录。有条件者可使用床旁心电监护仪连续监测。

2）保持呼吸道通畅 ①吸氧。②促进排痰和肺扩张：麻醉清醒后鼓励患者每小时深呼吸运动 5~10 次，每 2 小时有效咳嗽一次；每 2~3 小时翻身一次，同时叩击背部，促进痰液排出。鼓励患者进行正确的深呼吸。③痰液黏稠患者可用超声雾化吸入，呼吸道分泌物较多、体弱不能有效咳嗽排痰者，给予导管吸痰。

（4）切口的护理

1）切口护理 观察切口有无出血、渗血、渗液、敷料脱落及局部红、肿、热、痛等征象。若切口有渗血、渗液或敷料被大小便污染，应及时更换，以防切口感染。

2）切口分类 根据外科手术切口的微生物污染情况进行分类，分为三类。①清洁切口（Ⅰ类切口）：指缝合的无菌切口，如甲状腺大部切除术；②可能污染切口（Ⅱ类切口）：手术时可能带有污染的缝合切口，通常包括消化道、呼吸道、泌尿、生殖道手术或皮肤不容易彻底消毒的部位，如胃大部切除术、包皮环切术等；③污染切口（Ⅲ类切口）：邻近感染区或织直组接暴露于污染或感染物的切口，如急性化脓性阑尾炎切除术。

3）切口愈合分级 分为三级，分别用"甲、乙、丙"表示。①甲级愈合：切口愈合优良，无不良反应；②乙级愈合：切口处有炎症反应，如红肿、硬结、血肿、积液等，但未化脓；③丙级愈合：切口化脓需切开引流处理。

按照上述分类、分级的方法记录切口的愈合情况。如甲状腺大部切除术后愈合优良，纪录为"Ⅰ/甲"。

4）缝线拆除时间 依据患者年龄、切口部位、局部血液供应情况而决定。一般头、面、颈部手术后 4~5 天拆线；胸部、上腹部、背部、臀部为 7~9 天拆线；下腹部、会阴部为 6~7 天拆线；四肢为 10~12 天拆线（近关节处可适当延长），减张缝线为 14 天，必要时可间隔拆线。青少年患者因新陈代谢旺盛，愈合快，可缩短拆线时间；年老体弱、营养不良、糖尿病者则宜酌情延迟拆线时间。须注意，切口一旦发生感染，应及时拆线，以利引流。

（5）引流管的护理　引流管种类很多，术后放置引流是根据手术的部位和引流的性质而定，如置于切口、体腔（如胸、腹腔等）和空腔器官内（如胃肠减压管、导尿管）等。

护理要点：①妥善固定，防止移位和脱落。②保持引流通畅，观察有无阻塞、扭曲，如有阻塞可用无菌生理盐水低压冲洗。③记录观察引流物的量、颜色及性质。④注意无菌操作，每天更换连接管及引流瓶。⑤拔管：熟悉各类引流管的拔管指征，并进行宣教。如胃肠减压管一般在胃肠道功能恢复、肛门排气后，即可拔除。

（6）饮食护理

1）非腹部手术　①局麻和小手术不引起或很少引起全身性反应者，手术后即可进食。②全身麻醉者，应待麻醉清醒，恶心、呕吐反应消失后，方可进食。先给流质饮食，以后根据病情改为半流饮食或普食。③蛛网膜下腔阻滞和硬脊膜外腔阻滞者，术后 3~6 小时即可进饮食。

2）腹部手术　尤其是消化道手术后，一般需禁食 24~48 小时，待恢复肠蠕动、肛门排气后开始进水及少量流食，逐步过渡到半流食、普食。术后留置空肠营养管者，可在术后第 2 日滴入营养液。

（7）活动　指导患者早期离床活动。早期活动有利于增加肺通气量，减少肺部并发症；促进血液循环，防止静脉血栓；促进肠蠕动，减轻腹胀或便秘；促进膀胱功能恢复，解除尿潴留。实质性脏器部分切除及血管吻合术后，为防止断面出血应限制活动。

2. 术后不适的护理

（1）切口疼痛　麻醉作用消失后，患者可出现疼痛。术后 24 小时内疼痛最为剧烈，2~3 天后逐渐缓解。任何增加切口张力的动作，如咳嗽、翻身等都会加重疼痛的程度。剧烈的疼痛除造成患者不舒适，还可以影响各器官的生理功能，需关心患者并遵医嘱给予相应的处理和护理，包括：①了解患者疼痛的部位、性质、时间和规律；②大手术后 1~2 日内，可持续使用自控镇痛泵进行止痛；③运用非药物止痛法，如分散患者的注意力，降低机体对疼痛的敏感性；④遵医嘱给予镇静、止痛剂，如地西泮、布桂嗪（强痛定）、哌替啶等药物。

（2）发热　为术后常见症状。由于手术创伤的反应，术后患者的体温可略升高，一般不超过 38℃，称为外科手术热或吸收热。可不予处理，术后 1~2 日逐渐恢复正常。但若术后 3~6 天仍持续发热，则提示存在感染或其他不良反应。高热者给予物理降温，如冰袋降温、乙醇擦浴等；必要时遵医嘱应用解热镇痛药物；及时更换潮湿的床单或衣裤；同时要保证患者有足够的液体摄入。

（3）恶心、呕吐　术后恶心、呕吐常为麻醉反应，待麻醉消失后可自行停止。若持续不止，应根据病情综合分析是否存在水电解质代谢紊乱、颅内压增高、急性胃扩张或肠梗阻等。呕吐时稳定患者情绪，将患者头偏向一侧，以防误吸；清洁呕吐物，加强口腔护理；观察并记录呕吐次数、呕吐物量、颜色及性状，以利诊断和鉴别诊断；遵医嘱给镇静剂或止吐药。

（4）腹胀　术后腹胀多为胃肠功能受抑制，肠腔内积气过多所致。随胃肠蠕动恢复，肛门排气后可自行缓解，可不做特殊处理。严重腹胀可使膈肌抬高、下腔静脉受压而影响呼吸、循环功能，此外由于局部张力增高而影响胃肠吻合口和腹壁切口的愈合，因此需及时处理。方法：鼓励患者早期下床活动，促进胃肠功能恢复；指导患者禁食、持续性胃肠减压，必要时行肛管排气；遵医嘱针灸足三里、天枢、气海等穴位，艾灸脐部，热敷按摩腹部等；遵医嘱使用促进肠蠕动的药物。

（5）呃逆　通常发生于术后 8~12 小时，多由膈肌受刺激引起，一般为暂时性的。术后早期发生呃逆的患者，可采取压迫眶上缘、给予镇静或解痉药物等措施进行治疗。若是胃肠内积气引起，应插胃管进行胃肠减压；若是上腹部手术后出现顽固性呃逆，应警惕吻合口或十二指肠残端瘘导致膈下感染的可能。一旦明确诊断，需要及时处理。

（6）尿潴留　手术后尿潴留较为多见。常见原因：全身麻醉或蛛网膜下腔麻醉后，排尿反射受到抑制；切口疼痛引起膀胱和后尿道括约肌反射性痉挛；患者不习惯在床上排尿等。尿潴留可引起患者不适及尿路感染，应及时处理。方法：①稳定患者的情绪，安慰、鼓励患者，增加其自行排尿的信心，因焦虑会加重尿道括约肌痉挛，使排尿困难；②病情允许的情况下，协助患者坐于床沿或下床排尿；③下腹部热敷、按摩，诱导排尿。采用以上措施无效时，行导尿术，一次放尿量不超过 1000mL。尿潴留时间长或导尿时尿量超过 500mL 者，留置导尿管 1~2 日。

3. 术后并发症的观察与护理

（1）术后出血　常见于术后 24~48 小时内。手术后出血可发生在手术切口、空腔器官及体腔内。

1）常见原因　术中止血不彻底、凝血功能障碍、创面渗血未完全控制、原先痉挛的小动脉断端舒张、结扎线脱落等，是术后出血的常见原因。

2）护理措施　①严密观察患者的生命体征、手术切口情况，当伤口敷料被血液渗湿时，就应疑为手术切口出血。应及时打开、检查伤口，明确出血情况和原因。②有引流管者，可见血性引流液流出，警惕内出血的发生。③未放置引流管者，患者出现心率增快、血压下降、烦躁不安、尿量减少等低血容量性休克的早期表现，提示有术后出血。④少量出血时，更换切口敷料、加压包扎或静脉使用止血剂即可止血；出血量大时，迅速加快输液、输血，补充血容量，完善术前准备，再次手术探查，彻底止血。

（2）切口感染　常发生于术后 3~4 日。患者主诉切口疼痛加重，伴体温升高、脉搏加速、血白细胞计数和中性粒细胞比例增高，切口有红、肿、热、痛或波动感等典型体征。

凡是症状和体征提示有切口感染者，应取切口分泌物做涂片染色和培养，不仅能明确诊断，而且可为选择有效抗生素提供依据。

1）常见原因　①手术操作无菌技术不严格；②术中止血不彻底，缝合技术不正确，切口内遗有血肿、无效腔、异物等；③切口保护不良或敷料脱落；④全身营养状况差等。

2）护理措施　①严格遵守无菌技术，有效止血，防止手术残留无效腔、血肿、异物等。②保持切口敷料清洁、干燥。③给予营养支持，以增强患者抗感染能力。④遵医嘱有效使用抗生素。⑤密切观察术后切口情况。感染早期采取局部热敷、理疗和使用有效抗生素等措施，使其不发展为脓肿；如已形成脓肿，拆除部分缝线，敞开切口，必要时放置引流管引流脓液，定期换药。

（3）切口裂开　多发生于腹部及邻近关节处。腹部切口裂开常发生于术后1周之内或拆除皮肤缝线后24小时内。患者在突然增加腹压，如起床、用力大小便、咳嗽、呕吐时，自觉切口剧痛和裂开感，有淡红色液体自切口溢出，浸湿敷料。切口裂开分为部分裂开和完全裂开两种。部分裂开表现为深层裂开而皮肤缝线完整，切口常无液体流出；完全裂开表现为切口处有大量红色液体流出，切口全层裂开，可见肠管或网膜暴露。

1）常见原因　切口缝合不佳、营养不良使切口组织愈合能力差、切口感染、腹腔内压突然增高等而致。

2）护理措施　①年老体弱、全身营养状况差等患者术前加强营养，必要时输血。②在依层缝合腹壁切口的基础上，加用全层腹壁减张缝线，腹部适当加压包扎，减轻局部张力，延迟拆线时间。③及时处理腹胀和排便困难。④患者咳嗽时，双手放在切口两侧，向切口中间挤压，以减轻切口张力，防止切口裂开。⑤手术切口位于肢体关节部位者，拆线后避免大幅度动作。⑥切口部分裂开，按具体情况处理，可用蝶形胶布固定切口，并用腹带加压包扎；切口完全裂开时，立即用无菌生理盐水纱布覆盖切口及脱出的脏器，切勿随便将内脏还纳腹腔，以免引起脏器扭转或腹腔感染。通知医师，将患者送至手术室做腹壁全层间断缝合，术后进行胃肠减压。切口裂开患者精神紧张、恐惧，应加强安慰和心理护理，使其保持镇静。

（4）肺不张与肺部感染　多发生于胸、腹部大手术后，尤其是老年患者，有长期吸烟史、术后合并急慢性呼吸道感染者。表现为术后早期发热、呼吸和心率加快；继发感染时，体温升高明显，血液白细胞和中性粒细胞计数增加。听诊有局限性湿啰音，呼吸音减弱、消失或为管性呼吸音；患侧的胸部叩诊呈浊音或实音。血气分析显示氧分压下降和二氧化碳分压升高。胸部X线检查见典型肺不张征象。

1）常见原因　术后呼吸运动受限，呼吸道分泌物积聚及排出不畅，堵塞支气管，导致肺不张与肺部感染。

2）护理措施　①术前两周禁烟，锻炼深呼吸，积极治疗原发感染；②术后鼓励患者深呼吸、有效咳嗽，并协助其翻身、叩背，促进分泌物排出；③术后避免限制呼吸的固定或绑扎；④协助患者取半卧位，病情许可尽早下床活动；⑤遵医嘱合理应用抗生素。

（5）尿路感染　尿路感染可分为上尿路和下尿路感染。上尿路感染主要为肾盂肾炎，以女性患者多见，主要表现为畏寒、发热、肾区疼痛；下尿路感染为膀胱炎，主要表现为尿频、尿急、尿痛和（或）排尿困难，一般无全身症状。

1）常见原因　尿潴留、长期留置导尿管或反复多次导尿是术后尿路感染的常见原因。

2）护理措施　①预防和及时处理尿潴留是预防尿路感染的主要措施。尿潴留量超过500mL 时，应遵守无菌操作原则留置导尿管；②鼓励患者多饮水，保持尿量在 1500mL 以上，保持排尿通畅，起到内冲洗作用；③遵医嘱应用有效抗生素。

（6）血栓性静脉炎　多见于下肢。早期患者常感小腿腓肠肌疼痛和紧束感，继之出现下肢凹陷性水肿，可扪及变硬的条索静脉，沿静脉走行有触痛。一旦血栓脱落可引起肺动脉栓塞，而导致死亡。

1）常见原因　①术后长期卧床、活动少，导致下肢血流缓慢；②外伤、手术、反复穿刺置管或输注高渗性液体、刺激性较强药物等造成血管壁及内膜损伤；③血液凝固性增加，处于高凝状态。

2）护理措施　①鼓励患者术后早期离床活动；卧床期间进行肢体主动和被动运动，双下肢多做屈伸活动，以促进静脉血回流，防止血栓形成。②血液高凝状态者可口服小剂量阿司匹林、复方丹参片，以预防深静脉血栓形成。③一旦发生血栓性静脉炎应停止患肢静脉输液，抬高患肢并制动，局部用 50% 硫酸镁湿敷；局部严禁按摩，以防血栓脱落导致肺栓塞；遵医嘱使用低分子右旋糖酐、丹参注射液、降纤酶等静脉滴注。

4. 健康指导

（1）休息与活动　注意劳逸结合，可进行散步等轻体力活动，循序渐进，逐步恢复体力。

（2）饮食与营养　恢复期患者合理摄入均衡饮食，避免辛辣等刺激性食物。

（3）用药指导　手术后需要继续治疗者，说明治疗方法、注意事项及副作用，遵医嘱按时、按量服药，巩固治疗，定期复查肝、肾等功能。

（4）切口处理　切口拆线后用无菌纱布覆盖 1~2 日，以保护局部皮肤。若有开放性伤口出院者，应向患者及家属告知伤口换药的事宜。

（5）复诊　指导患者定期门诊随访。

知识检测

A1 型题

1. 一般患者手术前禁饮的时间是（　　　　）

　　A. 2~3 小时　　　　　　　　　　　B. 4~6 小时

　　C. 8~l0 小时　　　　　　　　　　　D. 12~16 小时

　　E. 18~24 小时

2. 胃肠道手术后，患者开始进流质食物的时间是（　　　　）

　　A. 腹痛消失后　　　　　　　　　　B. 病人有食欲

　　C. 肛门排气后　　　　　　　　　　D. 恶心、呕吐消失后

　　E. 拆线后

3. 某患者，男，55 岁，腹股沟斜疝入院，拟行疝修补术，手术备皮的范围是（　　　　）

　　A. 胸部以下，大腿上 1/3 以上，两侧至腋后线

　　B. 上起脐部水平，下至股上 1/2，两侧至腋中线

　　C. 上至脐部水平，下至股上 1/3，两侧至腋中线

　　D. 上至脐部水平，下至股上 1/3，两侧至腋后线，包括会阴部

　　E. 上至脐部水平，下至膝部，两侧至腋后线

4. 术前呼吸道准备中错误的是（　　　　）

　　A. 戒烟 2 周　　　　　　　　　　　B. 指导患者进行深呼吸和咳嗽咳痰

　　C. 有呼吸道感染者及时抗感染治疗　　D. 咳嗽者给予镇咳药物

　　E. 痰液多而粘稠者应进行体位引流和雾化吸入

5. 大手术患者术后病情不稳定，生命体征监测的时间应是（　　　　）

　　A. 5~10 分钟　　　　　　　　　　　B. 10~15 分钟

　　C. 15~30 分钟　　　　　　　　　　　D. 30~60 分钟

　　E. 2~4 小时

6. 某患者，男，50 岁。腹部术后出现呼吸困难，体温 39℃，诉胸部疼痛、咳嗽等，应首先考虑并发症为（　　　　）

　　A. 外科吸收热　　　　　　　　　　B. 伤口感染

　　C. 术后切口疼痛　　　　　　　　　D. 肺部感染

　　E. 气胸

A3/A4 型题

（7~8 题共用题干）

某患者，女，28 岁。妊娠清宫手术时误致子宫穿孔，行子宫修补术后第 3 天，留置

尿管于术后第 2 天拔出，无自主排尿，腹胀明显。

7. 请为该患者取最舒适的卧位是（　　　）

A. 中凹卧位 B. 去枕平卧位

C. 俯卧位 D. 半坐卧位

E. 低半卧位

8. 护士此时鼓励患者多下床活动，下列说法不正确的是（　　　）

A. 可促进肠蠕动恢复 B. 防止肺部并发症

C. 防止切口裂开 D. 可减少尿潴留的发生

E. 早期活动应循序渐进，逐渐增加活动量

扫一扫，知答案

模 块 八

外科感染患者的护理

扫一扫，看课件

【学习目标】

1. 掌握：浅表组织的细菌性感染（疖、痈、蜂窝织炎、淋巴管炎）及破伤风患者的身体状况、护理措施。

2. 熟悉：外科感染的概念、特点、分类及转归；手部化脓性感染、全身化脓性感染患者的身体状况与护理措施。

3. 了解：气性坏疽的病因病理、护理评估和护理措施。

项目一 概 述

感染（infection）是由病原体侵入人体并生长繁殖所引起的局部或全身性炎症反应，病原体主要有细菌和真菌等。外科感染（surgical infection）是指需要外科治疗的感染，常发生于组织损伤、手术、器械检查或留置导管之后。

【特点与分类】

1. 外科感染的特点

（1）常由多种细菌引起的混合感染。

（2）大部分感染患者有明显的局部症状和体征，严重时可出现全身表现。

（3）常需手术治疗或换药处理。

2. 外科感染的分类

（1）按致病菌种类分类

1）非特异性感染 又称化脓性感染或一般性感染，是感染中最常见的类型。常见的疾病有疖、痈、手部感染等，多由金黄色葡萄球菌、溶血性链球菌、大肠埃希菌、变形杆菌、绿脓杆菌等非特异性致病菌所引起。其特点：①一菌多病：即一种致病菌可引起多种化脓性感染疾病；②一病多菌：多种菌也可引起一种感染性疾病；③有化脓性感染的共同特征，即红、肿、热、痛和功能障碍；④防治原则和护理上有共同之处。

2）特异性感染　由特异性致病菌引起的感染，如结核杆菌、破伤风梭菌、炭疽杆菌、产气荚膜杆菌等。其特点是一种致病菌仅引起一种特定性的感染，其表现和治疗各具特点。

（2）按病程分类

1）急性感染　病程在3周以内的感染。

2）亚急性感染　病程介于3周至2个月之间的感染。

3）慢性感染　病程超过2个月的感染。

（3）其他分类　①按病原菌入侵时间，可分为原发性感染和继发性感染；②按病原菌的来源，分为内源性感染和外源性感染；③按发病条件，分为条件性感染、二重感染和医院内感染。

【转归】

外科感染的结果受病原菌致病力、机体免疫力及治疗是否得当等多种因素影响。

1. 炎症局限　当人体的抵抗力和治疗措施能控制致病菌的生长繁殖，感染将局限化、吸收或形成脓肿。

2. 转为慢性　当机体抵抗力和病菌毒力处于平衡状态，转为慢性炎症；当人体抵抗力降低时，致病菌可再度繁殖，感染可重新急性发作。

3. 感染扩散　当病原菌毒力大、数量多、机体抵抗力弱时，感染扩散，严重时引起全身性感染。

项目二　浅表组织的细菌性感染

情景导入

王某，女，20岁。上唇部出现一个小硬结，局部红肿、疼痛，2天后硬结中央区出现黄白色脓点，患者担心影响面容美观用手挤破排脓，次日出现寒战、高热、头疼、呕吐，家人随即将其送入医院。入院时烦躁不安，眼部周围组织红肿，体温39℃。

问题：①面部"危险三角区"的疖肿能否挤压？为什么？②如何对患者进行正确的健康指导？

浅部软组织的细菌性感染是指发生于皮肤、皮下组织、淋巴管、淋巴结及其周围疏松结缔组织间隙，由化脓性致病菌引起的各种感染。

一、疖

疖（furuncle）是指单个毛囊及其所属皮脂腺的急性化脓性感染，好发于毛囊与皮脂腺丰富的部位，如头面、颈项、背、腋窝及腹股沟等部位。最常见的致病菌是金黄色葡萄球菌。多个疖同时或反复发生在身体的各个部位，称为疖病。本病好发于儿童、糖尿病患者、营养不良和抵抗力低下者。

【护理评估】

1. 健康史　询问患者年龄、性别及是否有不良卫生习惯或局部有无擦伤；评估患者有无机体抵抗力低下等情况。

2. 身体状况

（1）局部表现　疖初起时局部皮肤有红、肿、热、痛的小硬结，数日后肿痛范围扩大，硬节中央组织坏死、软化，中心处出现黄白色的脓栓，触之稍有波动感，继而脓栓脱落、破溃，脓液流尽后炎症逐步消退，即可愈合。

（2）全身表现　面部"危险三角区"的疖受挤压时，细菌可经内眦静脉、眼静脉进入颅内，引起化脓性海绵状静脉窦炎。可出现眼部及其周围组织的进行性红肿、头痛、呕吐、寒战、高热，甚至昏迷，严重的可危及生命。

3. 诊疗要点

（1）局部治疗　早期的炎性结节未破溃可选用热敷、红外线照射等理疗措施，亦可外敷中药金黄散或鱼石脂软膏。疖顶见脓点或有波动感时，可用无菌针头将脓栓剔出，或者切开排脓。外敷呋喃西林湿纱条或化腐生肌的中药膏，直至病变消退。

（2）全身治疗　若有发热、头痛、全身不适等症状，面部疖或并发急性淋巴结炎、淋巴管炎者，应给予抗生素或清热解毒中药等治疗。

【常见护理诊断／问题】

1. 知识缺乏　缺乏预防感染的知识。

2. 潜在并发症　颅内化脓性海绵窦炎。

【护理措施】

1. 观察病情　注意患者有无寒战、高热、头疼、头晕、意识障碍等症状，有无白细胞计数升高、血细菌培养阳性等全身化脓性感染征象。

2. 控制感染　包括：①保持疖周围皮肤清洁，避免挤压未成熟的疖，尤其是"危险三角区"的疖，防止感染扩散；②遵医嘱及早合理应用抗生素；③高热患者给予物理或者药物降温；④注意休息，加强营养，鼓励进食高能量、高蛋白、富含维生素的饮食，提高机体抵抗力。

3. 健康指导　包括：①注意个人日常卫生，保持皮肤清洁，勤洗头、洗澡，勤换内衣，勤剪指甲；②有效治疗糖尿病，免疫力较差的老年人及小儿应加强防护，提高机体抵抗力。

二、痈

痈（carbuncle）是指多个相邻的毛囊及其周围组织的急性化脓性感染，或由邻近的多个疖融合而成（图8-1）。中医称"疽"，颈后痈俗称"对口疮"，背部痈俗称"搭背"。好发于颈项部、背部、口唇等皮肤较厚韧的部位，致病菌以金黄色葡萄球菌多见。糖尿病及免疫力低下的患者易患痈。

【护理评估】

1. 健康史　评估患者的营养状况和机体抵抗力；近期是否伴有糖尿病、结核病、皮肤病等。

2. 身体状况　早期为小片皮肤硬肿、色暗红，疼痛较轻，其中可有多个凸出的脓点。随着病情进展疼痛加剧，皮肤硬肿范围扩大，脓点增大、增多，中心处破溃流脓、组织坏死脱落，疮口呈蜂窝状改变，如同"火山口"。患者多伴有全身症状，严重者可出现全身化脓性感染而危及生命。唇痈容易引起颅内化脓性海绵状静脉窦炎。

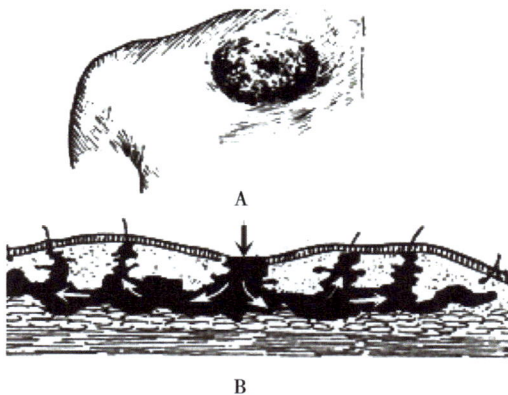

图8-1　痈

3. 诊疗要点　早期局部治疗同"疖"。已出现溃破者需及时切开引流，可采用"+"或"++"形切口，清除坏死组织后在脓腔内填塞生理盐水或凡士林纱条（图8-2）止血。术后定期换药，促进肉芽组织生长。

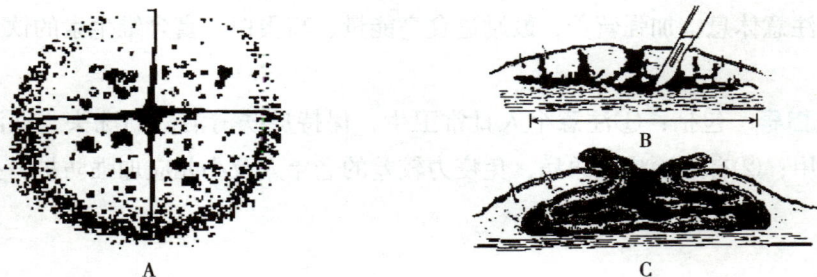

图 8-2　痈的切开引流

【常见护理诊断／问题】

1. 体温过高　与感染有关。

2. 疼痛　与炎症刺激有关。

3. 组织完整性受损　与组织坏死有关。

4. 潜在并发症　脓毒症。

【护理措施】

抬高患肢并制动，以免加重疼痛。疼痛严重者，遵医嘱给予镇痛药。其他护理措施参照"疖"的护理。

三、急性蜂窝织炎

急性蜂窝织炎（acute cellulitis）是指发生在皮下、筋膜下、肌间隙或深部疏松结缔组织的急性弥漫性化脓性感染。主要致病菌为溶血性链球菌，其次为金黄色葡萄球菌。

【护理评估】

1. 健康史　评估患者的营养状况，了解其有无感染病史，有无皮肤不洁、擦伤、受压、受潮等造成感染或机体抵抗力下降的致病因素。

2. 身体状况　表浅急性蜂窝织炎初起时局部红、肿、热、痛，边缘界限不清，病变中央常因缺血而坏死；深部急性蜂窝织炎，表皮的症状多不明显，可有局部水肿和深部压痛，常伴有寒战、高热、头痛、全身乏力等中毒症状。口底、颌下、颈部的急性蜂窝织炎，感染可波及咽喉部，发生喉头水肿和气管受压，引起呼吸困难，甚至窒息。

3. 诊疗要点　早期可用50%硫酸镁溶液湿敷，或以金黄散、鱼石脂膏外敷等，若形成脓肿切开引流；口底、颌下、颈部的急性蜂窝织炎应尽早切开减压，以防呼吸困难和窒息。根据细菌培养、药敏试验选用有效抗生素。

【常见护理诊断/问题】

1.体温过高 与感染有关。

2.疼痛 与炎症刺激有关。

3.潜在并发症 窒息。

【护理措施】

1.预防窒息 口底、颌下、颈部的急性蜂窝织炎可影响患者呼吸，应注意观察其有无呼吸困难、窒息等症状，做好急救准备。

2.伤口的护理 观察伤口的出血、引流、愈合情况等。保持清洁，及时换药。其他护理措施参见"疖""痈"的护理。

四、急性淋巴管炎和急性淋巴结炎

急性淋巴管炎（acute lymphangitis）指致病菌经破损的皮肤、黏膜或其他感染灶侵入淋巴管，引起淋巴管及其周围组织的急性炎症。急性淋巴管炎波及所属淋巴结时，即为急性淋巴结炎（acute lymphadenitis）。致病菌主要有乙型溶血性链球菌、金黄色葡萄球菌等。

【护理评估】

1.健康史 评估患者的营养状况，了解有无感染病史，有无足趾皮肤损伤、足癣、口腔溃疡、鼻窦炎等疾病。

2.身体状况

（1）急性淋巴管炎 分为网状淋巴管炎和管状淋巴管炎。

网状淋巴管炎：又称丹毒（erysipelas），起病急、进展快、不化脓、易传染。好发于下肢及面部。皮肤出现鲜红的片状丘疹，中间淡，周围深，压之退色，边界清楚。局部有烧灼样疼痛，附近淋巴结常出现肿大、有触痛，感染加重可导致全身性脓毒症。面部丹毒常呈现蝴蝶样红斑，易引起颅内海绵状静脉窦炎，应高度重视。下肢丹毒常与足癣和血丝虫感染有关，可反复发作，造成淋巴管阻塞，发生"象皮肿"。

管状淋巴管炎：分为浅、深两种。浅层急性淋巴管炎表现为伤口近侧表皮下有一条或多条红线，质硬有压痛。深层淋巴管炎则无红线表现，可出现患肢肿胀，有条形压痛区。两种淋巴管炎都可引起畏寒、发热、头痛、乏力、食欲减退等全身症状。

（2）急性淋巴结炎 轻症者仅有局部淋巴结肿大，略有压痛。重者可因多个淋巴结肿大融合形成肿块而疼痛加重，表面皮肤发红、发热并伴有全身症状。

3.诊疗要点

（1）全身治疗 应用抗生素控制感染，加强支持治疗。

（2）局部治疗 ①急性淋巴管炎：患者应卧床休息，抬高患肢；局部用50%硫酸镁湿热敷。丹毒有接触传染性，应注意床旁隔离。②急性淋巴结炎：未形成脓肿时，应先治疗原发感染灶；若已形成脓肿，需切开引流。

【常见护理诊断／问题】

1.**急性疼痛** 与炎症刺激有关。

2.**体温过高** 与感染有关。

3.**潜在并发症** 脓毒症。

【护理措施】

1.丹毒患者要执行接触隔离制度，防止传染。其他护理措施参见"疖""痈""急性蜂窝织炎"的护理。

2.指导患者加强锻炼，提高机体抵抗力。注意保持个人卫生和皮肤清洁。做好劳动保护，预防损伤。控制足癣、丝虫感染，积极治疗局部感染。

项目三 手部急性化脓性感染

手部急性化脓性感染常见的是甲沟炎（paronychia）、脓性指头炎（felon）、腱鞘炎（tenosynovitis）、滑囊炎（bursitis）和掌深间隙感染。致病菌多为金黄色葡萄球菌，常因外伤而致细菌入侵继发感染所致，如刺伤、挫伤、剪指甲过深和逆剥皮刺等引起。

一、甲沟炎和脓性指头炎

甲沟炎是指皮肤沿指甲两侧形成的甲沟及周围组织的化脓性感染。脓性指头炎是指手指末节掌面皮下组织的化脓性感染。

【护理评估】

1.**健康史** 评估患者卫生习惯、生活和工作环境，既往有无感染病史。了解有无倒刺、剪指甲过深、手指末节皮肤受伤及伤口处理情况等。

2.**身体状况**

（1）甲沟炎 常发生在一侧甲沟皮下，开始时出现红肿、疼痛，炎症可自行或经过治疗后消退，也可迅速化脓。脓液沿甲沟一侧蔓延至甲根部或对侧甲沟，形成半环形脓肿。

若未及时切开排脓，感染向深层蔓延可形成指头炎或指甲下脓肿。若处理不当，可发展为慢性甲沟炎或指骨骨髓炎。

（2）脓性指头炎　早期表现为指头轻度肿胀、发红、针刺样疼痛，随着肿胀的加重，疼痛剧烈。当指动脉受压时，疼痛转为搏动性跳痛，患指下垂时加重，剧痛常使患者烦躁不安、彻夜难眠，多伴有发热、全身不适、白细胞计数升高等全身表现。感染进一步加重时，疼痛因神经末梢麻痹反而减轻，皮色由红转白。若治疗不及时，常可引起末节指骨缺血性坏死和骨髓炎。

3. 诊疗要点

（1）甲沟炎　未形成脓肿时，局部热敷、理疗，可选用外敷鱼石脂软膏、金黄膏等，应用抗生素。已有脓液时，可在甲沟旁纵行切开引流（图8-3）。

（2）脓性指头炎　初发时，应悬吊前臂平置患手，避免下垂以减轻疼痛，患指外敷金黄膏等，给予抗生素。患指一旦出现跳痛、肿胀明显，及早在末节患指侧面切开减压和引流，以免发生指骨坏死和骨髓炎（图8-4）。

图8-3　甲沟炎与切开引流

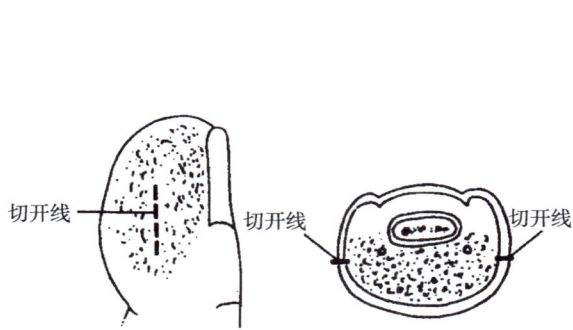

图8-4　指头炎与切开引流

【常见护理诊断／问题】

1. **疼痛**　与炎症刺激、局部组织肿胀、压迫神经纤维有关。
2. **体温过高**　与细菌感染有关。
3. **潜在并发症**　指骨坏死等。

【护理措施】

1. **一般护理**　患指制动并抬高，以促进静脉和淋巴回流，减轻水肿和疼痛。保证休息和睡眠，多饮水，摄入高热量、高蛋白、高维生素的饮食。

2. **病情观察**　严密监测体温、脉搏变化。观察伤口渗出物和引流液颜色、性状及量的变化。密切观察患指有无剧烈疼痛突然减轻、皮肤由红转白等指骨坏死的征象。

3. 对症护理

（1）局部给予热敷、理疗、外敷药物等，促进炎症消退。

（2）脓肿形成后，应配合医生及时切开引流，保持引流通畅。

（3）遵医嘱合理使用有效抗生素。

4. 健康指导

炎症消退或切开引流1周后，指导患者按摩、理疗和手部功能锻炼。保持手部清洁，加强劳动保护，预防手损伤。重视手部的微小损伤，一旦发生感染，及时医治，防止感染扩散。

二、急性化脓性腱鞘炎、滑囊炎和手掌深部间隙感染

急性化脓性腱鞘炎、滑囊炎和手掌深部间隙感染均为手掌深部化脓性感染。

【护理评估】

1. 健康史 评估患者营养状况和机体抵抗力；了解生活习惯和工作环境；了解有无手部损伤及感染病史。

2. 身体状况

（1）局部表现

1）急性化脓性腱鞘炎 患指呈明显的均匀性肿胀，指关节仅能轻微弯曲，被动伸直运动引起剧烈疼痛。若治疗不及时，鞘内脓液积聚，压力将迅速增高，以致肌腱发生缺血、坏死。感染也可蔓延到掌侧深部，导致肌腱坏死而丧失手指功能。

2）化脓性滑囊炎 桡侧化脓性滑囊炎常继发于拇指化脓性腱鞘炎，表现为鱼际和拇指腱鞘区肿胀、压痛，拇指微屈，不能外展和伸直；尺侧滑囊炎多继发于小指腱鞘炎，表现为小鱼际和小指腱鞘区肿胀、压痛，小指和无名指呈半屈曲状，被动伸指可引起剧痛。

3）手掌深部间隙感染 包括掌中间隙感染和鱼际间隙感染。①掌中间隙感染：掌心凹陷消失，呈肿胀、隆起。皮肤紧张、发白，压痛明显；手背及指蹼处水肿严重；中指、无名指和小指呈半屈状，被动伸指可引起剧痛。②鱼际间隙感染：掌心凹陷存在，鱼际和拇指指蹼处肿胀并有压痛；食指半屈，拇指外展略屈，活动受限不能做对掌，被动伸指可致剧痛。

（2）全身表现 发热、头疼、食欲减退、脉搏增快、呼吸急促等。化脓性腱鞘炎和掌深部间隙感染均可致病变组织压力升高，可继发肘内或腋窝淋巴结肿大、触痛。

3. 诊疗要点 早期局部理疗，外敷鱼石脂软膏、金黄散等，平置或抬高患侧手指和手臂以减轻疼痛；积极应用抗生素。经药物治疗无好转，且局部肿痛明显时，应及时切开减压与引流。

【常见护理诊断/问题】

1.疼痛　与炎症刺激、局部肿胀致神经纤维受压有关。

2.体温升高　与细菌感染有关。

3.潜在并发症　肌腱坏死、手功能障碍。

【护理措施】

1.病情观察　密切观察患手局部肿胀、疼痛和肤色是否改变；注意有无感染扩散的征象，警惕发生肌腱坏死等并发症。

2.健康指导　手部感染愈合后指导手部功能锻炼或理疗，促进手功能尽早恢复。

其他护理措施参见"甲沟炎和脓性指头炎"的护理。

项目四　全身性外科感染

全身性感染（systematic infection）指致病菌侵入人体血液循环，并在体内生长繁殖或产生毒素而引起的严重的全身感染症状。通常指脓毒症（sepsis）、菌血症（bacteremia）。

【护理评估】

1.健康史　了解患者发病时间，评估营养状况，了解有无严重创伤、深静脉营养、浅表软组织感染和慢性消耗性疾病史。是否长期应用抗生素、免疫抑制剂、激素或抗肿瘤药物。

2.身体状况

（1）起病急、进展快、病情重，突发寒战、高热，体温可达40~41℃，年老体弱、病情危重的患者可出现体温不升（低于36℃）。

（2）头痛、头晕、恶心呕吐、腹胀或腹泻；面色苍白、四肢厥冷或面色潮红、出冷汗；神志淡漠、烦躁、谵妄或昏迷。

（3）心率加快，脉搏细速，呼吸急促或困难。

（4）肝脾可肿大，严重者出现黄疸或皮下出血瘀斑等。

3.心理和社会支持状况　全身感染的患者因病情严重，常出现紧张、焦虑、恐惧等心理。关心理解患者，做好解释工作，稳定其情绪。

4.辅助检查

（1）实验室检查　①血常规：可见白细胞计数显著增高或降低，中性粒细胞比例升高。②细菌学检查：血培养阳性是确诊的最主要依据，同时进行药物敏感试验，以选择有效抗生素。在患者寒战、高热时采血进行细菌培养，易发现致病菌。

（2）其他检查 深部感染可酌情选用 X 线、B 超、穿刺等特殊检查，以协助诊断原发感染灶的情况。

5. 诊疗要点 积极处理原发感染灶；尽早、足量、联合应用有效抗生素；加强支持疗法，增强患者抵抗力；积极对症治疗，预防并发症。

【常见护理诊断／问题】

1. 体温过高 与全身感染有关。

2. 潜在并发症 感染性休克等。

3. 焦虑 与发病突然、病情严重有关。

【护理措施】

1. 一般护理 保持病室安静舒适，通风良好，空气清新；鼓励患者进食高热量、高蛋白、高维生素、易消化饮食；对无法进食者，做好肠内或肠外营养的支持和口腔护理。

2. 病情观察 注意观察患者有无意识障碍，以及生命体征的变化、白细胞计数等，警惕发生感染性休克；定时监测水、电解质变化。

3. 治疗配合 配合医生及时处理原发病灶；准确使用抗生素，真菌性感染者用抗真菌药物；补充血容量，纠正低蛋白血症；控制高热，纠正水电解质紊乱和酸碱平衡失调；对症治疗。

4. 健康指导 注意劳动保护，避免损伤；加强营养、体育锻炼，提高机体抵抗力。有感染病灶存在时应及时就医，防止感染进一步发展。

项目五 特异性感染

一、破伤风

破伤风（tetanus）是由破伤风梭菌侵入人体伤口内，生长繁殖并产生毒素所引起的一种以肌肉紧张性收缩和阵发性痉挛为特征的急性特异性感染。常继发于各种创伤后，亦可发生于不洁条件下分娩的产妇和新生儿。

【病因病理】

破伤风梭菌为革兰染色阳性厌氧芽孢梭菌，存在于灰尘、土壤和粪便中。破伤风发病需具备 3 个条件：①病原菌侵入伤口；②缺氧环境，如伤口深窄、坏死组织多、填塞过紧等；③机体抵抗力低下。破伤风梭菌的主要致病因素为外毒素（痉挛毒素和溶血毒素）。痉挛毒素是引起临床症状的主要毒素，可使全身横纹肌持续性收缩与阵发性痉挛、血压升高、心率加快、体温升高、大汗等。溶血毒素则引起局部组织坏死和心肌损害等。

【护理评估】

1. 健康史　询问患者有无开放性损伤史，受伤后的伤口处理经过。新生儿患者应向其父母了解出生过程，脐带残端是否严格消毒。

2. 身体状况

（1）潜伏期　一般为6~12日，少数患者1~2日，最长可达数月。潜伏期越短，预后越差。新生儿在断脐后7日左右发病，俗称"七日风"。

（2）前驱期　表现为乏力、头晕、头痛、失眠、多汗、咀嚼无力、烦躁不安等，以张口不便为特点，一般持续1~2天。

（3）发作期　典型表现是在肌肉紧张性收缩的基础上，伴有阵发性强烈痉挛。最早受累的肌群是咀嚼肌，依次累及面肌、颈项肌、背腹肌、四肢肌、膈肌和肋间肌，患者起初感到张口困难，随后出现牙关紧闭；病情进一步加重，出现苦笑面容、颈项强直、角弓反张，四肢肌痉挛时出现握拳、屈肘、屈膝姿态；膈肌受影响表现为通气困难，甚至窒息。轻微的声、光、触摸、饮水等刺激均可诱发阵发性痉挛。患者一般无高热，痉挛发作时面唇发绀，呼吸急促，大汗淋漓，牙关紧闭，手足抽搐不止。发作时患者神志清楚，表情痛苦，每次发作持续数秒或数分钟不等。新生儿因肌肉纤弱，主要表现为不能啼哭和吸乳，少活动，呼吸弱或呼吸困难。

3. 心理和社会支持状况　由于需要隔离治疗，加之发病时意识清楚，患者常有孤独无助感和悲伤感，甚至有恐惧感、濒死感。

4. 辅助检查

（1）血常规检查　合并肺部感染时，白细胞计数升高和中性粒细胞比例升高。

（2）渗出物检查　伤口渗出物涂片检查可发现破伤风梭菌。

5. 诊疗要点

（1）预防　破伤风预防的关键在于创伤后早期彻底清创，改善局部循环。主动免疫和被动免疫也是预防破伤风的有效方法。

（2）治疗　破伤风的治疗原则包括清除毒素来源，中和游离毒素，控制和解除痉挛，保持呼吸道通畅，防治并发症。控制和解除痉挛是治疗的重要环节。

【常见护理诊断/问题】

1. 恐惧 与病情危急、反复发作，担心预后有关。

2. 有受伤的危险 与肌肉强直痉挛有关。

3. 有体液不足的危险 与反复肌痉挛能量消耗、大量出汗有关。

4. 潜在并发症 窒息、肺部感染、尿潴留、心力衰竭等。

知 识 链 接

破伤风的主动免疫和被动免疫

1. 主动免疫 注射破伤风类毒素抗原，使机体产生抗体，从而达到免疫的目的，是预防破伤风最有效的方法。在现行小儿计划免疫中通常实施百日咳、白喉、破伤风三联疫苗的免疫注射。首次皮下注射破伤风类毒素 0.5mL，间隔 4~6 周后再注射 0.5mL，第二针后 6~12 月再注射 0.5mL，此三次注射为基础注射。以后每隔 5~7 年皮下注射类毒素 0.5mL，作为强化注射。接受全程主动免疫者，伤后仅需肌内注射 0.5mL 类毒素，不需注射破伤风抗毒素。

2. 被动免疫 注射破伤风抗毒素（TAT）或人体破伤风免疫球蛋白（TIG），适用于从未注射类毒素患者或受伤后预防注射。

（1）破伤风抗毒素 对伤前未接受主动免疫的患者，尽早皮下注射破伤风抗毒素（TAT）1500~3000U，有效期 10 日。对深部创伤或厌氧菌感染者，1 周后追加注射一次。破伤风抗毒素是马血清制剂，注射前必须做过敏试验，阳性者按脱敏法注射。

（2）人体破伤风免疫球蛋白 肌内注射 250~500U，由人体血浆中免疫球蛋白提纯而成，无过敏反应，一次注射后人体存留时间 4~5 周，免疫效能十倍于TAT。

（引自陈孝平、汪建平主编《外科学》第八版第 124 页）

【护理措施】

1. 一般护理

（1）隔离护理 单人隔离病房，温度 18~20℃，湿度 60%，保持安静，遮光。避免干扰，减少探视。治疗及护理操作尽量集中，可在使用镇静剂 30 分钟内进行。所有器械、敷料专用，使用后的器械用 1% 过氧乙酸溶液浸泡 10 分钟，清洗后高压蒸汽灭菌。敷料须焚烧，病室的用品须进行消毒处理，防止交叉感染。

（2）防止患者受伤　使用带护栏的病床，以防止痉挛发作时患者坠床和自我伤害。关节部位放置软垫保护，防止肌腱断裂和骨折。患者抽搐时，应用合适的牙垫，防止舌咬伤。

（3）饮食与营养　协助患者进食高维生素、高热量、高蛋白、易消化饮食，进食应少量多次，以免引起呛咳、误吸。频繁抽搐者，不能经口进食，予以鼻饲或静脉输液，必要时予以全肠外营养。

（4）维持体液平衡　遵医嘱补液，保持静脉输液管路通畅，在患者每次抽搐发作后检查静脉通路，防止管路堵塞、脱落而影响治疗。

2. 病情观察　设专人护理，密切观察患者的生命体征和神志。详细记录抽搐发作持续时间和间隔时间及用药效果。注意患者意识、尿量的变化，加强心肺功能的监护，密切观察有无并发症发生。

3. 对症护理

（1）伤口护理　伤口未愈合，配合医生彻底清创，敞开伤口，用3％过氧化氢或1∶5000高锰酸钾溶液冲洗。

（2）用药护理

①中和游离毒素：遵医嘱使用破伤风抗毒素，用药前必须进行皮内药物过敏试验。破伤风人体免疫球蛋白早期应用有效。

②控制和解除痉挛：遵医嘱使用镇静、解痉的药物，如苯巴比妥钠、地西泮、冬眠Ⅰ号合剂等。新生儿破伤风要慎用镇静解痉药物，可酌情使用洛贝林、尼可刹米等。

③抗感染：遵医嘱使用青霉素、甲硝唑，不仅可抑制破伤风梭菌，又能控制其他需氧菌感染，还可防止肺部并发症。

（3）预防并发症的护理　床旁准备气管切开包，对于频繁抽搐药物不易控制、无法咳痰或有窒息危险的患者，应尽早进行气管切开，以便改善通气，气管切开患者应注意做好呼吸道管理。加强患者口腔护理，遵医嘱使用抗生素，防止肺部感染。

4. 心理护理　观察患者的心理反应，及时进行心理疏导。减轻患者的悲伤、恐惧感，稳定其情绪，使其配合治疗。

5. 健康指导　加强自我保护意识，避免皮肤受伤。正确处理伤口，普及科学接生，避免不洁生产，以防止发生新生儿及产妇破伤风等。宣传指导社区居民、患者接受破伤风主动免疫或被动免疫。儿童应定期注射破伤风类毒素或百白破三联疫苗，以获得主动免疫。

二、气性坏疽

气性坏疽（gas gangrene）是由梭状芽孢杆菌引起的急性肌坏死或肌炎，属厌氧菌感染。此类感染发展急剧，如不及时处理，患者可丧失肢体甚至生命。

【病因病理】

气性坏疽的致病菌为革兰阳性的厌氧梭状芽孢杆菌，引起本病的主要有产气荚膜杆菌、水肿杆菌、腐败杆菌和溶组织杆菌等，常为多种致病菌的混合感染。梭状芽孢杆菌广泛存在于人畜粪便和泥土中，人体是否致病取决于机体抵抗力和伤口的缺氧环境。致病菌在局部生长繁殖，产生多种外毒素和酶，引起组织细胞坏死、渗出，产生恶性水肿和恶臭的硫化氢气体、氮等，积存于组织间隙，急剧膨胀，迅速蔓延，沿筋膜扩散。

【护理评估】

1. 健康史　了解患者有无开放性损伤；有无伤口局部缺氧因素，如局部肌肉组织广泛挤压伤、重要血管损伤、止血带使用时间过长或石膏包扎过紧等；伤口是否遭受泥土等严重污染。

2. 身体状况

（1）局部表现　早期患部沉重或疼痛，病情迅速恶化，出现"胀裂样"剧痛，一般止痛剂不能缓解。伤口周围皮肤肿胀、紧张、苍白、发亮，很快变为紫红色，进而变为紫黑色，并出现大小不等的水泡。轻压伤口周围可有捻发感，常有气泡从伤口溢出，并有稀薄、恶臭的浆液样血性分泌物流出。伤口内肌肉坏死，呈暗红色或土灰色，失去弹性，刀割时不收缩，也不出血。

（2）全身表现　患者有高热（体温40℃以上）、脉搏加快、呼吸急促、出冷汗、贫血等症状；若不及时控制，可发展为休克。

3. 心理和社会支持状况　患者因为创伤的刺激，病情严重，恶化快，需隔离治疗，甚至可能截肢或有死亡的危险，心理常有悲伤和恐惧感。

4. 辅助检查

（1）实验室检查　①血常规检查：红细胞计数和血红蛋白降低，白细胞计数增加；②渗出物检查：伤口渗出物涂片可检出粗大的革兰阳性梭菌。

（2）影像学检查　X线、CT检查常显示伤口肌群有气体。

5. 治疗要点

（1）彻底清创　在积极抗休克和防治并发症的同时，彻底清创。病变区广泛、多处切开，清创范围达正常组织，切口敞开、不予缝合。若整个肢体已广泛感染，病变不能控制时，应果断进行截肢以挽救生命，残端不予缝合。

（2）应用抗生素　首选大剂量青霉素静脉滴注，每日1000万~2000万U。

（3）高压氧治疗　提高组织间的含氧量，创造不适合厌氧菌生长繁殖的环境。

（4）全身支持疗法　输血、纠正水电解质失衡、营养支持和对症处理（解热、镇痛）

等，以改善机体抵抗力。

【常见护理诊断／问题】

1.**疼痛**　与局部组织创伤、炎症刺激及肿胀有关。

2.**体温过高**　与细菌感染、组织坏死和毒素吸收有关。

3.**组织完整性受损**　与组织感染、坏死有关。

4.**恐惧**　与病情严重，发展迅速，担心截肢有关。

5.**潜在并发症**　感染性休克。

【护理措施】

1.**一般护理**　严格执行隔离制度，患者用过的敷料焚毁，器械特殊处理后高压灭菌。用过的手术间应封闭，用甲醛蒸熏48小时消毒。

2.**病情观察**　设专人护理，密切观察患者的生命体征、局部组织肿胀、皮肤色泽、伤口分泌物情况及全身的变化。

3.**对症护理**

（1）疼痛的护理　遵医嘱给予麻醉镇痛剂或采用自控镇痛泵。观察局部疼痛的性质、程度和特点。清创或手术后，协助患者变换体位，以减轻疼痛。

（2）伤口护理　密切观察伤口周围皮肤的色泽、局部肿胀程度和伤口分泌物性质；对切开或截肢后敞开的伤口，应用3%过氧化氢溶液冲洗、湿敷，及时更换伤口敷料。

（3）用药护理　遵医嘱合理使用抗生素，控制感染。

（4）高热的护理　高热患者给予物理或药物降温，及时补充水、电解质。

4.**心理护理**　耐心解释各种治疗的必要性，帮助患者适应身体变化，树立生活信心，增强其逐渐适应自身形体和日常生活变化的信心。

5.**健康指导**　加强预防气性坏疽的知识普及和宣教，加强劳动保护，避免受伤，如果受伤应及时就诊并彻底清创。对截肢患者，加强心理护理和社会支持，指导其功能训练，尽快提高生活自理能力。

护考链接

考点1：疖、痈的身体状况、诊疗要点（A1、A2型题）。

1.疖顶出现脓点，正确的处理方法有（　　　）

　A.局部热敷　　　　　　　　　　　　B.超短波理疗

C. 涂以 2% 的碘酒   D. 用针头将脓栓剔除

E. 挤出脓栓

2. 某患者，女，17 岁。面部"危险三角区"长一疖，因怕影响形象而想自行挤破清除。护士告诉患者这样做的主要危险是可能导致（　　）

A. 面部蜂窝织炎   B. 眼球内感染

C. 上颌骨骨髓炎   D. 颅内海绵状静脉窦炎

E. 脑脓肿

3. 皮肤的多数相邻毛囊和皮脂腺的急性化脓性炎症是（　　）

A. 痈   B. 疖

C. 丹毒   D. 急性淋巴管炎

E. 急性蜂窝织炎

考点 2：急性蜂窝织炎、急性淋巴管炎的身体状况、护理措施（A1、A2 型题）。

4. 在病灶表面出现"红线"，硬而有压痛，通常是（　　）

A. 痈   B. 丹毒

C. 浅层急性淋巴管炎   D. 深层急性淋巴结炎

E. 急性蜂窝织炎

5. 下列哪种软组织化脓性感染需要接触隔离（　　）

A. 痈   B. 丹毒

C. 疖   D. 急性淋巴管炎

E. 急性蜂窝织炎

6. 某患者，男，62 岁。因颈部蜂窝织炎入院，颈部肿胀明显，观察中应特别注意（　　）

A. 体温   B. 呼吸

C. 血压   D. 吞咽

E. 神志

考点 3：破伤风的病因、身体状况、护理措施（A3/A4 型题）。

（7~9 题共用题干）

某患者，女，28 岁。木刺刺伤后张口困难，频繁抽搐，细菌培养示破伤风芽孢菌感染。

7. 冲洗伤口的溶液应选择（　　）

A. 3% 碘酊   B. 5% 盐水

C. 70% 乙醇   D. 3% 过氧化氢

E.10% 硝酸银溶液

8. 治疗和护理该患者的中心环节是（　　　）

A. 注射大量破伤风抗毒素　　　　B. 及时清理伤口

C. 控制和解除痉挛　　　　D. 使用大量抗生素

E. 注射破伤风免疫球蛋白

9. 该患者护理措施中不妥的是（　　　）

A. 所有敷料及器械需专用　　　　B. 保持病房安静

C. 加强安全防护，防止患者坠地　　　　D. 可适当使用镇静药物

E. 尽量使用药物控制，不可做气管切开

考点 4：手部急性化脓性感染的身体状况、护理措施（A3/A4 型题）。

（10~11 题共用题干）

某患者，女，36 岁。左手中指末节被竹签刺伤后出现红肿、刺痛，并逐渐转为波动性跳痛，下垂时加重。

10. 该患者可能发生了（　　　）

A. 甲沟炎　　　　B. 脓性指头炎

C. 鱼际间隙感染　　　　D. 急性化脓性滑囊炎

E. 急性化脓性腱鞘炎

11. 目前对该患者首要的护理措施是（　　　）

A. 碘伏浸泡　　　　B. 切开引流

C. 红外线照射　　　　D. 应用抗生素

E. 外敷鱼石脂软膏

扫一扫，知答案

扫一扫，看课件

模 块 九
损伤患者的护理

【学习目标】

1. 掌握：创伤、烧伤患者的身体状况、常见护理诊断/问题及护理措施。

2. 熟悉：创伤、烧伤的急救、诊疗要点。

3. 了解：创伤的分类、修复过程。

4. 学会：对经过初期治疗的伤口进行换药；对损伤患者的不同部位用卷轴绷带包扎护理技术。

情景导入

某患者，男，18岁。运动时右脚踝部内翻过度致韧带拉伤，表皮完整，局部肿胀，疼痛明显，不能活动。遂被同学送入医院就诊。

问题：①作为接诊者，该患者此时最合适的处理是什么？②该患者的受伤类型是哪种？

损伤（injury）是指各种致伤因素作用于人体造成的组织结构完整性破坏和功能障碍及其所引起的局部和全身反应。引起损伤的原因主要有：①机械因素：如锐器伤、钝器伤、压伤、枪伤等；②物理因素：如高温、寒冷、电击、放射性核素等；③化学因素：如强酸、强碱等；④生物因素：如蛇咬伤，犬、猫、昆虫等咬、抓、螫伤等。

项目一　创　伤

创伤（trauma）指机械性致伤因素作用于人体造成的组织器官结构的完整性破坏或功能障碍，是临床最常见的一种损伤。

【分类】

1. 按受损部位分类　可分为颅脑伤、颌面部伤、颈部伤、胸（背）部伤、腹（腰）部伤、脊柱脊髓损伤、四肢损伤等。

2. 按皮肤和黏膜的完整性分类

（1）闭合性损伤　是指损伤时皮肤或黏膜尚保持完整。主要包括：①挫伤：最为常见。由钝器直接作用于人体组织而发生的损伤。②扭伤：外力作用使关节超过正常的活动范围，造成关节囊、韧带、肌腱等组织的撕裂，可出现关节肿胀、疼痛和运动障碍。③挤压伤：重物长时间挤压大腿、臀部等人体肌肉丰富部位所造成的损伤，严重者可发生以肌红蛋白尿和高血钾为特征的急性肾衰竭及休克，临床称为挤压综合征。④爆震伤：由爆炸所产生的强烈冲击波所致，体表多无明显损害，而内脏可发生出血、破裂或水肿等损害。其他的还有闭合性骨折、闭合性关节脱位、闭合性内脏伤等。

（2）开放性损伤　是受伤部位皮肤或黏膜完整性遭到破坏，有伤口或创面，易继发感染。主要包括：①擦伤：皮肤被粗糙物体摩擦所造成的浅层组织损伤。②刺伤：由尖锐而细长的器具刺入组织所致，如钉、匕首等。③裂伤：钝物打击造成皮肤、软组织裂开，创缘多不整齐，周围组织破坏较重。④切割伤：由刃器或锐利物品切割所造成的损伤，边缘整齐，周围组织损伤较少，易造成血管、神经、肌腱等深部组织损伤。⑤撕脱伤：有旋转外力或碾压、牵拉等造成的皮肤、皮下组织与深部组织的撕脱、断裂，主要见于女性头皮。

⑥火器伤：由枪、炮等武器的发射物所致的损伤，多见于战时。伤情较复杂，伤口大小、形状、深浅不一，组织破坏多，污染较重，伤口常存留有异物。

3. 按伤情轻重分类

（1）轻度损伤　是指只有局部软组织损伤，大多不影响生活，无生命危险。

（2）中度损伤　是指广泛的软组织损伤、四肢开放性骨折、肢体挤压伤、创伤性截肢及一般的腹部损伤，需手术治疗，无生命危险。

（3）重度损伤　是指损伤可危及生命或治愈后有严重的身体残疾。

【病理生理】

机体在损伤时的病理变化有局部与全身两个方面。

1. 局部反应　组织受损后，主要表现为局部炎症反应，损伤后组织被破坏而释放出各种炎性介质，使毛细血管通透性增高，血浆成分外渗，白细胞吞噬和清除病原微生物，出现红、肿、热、痛等炎症症状，一般可在3~5日逐渐消退。

2. 全身反应　是全身应激反应，损伤因素使机体内的神经内分泌活动增强，从而引发机体功能和代谢改变的过程，是非特异性应激反应。

（1）神经－内分泌系统反应　在外界各种应激因素作用下，机体下丘脑－垂体－肾上腺素皮质轴和交感神经－肾上腺髓质轴分泌出大量儿茶酚胺、肾上腺皮质激素、抗利尿激素、生长激素和胰高血糖素；同时，肾素－血管紧张素－醛固酮系统也被激活。三个系统共同调节全身各器官功能和代谢，对抗致伤因素的损害作用，保证机体重要脏器的灌注。

（2）体温的变化　受伤后，机体释放出大量的炎性介质，作用于下丘脑体温调节中枢，致使机体发热。

（3）代谢的变化　损伤后机体分解代谢加快，基础代谢率增高，糖、蛋白质、脂肪三大营养物质分解加速，水电解质紊乱。

（4）免疫反应　严重创伤后，单核巨噬细胞、中性粒细胞的杀菌和吞噬作用下降，淋巴细胞减少等因素使机体防御能力下降，增加了感染易感性。

【创伤修复】

1. 修复过程

（1）炎症反应阶段　伤后立即出现，持续 3~5 天。先由血凝块和纤维蛋白充填创腔，然后在炎性细胞、酶类物质的作用下清除受损和坏死的组织。

（2）组织增生和肉芽形成阶段　浅表损伤一般通过上皮细胞的增生、分化、迁移，可覆盖创面而修复；但大多数软组织需要通过肉芽组织生成的形式来完成。

（3）组织塑形阶段　随着成纤维细胞合成胶原纤维的增多，伤口强度迅速增大并趋于稳定，肉芽组织变成坚韧的瘢痕组织。

2. 伤口愈合的类型

（1）一期愈合　又称原发愈合。组织修复以原来细胞为主，仅含有少量的纤维组织，创缘对合整齐、呈线状，愈合快，组织结构和功能修复良好。如上皮细胞修复皮肤和黏膜。

（2）二期愈合　又称瘢痕愈合。以纤维组织修复为主，愈合时间较长，瘢痕明显，功能欠佳。多见于创面较大、坏死组织多或并发感染的伤口。

3. 影响伤口愈合的因素

（1）局部因素　感染是破坏组织修复的最常见因素，其他如局部血液循环障碍、异物存留或失活组织过多、局部制动不够等。

（2）全身性因素　主要影响因素有老年、营养不良（尤其是蛋白质、维生素 C、铁等元素缺乏）、某些药物大量使用（如糖皮质激素和抗癌药物）、免疫功能低下（如肿瘤、糖尿病）等。

【护理评估】

1. 健康史 询问受伤原因、地点、时间、受伤部位及伤后表现，是否存在危及生命的损伤，伤后现场救治及转运中途伤情等。了解是否合并高血压、糖尿病、营养不良等慢性疾病，是否长期服用特殊药物及药物过敏史等。

2. 身体状况

（1）局部表现 ①疼痛：对伤情的判断有意义，与创伤的程度、性质、部位、范围、炎症反应强弱和个人对疼痛的耐受力等有关。因此在诊断明确前慎用麻醉性镇痛剂。②局部肿胀：因机体局部出血、液体渗出所致。③功能障碍：组织结构被破坏、疼痛、肿胀或神经损伤等所致。④伤口或创面出血：见于开放性创伤。

（2）全身表现 ①体温升高：创伤患者常有发热，体温一般不超过38.5℃。并发感染时可有高热。②全身炎症反应综合征：创伤后组织释放炎性介质、疼痛、精神高度紧张和血容量锐减等可引起体温、呼吸、心血管等方面异常。

3. 心理和社会支持状况 评估患者及家属对创伤的认知程度、心理承受能力及治疗信心。

4. 辅助检查

（1）实验室检查 血常规和血细胞比容可提示失血或感染情况；尿常规有助于了解有无泌尿系统损伤和糖尿病；血电解质和血气分析有助于判断水、电解质、酸碱平衡紊乱。

（2）影像学检查 X线可判断骨折、胸腹伤或异物存留；超声、CT和MRI有助于实质脏器及颅脑、脊髓、骨盆底部等处损伤的诊断。

5. 诊疗要点

（1）全身治疗 有休克者积极抗休克，以及保护器官功能、加强营养支持、预防继发性感染等。

（2）局部治疗

1）闭合性损伤 若无内脏合并伤，多不需特殊处理，大多可自行恢复。若发生颅内血肿、内脏破裂等，应紧急手术。

2）开放性损伤 根据伤口污染情况，可把伤口分为3类，分别是清洁伤口、污染伤口、感染伤口。根据伤口情况选择不同的处理方法，伤后12小时内使用破伤风抗毒素。①清洁伤口：消毒后直接缝合，可达到一期愈合。②污染伤口：指有细菌污染但尚未感染的伤口，开放性损伤早期多为污染伤口。应尽早施行清创术，使污染伤口变为清洁伤口，争取达到一期愈合。清创时间越早越好，争取在伤后6~8小时内施行。但对污染轻、头面部的伤口、刀刃切伤（周围失活组织少）、早期已应用有效抗生素等情况，清创缝合的时限可延长至伤后12小时。③感染伤口：指污染严重或长时间未得到处理已发生感染的伤口，应积极控制感染，通畅引流，加强换药，促进肉芽组织形成，尽早达到二期愈合。

【常见护理诊断/问题】

1. 疼痛 与局部受伤及创伤性炎症反应有关。

2. 组织完整性受损 与组织器官受损伤、结构破坏有关。

3. 体液不足 与出血、体液丢失有关。

4潜在并发症 感染、挤压综合征、休克等。

【护理措施】

1. 急救护理 抢救生命第一，恢复功能第二，顾全解剖完整性第三。

（1）抢救生命 在紧急情况下优先抢救危及生命的问题，如心跳和（或）呼吸骤停、窒息、大出血、张力性气胸和休克等。急救措施包括：①保持呼吸道通畅。②心肺复苏。③止血及封闭伤口：用压迫法、肢体加压包扎等迅速止血，若使用止血带止血时，一般每隔1小时放松1~2分钟，且使用时间不超过4小时；发现胸部开放性伤口应立即封闭。④维持循环功能稳定。⑤生命体征监测。

（2）包扎 目的是保护伤口、压迫止血、减少污染、骨折固定、减轻疼痛。

（3）固定 可使用夹板或利用自身肢体、躯干进行固定，减轻疼痛、防止损伤、方便搬运。较重的软组织损伤也可局部制动。

（4）转运 安全、平稳、迅速转运患者。疑有脊柱骨折时，应三人平托患者于硬板床上；胸部损伤患者，宜取患侧向下的低斜坡卧位，以利健侧肺呼吸；在救护车内，患者应足部朝车头、头朝车尾平卧，避免脑缺血突然死亡。

2. 软组织闭合性创伤的护理

（1）病情观察 密切观察生命体征的变化，注意有无深部组织器官损伤。对于严重挤压伤患者须注意观察尿量、尿色、尿比重等变化，警惕急性肾衰竭。

（2）局部制动 抬高患肢15°~30°，可减轻肿胀和疼痛。如有骨折或关节脱位，伤处可用夹板、绷带等固定。

（3）局部治疗 早期局部冷敷和加压包扎，减少出血和肿胀。24小时后热敷、理疗、外敷药物等，促进血肿和炎症吸收。

（4）功能锻炼 伤情稳定后，配合理疗、按摩、功能锻炼，促进患肢尽快恢复功能。

3. 软组织开放性创伤的护理

（1）污染伤口 清创缝合后，注意观察伤口情况，有无出血、疼痛，患肢末梢颜色和温度的变化及伤口修复等。定期测量肢体周径，定时更换敷料，遵医嘱使用破伤风抗毒素及抗菌药物。

（2）感染伤口　通过换药，又称更换敷料，动态观察伤口情况，积极控制感染，促进肉芽组织生长，利于伤口的早期愈合。

1）伤口换药顺序　先清洁伤口，再换污染伤口，最后换感染伤口。特异性感染伤口应专人换药。

2）换药次数　一期缝合伤口术后2~3天换药1次，至伤口愈合或拆线时再度换药；分泌物不多、肉芽组织生长良好的伤口，每日或隔日换药1次；脓性分泌物多，感染重的伤口，每日换药1次或数次。

3）肉芽创面的处理　①肉芽生长健康：分泌物少，表面呈粉红色、颗粒状突起，触之出血为健康肉芽，本身有抗感染能力，处理时先用生理盐水拭去分泌物后，外敷生理盐水纱布即可；②肉芽生长过度：可将其剪平，用棉球压迫止血，或用硝酸银烧灼后生理盐水湿敷；③肉芽水肿：可用3%~5%氯化钠湿敷；④创面脓液稠厚且坏死多：应用硼酸（优琐）等湿敷；⑤创面脓液量多稀薄：可用0.02%呋喃西林纱布湿敷。

4. 健康指导　普及安全知识，加强安全防护，避免受伤。一旦受伤，及时就医，接受正确处理，以免延误抢救，造成更严重的损伤。指导患者在恢复期功能锻炼，促进机体功能恢复，防止肌肉萎缩和关节僵硬的发生。

项目二　烧　伤

烧伤（burn）多指由热力、电击、化学品、放射线等造成的组织损伤。热力烧伤（thermal injury）指火焰、高温液体、热蒸汽等引起的组织损伤。通常指的狭义烧伤，一般是指热力所造成的损伤。

【病理生理与临床分期】

烧伤的病程大致分4期，各期之间相互融合，互相影响。

1. 体液渗出期　又称为休克期。烧伤时，热力使毛细血管的通透性增加，从而使血浆外渗至组织间隙和创面，引起血容量急剧下降，发生低血容量性休克。休克是烧伤后48小时内患者死亡的主要原因。体液渗出自烧伤后数分钟开始，2~3小时最快，6~12小时达到高峰，之后逐渐减少，48小时后趋于稳定并开始回吸收。

2. 感染期　严重烧伤易引起全身性感染的原因包括：①皮肤、黏膜的屏障功能破坏，为细菌入侵打开门户；②创面从渗出逐渐转化为吸收时，创面和组织中的毒素和坏死组织的分解产物被机体回吸收入血，引起感染；③深度烧伤患者创面形成焦痂，伤后2~3周焦痂脱落致细菌极易通过创面侵入人体导致感染；④机体抵抗力降低。

3. 修复期　烧伤创面修复过程在伤后不久即开始。创面的修复与烧伤的深度、面积及感染的程度密切相关。

4.康复期 深度创面愈合后，形成瘢痕，严重者会影响外观和功能，需要锻炼、整形等以恢复，此期需要很长时间；严重大面积深度烧伤愈合后，由于大部分汗腺失去功能，体温调节能力下降，夏季多感全身不适，常需 2~3 年的调整过程。

【护理评估】

1.健康史 评估患者年龄、职业、生活方式及营养状况，明确烧伤的原因、部位及伤后表现、救治情况等；既往病史、手术史和药物过敏史。

2.身体状况 主要评估患者的烧伤面积、深度和有无并发症。

（1）烧伤的面积 我国评估烧伤面积的方法有两种：①新九分法：将全身体表面积（100%）划分为 11 个 9% 的等分，再加 1 个 1%（表 9-1）。12 岁以下儿童由于头部面积较大而双下肢面积相对较小，其体表面积应结合年龄计算。②手掌法：以患者本人的手掌（五指并拢）面积占体表面积的 1% 来估计。手掌法适合于较小烧伤面积的测算。

表 9-1　中国新九分法

部位		占成人体表面积（%）	占儿童体表面积（%）
头颈部	发部 3	9×1 = 9	9+（12- 年龄）
	面部 3		
	颈部 3		
双上肢	双手 5	9×2 = 18	9×2
	双前臂 6		
	双上臂 7		
躯干	胸腹部 13	9×3 = 27	9×3
	背腰部 13		
	会阴 1		
双下肢	臀部 5	9×5+1 = 46	46-（12- 年龄）
	双小腿 13		
	双大腿 21		
	双足 7		

注：成年女性臀部和双脚各占 6%。

（2）烧伤的深度 通常用三度四分法（表9-2）将烧伤分为Ⅰ度、浅Ⅱ度、深Ⅱ度、Ⅲ度。其中Ⅰ度、浅Ⅱ度属于浅度烧伤，深Ⅱ度、Ⅲ度属于深度烧伤。

表9-2 烧伤局部临床特点

深度	组织学损伤	临床特点	感觉	皮肤温度	预后
Ⅰ度	表皮层	红斑	灼痛	稍高	3~5天痊愈，无瘢痕
浅Ⅱ度	真皮浅层	大水疱或水疱大小不一，疱皮薄，创面基底潮红	剧痛	高	1~2周内愈合，一般无瘢痕，但有色素沉着
深Ⅱ度	真皮深层，有皮肤附件残留	水疱较小，疱皮厚，创面基底苍白或红白相间	钝痛	稍低	3~4周愈合，靠残留皮肤附件上皮再生，有瘢痕
Ⅲ度	皮肤全层，甚至深达肌肉、骨骼	创面苍白、焦黄，发凉，失去弹性	无痛	低	3~4周后焦痂自然脱落，创面修复小面积靠上皮爬行愈合，大面积需植皮

（3）烧伤的严重程度 分类不应作为治疗的标准，"轻伤"也可出现重症。我国通用的烧伤严重性分度标准是：①轻度烧伤：Ⅱ度烧伤面积10%以下。②中度烧伤：Ⅱ度烧伤面积11%~30%，或Ⅲ度烧伤面积不足10%。③重度烧伤：烧伤总面积31%~50%，或Ⅲ度烧伤面积11%~20%；或Ⅱ、Ⅲ度烧伤面积虽不达上述百分比，但已发生休克等并发症、呼吸道烧伤或有较重的复合伤。④特重度烧伤：总面积50%以上，或Ⅲ度烧伤20%以上，或已有严重并发症。

（4）吸入性损伤 又称呼吸道烧伤，常与头面部烧伤同时存在。多为吸入火焰、蒸汽或刺激性烟尘、有毒的气体引起。常有刺激性咳嗽、吞咽困难、声音嘶哑、呼吸困难、发绀，甚至出现窒息。

3. 心理和社会支持状况 评估患者和家属对伤情、诊治方案及康复知识的掌握程度，了解患者伤后的心理变化和承受能力；评估患者预后适应工作和生活自理能力。

4. 辅助检查 做血、尿常规和血生化检查。较重的烧伤有红细胞、血红蛋白减少及血红蛋白尿。摄X线胸片了解肺部有无损伤及感染。

5. 诊疗要点 保护烧伤区皮肤，防止和尽量清除外源性污染，防治感染；预防和治疗低血容量性休克；用非手术和手术方法促进创面早日愈合，尽量减少瘢痕造成的功能障碍和畸形；维护重要脏器的功能，防治多系统器官功能衰竭。

【常见护理诊断／问题】

1. 皮肤完整性受损 与烧伤创面有关。

2. 体液不足 与创面液体渗出、血容量减少有关。

3. 有窒息的危险 与头面颈等部位烧伤有关。

4. 焦虑/恐惧 与疼痛、意外伤害打击及顾虑伤后毁容、残疾有关。

5. 潜在并发症 与感染、应激性溃疡等有关。

【护理措施】

1. 现场急救 尽快清除烧伤原因，脱离现场，生命救治。

（1）脱离现场，保护受伤部位 尽快除去着火或被沸液浸渍的衣物；切忌奔跑呼叫或用双手扑打，以免局部再损伤；电击伤应立即切断电源；酸碱烧伤时先擦净化学物质，再用大量清水冲洗，时间不少于半小时。

（2）抢救生命 配合医生处理心跳呼吸停止、窒息、气胸、大出血的患者。怀疑有吸入性损伤的患者给予吸氧，必要时气管切开。

（3）防治休克 安慰鼓励伤者，保持情绪稳定。尽量避免饮白开水，口渴者可口服淡盐水，尽早实施补液，防治休克。热烧伤时凉水冲淋可降低局部温度，减轻疼痛，如手足部的剧痛可用冷浸法减轻。合并呼吸道烧伤或颅脑损伤者忌用吗啡。

（4）转运 尽快运送到有条件的医院，转运中保证患者的安全。用飞机或汽车转运时取头在后脚在前的体位，以保证头部的血液供应。

2. 防治休克 液体疗法是防治休克的主要措施。

（1）补液方案 遵循"先晶后胶、先盐后糖、先快后慢、见尿补钾"的输液原则，合理安排输液种类和速度，以尽快恢复有效循环血量。

1）伤后第1个24小时 补液量为每1%烧伤面积（Ⅱ度、Ⅲ度）、每公斤体重应补充电解质液和胶体液共1.5mL（儿童1.8mL，婴儿2.0mL），另加每日生理需要量2000mL。

补液量＝烧伤面积（%）×体重（Kg）×1.5mL（儿童1.8mL，婴儿2.0mL）+2000mL（儿童60~80mL/Kg，婴儿100mL/Kg）。

补液种类：其中晶体和胶体溶液的比例一般为2：1，特重度烧伤为1：1。晶体溶液首选平衡盐溶液，胶体液首选血浆，另外生理需要量常用5%~10%的葡萄糖液补充。

补液速度：因烧伤后第1个8小时体液渗出最快，补液总量的一半应在伤后第1个8小时内输入，其余在而后的16小时内输完。

2）伤后第2个24小时 补液量是伤后第1个24小时补液量的一半再加上每日需要量2000mL。

（2）观察指标 补液期间注意监测心、肺、肾功能。血容量补足的指标有：①尿量>30mL/h；②脉率<120次/分；③收缩压维持在90mmHg、脉压在20mmHg以上，CVP为5~10cmH$_2$O。其中尿量是判断血容量是否充足的最简便而可靠的指标。

3. 创面的护理 正确处理创面是治愈烧伤的关键环节。其目的是保护创面、防治感染、促进愈合，最大限度地恢复功能。

（1）初期清创 患者生命体征稳定后，在麻醉和无菌条件下尽早进行清创。清创顺序为头部、四肢、胸腹部、背部和会阴部。剃净创周毛发，剪短指（趾）甲，擦净创面周围皮肤。用灭菌水冲洗创面，无菌纱布轻轻拭干。浅Ⅱ度创面的小水疱可不予处理，已脱落及深度创面上的水疱皮予以去除。Ⅲ度焦痂保持干燥，外涂碘酊，早期植皮。处理创面时动作轻柔，可用吗啡、哌替啶等药物止痛。清创后应注射破伤风抗毒素，必要时用抗生素。

（2）包扎疗法 包扎有利于保护创面，减少污染并及时引流创面渗液。适用于面积小或肢体的浅Ⅱ度烧伤。方法是创面放一层油砂布，外面覆盖数层纱布、棉垫，然后再适当加压包扎。包扎范围要超过创面边缘5cm，包扎厚度为2~3cm，指（趾）间要分开包扎，以防粘连或畸形。包扎后每日检查有无松脱、臭味或疼痛，注意肢端末梢循环情况，敷料浸湿后及时更换，以防感染。

（3）暴露疗法 是将烧伤创面暴露于清洁、温暖、干燥的空气中，使创面渗液和坏死组织逐渐干燥，形成痂壳，以暂时保护创面。适用于头面部、会阴部、大面积烧伤或创面严重感染者。暴露疗法要求病室温度30~32℃，湿度40%左右，有必要的消毒和隔离条件，有抢救设备和药物。用无菌敷料吸净创面渗出液，保护创面，防止抓伤，用翻身床定时翻身。全身多处烧伤可用包扎和暴露相结合的方法。注意创面不宜用龙胆紫、红汞或中药粉末，以免妨碍创面观察，也不宜轻易用抗生素类，以免引起细菌耐药。

（4）去痂、植皮 深度烧伤创面愈合缓慢，瘢痕增生可造成畸形。因此须积极处理，尽早去除痂壳，植皮覆盖，使创面早日愈合。

（5）感染创面的处理 常见致病菌为绿脓杆菌、金黄色葡萄球菌、大肠杆菌等，近年来真菌感染逐渐增多。加强烧伤创面的护理，及时清除脓液和坏死组织，采用湿敷、半暴露（薄层药液纱布覆盖）、浸浴疗法清洁创面。

（6）重视基础护理 加强皮肤护理，保护骨隆突处，暴露的创面尽可能避免受压，定时翻身，确保操作安全。及时发现痂下感染，严格无菌操作。采取保护性隔离措施，所用床单、治疗巾、罩布等需经灭菌处理，定时消毒病室空气，防止交叉感染。

4. 全身性感染的防治 全身性感染是大面积烧伤死亡的主要原因，常见病菌为金黄色葡萄球菌、绿脓杆菌和肠道的革兰阴性杆菌等。根据细菌学检查和药敏试验选用抗生素，并注意监测患者的肝、肾功能。积极处理创面，清除坏死组织。同时加强全身支持治疗，维持水电解质代谢和酸碱平衡，采用自动免疫或被动免疫治疗，经胃肠道和静脉进行肠内、肠外营养支持，补充精氨酸、谷氨酰胺、支链氨基酸以提高免疫功能，防治休克。

5. 器官并发症的防治 严重烧伤伤情重、病程长，并发症也多，几乎包括各个系统。常见且威胁较大的有肺部感染、急性呼吸衰竭、肾功能不全、应激性溃疡、脑水肿、化脓性静脉炎和心律不齐等。预防烧伤后器官并发症的基本方法是及时纠正低血容量，迅速逆转休克，预防和减轻感染。同时根据病情，重点维护和监测各器官的功能，加强巡视。

6. 心理护理 导致患者心理问题的原因有伤后强迫性体位、害怕疼痛或疼痛性反应、担心残疾、顾虑形体丑陋等。因此要加强与患者沟通交流，同情安慰患者，稳定其情绪。帮助患者面对烧伤的事实，鼓励其树立信心，尤其对于需多次植皮的患者，应耐心解释，消除疑虑和恐惧，配合治疗。重视心理的康复，颜面部烧伤、手烧伤等遗留瘢痕、畸形或功能障碍，可采用心理疏导的方法，指导患者正确对待伤残，鼓励患者参与力所能及的自理活动。

7. 健康指导

（1）安全宣教 普及防火、灭火、自救等安全知识，提高安全意识。

（2）营养指导 高热量、高蛋白、高维生素、低脂饮食，保证患者的营养摄入，促进身体的康复。

（3）康复指导 伤后应尽早采取功能位，如颈部烧伤应取后伸位，四肢烧伤取伸直位，手部固定在半握拳的姿势且指间垫油纱以防粘连。创面愈合后尽早下床活动，逐渐进行肢体和关节的锻炼，以恢复功能。

护考链接

考点1：损伤的分类（A2 型题）。

1. 某患者，男，45岁。左手被砸伤2小时，左手肿胀，皮肤青紫，压痛明显。X 线检查未见骨折。其受伤类型为（　　）

A. 裂伤　　　　　　　　　B. 擦伤

C. 挤压伤　　　　　　　　D. 扭伤

E. 挫伤

考点2：损伤的急救（A1、A2 型题）

2. 某患者，男，25岁。因车祸造成多发性损伤，急救时发现有窒息，腹部内脏脱出，股骨开放性骨折。患者血压低，脉微速。首先要处理的情况是（　　）

A. 窒息　　　　　　　　　B. 腹部外伤

C. 股骨开放性骨折　　　　D. 休克

E. 脉搏微弱

3. 关于烧伤的现场急救措施，错误的是（　　）

A. 火中救出的烧伤患者疼痛时应先给吗啡止痛

    B. 有呼吸困难者应及早行气管切开术

    C. 烧伤创面不做特殊处理，不涂任何药物

    D. 及早使用抗生素和破伤风抗毒素

    E. 大面积烧伤者均应及早静脉输液

考点 3：创伤的诊疗要点、护理措施（A2 型题）

4. 某农民，田间劳动时足底被玻璃割伤 6 小时，伤口深 3cm，污染重，创缘肿胀。下列哪项处理不妥（   ）

    A. 冲洗、消毒后包扎   B. 清创后一期缝合

    C. 注射 TAT   D. 给予抗生素

    E. 抬高患肢，限制活动

5. 某患者，女，56 岁。阑尾炎手术 3 天后需伤口换药，换药时以下操作哪项不对（   ）

    A. 外层敷料用镊子揭除   B. 内层敷料用镊子揭除

    C. 双镊操作，一把接触伤口   D. 宜较快揭除伤口表面敷料

    E. 敷料与伤口粘连，宜浸湿后再揭除

6. 对严重挤压伤患者，护理时除严密观察生命体征外，还应特别注意（   ）

    A. 伤口肿胀程度   B. 精神状态

    C. 肢端温度   D. 损伤部位疼痛情况

    E. 尿量和尿色

考点 4：烧伤的病理生理（A1 型题）。

7. 烧伤后易发生低血容量性休克的时间是（   ）

    A. 伤后 6~8 小时   B. 伤后 48 小时内

    C. 伤后 3~5 天   D. 伤后 72 小时后

    E. 伤后 2 周

考点 5：烧伤身体状况、护理问题及护理措施（A3/A4 型题）。

（8~11 题共用题干）

某男，30 岁，60kg，被沸水烫伤，急诊入院。查体：面部、颈部及双上肢烧伤，前胸有 3 手掌面积烧伤。创面水肿明显，剧烈疼痛，局部有大小不等的水疱。

8. 估计该患者烧伤面积和深度是（   ）

    A. 30% 浅Ⅱ度   B. 20% 深Ⅱ度

    C. 32% 浅Ⅱ度   D. 27% 浅Ⅱ度

    E. 39% Ⅲ度

9. 此患者属于何种程度烧伤（   ）

A. 轻度烧伤   B. 中度烧伤

C. 重度烧伤   D. 特重度烧伤

E. 轻中度烧伤

10. 若对此患者实施补液治疗后第 1 个 8 小时应输入电解质溶液量为（   ）

A. 810mL   B. 910mL

C. 1010mL   D. 1110mL

E. 1210mL

11. 不属于该患者的护理诊断 / 问题是（   ）

A. 体液不足   B. 有感染的危险

C. 疼痛   D. 自我形象紊乱

E. 低效性呼吸型态

扫一扫，知答案

模块十
肿瘤患者的护理

扫一扫，看课件

【学习目标】

1. 掌握：肿瘤患者的身体状况、常见护理诊断/问题和护理措施。
2. 熟悉：肿瘤的分类、病理生理、辅助检查、诊疗要点及预防。
3. 了解：恶性肿瘤的病因、健康史、患者的心理-社会支持状况。

肿瘤（tumor）是人体中正常的细胞在各种始动与促进因素作用下，所产生的增生与异常分化而形成的新生物。新生物形成后，不受机体正常生理调节，具有自主或相对自主生长能力，不因病因消除而停止生长，并且破坏人体的正常组织与器官，危害极大。

【病因】

肿瘤的病因至今尚未完全明了，目前认为是多因素协同作用的结果，主要是环境与机体互相作用引起的。

1. 环境因素　①化学因素：如亚硝胺类与食管癌、胃癌和肝癌有关，黄曲霉素可致肝癌、胃癌等，环境污染可致肺癌和造血器官肿瘤；②物理因素：如电离辐射可致皮肤癌、白血病，长期进食过热的食物可诱发食管癌；③生物因素：乙型肝炎病毒与肝癌有关，幽门螺杆菌感染与胃癌有关。

2. 机体因素　主要包括遗传因素、内分泌因素、免疫因素，以及心理、社会因素等。如食管癌、胃癌等有家族史倾向，雌激素、催乳素与乳腺癌有关等。

【分类】

根据肿瘤的形态学和生物学行为，肿瘤可分为以下3类：

1. 良性肿瘤　称为"瘤"，有包膜，边界清楚，生长缓慢，形态接近正常组织，如脂肪瘤、纤维瘤等。

131

2. 恶性肿瘤 来自于上皮组织者称为"癌",如肺癌、结肠癌、乳癌等;来自于间叶组织者称为"肉瘤",如骨肉瘤;胚胎性肿瘤常称为母细胞瘤,如神经母细胞瘤、肾母细胞瘤。某些恶性肿瘤却仍沿用传统名称,如恶性淋巴瘤、白血病、霍奇金病等。相同的组织或器官可发生不同的细胞形态肿瘤,如肺鳞癌与肺腺癌、胃腺癌与胃类癌等。恶性肿瘤无包膜,边界不清,向四周浸润生长,速度快,分化不成熟,患者常因复发或转移而死亡。

3. 交界性肿瘤 是指生物学行为和组织形态介于良、恶性之间的肿瘤。如骨巨细胞瘤、唾液腺多形性腺瘤等。

【病理生理】

1. 恶性肿瘤的发生发展 包括癌前期、原位癌和浸润癌这 3 个阶段。

(1)癌前期 表现为上皮增生明显,多伴有不典型增生,多年后可恶变为原位癌。

(2)原位癌 通常指癌变细胞仅局限于上皮层、未突破基底膜的早期癌,在致癌因素长期作用下可发展成浸润癌。

(3)浸润癌 指原位癌突破基底膜向周围组织浸润、生长,破坏周围的正常结构。

2. 肿瘤细胞的分化 恶性肿瘤细胞一般分为高分化、中分化和低分化(或未分化)3类。高分化细胞形态接近正常,恶性程度低,预后良好;低分化者细胞核分裂多,高度恶性,预后差;中分化者的恶性程度和预后介于两者之间。

3. 生长方式 良性肿瘤为膨胀性或外生性生长,挤压周围组织,局部手术后极少复发。恶性肿瘤主要呈浸润性生长,肿瘤沿组织器官间隙扩展,边界模糊,不易分清,局部手术后多有复发。

4. 扩散方式

(1)直接浸润 肿瘤细胞向与原发灶相邻的组织扩散生长。如直肠癌、宫颈癌侵及骨盆壁。

(2)淋巴转移 是癌最常见的转移途径,多数情况先转移到邻近的区域淋巴结,而后再向较远处的淋巴结转移,但也可出现"跳跃式"转移。如乳腺癌常累及腋窝淋巴结。

(3)血行转移 是肉瘤最常见的转移途径,晚期癌也通过血行转移。肿瘤细胞常侵入静脉,如下肢骨肉瘤可随腔静脉系统常转移至肺,腹内肿瘤晚期可经门静脉系统转移至肝脏。

(4)种植性转移 肿瘤细胞脱落后在体腔或空腔脏器内发生的转移,如大肠癌种植到盆腔。

5. 肿瘤分期 为了制定合理的治疗方案,正确评价治疗效果、判断预后,国际抗癌联盟(UICC)制订了 TNM 分期法。其中 T(tumor)指原发肿瘤,N(lymph node)指区域淋巴结,M(metastasis)指远处转移。根据肿瘤的大小及浸润范围,字母后标以 0~4 的数字,0 代表无,1 代表小,4 代表大;未发现肿块者为 T_0,肿瘤体积无法判断时用 T_X 表示,Tis

指原位癌；M_0 表示无远处转移，M_1 表示有远处转移。以此 3 项决定其分期，根据 TNM 的不同组合，临床将恶性肿瘤分为 Ⅰ、Ⅱ、Ⅲ、Ⅳ期。各种肿瘤 TNM 分期的具体标准由各肿瘤专业委员会协定。

【护理评估】

1. 健康史

（1）一般情况　包括年龄、性别、婚姻状况和职业，月经史、生育史、哺乳史等。

（2）病因和诱因　有无吸烟、饮酒等不良生活方式；有无不良饮食习惯；有无与职业因素有关的接触史；有无精神重大刺激，情绪波动剧烈；家族中有无肿瘤患者。

（3）发病情况　有无肿块及肿块发展速度，是否伴有疼痛、出血梗阻等症状。

（4）既往史　有无其他部位肿瘤病史、手术史，有无其他系统疾病病史，有无用药史及过敏史。

2. 身体状况

（1）局部表现

肿块：位于体表或浅在肿瘤的最常见早期症状。由于肿瘤性质的不同，可有不同程度的硬度、活动度，以及有无包膜等性状。位于深部或内脏的肿物不易触及，但会出现周围组织受压或空腔脏器梗阻等症状。

疼痛：恶性肿瘤早期一般无疼痛或疼痛较轻，当肿瘤生长到一定程度，会因阻塞、压迫、浸润破坏到神经引起局部刺痛、烧灼痛、隐痛或放射痛等不同性质的疼痛，晚期肿瘤疼痛剧烈常难以忍受。

出血：恶性肿瘤破溃、侵及血管可致出血。上消化道恶性肿瘤可有呕血或黑便；下消化道恶性肿瘤可有血便或黏液血便；肺癌可发生咯血；宫颈癌可有血性白带或阴道出血。

溃疡：体表或空腔器官的恶性肿瘤可因生长过快，局部血液供应不足而继发组织缺血坏死，或因感染而溃烂，形成溃疡。恶性溃疡多呈火山口状，坏死组织较多，易出血，可有恶臭及血性分泌物。

梗阻：空腔器官或邻近器官的肿瘤，随着肿瘤组织生长可堵塞、压迫空腔器官而致梗阻。如胰头癌、胆管癌可合并黄疸，胃癌伴幽门梗阻可致呕吐，支气管癌可致肺不张。

浸润与转移症状：恶性肿瘤沿淋巴途径转移至淋巴结，表现为区域淋巴结肿大、肢体水肿等；血行转移至骨可有疼痛或病理性骨折，转移至肝可出现黄疸、腹水等。

（2）全身表现　良性及早期恶性肿瘤，多无明显症状，或仅有非特异性的全身症状，如贫血、低热、消瘦、乏力等。晚期，患者全身衰竭，呈恶病质。

3. 心理和社会支持状况

（1）认知状况　患者对疾病诱因、常见症状、拟采取的手术方式、手术可能导致的并发症、化疗、放疗、介入治疗、疾病预后及康复知识的认知和配合程度。

（2）经济和社会支持系统　患者家庭、亲属对其的理解和支持程度，对肿瘤预后的认知程度，以及对住院手术的经济承受能力。

4.辅助检查

（1）实验室检查　血、尿、便的检查并非肿瘤的特异标志，但可提供诊断线索。血生化多用于辅助诊断。免疫学检测技术对于恶性肿瘤的筛查、诊断、预后判断有重要意义，应用最广泛的有癌胚抗原（CEA）、甲胎蛋白（AFP）、肿瘤相关抗原等。

（2）影像学检查　X线、B超、各种造影、放射性核素、电子计算机断层扫描（CT）、磁共振（MRI）等，可明确有无肿块及其部位、形态、大小等，对肿瘤及其性质的分析判断有很大帮助。

（3）内镜检查　可观察空腔脏器、胸、腹腔等部位的病变，同时可做细胞或活体组织病理学检查，对于肿瘤的诊断具有重要价值。常用的有腹腔镜、支气管镜、食管镜、胃镜、结肠镜、直肠镜、膀胱镜、宫腔镜等。

（4）病理学检查　是目前确定肿瘤最可靠的依据，包括细胞学与组织学两种检查。

临床细胞学检查：取材方便，易于接受，应用广泛。可取胸水、腹水、尿液沉渣、痰液等涂片检查，也可行食管拉网、宫颈刮片、细针抽吸等涂片检查。

病理组织学检查：可经内镜钳取肿瘤组织活检，也可行手术切除活检或术中快速冰冻切片送检。

5.诊疗要点　恶性肿瘤治疗多采用以手术为主，以化学治疗、放射治疗、生物治疗、中医中药治疗及内分泌治疗等为辅的综合性治疗。

（1）手术治疗　目前手术切除实体肿瘤仍然是最有效的治疗方法。①根治手术：原发癌所在器官的部分或全部切除，连同周围正常组织和区域淋巴结整块切除。②诊断性手术：通过活检或探查术获取肿瘤组织标本，并经病理学检查明确诊断后再进行相应的治疗。③对症手术或姑息手术：用手术解除或减轻症状，对症手术可减轻痛苦，延缓肿瘤生长，从而争取综合治疗机会，提高生存质量。④其他：激光手术切割或激光气化治疗，快速简便，出血少，对正常组织损伤少。

（2）化学药物治疗　简称化疗，是一种应用特殊化学药物杀灭恶性肿瘤细胞或组织的治疗方法，是中晚期肿瘤患者综合治疗中的重要手段。目前已能单独应用化疗治愈绒毛膜上皮癌、睾丸精原细胞瘤、Burkitt淋巴瘤和急性淋巴细胞白血病等。

1）给药方式　化疗药种类很多，应根据肿瘤的特性、病理类型等选用敏感的化疗药并制定联合化疗方案。化疗的给药途径一般有静脉、口服、肌内注射等全身性用药方法；局部用药可采用肿瘤内注射、腔内注射、动脉内注入或者局部灌注等。近年来介入治疗迅猛发展，可通过动脉定位插管单纯灌注（TAI）或栓塞加化疗（TAE），也可经皮动脉插管配合皮下切口植入导管药盒系统进行长期灌注、栓塞化疗，给化疗提供了一条特殊途径，既可保持肿瘤组织内有较高的药物浓度，又可减轻全身的不良反应。

2）化疗常见的副作用　①骨髓抑制，最严重，表现为白细胞和血小板减少；②消化道反应，如恶心、呕吐、腹泻、口腔溃疡等；③毛发脱落；④其他，如肝、肾功能损害、静脉炎、静脉栓塞等。

（3）放射治疗　简称放疗，是利用放射线的电离辐射抑制或杀灭肿瘤细胞，进而达到治疗目的一种方法。放疗方法有外照射（用各种治疗机）和内照射（组织内插植镭针）。各种肿瘤细胞对放射线的敏感性不一，可归纳为3类：①高度敏感，如淋巴造血系统肿瘤、多发性骨髓瘤、性腺肿瘤等；②中度敏感，鳞状上皮癌及一部分未分化癌，如鼻咽癌、食管癌、肺癌、乳腺癌、宫颈癌等；③低度敏感，如胃肠道腺癌、骨肉瘤等。

放疗的副作用有骨髓抑制、皮肤黏膜受损及消化道反应等。

（4）生物治疗　是应用生物学方法改善个体对肿瘤的应答反应及直接效应的治疗，包括免疫治疗与基因治疗两类。

（5）中医中药治疗　应用中医扶正祛邪、化瘀散结、清热解毒、通经活络等原理，以中药补益气血、调理脏腑，配合手术及放疗、化疗，促进肿瘤患者的康复。

（6）内分泌治疗　某些肿瘤的发生和发展与体内激素水平密切相关，可通过调控激素水平或内分泌去势疗法等收到较好的疗效。

【常见护理诊断／问题】

1. **焦虑／恐惧**　与肿瘤诊断，担忧疾病预后和畏惧手术有关。

2. **营养失调，低于机体需要量**　与肿瘤所致高代谢状态及机体摄入不足有关。

3. **疼痛**　与肿瘤生长侵及神经、压迫、手术创伤有关。

4. **潜在并发症**　感染、出血、皮肤和黏膜受损、静脉炎、静脉栓塞等。

【护理措施】

1. **心理护理**　护理人员应根据患者的心理反应进行有针对性的心理疏导，消除负面情绪，树立面对疾病的勇气和信心。肿瘤患者心理变化可分为以下5期：

（1）震惊和否认期　患者初悉病情后，表情呆滞、淡漠，不言不语，甚至发生晕厥现象，继之极力否认，对诊断的可靠性产生怀疑，甚至辗转多家医院就诊、咨询。患者面对疾病产生的这种保护性心理反应，虽可缓解其恐惧和焦虑的程度，但易延误治疗。此期护士应鼓励患者家属给予其情感上的支持、生活上的关心，使之有安全感。

（2）愤怒期　当患者接受疾病的现实后，随之会产生恐慌、哭泣，继而愤怒、烦躁、不满，怨天尤人，并常迁怒于亲属和医务人员，甚至出现冲动性行为。此虽属适应性心理反应，但长期存在，将导致心理障碍。护士应通过交谈和沟通，鼓励患者表达自身的感受和想法；请其他病友介绍成功治疗的经验，帮助和引导其正视现实。

（3）磋商期　患者经过一段时间后，开始接受现实，在这个时期，患者的求生欲很强，心存幻想，遍访名医、寻求偏方，祈求奇迹出现。此期医护人员应把握其急切寻求帮助的心理，向患者及家属列举治疗成功的案例，以增强患者对治疗的信心，有助于治疗顺利进行；同时减少患者盲目投医，延误治疗。

（4）抑郁期　当治疗效果不佳或病情恶化时，患者感到绝望和无助感，对治疗失去信心，甚至产生自杀的想法。对抑郁期患者，应给予更多的关心和抚慰，诱导患者发泄心中的不满，鼓励家人陪伴于身旁、满足其各种需求，注意预防意外事件的发生。

（5）接受期　经过激烈的内心挣扎，患者终于以平静的心态接受事实，积极配合治疗和护理。晚期患者常处于消极被动的应付状态，对外界不感兴趣，只关心自身的症状。此期应加强与患者的沟通交流，尊重其意愿，尽量满足其需要，提高其生活质量。

2. 疼痛护理　晚期癌症患者疼痛难以控制，可按世界卫生组织（WHO）三阶梯镇痛方案处理。

一级镇痛法：用于疼痛较轻者，可用阿司匹林等非阿片类镇痛药。

二级镇痛法：用于中度持续性疼痛者，可用可待因等弱阿片类药物。

三级镇痛药：用于疼痛剧烈无法耐受者，可用吗啡、杜冷丁等强阿片类药物。

癌性疼痛的给药原则：按阶梯、从口服由小剂量开始给药、个体化给药、按时（非按需）给药，亦可采用患者自控止痛法（PCA）。

3. 营养支持　肿瘤患者多数都会伴有消瘦、食欲不振、营养不良或贫血等全身营养不良状况，鼓励患者增加高蛋白、低脂、易消化的无渣清淡食物。对口服摄入不足者，可通过肠内、肠外营养支持改善营养状况。

4. 化疗的护理　大多数化疗药物对正常组织和细胞有不同程度的损害，常伴有不同程度的毒性反应。

（1）静脉炎、静脉栓塞　配置药液应选用适宜的溶媒稀释，现用现配；给药时选择合适的途径和方法，若从外周静脉给药应注意血管的保护，妥善固定针头以防滑脱、药液外漏。一旦发现药物外渗，应立即停止用药，保留针头向外抽吸药液，局部皮下注射解毒剂硫代硫酸钠、碳酸氢钠等，冷敷 24 小时，同时报告医生并记录；若药物刺激性强且需要作用时间长，可行深静脉置管化疗。

（2）骨髓抑制的护理　观察患者有无牙龈出血、皮肤瘀斑及感染等。每周检查血常规 1~2 次，若白细胞在 3×10^9/L 以下或血小板降至 80×10^9/L 以下，应暂停化疗。白细胞低于 1.0×10^9/L 时应做好保护性隔离。加强病室空气消毒，减少探视，预防感染加重。

（3）脏器功能障碍　定期监测肝、肾功能，了解患者的不适主诉，准确记录出入量，鼓励患者多饮水，减少或减轻化疗所致的毒副作用。

5. 放疗的护理

（1）皮肤、黏膜护理　保持皮肤清洁干燥，避免摩擦、理化刺激、搔抓和日光照射，局部禁用酒精、碘酒、刺激性油膏等涂擦；照射野皮肤有脱皮现象时，禁用手撕脱，应让其自然脱落；穿着棉制、宽松、柔软衣物，勤更换。

（2）照射器官功能的观察　肿瘤所在器官或照射野内的正常组织受射线影响可发生一系列反应，如膀胱照射后出现血尿、胸部照射后出现放射性肺纤维化、胃肠道受损出血、溃疡、放射性肠炎等。因此放疗期间应加强对照射器官功能状态的观察，对症护理，有严重副反应时暂停放疗。

（3）预防感染　医护人员严格遵守无菌技术，预防交叉感染。若白细胞计数极低，应做好保护性隔离，限制人员探视。

6. 健康指导

（1）保持心情舒畅　各种精神刺激、情绪波动可促进肿瘤的发生和发展。应保持良好的心态，避免不必要的情绪刺激和波动。

（2）注意营养　术后、放疗、化疗及康复期患者应均衡膳食，摄入高热量、高蛋白、富含纤维素的各类营养素。多食新鲜水果，饮食宜清淡，易消化。忌辛辣、刺激性、烟熏、霉变的食物及饮浓茶、烈酒等。

（3）适度锻炼　适量、适时的运动，可改善患者的精神面貌，有利于调整机体内在功能，增强抗病能力，减少各类并发症。对于术后器官、肢体残缺而引起生活不便者，应早期协助和鼓励患者进行功能锻炼，使其具备基本的自理能力和必要的劳动能力，减少对他人的依赖。

（4）加强随访　随访可早期发现有无复发或转移征象。肿瘤患者的随访复查在手术治疗后最初3年内至少每3个月复查一次，继之每半年复查一次，5年后每年复查一次。

（5）继续治疗　加强出院指导，督促患者按时复查、用药和接受各项后续治疗，有利于缓解临床症状、减少并发症、降低复发率。

【预防】

恶性肿瘤是由环境、饮食、遗传、感染及生活方式等多种因素相互作用而引起的。癌症的预防分为三级：

1. 一级预防　为病因预防。消除或减少可能致癌的因素，降低发病率。

2. 二级预防　是指早期发现、早期诊断、早期治疗，以提高生存率、降低死亡率。

3. 三级预防　即诊断和治疗后的康复预防，包括提高生存质量，减轻痛苦，延长生命。

预防是控制癌症最好的方法。临床上通常以 3 年、5 年、10 年生存率衡量恶性肿瘤的疗效。但恶性肿瘤多年后，仍有可能复发，宜终生随访。

护考链接

考点 1：肿瘤的分类、病理生理（A1、A2 型题）。

1. 癌和肉瘤的主要不同点在于（ ）

 A. 患者年龄   B. 肿块质地

 C. 组织来源   D. 转移途径

 E. 生长方式

2. 某患者，男，53 岁。因右上腹部疼痛 2 个月就诊，入院后确诊为"原发性肝癌"。以下表现中不符合该疾病的特点是（ ）

 A. 肿块呈浸润性生长，边界不清楚   B. 癌细胞的形态、结构与正常细胞相同

 C. 发展较快，可有转移   D. 手术切除后，仍有可能复发

 E. 肿块包膜不完整，与周围组织分界不清楚

3. 某患者，男，45 岁，直肠癌患者，发现血尿。该患者发生了哪种扩散方式（ ）

 A. 血性转移   B. 淋巴道转移

 C. 直接浸润   D. 种植转移

 E. 多种途径转移

考点 2：肿瘤的身体状况（A1 型题）。

4. 肿瘤最常见的局部表现是（ ）

 A. 疼痛   B. 出血

 C. 肿块   D. 溃疡

 E. 发热

考点 3：肿瘤的辅助检查、诊疗要点（A1、A2 型题）。

5. 某患者，男，62 岁，以颈部肿块两个月入院。能够明确肿瘤性质的检查是（ ）

 A. CT   B. B 超

 C. X 线造影   D. MRI

 E. 病理学检查

6. 下列哪种肿瘤对放射线高度敏感（ ）

 A. 骨肉瘤   B. 胃肠道腺癌

C. 宫颈鳞癌　　　　　　　　　　D. 乳癌

E. 多发性骨髓瘤

考点 4：肿瘤的护理措施（A2 型题）。

7. 某患者，女，55 岁。患乳腺癌，入院行根治术，术后化疗期间出现频繁恶心呕吐并伴有腹痛、腹泻。白细胞为 $3 \times 10^9/L$，血小板为 $70 \times 10^9/L$。此时应采取的护理措施是（　　）

A. 暂停用药　　　　　　　　　　B. 指导患者心理放松

C. 做好口腔护理　　　　　　　　D. 改成晚间给药，降低反应

E. 观察腹痛，腹泻情况，对症处理

8. 某患者，男，60 岁。因患癌症行体外放疗。为保护皮肤，下列工作中哪项不妥（　　）

A. 穿宽松柔软内衣　　　　　　　B. 照射部位保持干燥

C. 照射部位一般不涂油膏　　　　D. 皮肤有脱屑时，立即揭掉

E. 照射部位不用肥皂清洗

9. 肿瘤晚期患者出现剧烈疼痛，护士给予止痛药物应注意（　　）

A. 定剂量给药　　　　　　　　　B. 用药个体化

C. 鼓励患者忍耐，直至极限时再给药　　D. 首选肌注

E. 尽量静脉注射

考点 5：肿瘤的预防（A1 型题）。

10. 下列哪项措施属于对癌症的二级预防（　　）

A. 对高发区及高危人群定期检查　　B. 改善生存质量，对症性治疗

C. 改进烟草质量使之无害化　　　　D. 减少职业性暴露于致癌物

E. 注意保护环境，包括大气、水源与土壤等环境防污染

扫一扫，知答案

颅内压增高患者的护理

扫一扫，看课件

【学习目标】

1. 掌握：颅内压增高患者的身体状况、常见护理诊断/问题及护理措施。
2. 熟悉：颅内压增高患者的健康史、辅助检查及诊疗要点。
3. 了解：颅内压增高患者的常见原因、心理和社会支持状况。
4. 学会：脑室引流的护理技术。

情景导入

某患者，男，35岁。头痛伴恶心、呕吐4个月，加重10天，CT显示脑积水收治入院。行腰椎穿刺脑脊液检查后，突然出现呼吸停止，双侧瞳孔2mm，以后逐渐散大，血压下降。

问题： ①该患者发生了什么情况？②目前的急救措施有哪些？

颅内压增高（intracranial hypertension）是指颅腔内容物体积增加，导致颅内压持续超过200mmH$_2$O，临床表现为剧烈头痛、呕吐和视神经水肿等。颅内容物包括脑组织、血液和脑脊液，三者与颅腔容积相适应，维持正常的颅内压力，成人正常值为0.7~2.0kPa（70~200mmH$_2$O），儿童为0.49~0.98kPa（50~100mmH$_2$O）。某一颅内容物体积或量的增加，均会导致另两项内容物体积或量的缩减，以维持正常的颅内压力。此调节作用主要依靠脑脊液量的增减进行，有一定的限度，总调节力为8%~10%，当颅内容物增加或颅腔容积缩减超出了代偿范围时，即可发生颅内压增高。持续颅内压增高可导致脑疝，危及患者的生命。

【病因】

1. 颅腔容积减小　如尖颅症先天性畸形、颅顶骨凹陷性骨折等。

2. 颅内容物体积增加

（1）脑体积增加　如颅脑损伤、感染、缺血缺氧所致脑水肿。

（2）脑血流增加　如颅内动静脉畸形、恶性高血压、高碳酸血症等。

（3）脑脊液增多　脑脊液分泌和吸收失调导致脑积水。

（4）颅内占位性病变　如颅内肿瘤、颅内血肿和脑寄生虫病等。

【护理评估】

1. 健康史　了解患者有无颅脑外伤、感染、脑肿瘤等引起颅内压增高的疾病史，初步了解颅内压增高的病因，以及是否合并其他系统疾病。

2. 身体状况

（1）头痛　为最早和最主要的症状，多位于额、颞部，以清晨和夜间明显，程度与颅内压成正变关系，多为胀痛和撕裂样痛，低头及腹压增加时加重。

（2）呕吐　多伴随头痛出现，呈喷射状，与进食无关，呕吐后头痛可有所缓解。

（3）视乳头水肿　为颅内压增高的重要体征，表现为视神经乳头充血、水肿、中央凹陷变浅或消失，视网膜静脉曲张等。早期视力无明显障碍或仅有视野减小，若病变长期存在，可引起视神经继发性萎缩，视力下降，视野向心性缩小，甚至失明。视乳头水肿与头痛、呕吐合称为颅内压增高"三主征"。

（4）生命体征改变　血压增高为早期主要表现，脉搏缓慢有力，呼吸深慢；后期表现为血压下降，脉搏细数，呼吸浅快。这种生命体征的改变称为库欣（Cushing）反应。

（5）意识障碍　随病情发展呈进行性改变，由嗜睡逐渐发展至昏睡、昏迷。

（6）脑疝　是颅内压增高的严重并发症。指颅内占位性病变导致颅内压增高到一定程度时，颅内各分腔之间压力不平衡，推移部分脑组织通过生理间隙从高压区向低压区移位，造成脑组织、血管及脑神经等重要结构受压和移位，从而引起一系列严重的临床症状和体征，称为脑疝（图 11-1）。

小脑幕切迹疝：又称为颞叶钩回疝，为颞叶的海马回、钩回通过小脑幕切迹被推移至幕下所形成，因疝入的脑组织压迫中脑的大脑脚和动眼神经，引起锥体束征和瞳孔变化。表现为剧烈头痛和频繁呕吐，患者烦躁不安，意识障碍进行性加重，患侧瞳孔短暂缩小后逐渐散大，病变对侧肢体自主活动减少或消失，生命体征紊乱，最后呼吸心跳停止。

枕骨大孔疝：又称小脑扁桃体疝，为小脑扁桃体及延髓经枕骨大孔推向椎管内所形成。表现为剧烈头痛及呕吐，颈项强直，生命体征改变较早，双侧瞳孔忽大忽小，意识障碍出现较晚，由于延髓的呼吸中枢受压，早期可因呼吸骤停而死亡。

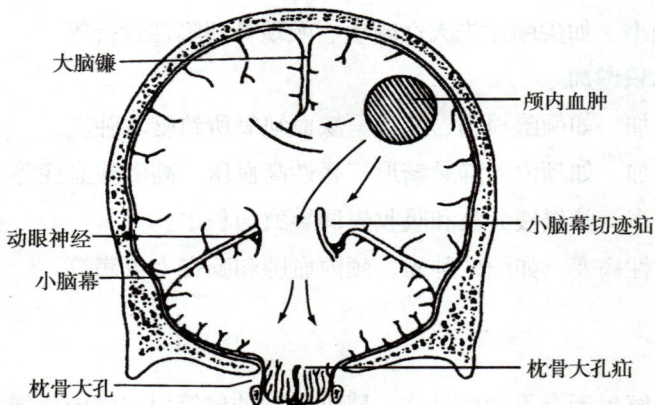

图 11-1 脑疝

3. 心理和社会支持状况 了解患者的情绪，可因疾病而担忧预后，表现为紧张不安、焦虑恐惧，也可出现记忆力、判断力障碍。

4. 辅助检查

（1）CT 检查 是诊断颅内占位性病变的首选检查，能做出较准确的定位诊断，并有助于定性诊断。

（2）X 线 表现为颅缝增宽、蝶鞍扩大、蛛网膜颗粒压迹增大加深、脑回压迹增多等。

（3）脑造影检查 包括脑血管造影、脑室造影、数字减影血管造影（DSA）等，可提供定位和定性诊断。

（4）腰椎穿刺 可间接反映颅内压情况，但有引起脑疝的危险，对有明显颅内压增高症状和体征的患者禁用。

5. 诊疗要点

（1）病因治疗 治疗原发病，手术切除颅内占位性病变，引流脑积水。

（2）降低颅内压 ①使用脱水剂和利尿剂减轻脑水肿；应用激素改善毛细血管通透性，防治脑水肿。②过度换气或给氧，使脑血管收缩，减少脑血流量；冬眠低温治疗，降低脑代谢率和耗氧量。③紧急情况下，可行脑室穿刺引流脑脊液，以缓解颅内压增高。

（3）对症处理 疼痛者给予止痛治疗，但禁用吗啡和哌替啶；抽搐者给予抗癫痫药物；烦躁不安者给镇静剂；外伤和感染者给抗生素治疗；呕吐者应禁食水，维持水、电解质及酸碱平衡。

【常见护理诊断／问题】

1. 焦虑／恐惧 与担心疾病的治疗及预后有关。

2. 疼痛 与颅内压增高有关。

3. 意识障碍 与颅内压增高有关。

4. 营养失调，低于机体需要量 与呕吐、长期不能进食及应用脱水剂有关。

5. 潜在并发症 脑疝、窒息等。

【护理措施】

1. 一般护理

（1）休息与卧位 保证环境的安静，抬高床头 15°~30°，使患者取头高足低斜坡卧位，有利于颅内静脉回流，减轻脑水肿。

（2）饮食与补液 给予低盐、高热量、高蛋白、富含维生素的饮食；不能进食者，要控制补液的量及速度，每日补液量 1500~2000mL 为宜，注意水、电解质和酸碱平衡。

（3）吸氧 提高并维持动脉血氧分压（PaO_2），使脑血管收缩，降低脑血流量。

（4）生活护理 采取适当的保护措施，避免意外损伤。

（5）防止颅内压骤升 稳定患者情绪，避免情绪激动；避免剧烈咳嗽和便秘，给予高膳食纤维饮食或给缓泻剂以防止便秘，防治肺部感染；保持呼吸道通畅；及时控制癫痫发作，定时定量给予抗癫痫药物，癫痫发作时应及时抗癫痫和降低颅内压。

2. 病情观察

（1）意识状态 意识反映了大脑皮质和脑干的功能状态，评估意识障碍的程度、持续时间和演变过程，是分析病情进展的重要指标。对意识障碍程度的分级方法有以下两种。

传统分级法：分为清醒、模糊、浅昏迷、昏迷和深昏迷 5 级（表 11-1）。

表 11-1 意识状态的分级

意识状态	语言刺激反应	痛刺激反应	生理反应	大小便能否自理	配合检查
清醒	灵敏	灵敏	正常	能	能
模糊	迟钝	不灵敏	正常	有时不能	尚能
浅昏迷	无	迟钝	正常	不能	不能
昏迷	无	无防御	减弱	不能	不能
深昏迷	无	无	无	不能	不能

格拉斯哥昏迷评分法（Glasgow coma scale，GCS）：从患者的睁眼、言语、运动反应评分（表 11-2），以三者的积分表示意识障碍的程度，最高 15 分（15 分表示正常），最低 3 分。8 分以下为昏迷，分值越低表示意识障碍越严重。

表 11-2　格拉斯哥昏迷评分法

睁眼反应	计分	言语反应	计分	运动反应	计分
自发睁眼	4	回答正确	5	能按吩咐完成动作	6
呼唤睁眼	3	回答错误	4	刺痛能定位	5
刺痛睁眼	2	语无伦次	3	刺痛能逃避	4
不能睁眼	1	有声无语	2	刺痛过屈（去皮层强直）	3
		不能发声	1	刺痛过伸（去脑强直）	2
				对刺痛无反应	1

（2）瞳孔　正常瞳孔等大、等圆，在自然光线下直径 3~4mm，直接、间接对光反应灵敏。严重颅内压增高继发脑疝时可出现异常变化。

（3）生命体征　为避免躁动对测量结果的影响，应先测呼吸，再测脉搏，最后测血压。观察呼吸的频率、幅度、类别；脉搏的频率、节律、强度；监测血压、脉压。

（4）肢体功能　观察是否存在肢体瘫痪，是否存在阳性病理征等。

3. 对症处理

（1）高热　给予降温措施，必要时应用冬眠低温疗法。

（2）头痛、躁动　可应用止痛剂，禁用吗啡和哌替啶，避免咳嗽、打喷嚏、弯腰加重头痛。躁动患者积极寻找原因，适当镇静，禁忌强制约束。

（3）呕吐　注意呕吐物的性质和量，及时清理呼吸道，防止误吸。

（4）尿潴留　诱导刺激排尿，无效可留置导尿。

（5）便秘　应用缓泻剂，禁止高压灌肠。

4. 用药护理

（1）脱水治疗的护理　遵医嘱 20% 甘露醇 250mL，每日 2~4 次，15~30 分钟内滴完，维持 4~6 小时。同时使用呋塞米 20~40mg，静脉或肌内注射，每日 2~4 次。脱水治疗可导致水、电解质紊乱，注意观察和记录 24 小时出入液体量。

（2）激素治疗的护理　遵医嘱地塞米松 5~10mg，或氢化可的松 100mg 静脉注射，每日 2~3 次，可改善毛细血管通透性，防治脑水肿和颅内压增高。激素可导致消化道溃疡并增加感染的机会，注意观察和护理。

5. 冬眠低温疗法的护理　降低体温有利于降低脑组织的耗氧量和新陈代谢率，减少脑血流，增加脑对缺血缺氧的耐受力，从而减轻脑水肿，降低颅内压。

（1）环境要求　将患者置于安静、光线较暗的病房，室温以 18~20℃为宜。

（2）降温方法　遵医嘱给予冬眠药物，常用的药物有冬眠Ⅰ合剂（氯丙嗪、异丙嗪、哌替啶）和冬眠Ⅱ号（哌替啶、异丙嗪、氢化麦角碱）。应用冬眠药物半小时，进入睡眠状态后，方可加用物理降温措施，物理降温方法可采用头戴冰帽或者在颈动脉、股动脉等处放置冰袋，降低温度以每小时下降1℃为宜，体温降至肛温32~34℃、腋温31~33℃为宜。

（3）严密观察　包括患者生命体征、意识、瞳孔和神经系统征象，若收缩压 < 100mmHg时，或脉搏 > 100 次 / 分、呼吸次数减少或不规则时，终止冬眠疗法。

（4）饮食　冬眠期间机体代谢率低，对能量及水分需求减少。鼻饲饮食温度应与当时体温相同，液体输入量每日不宜超过 1500mL。

（5）缓慢复温，预防并发症　冬眠低温治疗的时间一般为 2~3 日，先停止物理降温，然后停冬眠药物，注意保暖，让体温自然逐渐回升。治疗期间应预防肺部并发症、直立性低血压和冻疮的发生。

6. 脑疝的急救与护理

（1）脑疝发生后应快速静脉输注 20% 甘露醇 200~400mL，留置导尿管以观察脱水效果。

（2）保持呼吸道通畅并吸氧，呼吸功能障碍的患者，行气管插管人工辅助呼吸。

（3）严密观察患者生命体征、意识及瞳孔的改变。

7. 脑室引流的护理　

脑室引流术是经额、枕部快速颅骨钻孔，穿刺侧脑室放置引流管将脑脊液引流至体外，是一种闭式持续性可控性脑室外引流技术，是降低颅内压的一种急救措施和治疗方法。

脑室引流管的护理操作注意事项包括：

（1）妥善固定　将引流袋妥善固定在床头，使引流管开口高于侧脑室平面 10~15cm，以维持正常颅内压。

（2）通畅引流　避免引流管受压、扭曲、折叠；控制引流速度，每日引流量 < 500mL，避免颅内压骤降；若引流管被血凝块等堵塞，可严格消毒管口后用无菌注射器轻轻回抽，切不可用盐水冲洗。

（3）观察记录　注意观察脑脊液的量及性状。正常脑脊液每日分泌 400~500mL，无色透明、无沉淀。手术后可略呈淡血性，若引流出大量血性脑脊液提示脑室内出血，脑脊液浑浊提示感染。

（4）无菌操作　预防逆行感染，每天更换引流袋时先夹住引流管，以防感染的发生（具体操作见实训十一）。

（5）拔管指征　引流时间一般 5~7 天，否则有颅内感染的风险；开颅手术后不超过3~4 天；拔管前应行头颅 CT 检查，并夹闭引流管 1~2 天，夹管期间注意观察患者神志、瞳孔、生命体征变化，观察无颅内压增高症状方可拔管。拔管时先夹闭引流管，以免液体逆流而引起颅内感染。

8. 心理护理　关心体贴患者，及时发现患者的心理和行为异常，寻找并去除病因，要用爱心、细心、同情心、责任心照顾患者，有助于改善患者的心理状况。

9. 健康指导

（1）心理指导　鼓励患者尽早自理生活，对恢复过程中出现的头痛、耳鸣、记忆力下降等给予适当的解释，使患者树立信心。

（2）康复训练　颅脑术后，患者可伴有语言、运动或智力障碍，1~2 年内有可能恢复，对患者进行语言、记忆力等方面的训练，以改善生活自理能力和社会适应能力。

护考链接

考点 1：颅内压增高的病因（A1 型题）。

1. 颅内压增高的原因不包括（　　　　）

　　A. 颅内占位性病变　　　　　　B. 脑体积增加

　　C. 严重休克　　　　　　　　　D. 颅腔狭小

　　E. 脑脊液分泌和吸收失调

考点 2：颅内压增高的身体状况、诊疗要点（A1、A2 型题）。

2. 颅内压增高最典型的体征是（　　　）

　　A. 头痛　　　　　　　　　　　B. 呕吐

　　C. 视神经乳头水肿　　　　　　D. 血压升高

　　E. 心跳缓慢

3. 小脑幕切迹疝通常疝入小脑幕裂孔中的脑组织是（　　　　）

　　A. 小脑蚓部　　　　　　　　　B. 颞极部分

　　C. 小脑扁桃体　　　　　　　　D. 大脑的扣带回

　　E. 颞叶的沟回

4. 某患者，女，因颅高压入院，行腰椎穿刺脑脊液检查，术后突然发生呼吸停止，血压下降。该患者最可能发生了（　　　　）

　　A. 小脑幕切迹疝　　　　　　　B. 枕骨大孔疝

　　C. 大脑镰下疝　　　　　　　　D. 脑干缺血

　　E. 脑血管意外

5. 颅内压增高患者，下列治疗措施哪项不正确（　　　　）

　　A. 症状重者采用静脉快速滴入 20% 甘露醇液

B. 物理降温无效的可用冬眠低温疗法

C. 症状明显者可行腰椎穿刺放液减压

D. 脑水肿明显者可使用较大剂量激素治疗

E. 补液量 < 2000mL

考点 3：颅内压增高的护理措施（A2 型题）。

6. 某患者，女，43 岁。被汽车撞倒，头部受伤，唤之睁眼，回答问题错误，检查时躲避刺痛。其格拉斯哥昏迷评分是（　　　）

　　A. 15 分　　　　　　　　　　B. 12 分

　　C. 11 分　　　　　　　　　　D. 8 分

　　E. 5 分

7. 某男，因钝器击伤头部 1 小时入院，昏迷、呕吐、双侧瞳孔不等大，血压 180/102mmHg。行颅内血肿清除术，留置引流管送回病房。其护理正确的措施是（　　　）

　　A. 引流管开口低于侧脑室平面 10~15cm

　　B. 每日引流量不宜超过 180mL

　　C. 每天更换引流袋或引流瓶

　　D. 定时冲洗引流管

　　E. 引流时间一般 7~14 天

扫一扫，知答案

扫一扫，看课件

模 块 十 二
颅脑损伤患者的护理

【学习目标】

1. 掌握：颅脑损伤患者的身体状况、常见护理诊断／问题及护理措施。
2. 熟悉：颅脑损伤患者的健康史、辅助检查及诊疗要点。
3. 了解：颅脑损伤病因分类、患者心理和社会支持状况。

颅脑损伤（head injury）多见于意外事故、跌倒、坠落及锐器和钝器对头颅的伤害。颅脑损伤包括头皮损伤、颅骨骨折和脑损伤，三者可合并存在。脑损伤的程度对预后起决定作用。

项目一　头皮损伤

【病因与分类】

头皮损伤是因外力作用使头皮完整性或皮内组织结构发生改变，是最常见的颅脑损伤。包括头皮血肿、头皮裂伤和头皮撕脱伤3种类型。

1. 头皮血肿　损伤原因多为钝器伤，头皮由外向内分为皮肤、浅筋膜、帽状腱膜、腱膜下疏松结缔组织和颅骨外膜5层（图12-1），依据血肿发生层面不同可进行如下分类：

（1）皮下血肿　位于皮肤层和帽状腱膜之间，血肿不易扩散，范围较局限，体积较小。

（2）帽状腱膜下血肿　位于帽状腱膜和骨膜之间，该处组织松弛，出血易扩散，可蔓延至整个头部，失血量较多。

（3）骨膜下血肿　位于骨膜和颅骨外板之间，常由颅骨骨折引起，血肿多以骨缝为界，局限于某一颅骨范围内。

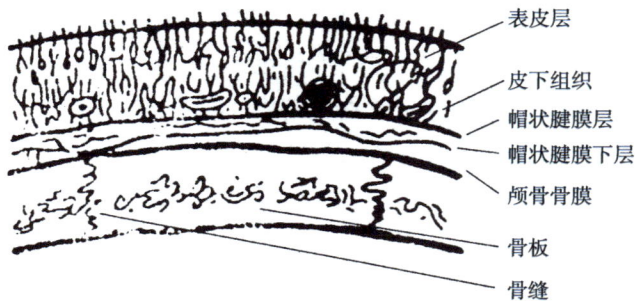

表皮层
皮下组织
帽状腱膜层
帽状腱膜下层
颅骨骨膜
骨板
骨缝

图 12-1 头皮分层

2. 头皮裂伤 锐器或钝器打击均可导致头皮裂伤，出血量较多。

3. 头皮撕脱伤 多因头发受机械暴力牵拉，大块头皮自帽状腱膜下层连同颅骨骨膜被撕脱或整个头皮甚至连额肌、颞肌及骨膜一并撕脱，使骨膜或颅骨外板暴露。

【护理评估】

1. 健康史 了解患者既往健康史，患者受伤经过及时间史，是否伴有头痛、呕吐及意识障碍等脑损伤表现。

2. 身体状况

（1）头皮血肿 按血肿出现于头皮的层次，分为以下 3 种：①皮下血肿：范围局限，张力高，边缘隆起，中央凹陷，压痛明显。容易被误认为是骨折。②帽状腱膜下血肿：范围可延及整个头部，头颅增大，肿胀，按之有波动感。③骨膜下血肿：多局限于某一颅骨范围内，以骨缝为界，张力较高。

（2）头皮裂伤 伤口大小、深度不一，创缘多不规则，可有组织缺损，出血较多，可伴有休克。

（3）头皮撕脱伤 头皮缺损，颅骨外露，出血量多，常伴休克。

3. 心理和社会支持状况 评估患者精神状态及情绪反应，有无紧张、焦虑、恐惧感，了解患者家属对患者的支持能力和程度。

4. 辅助检查 单纯头皮损伤的诊断一般不难，要注意检查有无颅骨骨折和颅脑损伤及休克，必要时做 CT、MRI、X 线等检查。

5. 诊疗要点

（1）头皮血肿 小血肿 1~2 周可自行吸收，不需特殊处理，伤后给予冷敷以减少出血和疼痛，24 小时后改用热敷以促进血肿吸收；禁止用力揉搓，巨大血肿给予加压包扎，可在无菌操作下穿刺抽血后加压包扎。

（2）头皮裂伤 加压包扎止血后，根据病变情况进行清创缝合术，因头皮血供丰富，清创缝合时间可放宽至 24 小时。

（3）头皮撕脱伤　应用无菌敷料覆盖创面，加压包扎止血，严格清创后行头皮再植；无法再植者，做全厚或中厚皮片植皮，术后加压包扎。

（4）预防感染　常规应用抗生素，严格无菌操作。

（5）防治休克　及时止血、补充血容量，防治休克。

【常见护理诊断／问题】

1. **疼痛**　与外伤有关。

2. **潜在并发症**　失血性休克、感染。

【护理措施】

1. **病情观察**　密切观察生命体征、尿量和意识、瞳孔的变化，注意有无休克和脑损伤的发生。

2. **创口护理**　注意创面有无渗血、皮瓣坏死和感染，保持创口敷料整洁、干燥。

3. **预防感染**　严格无菌操作，观察有无全身和局部感染表现，常规应用抗生素及破伤风抗毒素。

4. **心理护理**　给予患者精神和心理上的支持，介绍疾病相关知识，鼓励患者，使患者明确疾病的主要反应方式，消除患者紧张、恐惧的心理。

5. **健康指导**　介绍头皮损伤的紧急处理方法；头皮裂伤应及时清创缝合；加强劳动保护及交通安全意识。

项目二　颅骨骨折

颅骨骨折（skull fracture）是指颅骨受暴力作用导致颅骨结构的改变。其临床意义不在于骨折本身，而在于骨折引起的脑膜、血管和神经损伤，可合并脑脊液外漏、颅内血肿、颅内感染等。

颅骨骨折按骨折部位，分为颅盖骨折和颅底骨折；按骨折形态，分为线性骨折和凹陷性骨折；按骨折与外界是否相通，分为开放性骨折和闭合性骨折。

【护理评估】

1. **健康史**　询问患者的外伤史，包括受伤的过程、致伤物的类型等。

2. **身体状况**　了解患者的症状和体征，判断伤情严重程度，明确有无脑脊液外漏。结合 X 线和 CT 检查，确定骨折部位和性质，注意有无昏迷、局灶症状及颅内压增高等表现。

（1）颅盖骨折　分为线性骨折和凹陷性骨折。

线性骨折：表现为局部压痛、肿胀，可伴有头皮血肿、头皮裂伤和骨膜下血肿等。应警惕合并脑损伤和颅内血肿。

凹陷性骨折：局部可扪及颅骨凹陷，若骨折压迫脑皮质神经功能区，可出现偏瘫、失语、癫痫等神经系统定位病症。若颅腔容积减小，可出现颅内压增高表现。

（2）颅底骨折　多由间接暴力所致。依骨折部位分为颅前窝、颅中窝和颅后窝骨折（表 12-1）。出现脑脊液外漏则为开放性骨折。

表 12-1　颅底骨折的临床表现

骨折部位	脑脊液外漏	瘀斑部位	可能累及的脑神经
颅前窝	鼻漏	眶周、球结膜下（熊猫眼征）	Ⅰ ~ Ⅱ
颅中窝	耳、鼻漏	乳突区（Battle 征）	Ⅶ ~ Ⅷ
颅后窝	无	乳突部、咽后壁	Ⅸ ~ Ⅻ

3. 心理和社会支持状况　患者常因头部损伤而表现焦虑、恐惧等心理反应，担心颅骨骨折后能否愈合，是否伴有脑损伤以至带来危险，对伤后的恢复缺乏信心。了解家属对疾病的认识和对患者的关心及支持程度。

4. 辅助检查

（1）X 线　主要依靠 X 线明确骨折片陷入的深度和有无合并脑损伤。对颅底骨折的诊断意义不大。

（2）CT　可确定有无骨折，并有助于脑损伤的诊断。

5. 诊疗要点

（1）颅盖骨折　单纯线性骨折无须特殊处理，嘱患者卧床休息，对症治疗。凹陷性骨折者若凹陷不深、范围不大者可观察；若凹陷性骨折位于脑重要功能区表面，有脑受压症状或颅内压增高的表现，凹陷深度＞1cm，或开放性粉碎性凹陷骨折，应行手术复位或摘除碎骨片。

（2）颅底骨折　无须特殊治疗，注意观察有无脑损伤及脑神经等合并伤；处理脑脊液外漏，脑脊液外漏多在 1~2 周内自行愈合，超过 4 周应手术修补硬脑膜；若骨折片或血肿压迫脑神经，应及早行手术减压。给予抗生素，防止颅内感染。

【常见护理诊断／问题】

1. 知识缺乏　缺乏脑脊液外漏的护理知识。

2. 感知改变　与脑神经损伤有关。

3. 焦虑／恐惧　与颅脑损伤的诊断和担心治疗效果有关。

4. 潜在并发症　颅内感染、颅内压增高、颅内血肿等。

【护理措施】

1. 观察病情　密切观察患者的生命体征、意识、瞳孔改变，有无颅内压增高的症状和肢体活动等情况，及时发现并发症并通知医生。

2. 预防感染　预防性应用抗生素和破伤风抗毒素。

3. 脑脊液外漏的护理

（1）观察　观察记录脑脊液外漏量的改变及患者症状表现的改变。

（2）清洁　保持外耳道、鼻腔和口腔清洁，每日 2~3 次清洁、消毒。

（3）体位　抬高头部，侧卧向脑脊液外漏的一侧，促进漏口封闭，并保持此体位至脑脊液外漏停止后 3~4 日。

（4）禁忌　严禁从鼻腔吸痰和放置胃管，禁止耳鼻滴药、冲洗和堵塞，禁忌腰穿。避免用力咳嗽、打喷嚏、擤鼻涕及用力排便，以免导致气颅或脑脊液逆流。

4. 心理护理　介绍疾病相关知识，指导患者正确面对损伤，调整心态，配合治疗。

5. 健康指导　指导患者正确摆放体位，避免用力咳嗽、打喷嚏、擤鼻涕及用力排便；若伴有颅骨缺损，注意保护创面，伤后半年行颅骨形成术。

项目三　脑　损　伤

情景导入

某患者，男，50 岁。4 小时前被木棒击伤左颞部，伤后头痛、呕吐，随即不省人事，持续约 1 小时，以后逐渐苏醒。亲属叙述 1 小时前患者再次不省人事，频繁呕吐，急诊入院。查体：中度昏迷，左侧瞳孔散大，右侧肢体病理征（＋）。

问题：①作为急诊科护士，请问患者可能发生了什么情况？②如何对该患者进行护理？

脑损伤（brain injury）是指暴力引起的脑膜、脑组织、脑血管及脑神经的损伤。

【病因与分类】

导致脑损伤的外力因素有以下两个方面：

1. 直接损伤　暴力直接作用于头部引起的损伤，包括加速性、减速性损伤和挤压伤。

2. 间接损伤　暴力作用于头部以外部位，通过传递造成的脑损伤，主要有挥鞭样损伤和胸部挤压伤导致的脑损伤。根据伤后脑组织是否与外界相通，分为开放性和闭合性脑损伤。前者多为锐器或火器伤，常伴头皮破裂、颅骨骨折和脑膜破裂；后者多为钝器伤或间接暴力所致，脑膜完整。

【护理评估】

1. 健康史　详细询问患者或知情人患者受伤经过，如暴力性质、大小、方向、速度和身体状况，受伤后有无意识障碍，其持续时间和程度，有无恶心、呕吐、头痛等症状，是否伴有口鼻耳流血和脑脊液外漏。了解既往是否伴有心脑血管方面的疾患等。

2. 身体状况

（1）脑震荡　为一过性脑功能障碍。主要表现为伤后立即出现的短暂意识障碍，可为意识模糊或昏迷，持续数秒至数分钟，一般不超过 30 分钟；部分患者可出现皮肤苍白、出汗、血压下降、生理反射迟钝等；清醒后大多不能回忆伤前及当时的情况，但对往事回忆清楚，称逆行性遗忘；常伴有头痛、头晕、呕吐、恶心等症状；神经系统检查无阳性体征，脑脊液无明显改变，CT 显示无异常改变。

（2）脑挫裂伤　为脑组织实质性损伤，主要发生在大脑皮质，包括脑挫伤和脑裂伤，两者常并存。

临床表现：①意识障碍：伤后立即出现，程度及持续时间与病情呈正比。②局灶症状和体征：若大脑皮质神经功能区受损，可出现相应症状和体征，如失语、失聪、锥体束征、偏瘫等。若仅伤及"哑区"，可无神经系统受损表现。③生命体征改变：伴随脑组织水肿 、颅内出血等，引起颅内压增高、脑疝或脑干损伤，表现为呼吸节律紊乱、心率及血压明显波动等。④头痛、呕吐：常与自主神经功能紊乱、颅内压增高或蛛网膜下腔出血相关。⑤颅内压增高与脑疝形成：继发于脑水肿或颅内血肿，可使意识障碍和神经系统体征加重，生命体征、意识障碍和瞳孔改变等。

（3）颅内血肿　按血肿引起症状所需时间分为急性血肿（＜3 天）、亚急性血肿（3 天~3 周）和慢性血肿（＞3 周）3 型。按出血来源和血肿所在部位分为硬膜外、硬膜下和脑内血肿 3 型。

硬脑膜外血肿：血液积聚于颅骨与硬脑膜之间，常可因颅骨骨折致脑膜中动脉或静脉窦破裂引起。一般出血量成人幕上达 20mL，幕下达 10mL 时即可出现颅内压增高和脑疝。其典型意识障碍是伤后立即出现原发性昏迷，之后意识清醒，一段时间后，由于颅内血肿形成，颅内压增高后患者再次出现昏迷，这称为"中间清醒期"。若原发性脑损伤严重或血肿形成迅速，也可能不出现"中间清醒期"。

硬脑膜下血肿：出血积聚于硬脑膜下腔，在颅内血肿中最常见。主要由脑挫裂伤的皮层血管破裂所致。因多数有脑挫裂伤和脑水肿同时存在，故表现为伤后持续昏迷或昏迷进行性加重，少有"中间清醒期"，可较早出现颅内压增高和脑疝。

脑内血肿：出血积聚在脑实质内，多由脑挫裂伤导致脑实质内的血管破裂引起，常与硬脑膜下血肿并存，表现为进行性意识障碍加重。

3. 心理和社会支持状况 了解患者及家属对颅脑损伤及其功能恢复的心理反应，了解家属对患者的支持能力和关心程度，使之更有利于患者的恢复。

4. 辅助检查

（1）CT 检查 可清楚显示脑挫裂伤、颅内血肿的部位、程度，是脑损伤的首选检查方法。

（2）腰穿检查 可了解有无蛛网膜下腔出血及测量颅内压，但急性颅内压增高者应慎用。

（3）MRI 检查 对脑干、胼胝体及轴索损伤有独特优势。

5. 诊疗要点

（1）对症治疗 止痛、抗癫痫，禁吗啡和哌替啶。

（2）保持呼吸通畅 病情需要者行气管切开或气管内插管辅助呼吸。

（3）休息 脑震荡一般无须特殊处理，卧床休息 1~2 周，可完全恢复。

（4）营养 营养支持和维持水、电解质及酸碱平衡。

（5）观察病情 监测呼吸、脉搏、血压、意识、瞳孔改变，及时发现和处理颅内压增高和脑疝等并发症。

（6）防治脑水肿 应用脱水剂、利尿剂、激素、过度换气和吸氧等对抗脑水肿和降低颅内压，严格限制入水量，必要时应用冬眠低温治疗。

（7）促进脑功能恢复 应用神经营养药物和高压氧治疗等。

（8）手术治疗 清除血肿和处理脑疝。慢性硬膜下血肿多采用颅骨钻孔引流术；急性颅内血肿，一经确诊应立即手术清除血肿。重度脑挫裂伤，出现脑疝时，应做减压术或局部病灶清除术。

【常见护理诊断 / 问题】

1. 焦虑 与颅脑损伤、担心预后等有关。

2. 自理缺陷 与伤势严重、身体虚弱有关。

3. 营养失调 低于机体需要量与呕吐、长期不能进食有关。

4. 潜在并发症 颅内压增高、脑疝、癫痫、感染等。

【护理措施】

1. 急救护理

（1）保持患者呼吸道通畅 有意识障碍的颅脑损伤患者，丧失正常咳嗽反射和吞咽功能，呼吸道分泌物不能有效排除，当患者口鼻有分泌物时，将患者侧卧，以利于咽喉部分泌物自行流出；昏迷者置口咽通气管，必要时行气管切开或人工辅助呼吸。

（2）防治休克　有休克表现时，及时补充血容量，应查明有无颅脑以外损伤。

（3）妥善处理伤口　开放性颅脑损伤应剪短伤口周围头发，并消毒，伤口局部不冲洗，不用外用药，外露脑组织用消毒纱布保护，避免局部受压，切不可将其还纳伤口内。在无休克或颈椎损伤的情况下，可适当抬高头部，以减少出血。

（4）做好护理记录　准确记录受伤经过、急救处理过程，以及患者的生命体征、意识、瞳孔、肢体活动等病情变化。

2. 病情观察　动态的病情观察，有助于鉴别原发性与继发性脑损伤，及时发现并控制并发症。

（1）意识状态　意识障碍的程度可反映脑损伤的轻重，出现的迟早和有无加重，可区别原发性和继发性脑损伤。临床意识状态的变化是颅脑疾病患者病情演变最重要的客观指标。

（2）瞳孔　密切观察瞳孔的大小、形态、对光反射、眼裂大小、眼球位置及活动情况，注意两侧对比。伤后一侧瞳孔散大、对侧肢体瘫痪，提示脑受压或脑疝；双侧瞳孔散大、光反应消失、眼球固定，多为原发性脑干损伤或临终状态；双侧瞳孔缩小，对光反应迟钝，可能为脑桥损伤或蛛网膜下腔出血；双侧瞳孔大小多变，光反射消失伴眼球分离，提示中脑损伤。有无间接对光反射可鉴定视神经损伤与动眼神经损伤。

（3）生命体征　注意观察有无"两慢一高"，警惕颅内血肿和脑疝发生。动态观察体温变化，组织创伤反应可出现中度发热。若累及脑干，可出现体温不升或中枢性高热，若体温升高在伤后数日出现，警惕感染的可能。

（4）神经系统体征　原发性损伤引起的局灶症状，伤后即可出现，不会继续加重；继发性脑损伤的症状，在伤后逐渐出现，且多进行性加重。

（5）其他　观察有无呕吐及呕吐物性质，有无脑脊液外漏，有无剧烈头痛等颅内压增高的症状，及时查明原因并处理。

3. 降低颅内压　参考模块十一。

4. 保持正确体位　采取头高足低斜坡卧位，抬高床头 15°~30°，以利于静脉回流、减轻脑水肿，同时可防止不适卧姿导致呼吸道梗阻。

5. 营养支持　补充足够的能量和蛋白质。早期可用静脉营养，肠蠕动恢复后改为肠内营养，以高维生素和高蛋白质的混合物为佳。每日输注液体量控制在 1500~2000mL，且输液速度不宜过快，注意维持电解质和酸碱平衡。

6. 对症护理

（1）躁动　避免引起躁动的因素，寻找并解除引起躁动的原因，如呼吸不畅、缺氧、膀胱充盈、冷热刺激，慎用镇静剂，不可强行约束，防止坠床等意外伤害。

（2）便秘　便秘可引起腹胀、腹痛，用力排便可诱发脑疝。可应用润滑剂，保持大便畅通。

（3）排尿异常　因病情需要留置尿管时，应严格无菌操作，尿管留置时间 3~5 天为宜，若需长期导尿者，可行耻骨上膀胱穿刺造瘘，保持局部清洁，注意定期进行逼尿肌训练。

（4）中枢性高热　可给予物理降温，若不能缓解可用冬眠低温疗法。

（5）五官及皮肤护理　去除口、鼻腔分泌物和血痂，用消毒棉球清洁；定期清除眼部分泌物，滴抗生素眼药水，防止发生角膜炎和角膜溃疡。帮助患者定时翻身，保持皮肤清洁干燥，防止压褥疮发生。

（6）外伤性癫痫　可用苯妥英钠预防，发作时用地西泮 10~20mg 静注，每日总量不超过 100mg。癫痫完全控制后，继续用药 1~2 年，逐渐减量后停药，突然停药可导致癫痫再发。

（7）应激性溃疡　缩短激素使用时间，给予抑酸、保护胃黏膜药物。

（8）肺部感染　定期翻身拍背，保持呼吸道畅通，防止呕吐物误吸引起窒息和呼吸道感染。

（9）关节痉挛、肌萎缩　保持肢体功能位，防止足下垂。每日做四肢关节被动活动和肌肉按摩数次。

7. 健康指导

（1）心理指导　体贴关怀患者，鼓励患者尽早自理生活，树立正确的人生观，克服悲观消极情绪，树立起战胜疾病的信心。

（2）加强安全意识教育　外伤性癫痫患者，应按时服药，不可单独外出活动，保证生活环境的安全，防止意外伤害。

（3）康复训练　脑外伤后可出现语言、运动障碍，伤后 1~2 年内有部分恢复的可能。帮助患者制定康复计划，进行功能训练，改善生活自理能力和社会适应能力。

护考链接

考点 1：头皮损伤的身体状况（A1 型题）。

1.头部外伤后从头皮触到明显波动，常常是由于（　　　　）

　　A.皮下血肿　　　　　　　B.帽状腱膜下血肿

　　C.骨膜下血肿　　　　　　D.皮下积液

　　E.皮下积脓

考点 2：颅底骨折的身体状况、护理措施（A1 型题）。

2. 颅底骨折的患者，禁忌堵塞鼻腔和耳道的目的是（　　）

    A. 防止颅内感染　　　　　　B. 防止脑疝形成

    C. 防止颅内血肿　　　　　　D. 防止颅内压增高

    E. 防止颅内压降低

3. 缓慢出现的乳突区皮下淤血（Battle 征）将提示下列哪一种情况（　　）

    A. 幕上压力增加　　　　　　B. 颅中窝骨折

    C. 脑裂伤　　　　　　　　　D. 颅前窝骨折

    E. 颅后窝骨折

考点 3：脑损伤的身体状况、护理措施（A1、A2 型题）。

4. 不符合脑震荡表现的是（　　）

    A. 意识障碍不超过 30 分钟　　B. 逆行性健忘

    C. 颅内压增高　　　　　　　　D. 脑脊液检查无异常

    E. 神经系统检查无异常

5. 急性硬脑膜外血肿意识障碍的典型特点是（　　）

    A. 原发性昏迷　　　　　　　B. 继发性昏迷

    C. 意识好转期　　　　　　　D. 持续性昏迷

    E. 浅昏迷

6. 脑挫裂伤患者最突出的临床表现是（　　）

    A. 头痛　　　　　　　　　　B. 呕吐

    C. 意识障碍　　　　　　　　D. 局灶症状和体征

    E. 颅内压增高与脑疝

7. 某患者，男，50 岁。颅脑损伤入院。患者感剧烈头痛，频繁呕吐，行腰椎穿刺测得颅内压为 2.5Kpa。以下护理措施错误的是（　　）

    A. 限制水钠摄入量　　　　　B. 氧气吸入

    C. 保持呼吸道通畅，必要时气管切开

    D. 避免躁动，必要时用可待因

    E. 应用促进肠蠕动的药物与食物

扫一扫，知答案

扫一扫，看课件

颅内肿瘤患者的护理

【学习目标】

1. 掌握：颅内肿瘤患者的身体状况、常见护理诊断/问题及护理措施。
2. 熟悉：颅内肿瘤患者的健康史、辅助检查及诊疗要点。
3. 了解：颅内肿瘤患者的心理和社会支持状况。

情景导入

某患者，女，30岁。无明显诱因出现间断性头昏，无恶心、呕吐，无肢体活动障碍，无乏力、纳差等不适，未引起重视。3个月后出现头昏加重，视物重影。行头颅CT，提示："颅内占位性病变，性质待定"；行头颅MRI检查，提示：左侧侧脑室体、后脚内占位性病变。

问题：①如何评估患者？②此时最有效的处理措施是什么？

颅内肿瘤（intracranial tumors）可分为原发性和继发性。原发性肿瘤起源于脑、垂体、松果体、脑神经、脑膜及脑血管等组织，多见于20~50岁，40岁为发病高峰期；发病部位以大脑半球最多，其次为鞍区；成年患者多为胶质细胞瘤，其次为脑膜瘤和垂体瘤等；儿童颅内肿瘤约占全身肿瘤的7%，以后颅窝和中线部位肿瘤居多，如髓母细胞瘤和颅咽管瘤。继发性肿瘤是指其他部位恶性肿瘤转移或侵入颅内的肿瘤。

【病因与分类】

颅内肿瘤的发生可能与遗传因素、理化及生物因素有关。

颅内肿瘤可行如下分类：①神经上皮组织肿瘤，包括星形细胞瘤、少突胶质细胞瘤、室管膜肿瘤、脉络丛肿瘤、松果体肿瘤、胶质母细胞瘤、髓母细胞瘤；②脑膜肿瘤，包括各类脑膜瘤、脑膜肉瘤；③垂体前叶肿瘤，包括嫌色性腺瘤、嗜酸性腺瘤、嗜碱性腺瘤、混合性腺瘤；④神经鞘细胞肿瘤，包括良性、恶性神经鞘瘤，良性、恶性神经纤维瘤⑤血管肿瘤；⑥先天性肿瘤，包括颅咽管瘤、上皮样囊肿、畸胎瘤、神经错构瘤等；⑦转移及侵入性肿瘤；⑧未分类肿瘤。

【护理评估】

1. 健康史　了解患者既往健康史，有无肿瘤家族史，有无接触致癌因素，是否伴有心血管疾病等其他系统疾病。

2. 身体状况

（1）颅内压增高　多数患者会出现颅内压增高的表现。常呈慢性、进行性发展，包括头痛、呕吐和视神经乳头水肿，还可出现视力减退、头晕、猝倒、意识障碍等，严重者可出现脑疝。

（2）局灶症状和体征　因肿瘤发生的部位不同，而对脑组织造成的刺激、压迫和破坏不同。刺激性症状包括癫痫、疼痛及抽搐；压迫和破坏症状包括偏瘫、失语、感觉障碍及脑神经的功能障碍和小脑症状等；首先出现的症状和体征常表明脑组织最先受损的部位，有定位诊断的意义。

（3）内分泌功能紊乱　鞍区肿瘤可在早期出现内分泌功能紊乱，如女性停经、泌乳、男性性功能障碍，库欣综合征等。

3. 心理和社会支持状况　了解患者的心理状况，有无焦虑、恐惧心理，了解患者对疾病的认知程度及治疗疾病所需费用的经济承担能力。

4. 辅助检查

（1）CT、MRI　CT是应用最广的脑成像技术，MRI对脑组织的细微分辨优于CT。

（2）X线　包括头颅平片、脑室脑池造影、脑血管造影、DSA等。

（3）脑电图及脑电地形图　对大脑半球凸面病灶有较高的定位价值。

（4）激素检测　泌乳素（PRL）、生长激素（GH）、促肾上腺皮质激素（ACTH）等测定有助于鞍区肿瘤的诊断。

5. 诊疗要点

（1）降低颅内压　包括脱水治疗、激素治疗、冬眠低温疗法和脑脊液外引流等。

（2）手术治疗　为最直接、最有效的方法，包括肿瘤切除术，内减压、外减压和脑脊液分流术等。

（3）化疗　选择容易通过血脑屏障、无中枢神经毒性的药物，注意防止颅内压增高、肿瘤坏死出血和骨髓抑制等副作用的发生。

（4）放疗　适用于位于重要功能区或深部等不宜手术的肿瘤，全身情况差不宜手术者及对放疗较敏感的肿瘤。包括体内照射和体外照射两种。

【常见护理诊断／问题】

1. 焦虑／恐惧　与肿瘤诊断、担心疗效及预后有关。

2. 语言沟通障碍　与肿瘤导致的感觉性或运动性失语有关。

3. 清理呼吸道无效　与意识障碍及手术有关。

4. 疼痛　与颅内压增高和手术有关。

5. 营养失调，低于机体需要量　与呕吐、食欲下降，以及放、化疗治疗有关。

6. 潜在并发症　颅内压增高、脑疝、感染等。

【护理措施】

1. 非手术治疗的护理／术前护理

（1）一般护理　取足低头高位，以利于静脉回流，减轻脑水肿；加强生活护理，保持安静、舒适的环境，保证足够的休息和睡眠；下床活动时，防止意外伤害发生；加强皮肤护理，防止褥疮发生；加强与语言、感官障碍的患者交流，满足患者的生理需要；给予均衡饮食，摄入足量的蛋白质和维生素，无法进食者采用鼻饲或肠外营养，维持水、电解质和酸碱平衡。

（2）保持呼吸通畅　及时清理口鼻腔呕吐物和分泌物，必要时气管切开；协助患者翻身、扣背，必要时雾化吸入，防止肺部感染。

（3）癫痫发作的护理　限制患者的活动范围，保护患者安全，及时给予抗癫痫药物。

（4）术前准备　及时施行降低颅内压的措施，消除引起颅内压增高的因素；做好术区皮肤准备；留置导尿管，保持大便通畅；术前给予阿托品，以减少呼吸道分泌并可抑制迷走神经。

（5）心理护理　关心体贴患者，减轻患者的心理压力，保持情绪稳定；指导患者家属学会对患者的照顾方法。

2. 术后护理

（1）体位　麻醉未苏醒的患者，取侧卧位；意识清醒、血压平稳者，取头高足低位。

（2）营养及输液　术后第1日若病情允许即可进流质，逐步过渡到正常饮食。手术较大或术后病情未稳定者，应禁食1~2日。颅后窝手术或听神经瘤手术后应禁食水，可鼻饲供给营养，待吞咽功能恢复后逐渐练习进食。昏迷患者经鼻饲供给营养，必要时应用全胃肠外营养。因颅脑手术后均有脑水肿反应，应适当控制输液量，每日以1500~2000mL为宜，维持水、电解质和酸碱平衡。

（3）病情观察　监测患者生命体征、意识状态、瞳孔变化，保持呼吸道畅通，尤其注意颅内压增高症状的出现。

（4）引流管的护理　妥善固定引流管，保持引流管通畅，观察引流量、颜色及性状，3~4 天后待血性脑脊液转清，可拔除引流管。

（5）疼痛护理　应注意头痛的原因、性质和程度，给予对症处理。切口疼痛多发生于 24 小时内，一般止痛剂可缓解。颅内压增高所致头痛，多发生在术后 2~4 日脑水肿高峰期，应给予脱水剂和激素等降低颅内压；保证术后患者安静，防止颅内压增高，可适当应用氯丙嗪、异丙嗪等镇静剂。

（6）并发症的预防和护理　①颅内出血：是最危险的并发症，多于术后 1~2 天出现，表现为意识障碍和颅内压增高或脑疝征象，及时报告医生处理并做好再次手术准备。②中枢性高热：下丘脑、脑干部病变可引起中枢性高热，多于术后 12~48 小时内出现，体温高达 40℃以上，物理降温效果较差，需采用冬眠低温疗法。③感染：切口感染，多于术后 3~5 日出现，表现为伤口红肿、压痛及皮下积液。同时注意防治肺部感染，加强营养，使用抗生素。④其他：包括尿崩症、消化道出血、癫痫发作等，注意观察，及时发现并处理。

3. 健康指导　鼓励患者尽快适应社会和自身形象的改变；指导患者早期进行功能锻炼，告知放、化疗可能出现的副反应；指导患者家属对患者的护理方法，尽可能提高生活质量。

护考链接

考点 1：颅内肿瘤分类（A1 型题）。

1. 按组织来源不同，颅内肿瘤发生率最高的是（　　　）

　　A. 胶质瘤　　　　　　　　　B. 脑膜瘤

　　C. 血管瘤　　　　　　　　　D. 转移瘤

　　E. 垂体腺瘤

2. 按肿瘤发生的部位不同，颅内肿瘤发生率最高的是（　　　）

　　A. 大脑半球肿瘤　　　　　　B. 鞍区肿瘤

　　C. 小脑肿瘤　　　　　　　　D. 脑室肿瘤

　　E. 脑干肿瘤

考点 2：颅内肿瘤诊疗要点（A2 型题）。

3. 某患者，女，32 岁。头痛 1 年半，近 2 个月头痛加重，伴有喷射样呕吐；烦躁后出现意识障碍，右侧瞳孔先缩小后又散大，光反应迟钝，左侧肢体运动障碍；呼吸加快。CT 示"左顶叶肿瘤"。首先采取的急救措施应是（　　　）

　　A. 立即开颅切除肿瘤　　　　B. 20% 甘露醇静脉注射

　C. 脑脊液体外引流　　　　　　D. 去骨瓣减压

　E. 气管插管

考点 3：颅内肿瘤患者的护理（A1、A2 型题）。

4. 颅内肿瘤手术清醒后头部抬高（　　　）

　A. 5°~10°　　　　　　　　　　B. 10°~15°

　C. 15°~30°　　　　　　　　　　D. 30°~35°

　E. 35°~40°

5. 某患者，女，45 岁。因脑肿瘤行脑室引流术术后 3 小时，引流管无引流液流出。以下说法错误的是（　　　）

　A. 将引流袋适当降低　　　　　B. 报告医师

　C. 将引流管轻轻旋转　　　　　D. 生理盐水冲洗

　E. 必要时换管

扫一扫，知答案

模 块 十 四

甲状腺疾病患者的护理

扫一扫，看课件

【学习目标】

1. 掌握：甲状腺功能亢进、甲状腺癌患者的身体状况、常见护理诊断／问题及护理措施。

2. 熟悉：甲状腺功能亢进的辅助检查及诊疗要点。

3. 了解：甲状腺的解剖生理；甲状腺功能亢进、甲状腺癌的病因分类。

情景导入

张女士，32岁。近来经常因小事与邻居发生口角，情绪难以控制。家人发现其颈部较前增粗，眼球也略有突出。张女士自觉心慌、气短、易疲劳、怕热多汗、爱发脾气。经家人劝说后去医院检查，医生诊断为"甲状腺功能亢进"，拟行手术治疗。查体：T36.5℃，P110次／分，R23次／分，BP140/80mmHg，体型消瘦，双侧甲状腺弥漫性肿大。

问题：①如何评估当前患者甲亢的程度？②提出患者术前主要的护理诊断／问题。

【解剖生理概要】

甲状腺位于甲状软骨下方、气管两侧，分左、右两叶，中间以峡部相连。甲状腺的血液供应非常丰富，主要来源于甲状腺上动脉和甲状腺下动脉。甲状腺有3条主要静脉，即甲状腺上、中、下静脉，甲状腺上、中静脉血液流入颈内静脉，甲状腺下静脉血液直接流入无名静脉。甲状腺附近的神经主要有喉上神经和喉返神经，均起自迷走神经。喉上神经有内支和外支。内支为感觉支，分布在喉与会厌黏膜上，若损伤后可导致会厌反射消失，饮水呛咳；外支为运动支，与甲状腺上动脉贴近，分布在环甲肌上，若被损伤可造成环甲肌瘫痪，使声带松弛，声调降低。喉返神经在颈部位于甲状腺背侧的气管食管沟内，支配声带运动，若一侧喉返神经损伤时可造成声音嘶哑甚至失音，若双侧喉返神经损伤可出现呼吸困难或窒息。在甲状腺的背面有左右各两个呈上下排列的甲状旁腺。

甲状腺的主要功能是合成、贮存和分泌甲状腺素。甲状腺素主要参与人体的物质和能量代谢，能加速全身细胞的氧化过程，促进蛋白质、脂类和糖类的分解作用，提高机体代谢率。同时，对促进人体的生长发育，特别是骨骼和神经系统的生长发育也有重要作用。甲状旁腺分泌甲状旁腺素，调节体内钙的代谢，维持血钙和血磷的平衡。如果甲状旁腺被误伤或切除，可表现出低钙抽搐。

项目一　甲状腺功能亢进

甲状腺功能亢进（hyperthyroidism）简称甲亢，是各种原因导致甲状腺素分泌过多，出现以全身代谢亢进为主要特征的内分泌疾病。男女发病约为 1∶4。

【病因与分类】

甲亢的病因目前尚未完全阐明。一般认为，原发性甲亢是一种自身免疫性疾病，继发性甲亢和高功能腺瘤可能与结节本身自主性分泌紊乱有关。

1. 原发性甲亢　最常见，发病年龄多在 20~40 岁，女性多见。腺体呈对称性、弥漫性肿大，常伴有眼球突出，故又称"突眼性甲状腺肿"。

2. 继发性甲亢　较少见，发病年龄多在 40 岁以上。如在结节性甲状腺肿基础上发生甲亢，患者先有多年的结节性甲状腺肿，以后才逐渐出现功能亢进症状。腺体呈不对称的结节状肿大，易致心肌损害，无突眼症状。

3. 高功能腺瘤　少见，腺体内有单个的自主性高功能结节，其周围的甲状腺组织呈萎缩改变，无眼球突出。

【护理评估】

1. 健康史　了解患者有无结节性甲状腺肿或伴有其他自身免疫性疾病，有无甲状腺疾病的用药或手术史，有无精神刺激、感染、劳累、创伤等应激因素存在，有无家族史。

2. 身体状况

（1）甲状腺激素分泌过多综合征　①交感神经兴奋性增高：患者性情急躁，容易激动，失眠，多语，怕热，多汗，双手颤动；②基础代谢率增高：患者食欲亢进却消瘦，体重减轻，易疲乏，工作效率降低；③心血管功能改变：表现为心悸、胸部不适等。脉快而有力，脉率常在 100 次／分以上，休息及睡眠时仍快，脉压增大。脉率及脉压常作为判断病情程度与评价治疗效果的重要标志。

（2）甲状腺肿大　多数患者呈对称性、弥漫性肿大，一般无压迫症状。由于腺体内血管扩张、血流加速，左右叶上下极可扪及震颤感，听诊可闻及血管杂音。

（3）突眼征　原发性甲亢者常双侧眼球突出、眼裂增宽。严重者，上下眼睑难以闭合，甚至不能盖住角膜；凝视时瞬目减少，向下看时上眼睑不随眼球下闭，双眼内聚能力差等。

3. 心理和社会支持状况　甲亢患者因交感神经兴奋性增高，比一般患者更容易紧张和恐惧，表现为情绪不稳定、遇事易急躁、难以控制自己的情绪等，使患者人际关系紧张。外形的改变，如突眼、颈部粗大可加重患者的情绪障碍，造成自我形象紊乱。

4. 辅助检查

（1）基础代谢率测定　测定必须在清晨、空腹和静卧时进行。基础代谢率%＝（脉率＋脉压）-111。正常为 ±10%，+20% ~+30% 为轻度甲亢，+30% ~+60% 为中度甲亢，+60% 以上为重度甲亢。

（2）甲状腺摄 ^{131}I 率测定　正常甲状腺 24 小时内摄取 ^{131}I 量为总入量的 30% ~40%，若 2 小时内摄取量超过 25%，或 24 小时内超过 50%，且吸 ^{131}I 高峰提前出现，均表示有甲亢，但不能反映甲亢的严重程度。

（3）血清 T_3、T_4 含量测定　甲亢时 T_3 值上升较早而快，可高于正常值 4 倍左右；T_4 则上升迟缓，仅高于正常值 2.5 倍。故测定 T_3 诊断甲亢，其敏感性较高。

5. 诊疗要点　甲状腺大部切除术是目前治疗甲亢的一种常用而有效的方法。

（1）手术适应证　①中度以上的原发性甲亢；②继发性甲亢、高功能腺瘤；③伴有压迫症状的甲状腺肿、胸骨后甲状腺肿等类型的甲亢；④抗甲状腺药物或 ^{131}I 治疗后复发者。

（2）手术禁忌证　①症状较轻者；②青少年患者；③老年患者或伴严重器质性疾病不能耐受手术者。

【常见护理诊断／问题】

1. 焦虑／恐惧　与疾病本身和对手术的顾虑等有关。

2. 营养失调，低于机体需要量　与基础代谢率增高所致代谢需求量大于摄入量有关。

3. 有受伤的危险　与突眼造成眼睑不能闭合有关。

4. 潜在并发症　呼吸困难和窒息、甲状腺危象、喉返神经损伤、喉上神经损伤、甲状旁腺损伤等。

【护理措施】

1. 非手术治疗的护理／术前护理

（1）**心理护理**　甲状腺肿大使颈部增粗，特别是年轻女性，怕影响外观，同时对手术有恐惧感，应给予积极的心理疏导，消除患者紧张心理，保证充分休息。

（2）**饮食护理**　给予高热量、高蛋白和富含维生素的饮食，主食应足量，可以增加奶类、蛋类、瘦肉类等优质蛋白以纠正体内的负氮平衡。如无禁忌证，每日饮水2000~3000mL，以补充出汗、腹泻、呼吸加快等所丢失的水分。避免进食刺激性的食物及饮料，如浓茶、咖啡等；禁用含碘丰富的食物，如海带、紫菜等；戒烟、戒酒，以免引起患者精神兴奋。

（3）**药物准备**　是术前降低基础代谢率、控制甲亢症状、预防术后发生甲状腺危象的重要环节，临床现在最常用的药物是碘剂和硫脲类。

碘剂的作用是抑制蛋白水解酶，减少甲状腺球蛋白的分解，从而抑制甲状腺素的释放；还能减少甲状腺的血流量，减轻腺体充血，使腺体缩小变硬。但碘剂不能抑制甲状腺素合成，如一旦停用，贮存于腺体内的甲状腺素大量释放，将使甲亢症状重新出现，甚至加重，因而凡不准备施行手术治疗的甲亢患者均不能使用碘剂。

硫脲类药物的作用是抑制甲状腺素合成。但硫脲类药物能使甲状腺肿大充血，手术时极易发生出血，增加手术困难和危险，所以使用硫脲类药物后必须加用碘剂。

术前药物准备通常的方法是：①先用硫脲类药物，待甲亢症状基本控制后停药，改服碘剂1~2周，再行手术。②服用碘剂，2~3周后甲亢症状得到基本控制（即患者情绪稳定，睡眠好转，体重增加，脉率＜90次/分以下，脉压恢复正常，基础代谢率＜+20%），便可进行手术。常用的碘剂是复方碘化钾溶液（Lugol溶液），口服，每日3次，第1日每次3滴，第2日每次4滴，逐日每次增加1滴至每次16滴时维持至手术日。③少数患者服碘剂2周后症状无明显改善，可加服硫脲类药物，待甲亢症状基本控制，停用硫脲类药物后再继续单独服用碘剂1~2周，之后手术。④有些患者不能耐受碘剂或合用硫脲类药物，或对这两类药物无反应，可与碘剂合用或单独用普萘洛尔做术前准备，每次口服20~60mg，每6小时1次，一般服用4~7天后脉率即降到正常水平。普萘洛尔半衰期小于8小时，故最末一次服用须在术前1~2小时，术后继续口服4~7天。术前不用阿托品，以免引起心动过速。

2. 术后护理

（1）**体位和引流**　待血压平稳后取半卧位，以利呼吸和引流。应减少颈部张力，避免剧烈咳嗽、说话过多，消除出血诱因。手术野常规放置的橡皮片或引流管引流24~48小时，严密观察敷料渗出情况及引流量，预防术后气管受压。

（2）**饮食与营养**　术后6小时如无恶心呕吐可给予少量温或凉水，无不适，逐步给予微温流质饮食，少量慢咽，以后逐步过渡到半流质。若患者因疼痛有吞咽困难时，可在进食30分钟前遵医嘱给予止痛剂。

（3）严密监测病情　①注意患者生命体征的变化，每 15~30 分钟测呼吸、脉搏、血压 1 次，直至平稳。②观察切口渗血情况，引流管是否通畅，引流液量和质的变化；及时更换浸湿的敷料，估计并记录出血量。③观察有无甲状腺术后并发症的表现。

（4）保持呼吸道通畅　指导和协助患者咳嗽、咳痰，以免痰液阻塞气管。床边常规准备气管切开包、氧气、吸痰设备及急救药品，以备急救。

（5）药物应用　遵医嘱继续服用复方碘化钾溶液，每日 3 次，每次 16 滴开始，逐日每次减少 1 滴，至每次 3 滴时止。

（6）术后并发症的护理

1）呼吸困难和窒息　是术后最危急的并发症，多发生于术后 48 小时内。常见原因：①切口内出血形成血肿压迫气管；②喉头水肿；③气管塌陷；④双侧喉返神经损伤。临床表现为进行性呼吸困难、烦躁、发绀，甚至窒息。一旦发现上述情况时，应立即床边抢救，剪开缝线，敞开伤口，去除血肿。必要时做气管切开、吸氧，待病情好转后送手术室做进一步处理。

2）甲状腺危象　是术后的严重并发症。原因可能与术前准备不充分，甲亢症状未控制，以及手术应激等有关。多发生在术后 12~36 小时内，表现为高热（＞ 39℃）、脉快而弱（＞ 120 次／分）、烦躁、大汗、谵妄，甚至昏迷，常伴有呕吐、腹泻。处理不及时或不当，常危及生命。

处理措施：①安静休息：卧床休息，避免一切不良刺激；烦躁不安者，遵医嘱给予镇静剂。②吸氧：以减轻组织缺氧。③抑制甲状腺素的释放：遵医嘱口服复方碘化钾溶液 3~5mL，紧急时将 10% 碘化钠 5~10mL 加入 10% 葡萄糖 500mL 中静脉滴注。④调节应激反应：氢化可的松，每日 200~400mg，分次静脉滴注。⑤降低周围组织对儿茶酚胺的反应：肾上腺素能阻滞剂，如普萘洛尔 5mg，加入葡萄糖溶液 100mL 中静脉滴注。⑥降温：发热者以物理降温为主，必要时进行冬眠降温。

3）喉返神经损伤　主要是手术操作损伤，如切断、缝扎、钳夹及牵拉过度所致；少数由血肿压迫或瘢痕组织牵拉引起。一侧损伤引起声音嘶哑，可由健侧声带的过度内收而代偿；两侧损伤可致声带麻痹而失音和严重呼吸困难，甚至窒息，需做气管切开，以后行手术修补。切断、缝扎性损伤为永久性；钳夹、牵拉或血肿压迫引起者多为暂时性，一般经理疗等处理后，3~6 个月可逐渐恢复。

4）喉上神经损伤　常在结扎、切断甲状腺上动、静脉时受到损伤。损伤外支可使环甲肌瘫痪，引起声带松弛、声调降低；损伤内支则使喉黏膜感觉丧失，失去喉部的反射性咳嗽，在进食特别是饮水时易发生误咽而呛咳，故应加强对此类患者饮食过程中的观察和护理，鼓励其多进食固体类食物。多数患者在术后数日可恢复正常。

5）手足抽搐　由于甲状旁腺被误切除、挫伤或其血液供应受累，引起甲状旁腺功能低下，血钙浓度下降，使神经肌肉的应激性显著提高，引起手足抽搐，常在术后 1~2 天出现。多数患者症状轻且短暂，仅有面部、唇或手足部的麻木、针刺或强直感，少数严重者面肌和手足持续性痉挛，甚至喉肌、膈肌痉挛，引起窒息。手术操作细致是预防的关键，注意保留腺体背面的甲状旁腺。

处理措施：指导患者口服补充钙剂；同时服用维生素 D_3。手足抽搐发作时，立即静脉缓慢推注 10%葡萄糖酸钙 10~20mL。

3. 健康指导

（1）指导患者合理安排工作和休息，避免过度紧张和劳累，保持情绪稳定。合理营养与膳食，保证营养素摄入，促进康复。

（2）指导突眼的患者注意保护眼睛，外出时应戴有色眼镜，眼睛干涩时应定时滴入眼药水，以防角膜损伤。

（3）定期门诊复查，注意有无甲亢复发或甲状腺功能减退的症状。

项目二　甲状腺癌

甲状腺癌（thyroid carcinoma），约占全身恶性肿瘤的 1%，是最常见的甲状腺肿瘤，女性发病率高于男性。

【病因与分类】

甲状腺癌的病因迄今不明。其发生可能与多种因素有关，如放射性损害、致甲状腺肿物质、TSH 刺激、遗传等。除髓样癌外，多数甲状腺癌起源于滤泡上皮细胞。按肿瘤病理类型可分为以下 4 种：

1. 乳头状腺癌　约占成人甲状腺癌的 60% 和儿童甲状腺癌的全部，多见于中青年女性。肿瘤生长缓慢，恶性程度较低，虽较早出现颈部淋巴结转移，但预后较好。

2. 滤泡状腺癌　约占甲状腺癌的 20%，多见于中年人。肿瘤生长较快，属中度恶性，可经血液转移至肺、肝、骨和中枢神经系统。预后较乳头状腺癌差。

3. 未分化癌　约占 15%，多见于老年人。肿瘤发展迅速，其中约 50% 早期即有颈部淋巴结转移，属高度恶性。肿瘤除侵犯气管和（或）喉返神经或食管外，还常经血液转移至肺和骨，预后很差。

4. 髓样癌　仅占 7%，常伴家族史。较早出现淋巴结转移，且可经血行转移至肺和骨，恶性程度中等，预后比乳头状腺癌和滤泡状腺癌差，但比未分化癌好。

【护理评估】

1. 健康史　评估患者的年龄、性别等一般资料，了解既往健康状况、家族史，了解是否曾患有结节性甲状腺肿或伴有其他自身免疫性疾病。

2. 身体状况　发病初期多无明显症状，仅在颈部发现单个、质硬、固定、表面高低不平、随吞咽上下移动的肿块。肿块逐渐增大，吞咽时上下移动度减小。未分化癌肿块可在短期内迅速增大，并侵犯周围组织。由于髓样癌组织可产生激素样活性物质，如 5- 羟色胺和降钙素，患者可出现腹泻、心悸、颜面潮红和血钙降低等症状，也可伴有其他内分泌腺体的增生。晚期常因压迫喉返神经、气管或食管而出现声音嘶哑、呼吸困难或吞咽困难。若压迫颈交感神经节，可产生 Horner 综合征。

3. 心理和社会支持状况　肿瘤患者有对癌症的恐惧，尤其是有压迫邻近器官时，这种心理反应更严重。评估患者对疾病、手术和预后的认知程度。

4. 辅助检查

（1）放射性 ^{131}I 或 ^{99m}Tc 扫描　甲状腺癌为冷结节，边缘一般较模糊。

（2）细针穿刺细胞学检查　将细针自 2~3 个不同方向穿刺结节并抽吸、涂片，据此对甲状腺癌诊断的正确率可高达 80% 以上。

（3）影像学检查　①B 型超声检查：甲状腺癌者可探测结节的位置、大小、数目及与邻近组织的关系；结节若为实质性并呈不规则反射，则恶性可能大。②X 线检查：颈部正侧位片，可了解有无气管移位、狭窄、肿块钙化及上纵隔增宽。甲状腺部位出现细小的絮状钙化影，可能为癌。胸部及骨骼摄片可了解有无肺及骨转移。③血清降钙素测定：用放射免疫法测定血清降钙素有助于髓样癌的诊断。

5. 诊疗要点　甲状腺癌除未分化癌以外，争取早期手术切除患侧腺体全部、峡部及健侧腺体大部分，甚至全腺体切除；如有淋巴结转移者应行颈部淋巴结清扫术。未分化癌转移早、恶性程度高，手术治疗不能提高生存率，宜采用放射线外照射治疗。

【常见护理诊断 / 问题】

1. 焦虑 / 恐惧　与担心手术及疾病预后有关。

2. 清理呼吸道无效　与咽喉部及气管受刺激、分泌物增多及切口疼痛有关。

3. 潜在并发症　呼吸困难和窒息、喉返和（或）喉上神经损伤、手足抽搐等。

【护理措施】

甲状腺癌手术患者的护理措施基本与甲亢手术护理措施相似，只是甲状腺肿瘤没有合并甲亢者，不需要术前应用抗甲状腺药物和碘剂准备。

健康指导

（1）颈部淋巴结清扫术后，在切口愈合后应立即加强颈部和肩关节的功能锻炼，并随时保持患侧上肢高于健侧的体位，以防肩下垂。

（2）教会患者颈部自我检查的方法，并定期门诊复查。

护考链接

考点1：甲状腺功能亢进的病因（A1型题）。

1. 甲状腺功能亢进症的主要病因是（　　　）

    A. 感染　　　　　　　　　　B. 精神因素

    C. 遗传因素　　　　　　　　D. 创伤

    E. 自身免疫

考点2：甲状腺功能亢进的身体状况（A1型题）。

2. 符合甲亢代谢率增高的表现是（　　　）

    A. 神经过敏、失眠　　　　　B. 心动过速、收缩压增高

    C. 肠蠕动增快、腹泻　　　　D. 甲状腺弥漫性肿大

    E. 怕热、多汗、食欲亢进

考点3：甲状腺功能亢进的辅助检查、诊疗要点及护理措施（A3/A4型题）。

（3-6题共用题干）

某患者，女，29岁。因甲状腺功能亢进入院，准备择期接受甲状腺大部切除手术治疗。测生命体征：T 36.5℃，P 104次/分，R 18次/分，BP 120/75mmHg。

3. 该患者的基础代谢率为（　　　）

    A. 34%　　　　　　　　　　B. 38%

    C. 42%　　　　　　　　　　D. 46%

    E. 50%

4. 术前进行药物准备的主要目的是（　　　）

    A. 降低基础代谢率　　　　　B. 使患者心情放松

    C. 使甲状腺变硬变大　　　　D. 防止术后痰液堵塞气道

    E. 预防患者术中心动过速

5. 该患者术前准备下列哪项不符合手术指标（　　　）

    A. 体重增加　　　　　　　　B. 情绪稳定、睡眠好转

C.脉搏＞100 次 / 分　　　　D. 甲状腺变硬缩小

E.BMR ＜ +20%

6.该患者术后出现饮水呛咳，发音时音调无明显改变。可能的原因是（　　　）

　　A. 伤口内出血　　　　　　　B. 气管塌陷

　　C. 单侧喉返神经损伤　　　　D. 喉上神经内侧支损伤

　　E. 喉上神经外侧支损伤

考点 4：甲状腺癌的病因分类、身体状况及护理措施（A1、A2 型题）。

7.恶性程度最高的甲状腺癌是（　　　）

　　A. 乳头状腺癌　　　　　　　B. 高功能腺瘤

　　C. 滤泡状癌　　　　　　　　D. 未分化癌

　　E. 髓样癌

8.某患者，女，45 岁。发现颈部肿物 1 周，伴腹泻、心悸、颜面潮红。查体：右侧颈部肿物约 1cm×1cm，质硬，随吞咽上下移动。同侧锁骨上窝触及 2 个肿大淋巴结。患者最可能的情况是（　　　）

　　A. 甲状腺高功能腺瘤　　　　B. 甲状腺乳头状癌

　　C. 甲状腺滤泡状癌　　　　　D. 甲状腺未分化癌

　　E. 甲状腺髓样癌

9.某患者，男，35 岁。甲状腺癌术后第 2 天出现手足抽搐，应立即（　　　）

　　A. 给予肉类和蛋类饮食　　　B. 静脉输入高渗葡萄糖

　　C. 吸氧　　　　　　　　　　D. 静脉注射 10% 葡萄糖酸钙溶液

　　E. 给予镇静剂

扫一扫，知答案

扫一扫，看课件

模 块 十 五

胸部损伤患者的护理

【学习目标】

1. 掌握：肋骨骨折、气胸和血胸患者的身体状况、常见护理诊断/问题及护理措施。

2. 熟悉：肋骨骨折、气胸和血胸的辅助检查及诊疗要点。

3. 了解：肋骨骨折、气胸和血胸的病因病理。

4. 学会：胸腔闭式引流的护理技术。

项目一　肋骨骨折

肋骨骨折是指肋骨的完整性和连续性中断，是最常见的胸部损伤。可分为单根或多根多处骨折，同一肋骨也可有一处或多处骨折。肋骨骨折多见于第4~7肋，因其长而薄，最易折断。

【病因】

1. 外来暴力　多数肋骨骨折系外来的直接或间接暴力所致。直接暴力系打击力直接作用于骨折部位，间接暴力则是胸部前后受挤压而导致的骨折。

2. 病理因素　多见于恶性肿瘤发生肋骨转移的患者或严重骨质疏松者。此类患者可因咳嗽、打喷嚏或病灶肋骨处轻度受力而发生骨折。

【病理生理】

单根或多根肋骨单处骨折时，尖锐的断端常可刺破胸壁膜或肺组织，导致气胸、血胸、皮下气肿、血痰、咯血等；若向外刺破肋间血管，尤其撕破动脉，可引起大量出血，致病情迅速恶化。

多根多处肋骨骨折，尤其是前胸侧的肋骨骨折时，胸壁失去肋骨的支撑而软化，可出现反常呼吸运动，又称为连枷胸（图 15-1），表现为吸气时软化区的胸壁内陷，呼气时外凸。若软化区范围大，呼吸时双侧胸腔内压力不均衡，则可致纵隔左右扑动，导致体内缺氧和二氧化碳滞留，重者发生呼吸和循环衰竭。

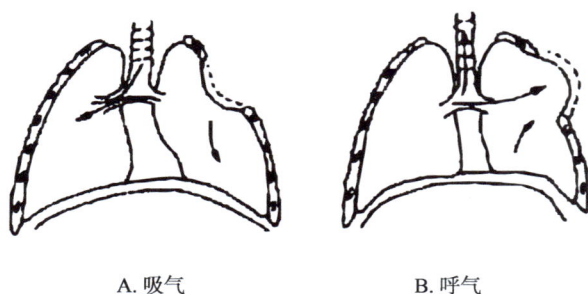

A. 吸气　　　　　　　　　　B. 呼气

图 15-1　胸壁软化区的反常呼吸运动

【护理评估】

1. 健康史　询问患者疼痛部位、性质；评估患者是否有呼吸困难、发绀等症状；评估患者胸部情况，有无畸形、骨摩擦感、反常呼吸运动等。

2. 身体状况

（1）症状　骨折部位疼痛，深呼吸、咳嗽或体位改变时疼痛加重；部分患者可有咯血。多根多处肋骨骨折者可出现气促、呼吸困难、发绀或休克等。

（2）体征　患侧胸壁肿胀，可有畸形；局部压痛；有时可触及骨折断端和骨摩擦感；多根多处肋骨骨折者，伤处可见反常呼吸运动；部分患者可有皮下气肿。

3. 心理和社会支持状况　了解肋骨骨折后患者的情绪变化，有无恐惧、焦虑。评估患者和家属对损伤及其预后的认知程度，家庭经济情况等。

4. 辅助检查

（1）实验室检查　大量出血者的血常规检查可提示血红蛋白和血红细胞比容下降。

（2）影像学检查　胸部 X 线检查可显示肋骨骨折的断裂线、断端错位、血气胸等，但不能显示前胸肋软骨折断征象。

5. 诊疗要点

（1）闭合性肋骨骨折　①单处肋骨骨折：固定胸廓，限制肋骨断端活动，减轻疼痛，可用多带条胸带、弹性胸带或宽布条叠瓦式固定。②多根多处肋骨骨折：处理反常呼吸运动。牵引固定，在伤侧胸壁放置牵引支架，或用加厚棉垫加压包扎，以减轻或消除胸壁的反常呼吸运动，促进患侧肺复张。

（2）开放性肋骨骨折　此类患者除经上述相关处理外，还需及时处理伤口。①清创与固定：彻底清洁胸壁骨折处的伤口，分层缝合后包扎固定。多根多处肋骨骨折者，清创后可用不锈钢丝对肋骨断端行内固定术。②胸膜腔闭式引流术：用于胸膜穿破者。

【常见护理诊断／问题】

1.气体交换受损 与肋骨骨折导致的疼痛、胸廓运动受限、反常呼吸运动有关。

2.疼痛 与胸部组织损伤有关。

3.潜在并发症 感染。

【护理措施】

1.维持有效气体交换

（1）现场急救 对于出现反常呼吸的患者，可用厚棉垫加压包扎，以减轻或消除胸壁的反常呼吸运动，促进患侧肺复张。

（2）清理呼吸道分泌物 如分泌物阻塞呼吸道，应鼓励患者咳出分泌物；对气管插管或气管切开应用呼吸机辅助呼吸者，加强呼吸道管理。

（3）病情监测 密切观察生命体征、神志、胸腹部活动等情况，若有异常，立即报告医师并协助处理。

2.减轻疼痛 遵医嘱行胸带或宽胶布条固定；必要时应用镇痛、镇静剂或用1%普鲁卡因做肋间神经封闭；患者咳痰时，协助或指导其用双手按压患侧胸壁。

3.预防感染 密切观察体温；鼓励并协助患者有效咳痰；对开放性损伤者，及时更换创面敷料，保持敷料清洁干燥和引流管通畅；遵医嘱合理使用抗菌药。

项目二 气 胸

情景导入

　　某患者，男，38岁。斗殴时不慎被刺刀刺伤左侧胸壁，出现呼吸困难、发绀、烦躁不安。体检：脉细速，BP84/62mmHg，皮肤湿冷，左胸饱满、气管右移，叩诊呈鼓音，听诊呼吸音消失。

　　问题：①在转移过程中，如何安置患者的体位？②接诊后目前主要的抢救措施是什么？③患者是否有休克？产生的原因是什么？

　　气胸（pneumothorax）是指胸膜腔内积气。多由于肺组织、气管、支气管、食管破裂，空气逸入胸膜腔，或因胸壁伤口穿破壁胸膜，外界空气进入胸膜腔所致。一般将气胸分为闭合性、开放性和张力性气胸3类。

【病因病理】

1. 闭合性气胸　多发生于肋骨骨折，由于肋骨断端刺破肺，空气通过胸壁或肺的伤道进入胸膜腔后，伤道立即闭合，胸腔内压低于外部大气压，使患侧肺部分萎陷，肺通气和换气功能受到影响。

2. 开放性气胸　多并发于胸部穿透伤。胸膜腔通过胸壁伤口与外界大气相通，外界空气可随呼吸自由出入胸膜腔，患侧肺被压缩而萎陷，呼吸功能障碍，双侧胸腔内压力不平衡，导致纵隔位置随呼吸左右摆动（图15-2），称为纵隔扑动。

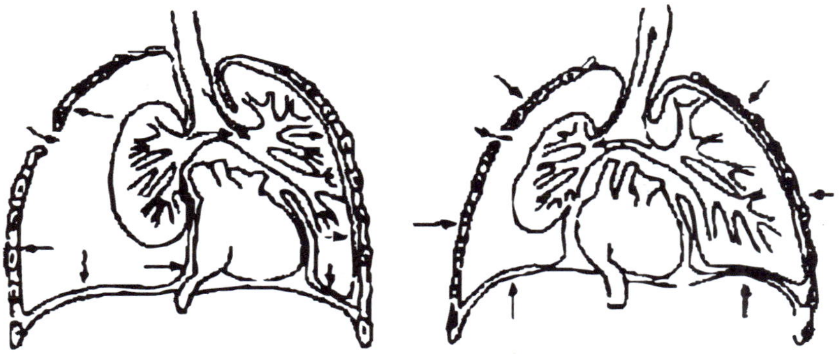

A. 吸气　　　　　　　　　　　　　B. 呼气

图 15-2　开放性气胸的纵隔扑动

3. 张力性气胸　主要原因是较大的肺泡破裂、较深较大的肺裂伤或支气管破裂，裂口与胸膜腔相通，且形成单向活瓣，每次吸气时气体随裂口进入胸腔，而呼气时活瓣关闭，气体只能进不能出，致使胸膜腔内积气不断增多，压力升高，又称为高压性气胸。胸腔内高压使患侧肺严重萎陷，纵隔显著向健侧移位，挤压健侧肺组织。

【护理评估】

1. 健康史　了解患者一般情况，受伤史及接受过何种处理；有无胸部手术史、服药史和过敏史等。

2. 身体状况

（1）共同表现　①症状：患者常出现胸闷、胸痛、气促和呼吸困难等症状。②体征：患侧肋间隙饱满，气管及纵隔向健侧移位，伤侧胸部叩诊呈鼓音，听诊呼吸音减弱甚至消失。

（2）气胸鉴别　见表15-1。

表 15-1　三种气胸的鉴别

	闭合性气胸	开放性气胸	张力性气胸
空气进出	空气不能自由进出胸膜腔	可自由进出胸膜腔	空气只能进入胸膜腔而不能出来
胸膜腔内压	<大气压	=大气压	>大气压
纵隔位置	向健侧移位	向健侧移位同时摆动	向健侧移位
临床特点	肺萎陷 30% 以下，多无明显症状；肺萎陷 30%~50% 为中等量气胸；肺萎陷 50% 以上为大量气胸	胸部伤口处能听到空气出入胸膜腔的吹风声。明显呼吸困难、气促、鼻翼扇动、口唇发绀	伤口形成活瓣，体检患侧胸部饱满，常触及皮下气肿。极度呼吸困难、发绀，甚至出现谵妄、昏迷

3. 心理和社会支持状况　患者有无恐惧、焦虑心理，患者及家属对损伤及预后的认知、心理承受程度及期望。

4. 辅助检查　胸部 X 线检查显示不同程度的肺萎陷和胸膜腔积气，可伴少量胸腔积液。气管和心脏等纵隔内器官向健侧明显移位。

5. 诊疗要点　以抢救生命为首要原则，处理措施包括封闭胸壁开放性伤口，通过胸膜腔闭式引流排除胸腔内积气和防治感染。

（1）闭合性气胸　小量气胸者的积气一般可在 1~2 周内自行吸收，无需处理。中量或大量气胸者，可先行胸腔穿刺抽尽积气，减轻肺萎陷；必要时行胸腔闭式引流术，排出积气，促进肺尽早膨胀。

（2）开放性气胸　立即封闭伤口，可用无菌敷料如凡士林纱布、纱布封盖伤口，再用胶布或绷带包扎固定。入院后吸氧，补充血容量，纠正休克，应用抗菌药物预防感染；行胸膜腔穿刺抽气减压，暂时解除呼吸困难。

（3）张力性气胸　迅速排气减压，危急者可在患侧锁骨中线与第 2 肋间连线处，用粗针头穿刺胸膜腔排气减压，并外接单向活瓣装置；同时遵医嘱应用抗菌药防治感染。

【常见护理诊断／问题】

1. 气体交换受损　与呼吸道梗阻、肺萎陷、肺损伤及胸廓活动受限有关。

2. 疼痛　与损伤、放置引流管有关。

3. 焦虑／恐惧　与突然强大的外伤打击、害怕手术有关。

4. 潜在并发症　肺不张、肺内感染、呼吸功能衰竭等。

【护理措施】

1. 现场急救　抢救生命，迅速转运医院。开放性气胸患者立即封盖伤口，再用胶布或绷带包扎固定。闭合性或张力性气胸积气量大者，立即行胸膜腔穿刺抽气或胸腔闭式引流。

2. 病情观察 胸腔器官损伤后病情变化快，必须密切观察呼吸、血压、心率、意识等变化，有无缺氧、呼吸困难、发绀等症状发生。

3. 保持呼吸道通畅 及时清除呼吸道血液、呕吐物、异物。对咳嗽无力，不能有效排痰或呼吸衰竭者，气管插管或气管切开给氧、吸痰或辅助呼吸。

4. 胸膜腔闭式引流的护理 目的是排除胸腔内液体、气体，恢复和保持胸膜腔负压，维持纵隔的正常位置，促使患侧肺迅速膨胀，防止感染。引流管的放置位置：引流气体一般选在患侧锁骨中线第2肋间或腋中线第3肋间插管；引流液体一般选在患侧腋中线和腋后线之间的第6、7肋间。

护理要点：

（1）保持管道的密闭 使用前仔细检查引流装置的密闭性能。水封瓶长管应始终保持直立没入水中3~4cm（图15-3）。搬运患者时需双重夹闭引流管。妥善固定引流管，防止脱出。

（2）严格无菌操作，防止逆行感染 引流装置应保持无菌。引流瓶液面应低于胸壁引流口平面60~100cm，引流瓶不应高于患者胸腔，以免引流瓶内液体逆流入胸膜腔引起感染。保持胸壁引流口处敷料清洁、干燥，及时更换。

（3）保持引流管道系统通畅 定时挤压引流管，手术后初期每隔30~60分钟向水封瓶方向挤压引流管一次，防止引流管打折、受压、扭曲、阻塞。

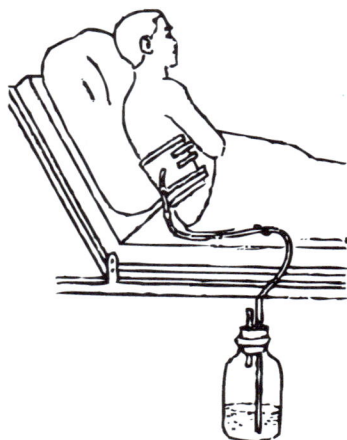

图15-3 胸腔闭式引流术

（4）观察和记录 密切观察引流液体的量、颜色、性质，并准确记录。观察长管中的水柱上下波动情况。正常情况，开胸术后胸膜腔引流出的血性液，第1个24小时内不超过500mL，且引流量逐渐减少，颜色逐渐变淡。若每小时引出血性液体超过200mL，持续2~3小时以上，应考虑有胸膜腔内活动性出血；若引流液为乳糜色，提示胸导管损伤。

（5）体位与活动 患者血压平稳取半卧位，有利于呼吸和引流。鼓励患者做咳嗽、深呼吸运动及变换体位，以利于胸腔内气体、液体的排出，恢复胸腔负压。

（6）拔管指征 引流管放置48~72小时后，临床观察无气体逸出，或引流量明显减少且颜色变浅，24小时引流液＜50mL，脓液＜10mL，经X线检查肺膨胀良好，患者无呼吸困难，即可拔除引流管。拔管后注意观察患者有无胸闷、呼吸困难、切口漏气、渗液、出血、皮下气肿等，如发现异常应及时通知医生处理。

5. 心理护理　胸部损伤患者易产生紧张、焦虑情绪，心肺损伤严重时患者常表现出极度窘迫感。此时要尽量消除患者的紧张焦虑情绪，使患者充满信心，积极配合治疗。

6. 健康指导

（1）向患者说明深呼吸、有效咳嗽的意义，鼓励患者在胸痛的情况下积极配合治疗。

（2）鼓励患者早期进行锻炼，循序渐进。嘱咐患者戒烟并减少或避免刺激物的吸入。

（3）定期复诊。

项目三　血　胸

血胸（hemothorax）是指胸部损伤导致的胸膜腔积血。血胸可与气胸同时存在，称为血气胸。

【病因病理】

血胸多数因胸部损伤所致。肋骨断端或利器损伤胸部均可刺破肺、心脏、血管而导致胸膜腔积血。随着胸膜腔内血液积聚和压力的增高，严重影响呼吸和循环。由于血液是细菌良好的培养基，细菌可通过伤口或肺破裂口进入，在积血中迅速繁殖，并发感染，引起感染性血胸，最终形成脓胸。

【护理评估】

1. 健康史　了解患者一般情况，受伤史及接受过何种处理；有无胸部手术史、服药史和过敏史等。

2. 身体状况

（1）症状　与出血速度和出血量有关。①少量血胸：（成人500mL以下），可无明显症状。②中量血胸：（500~1000mL）和大量血胸（1000mL以上），特别是急性出血时，可出现面色苍白、脉搏快弱、血压下降等低血容量性休克表现；胸腔内积液严重影响患者呼吸和循环。

（2）体征　患者肋间隙饱满，气管移向健侧，患侧胸部叩诊呈浊音，呼吸音减低或消失等。

3. 心理和社会支持状况　患者有无恐惧、焦虑心理，患者及家属对损伤及预后的认知、心理承受程度及期望。

4. 辅助检查

（1）实验室检查　血常规检查显示血红蛋白和血细胞比容下降。继发感染者，血白细胞计数和中性粒细胞比例增高。

（2）影像学检查　①胸部 X 线检查：小量血胸者，仅示肋膈窦消失；大量血胸时，显示胸膜腔有大片积液阴影，纵隔移向健侧；如合并气胸者可见液平面。②胸部 B 超：可明确胸部积液的位置和积液量。

（3）胸膜腔穿刺　抽得血性液体时即可确诊。

5. 诊疗要点　小量积血可自行吸收，无需特殊处理；积血量多者，应早期行胸腔穿刺抽出积血，必要时行胸腔闭式引流，以促进肺复张，改善呼吸；血胸已感染应按脓胸处理，及时做胸腔引流；遵医嘱合理有效应用抗菌药物治疗感染。

【常见护理诊断 / 问题】

1. 组织灌注量改变　与失血过多引起的血容量不足有关。

2. 气体交换受损　与肺组织受压有关。

3. 潜在并发症　感染等。

【护理措施】

1. 一般护理

（1）吸氧　根据病情给予鼻导管或面罩吸氧，观察血氧饱和度。

（2）体位　若生命体征平稳，可取半卧位，以利呼吸和引流。

（3）排痰　协助患者拍背、咳痰，有效清除呼吸道分泌物；指导患者有效呼吸和深呼吸。

（4）维持有效的心排出量和组织灌注量　建立静脉通路并保持其通畅，积极补充血容量和抗休克；按医嘱输注晶体和胶体溶液，根据血压和心肺功能状态等控制补液速度。

（5）镇痛　对因胸部伤口疼痛影响呼吸者，遵医嘱给予镇痛药物。

2. 病情观察　密切监测患者生命体征和观察胸腔引流液量、色和性状。如有脉搏增快，血压持续下降，持续 2~3 小时引流出 > 200mL/h 的血液等活动性出血的症状，应做好开胸止血术的准备工作。密切观察呼吸型态、频率、呼吸音变化和有无反常呼吸运动。

3. 预防并发症

（1）合理足量使用抗菌药，并保持药物的有效浓度。

（2）保持呼吸道通畅，指导和协助患者咳嗽、咳痰，排除呼吸道分泌物，保持呼吸道通畅，预防肺部并发症。

（3）密切观察体温、局部伤口和全身情况的变化。

（4）在进行胸腔闭式引流护理过程中，严格无菌操作，保持引流通畅，以防胸部继发感染。

护考链接

考点 1：肋骨骨折的病理生理（A1 型题）。

1.纵隔摆动是指（　　　）

　　A.吸气时纵隔摆向患侧，呼气时移向健侧

　　B.吸气时纵隔摆向健侧，呼气时移向患侧

　　C.吸气时纵隔不动，呼气时压向健侧

　　D.呼气时纵隔不动，吸气时压向患侧

　　E.呼气时纵隔摆向健侧，吸气时不动

考点 2：肋骨骨折的护理（A1 型题）。

2.多根肋骨多处骨折，发生胸壁软化后的急救方法是（　　　）

　　A.止痛　　　　　　　　　　　　B.吸氧

　　C.肋骨牵引固定　　　　　　　　D.应用胸腔闭式引流

　　E.加压包扎固定胸壁

考点 3：气胸的身体状况、护理问题、诊疗要点和护理措施（A3/A4 型题）。

（3~6 共用题干）

某患者，男，28 岁。左胸外伤后肋骨骨折，极度呼吸困难、发绀，烦躁不安，脉速，BP84/62mmHg，皮肤湿冷，气管右移，颈静脉充盈，头颈部和右胸皮下气肿，左胸廓饱满、肋间隙增宽、呼吸幅度降低，叩诊呈鼓音，右肺呼吸音消失。

3.可能的诊断是（　　　）

　　A.闭合性气胸　　　　　　　　　B.开放性气胸

　　C.张力性气胸　　　　　　　　　D.血胸

　　E.自发性气胸

4.首要的急救措施是（　　　）

　　A.高流量给氧　　　　　　　　　B.快速输血补液

　　C.剖胸探查　　　　　　　　　　D.排气减压

　　E.气管切开辅助呼吸

5.此时患者的主要护理问题是（　　　）

　　A.潜在并发症：休克　　　　　　B.知识缺乏

　　C.恐惧　　　　　　　　　　　　D.营养失调，低于机体需要量

　　E.清理呼吸道无效

6.若该患者行胸腔闭式引流 5 天后，呼吸困难未见好转。此时进一步的处理措施为

（　　　）

　　A. 剖胸探查　　　　　　　　　　B. 持续大流量吸氧

　　C. 增加胸膜腔插管引流　　　　　D. 人工呼吸机辅助呼吸

　　E. 输血、输液，加强支持治疗

考点 4：血胸的病理生理（A1 型题）。

7. 关于血胸的叙述，下列哪项是错误的（　　　）

　　A. 由于肺、心和膈肌运动有去纤维蛋白作用，出血多不凝固

　　B. 短期内大量出血也不凝固

　　C. 血液凝固，血块机化限制呼吸运动

　　D. 血液如不及时排出易致感染

　　E. 血胸感染应按脓胸处理

考点 5：血胸的护理（A2 型题）。

8. 某患者，男，34 岁。因胸部外伤导致左侧血气胸，行胸腔闭式引流后，下列哪项是拔管的指征（　　　）

　　A. 水封瓶内无气泡逸出或一日引流量少于 50mL, 胸透证实左肺完全膨胀

　　B. 胸腔闭式引流管长管内水柱停止波动，即可拔管

　　C. 胸腔闭式引流管长管内水柱波动小于 1cm

　　D. 胸腔闭式引流量连续两天少于 50mL，夹管 24 小时后拔除

　　E. 只需胸透证实左肺已完全复胀即可

扫一扫，知答案

肺癌患者的护理

扫一扫，看课件

【学习目标】

1. 掌握：肺癌患者的身体状况、常见护理诊断/问题和护理措施。
2. 熟悉：肺癌病理生理分类、辅助检查及诊疗要点。
3. 了解：肺癌的病因、患者的心理和社会支持状况。

肺癌（lung cancer）多数起源于支气管黏膜上皮，因此也称支气管肺癌。发病年龄大多在 40 岁以上，以男性多见。

【病因】

肺癌的病因尚不完全明确，现认为与下列因素密切相关：

1. **长期大量吸烟**　是肺癌的一个重要致病因素。烟草当中含有超过 3000 种化学物质，其中多链芳香烃类化合物（苯并芘等）和亚硝胺均有很强的致癌活性。

2. **某些化学物质、放射性物质**　长期接触石棉、铬、镍、铜、锡、砷等放射性物质的，肺癌的发病率较高。

3. **人体内在因素**　如免疫状态、代谢异常、遗传因素、肺部慢性感染等，也可能对肺癌的发生产生影响。

4. **大气污染因素**　室内和室外空气环境的污染，与大气污染和粉尘中的致癌物质含量较高有关。

5. **其他**　近年来分子生物学方面的研究表明，$p53$ 基因、$nm23$-H_1、$EGFR$ 等基因突变与肺癌的发生有密切联系。

【病理生理】

1. 分类

（1）按解剖学部位分类　起源于主支气管、肺叶支气管的癌肿，位置靠近肺门者称为中心型肺癌；起源于肺段支气管以下的癌肿，位置在肺的周围部分者称为周围型肺癌。

（2）按细胞类型分类　可分为鳞状细胞癌，小细胞癌，腺癌，大细胞癌，腺鳞癌，多型性、肉瘤样或含肉瘤成分癌，类癌，唾液腺型癌及未分类癌。

临床最常见者为下列4种：①鳞状细胞癌（鳞癌）：最常见的类型，约占50%。多见于50岁以上男性。大多起源于较大的支气管，常为中心型，与吸烟密切相关。②小细胞癌（未分化小细胞癌）：一般起源于较大支气管，多为中心型；恶性程度高，生长快，较早出现淋巴和血行转移，在各型肺癌中预后较差。③腺癌：发病年龄较小，女性相对多见。多数起源于较小的支气管上皮，多为周围型肺癌。一般生长缓慢，少数在早期即发生血行转移，淋巴转移发生较晚。④大细胞癌：甚为少见，约半数起源于大支气管，多为中心型；分化程度低，预后很差。

2. 扩散途径

（1）直接扩散　癌肿沿支气管管壁向支气管腔内生长，可造成支气管腔内部分或全部阻塞；亦可直接扩散侵入邻近肺组织。

（2）淋巴转移　是最常见的转移途径。小细胞癌在较早阶段可经淋巴转移扩散。鳞癌和腺癌也常经淋巴转移。

（3）血行转移　多发生在肺癌的晚期。小细胞癌和腺癌的血行转移较鳞癌更为常见。常见的转移部位有肝、骨骼、脑、肾上腺等。

【护理评估】

1. 健康史　了解患者一般情况，有无吸烟史、家庭史、既往病史等。

2. 身体状况　肺癌的临床表现与癌肿的部位、大小、类型、是否压迫和侵犯邻近器官及有无转移等情况有关。

（1）早期　多无明显症状。癌肿增大后，常出现刺激性咳嗽；血性痰，痰中带血点、血丝或断续地少量咯血；支气管不同程度的阻塞，可出现胸闷、哮鸣、气促、发热和胸痛等症状。

（2）晚期　除食欲减退、体重减轻、倦怠及乏力等全身症状外，可出现癌肿压迫、侵犯邻近器官、组织或发生远处转移时的征象。

（3）少数患者可出现非转移全身症状　如骨关节病综合征（杵状指、骨关节痛、骨膜增生等）、Cushing综合征、重症肌无力、男性乳腺增大多发性肌肉神经痛等。

3. 心理和社会支持状况　了解患者对疾病的认知程度，对手术有何顾虑及思想负担等。

4. 辅助检查

（1）胸部X线和CT检查　为诊断肺癌最常用的方法，在肺部可见块状阴影，边缘不清或呈分叶状，周围有毛刺。

（2）痰细胞学检查　肺癌中尤其较大支气管的中心型肺癌，表面脱落的癌细胞随痰咳出，在痰中找到癌细胞即可明确诊断。

（3）纤维支气管镜检查　诊断中心型肺癌的阳性率较高，可直接观察到肿瘤大小、部位及范围，并可取可疑组织做病理学检查。

5. 诊疗要点　以手术治疗为主的综合治疗，可辅助放射治疗、化学药物治疗等。

（1）手术治疗　目的是彻底切除肺部原发癌肿病灶和局部及纵隔淋巴结，尽可能保留健康的肺组织。常用的手术方法是肺切除加淋巴结清扫。

（2）放射治疗　是从局部消除肺癌病灶的一种手段，主要用于手术后残留病灶的处理和配合化疗；小细胞癌对放射疗法敏感性较高，鳞癌次之，腺癌最低。

（3）化学治疗　对于分化程度低的肺癌，特别是小细胞癌，疗效较好。

（4）免疫治疗　①特异性免疫治疗：用经过处理的自体肿瘤细胞或加用佐剂后皮下注射；②非特异性免疫治疗：用卡介苗、短小棒状杆菌、转移因子等生物制品，或左旋咪唑等药物激发和增强人体免疫功能。

【 **常见护理诊断／问题** 】

1. 气体交换受损　与肺组织病变、肿瘤阻塞支气管、手术、肺膨胀不全等因素有关。

2. 清除呼吸道无效　与术后咳嗽无力、呼吸道分泌物潴留有关。

3. 营养失调，低于机体需要量　与肿瘤消耗、手术创伤有关。

3. 焦虑与恐惧　与担心手术、疼痛、疾病的预后等因素有关。

4. 潜在并发症　出血、感染、肺不张、急性肺水肿等。

【 **护理措施** 】

1. 非手术治疗护理／术前护理

（1）心理护理　向患者及家属详细说明手术方案及手术后可能出现的问题，让患者有充分的心理准备，取得患者和家属的信任，以减轻其焦虑不安或害怕的程度。

（2）维持呼吸功能　劝告患者术前戒烟；鼓励患者咳嗽排痰，保持呼吸道通畅；对呼吸功能失常者，应用机械通气治疗；遵医嘱给予祛痰剂、抗菌药物，以改善呼吸状况，防治感染。

（3）疼痛护理　指导患者应用放松技巧，如按摩、深呼吸等；也可采用分散注意力的方法，如听音乐、看电视等减轻疼痛；必要时可遵医嘱给予镇痛药剂。

（4）营养支持　良好的营养状态是保证完成治疗计划的前提，保持均衡饮食，宜给予高蛋白、高热量、高维生素的易消化软食。营养不良者，经肠内或肠外途径补充营养；贫血者，静脉输注新鲜全血或人体血清蛋白制剂，以改善患者的营养状况，提高手术耐受力。

2. 术后护理

（1）病情观察　生命体征平稳后2~3小时内，每15分钟测生命体征一次；脉搏和血压稳定后改为30分钟至1小时测量一次。

（2）体位　①麻醉未清醒时取去枕平卧位，头偏向一侧，以免患者呕吐物、分泌物吸入而致窒息或并发吸入性肺炎。②血压稳定后。采取半坐卧位。③肺叶切除者，可采取平卧或健侧卧位，以促进患侧肺组织膨胀和扩张。但呼吸功能较差者，为避免健侧肺受压影响通气，宜取平卧位。④肺段切除术或楔形切除术者，选择健侧卧位，以促进患侧肺组织扩张。⑤全肺切除者，应避免过度侧卧，可采取1/4患侧卧位，以预防纵隔移位和压迫健侧肺而导致呼吸循环功能障碍。⑥若有血液或支气管瘘管，应取患侧卧位。⑦避免采取重头仰卧位，以防因膈肌上升而妨碍通气。

（3）营养支持　①肠蠕动恢复后，即可开始进食清淡流质、半流质饮食；若患者进食后无任何不适可改为普食；②严格掌握输液的量和速度，防止前负荷过重而导致肺水肿，记录出入水量，每天补液量宜控制在2000mL以内，速度为20~30滴/分为宜，维持体液平衡。

（4）休息与活动　鼓励患者早期下床活动，目的是预防肺不张，改善呼吸循环功能。促进手臂和肩关节的运动，预防术侧胸壁肌肉粘连、肩关节强直及失用性萎缩。

（5）对症护理

1）切口护理　保持切口敷料清洁、干燥，及时观察敷料有无渗血、渗液及感染等，如有发生，及时通知医师，并协助处理。

2）维持胸腔引流通畅　①按胸腔闭式引流常规进行护理。密切观察引流液量、色、性状，当引流出多量血液（每小时>100ml）时，应考虑有活动性出血。②全肺切除术后所置的胸腔闭式引流管一般呈钳闭状态，以保证术后患者侧胸腔内有一定的渗液，纵隔位于中间位置。每次放液量不宜超过100mL，且速度宜慢，避免快速多量放液引起纵隔突然移位，导致心脏骤停。

3）改善肺泡的通气功能　①术后给予鼻导管吸氧2~4L/min，并根据血气分析结果调整给氧浓度；②观察呼吸频率、幅度及节律，双肺呼吸音，若有气促、发绀等异常，及时通知医师予以处理；③鼓励并协助患者深呼吸、咳嗽、咳痰，每1~2小时1次；④定时给患者叩背；⑤若有大量支气管分泌物，应先行体位引流；⑥痰液黏稠不易咳出者，可行超声雾化吸入，同时注意观察痰液的量、颜色、黏稠度及气味。

3. 健康指导

（1）使患者了解吸烟与肺癌发病的相关性，建议戒烟。

（2）保持良好的口腔卫生，避免居住或工作于布满灰尘、烟雾及化学刺激物品的环境。

（3）保持良好的营养状况，注意每天保持充分休息与活动。

（4）若有伤口疼痛、剧烈咳嗽及咯血等症状，或有进行性倦怠，应返院复诊。

（5）接受化学药物治疗、放射治疗者，在治疗过程中注意不良反应，定期返院复查血细胞和肝功能等。

护考链接

考点1：肺癌患者的病理生理（A1型题）。

1. 肺癌的病理分类中最常见的为（ ）

　　A. 鳞癌　　　　　　　　　　　B. 腺癌

　　C. 未分化小细胞癌　　　　　　D. 大细胞癌

　　E. 细支气管肺泡癌

2. 肺癌的主要转移途径为（ ）

　　A. 局部蔓延　　　　　　　　　B. 脱落细胞种植

　　C. 淋巴转移　　　　　　　　　D. 血行转移

　　E. 直接蔓延

考点2：肺癌患者的身体状况、诊疗要点（A1、A2型题）。

3. 下列不属于肺癌晚期临床表现的是（ ）

　　A. 刺激性咳嗽　　　　　　　　B. 胸闷

　　C. 声音嘶哑　　　　　　　　　D. 颈静脉怒张

　　E. 吞咽困难

4. 某患者，男，40岁。10年前曾患肺结核，平素健康，近2个月以来出现刺激性咳嗽，痰中偶有血丝，有时发热。入院后X线检查显示右肺叶前段有2cm×2.5cm的块状阴影，边缘不整，呈分叶状，有毛刺。诊断首先考虑（ ）

　　A. 肺结核　　　　　　　　　　B. 肺脓肿

　　C. 肺囊肿　　　　　　　　　　D. 肺癌

　　E. 肺良性肿瘤

考点3：肺癌的护理措施（A3/A4型题）。

（5~7题共用题干）

某患者，男，65岁。因痰中带血半年入院，确诊为原发性支气管肺癌。

5. 护士进行护理评估时，与该患者肺癌最有关系的因素是（ ）

　　A. 糖尿病史6年　　　　　　　　　　　B. 退休前长期从事司机工作

C. 体重过重　　　　　　　　　　D. 30 年吸烟史

E. 母亲有高血压

6. 术前护理中，不恰当的是（　　　）

A. 高蛋白、高热量、高维生素饮食　　B. 鼓励患者戒烟

C. 介绍手术及术后情况　　　　　　D. 安排患者卧床休息，减少活动

E. 耐心倾听患者对治疗的忧虑

7. 该患者行肺叶切除术，术后第 2 天，血压平稳。此时应采取的体位是（　　　）

A. 平卧位　　　　　　　　　　　B. 半卧位

C. 患侧卧位　　　　　　　　　　D. 健侧卧位

E. 头高足低位

扫一扫，知答案

食管癌患者的护理

扫一扫，看课件

【学习目标】

1. 掌握：食管癌患者的身体状况、常见护理诊断/问题和护理措施。
2. 熟悉：食管癌病理分型、辅助检查及诊疗要点。
3. 了解：食管癌病因、患者的心理和社会支持状况。

情景导入

某患者，男，56岁，河南林县人，农民。有吸烟和饮酒史30年，平时以吃咸菜和玉米面糊为主，吃蔬菜水果较少。近半年来患者在进食粗硬食物时有轻微的哽咽感，吞咽时食管内有烧灼样疼痛，食物通过缓慢，并有停滞感，胸骨后胀闷不适感、体重减轻。入院经检查诊断为"食道癌"。

问题：①患者的饮食习惯与疾病有什么关系？②该患者的典型症状是什么？

食管癌（esophageal carcinoma）是一种常见的消化道肿瘤，是引起食管阻塞最常见的原因之一。我国食管癌的发病率在消化道恶性肿瘤中仅次于胃癌。食管癌的发病率和死亡率各国差异很大，我国是食管癌的高发区之一。

食管是一长管状的肌性管道，成人食管长25~30cm，上起咽食管括约肌，下止于胃贲门部。食管有3处生理性狭窄，即食管入口处、食管与左支气管交叉处、膈肌食管裂孔处。这3处狭窄虽为生理性，但常为肿瘤、瘢痕性狭窄等病变的好发部位。

【病因】

食管癌的病因至今尚未明确，可能与下列因素有关：

1. 化学因素　如长期进食亚硝胺含量高的食物。

2. 饮食习惯　嗜好喝酒、吸烟、进食过烫或过快、炎症或创伤等慢性刺激等。

3. 营养缺乏　食物中缺乏微量元素，如钼、锌、铁、硒、氟等；缺乏维生素 A、维生素 B_2、维生素 C 等。

4. 遗传因素　食管癌高发家族中，染色体数目及结构异常者比例较高。

【病理生理】

美国癌症联合会（AJCC）根据 2009 年 11 月出版的分段法将食管全长分为 4 段：颈段、上胸段、中胸段和下胸段。食管癌以中胸段最多见，下胸段次之。食管癌大多为鳞癌，其次是腺癌。

1. 分型

（1）髓质型　最多见。管壁明显增厚，向管腔内外扩展，肿瘤上下端边缘呈坡状隆起。约占 60%，恶性程度较高。

（2）蕈伞型　瘤体为一椭圆形肿块，向腔内生长呈蘑菇样突起。

（3）缩窄型　有明显的纤维组织增生，引起环形狭窄，累及食管全部周径，较早出现阻塞症状。

（4）溃疡型　瘤体表面呈深陷而边缘清楚的溃疡，深入肌层，食管梗阻程度较轻。

2. 转移途径

（1）淋巴转移　是食管癌最主要的转移途径。

（2）直接扩散　癌肿最先向黏膜下层扩散，继而向上、下及全层浸润，易侵及邻近组织和器官。

（3）血行转移　较少见，主要通过血液循环转移到肝、肺、骨等。

【护理评估】

1. 健康史　评估患者有无吞咽困难、呕吐；是否能正常进食；患者有无疼痛，疼痛部位和性质；有无既往病史和家族遗传性疾病史。

2. 身体状况

（1）早期　常无明显症状，可有咽下食物哽噎感，胸骨后针刺样疼痛或烧灼感，食物通过缓慢，有停滞感、管内异物感。

（2）中、晚期　典型症状是进行性吞咽困难。首先是难以咽下干、硬的食物，继而只能进食半流食、流质，水和唾液也难以咽下。晚期患者体重减轻、贫血，呈现恶病质状态。癌肿侵犯食管外组织、器官，可出现声音嘶哑，持续性胸痛、背痛、呛咳及大呕血等。食管高度阻塞可致食物反流入呼吸道，引起进食时呛咳和肺部感染。

3. 心理和社会支持状况 了解患者及家属对疾病的知识、治疗方法、术后康复知识等的认知程度。

4. 辅助检查

（1）X 线钡餐检查 早期食管癌表现为局限性黏膜皱襞紊乱、粗糙或中断，小的充盈缺损或龛影，局限性管壁僵硬；中、晚期可见充盈缺损、管腔狭窄和梗阻。

（2）纤维食管镜检查 食管镜下可观察到食管黏膜改变、肿瘤大小及部位，以及管腔狭窄程度，并可以取活组织做病理检查。

（3）食管拉网脱落细胞检查 这是我国首创的一种用于普查早期食管癌的检测方法。采用罩有丝网的气囊导管，经口腔插入胃内，然后注气膨胀，缓慢拉出。将黏附于丝网上的黏液或血性液涂片，查找癌细胞。现在已较少使用。

5. 诊疗要点 以手术治疗为主，辅以放疗和化疗等综合治疗。

（1）手术治疗 手术治疗是目前治疗食管癌的首选方法。常用的手术方法有两种：①根治性切除术：适用于病变局限者，切除癌肿和上、下各 5~8cm 范围内的食管及其所属淋巴结，后经胃、空肠或结肠重建食管。②姑息性切除术：适用于晚期食管癌不能根治或放疗、进食困难者，如食管腔内置管术、食管分流术等，改善营养状况，延长生命。

（2）放射疗法 单纯的放疗法适用于食管颈段、胸上段癌或晚期癌。放疗和手术综合治疗，可增加手术切除率，提高远期生存率。

（3）化学疗法 食管癌对化疗药物不敏感，常作为术后辅助治疗。

【常见护理诊断／问题】

1. 营养失调，低于机体需要量 与吞咽困难和癌肿消耗有关。

2. 体液不足 与吞咽困难、水分摄入不足有关。

3. 焦虑 对疾病的进展、术后能否正常进食表示担忧。

4. 疼痛 与癌肿侵犯周围组织有关。

5. 潜在并发症 肺不张、吻合口瘘、出血、乳糜胸等。

【护理措施】

1. 非手术治疗护理／术前护理

（1）饮食护理 术前应评估患者的营养状况，指导患者进食高热量、高蛋白和维生素丰富的流质或半流质食物。若患者仅能进食流质饮食而营养状况差的患者，采取静滴营养疗法，或空肠造瘘进食以改善全身状况。

（2）术前准备

1）呼吸道准备 ①术前患者戒烟 2 周以上；②对于患有慢性支气管炎、肺气肿的食管癌患者，术前应用抗生素、支气管扩张剂、改善肺功能；③术前学会有效咳痰和腹式呼吸，预防术后肺不张、肺炎等并发症。

2）胃肠道准备　①术前 3 天改为流质饮食，术前 1 天禁食。对梗阻明显者用生理盐水给予食管冲洗，以减轻局部充血水肿，减少术中污染，防止吻合口瘘。②术前 1 周遵医嘱给予患者口服抗菌药物。③拟行结肠代食管手术患者，术前 3~5 天口服抗生素，术前 2 天进无渣流食，术前晚进行清洁灌肠。④术前常规放置胃管，胃管通过梗阻部位困难时，不能强行置入，以免戳穿食管。

2. 术后护理

（1）体位　麻醉清醒、血压平稳的患者可取半卧位，利于引流、呼吸、排痰。

（2）饮食护理　术后 3~4 天禁食胃肠减压，遵医嘱静脉补充营养。胃肠功能恢复后拔出胃管，开始进食。从少量清水开始，术后 5~6 天可给全清流质饮食，每 2 小时给 100mL，每天 6 次。流食 1 周后改为半流食，半流食 1 周后则可进普食，应注意少量多餐，细嚼慢咽，进食不宜过快、过多，避免生冷硬食物，以防后期吻合口瘘。

（3）病情观察　①生命体征检查：术后密切监测患者血压、脉搏、呼吸等变化，麻醉清醒且病情平稳后，定时测量生命体征。②切口护理：密切观察患者切口敷料情况，保持敷料清洁、干燥，定时换药。如有渗血、渗液、感染等异常，立即通知医生。③胸腔闭式引流管护理：给予常规管道护理，应密切观察引流液的颜色、性状和量，并做好记录。若引流液混有食物残渣，则提示食管吻合口瘘；若引流液量多，且性状浑浊，则提示有乳糜胸。

（4）并发症的护理　①吻合口瘘：为食管癌患者术后最严重的并发症，多发生在术后 5~10 天，应注意患者有无呼吸困难、胸腔积液和全身中毒症状。一旦确诊，应立即禁食，协助行胸腔闭式引流并常规护理，同时进行抗感染、抗休克治疗。②乳糜胸：多因术中伤及胸导管所致，多发生在术后 2~10 天。主要表现为胸闷、气急、心悸。若未及时治疗，可在短时期内造成全身消耗、衰竭而死。③吻合口狭窄：多发生在术后 6 个月至 1 年，常继发于吻合口瘘。主要表现为再次出现吞咽困难，治疗方法是食管扩张术。

3. 健康指导

（1）饮食　少食多餐，由流质饮食到软食，逐渐增加食量，避免进食刺激性食物，防止进食过多、过快，避免生、冷、硬食物，预防并发症的发生。

（2）休息与活动　保证充足的睡眠，劳逸结合，逐渐增加活动量，利于机体恢复。餐后 2 小时内避免平卧，可取半卧位，睡眠时应把枕头垫高，以防进食后反流。

（3）加强自我监测　若患者术后 3~4 周再次出现吞咽困难，则提示吻合口狭窄的可能，及时来院就诊。

（4）定期复查，坚持后续治疗。

护考链接

考点1：食管癌病理生理（A1型题）。

1.食管癌的好发部位是（　　　）

  A.颈部食管   B.胸部食管上段

  C.胸部食管中段   D.胸部食管下段

  E.腹部食管

2.食管癌病理分型除外的是（　　　）

  A.溃疡型   B.缩窄型

  C.髓质型   D.糜烂型

  E.蕈伞型

考点2：食管癌患者的身体状况、辅助检查、诊疗要点及护理措施（A3/A4型题）。

（3~8题共用题干）

某患者，男，45岁。进食后胸骨后刺痛并有哽噎感2个月余，X线钡餐检查示：中段食管黏膜皱襞增粗和断裂3cm。

3.该患者首先应考虑（　　　）

  A.早期食管癌   B.中期食道管癌

  C.晚期食管癌   D.食管平滑肌瘤

  E.食管炎

4.进一步检查确定诊断的方法是（　　　）

  A.CT检查   B.B超检查

  C.核磁共振检查   D.食管脱落细胞学检查

  E.电子胃镜检查

5.该患者目前最主要的护理问题是（　　　）

  A.焦虑恐惧   B.知识缺乏

  C.有感染的危险   D.营养失调

  E.清理呼吸道无效

6.对该患者首选的治疗方法是（　　　）

  A.根治性食管切除术   B.姑息性切除术

  C.食管腔内置管术   D.胃造口术

  E.食管胃转流的吻合术

7.对该患者护理措施错误的是（　　　）

  A.术前教会深呼吸、咳嗽 B.手术前后做好口腔护理

C. 术后保持胃肠减压通畅   D. 术后 3 天可以进食

E. 指导患者行呼吸功能锻炼

8. 术后 5 天，患者出现高热、寒战、呼吸困难、胸痛。WBC20×10⁹/L，高度怀疑发生了（   ）

A. 肺炎、肺不张   B. 吻合口瘘

C. 吻合口狭窄   D. 乳糜胸

E. 出血

扫一扫，知答案

乳房疾病患者的护理

扫一扫，看课件

【学习目标】

1. 掌握：急性乳腺炎、乳腺囊性增生病、乳腺肿瘤患者的身体状况、护理诊断/问题和护理措施。

2. 熟悉：急性乳腺炎、乳腺囊性增生病、乳腺肿瘤患者的健康史、辅助检查及诊疗要点。

3. 了解：乳房疾病患者的心理和社会支持状况。

4. 学会：乳房自检的方法。

成年女性乳房位于胸大肌浅面，主要由腺体、导管、脂肪和结缔组织构成。乳腺有15~20个腺叶，每一腺叶分成很多腺小叶，腺小叶由小乳管和腺泡组成，是构成乳房的基本单位。每一腺叶有其单独的导管（乳管），腺叶和乳管均以乳头为中心呈放射状排列。每个腺叶间有许多与皮肤垂直的纤维束，上连浅筋膜浅层，下连浅筋膜深层，称Cooper韧带（又称乳房悬韧带），起支撑与固定作用。

乳房的淋巴网非常丰富，其淋巴液输出有4个途径：①大部分淋巴液经胸大肌外侧缘淋巴管回流至腋窝淋巴结，再流向锁骨下淋巴结及锁骨上淋巴结；②部分乳房内侧的淋巴液通过肋间淋巴管流向胸骨旁淋巴结；③两侧乳房间皮下有交通淋巴管，一侧乳房的淋巴液可流向对侧乳房；④乳房深部淋巴网可沿腹直肌鞘和肝镰状韧带通向肝。

项目一　急性乳腺炎

情景导入

某患者，女，28岁，产后24天出现右侧乳房胀痛，全身畏寒、发热。体检：右侧乳房皮肤红肿明显，局部可扪及一压痛性硬块，同侧腋窝淋巴结肿大。

初步诊断为"急性乳腺炎"。

问题：①引起该病的主要致病菌是什么？②导致该病的最常见原因是什么？③如何对患者进行健康指导？

急性乳腺炎（acute mastitis）是指乳房的急性化脓性感染，致病菌多为金黄色葡萄球。多发生于产后哺乳期妇女，以初产妇多见，好发于产后 3~4 周。

【病因】

1. 乳汁淤积　为急性乳腺炎最主要的病因。

（1）乳头发育不良　乳头过小或凹陷，影响乳汁排出，妨碍正常哺乳。

（2）乳汁分泌过多、婴儿吸乳过少　乳汁不能完全排空导致乳汁淤积。

（3）乳管不通畅　影响乳汁排出。

2. 细菌入侵　乳头破损或皲裂是细菌沿淋巴管入侵感染的主要原因。婴儿患口腔炎或含乳头睡眠，易致细菌直接侵入乳管。

【病理生理】

急性乳腺炎局部可出现炎性肿块，一般在数天后可形成脓肿，可为单房，也可为多房性。表浅脓肿向外溃破或破入乳管经乳头流出；深层的脓肿缓慢向外破溃的同时，也会向内穿至乳房与胸肌间的疏松组织中，形成乳房后脓肿（图 18-1）。感染严重者，可并发脓毒症。

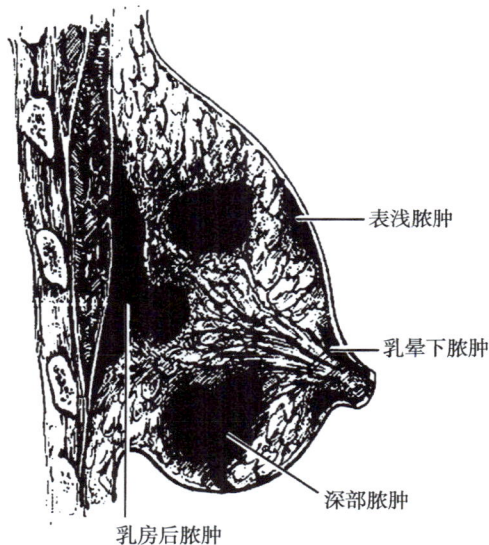

图 18-1　乳腺脓肿的不同位置

【护理评估】

1. 健康史　评估有无乳头发育不良、乳汁能否完全排空、乳头破损或皲裂等因素。

2. 身体状况

（1）局部表现　初期患侧乳房胀痛，可触及压痛明显的炎性肿块，随后出现局部甚至全乳房的红、肿、热、痛，部分患者在发病数天后可形成脓肿。

（2）全身表现　可出现寒战、高热、脉搏加快、食欲不振等感染中毒症状，严重感染者可并发脓毒症。

3. 心理和社会支持状况　评估患者和家属对本病的了解情况，对手术治疗认知程度。

4. 辅助检查

（1）实验室检查　血常规检查可见白细胞计数及中性粒细胞比例升高。

（2）影像学检查　B超检查可探查脓肿位置、数量和大小。

（3）诊断性穿刺　在波动最明显处或压痛最明显处穿刺，抽出脓液即可确诊，脓液应做细菌培养及药物敏感试验。

5. 诊疗要点　控制感染，排空乳汁。脓肿形成后，及时做脓肿切开引流。

（1）非手术治疗　适用于急性期、脓肿尚未形成及多发性小脓肿者。包括：①一般治疗：患侧乳房停止哺乳，排空乳汁；局部热敷、理疗促进血液循环，以利炎症消退。②控制感染治疗：早期、足量应用广谱抗菌药。首选青霉素类抗菌药。③终止乳汁分泌：感染严重、脓肿引流后或并发乳瘘者应终止乳汁分泌。

（2）手术治疗　脓肿形成后，应及时做脓肿切开引流（图18-2）。脓肿切开引流时应注意：①手术切口多选择放射状切口，以免损伤乳管并发乳瘘；乳晕部脓肿应沿乳晕边缘做弧形切口。②切开后分离脓肿的多房间隔膜，以利引流。③必要时加切口做对口引流。

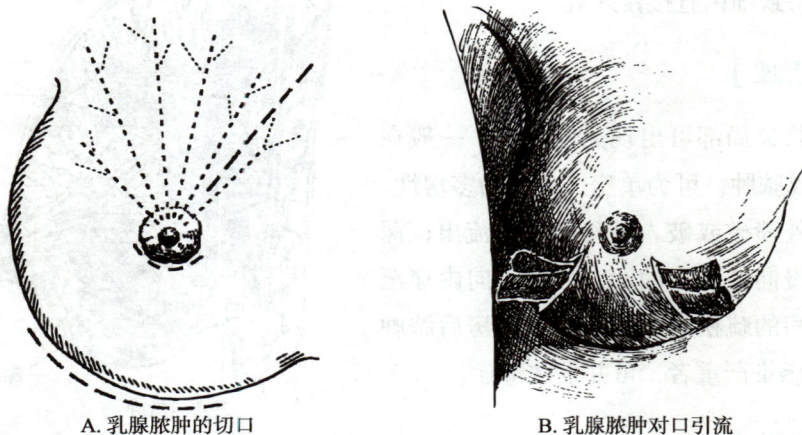

A. 乳腺脓肿的切口　　　　　　B. 乳腺脓肿对口引流

图 18-2　乳腺脓肿切开引流

【常见护理诊断 / 问题】

1. 疼痛　与乳房炎症、脓肿、乳汁淤积有关。

2. 体温过高　与乳房炎症反应有关。

【护理措施】

1. 一般护理　注意个人卫生，保持皮肤清洁；患侧乳房停止哺乳，防止乳汁淤积；穿宽松的内衣托起乳房，减轻疼痛和肿胀。

2. 病情观察　观察患侧乳房肿胀情况，定时测量体温、脉搏、呼吸，监测血白细胞计数及分类变化，必要时做血培养及药物敏感试验。

3. 对症护理　①保持切口敷料清洁、干燥，定时更换敷料；保持引流通畅，观察并记录引流液的颜色、量、性状等。②遵医嘱早期应用抗菌药物，控制体温和感染。

4. 心理护理　告知患者术后应保持心情舒畅，积极配合治疗和护理。

5. 健康指导

（1）纠正乳头内陷　乳头内陷者在妊娠期和哺乳期每日挤捏、提拉乳头；也可用吸乳器吸引，使乳头外突。个别需手术矫正。

（2）保持乳头和乳晕清洁　孕妇经常用肥皂及温水清洗两侧乳头；妊娠后期每天清洗一次；产后每次哺乳前、后均需清洁乳头，以保持局部干燥和洁净。

（3）养成良好的哺乳习惯　定时哺乳；若乳汁淤积，应及早按摩、理疗。纠正婴儿含乳头睡眠的不良习惯；注意婴儿口腔卫生，预防或及时治疗婴儿口腔炎症。

项目二　乳腺囊性增生病

乳腺囊性增生病，简称乳腺病（mastopathy），好发于 25~40 岁的中年女性。本病是乳腺组织的良性增生，可发生于腺管周围、腺管内或小叶实质内。

【病因】

与内分泌失调有关，体内黄体素分泌减少、雌激素量增多导致乳腺实质增生过度和复旧不全，形成大小不等的肿块，故又称为囊性小叶增生症或乳腺增生症。

【病理生理】

病理主要为乳腺间质的良性增生，增生可发生于腺管周围并伴有大小不等的囊肿形成；或发生于腺管内，表现为不同程度的乳头状增生伴乳管囊性扩张等。

【护理评估】

1. 健康史　询问患者既往乳房发育情况，有无乳头异常溢乳等病史。

2. 身体状况

（1）症状　周期性胀痛，疼痛和月经周期相随；一侧或双侧乳腺有弥漫性增厚，有触痛感；少数患者可有乳头溢液。

（2）体征　肿块呈圆形结节或片状，大小不一，质地韧而不硬，增厚区与周围乳腺组织分界不明显。

3. **辅助检查** B超、钼靶X线摄片、病理检查等均有助于本病的诊断和鉴别。

4. **诊疗要点** 主要是观察、随访和对症治疗。

（1）非手术治疗 主要是观察和药物治疗，可口服中药逍遥丸、乳癖消等。

（2）手术治疗 若肿块周围乳腺组织局灶性增生较为明显，形成孤立肿块，有病变可能者，应尽早手术切除肿块并做病理学检查。

【常见护理诊断/问题】

疼痛 与内分泌失调导致乳腺实质过度增生有关

【护理措施】

1. **对症护理** 用宽松乳罩托起乳房，减轻疼痛。按医嘱服用对症治疗药物。

2. **心理护理** 解释疼痛发生的原因，消除患者的思想顾虑，保持心情舒畅。

3. **健康指导** 学会乳房自检的方法，定期来医院复查，以便及时发现恶变。

项目三 乳腺肿瘤

一、乳腺纤维腺瘤

乳腺纤维腺瘤（fibroadenoma，FA）是女性常见的乳房良性肿瘤。本病的发生与雌激素的作用活跃密切相关，故好发年龄为20~25岁。

【病因】

本病产生的原因是乳腺小叶内纤维细胞对雌激素的敏感性异常增高，雌激素是本病发生的刺激因子，所以纤维腺瘤发生于卵巢功能期。

【护理评估】

1. **健康史** 询问患者既往乳房发育情况，发现肿块的时间及肿块的增长情况等。

2. **身体状况**

（1）症状 主要表现为无痛性乳房肿块，增长缓慢。

（2）体征 肿块多发生于乳房外上象限，表面光滑，质硬，易于推动。

3. **辅助检查** 超声检查、钼靶X线摄片、病理检查等有助于对本病的诊断与鉴别。

4. **诊疗要点** 乳腺纤维腺瘤虽属良性，癌变的可能性很小，但有肉瘤变的可能，故手术切除是唯一有效的治疗方法；并做病理学检查，如若恶变，应尽快施行根治性手术。

【常见护理诊断／问题】

1. **焦虑**　与疾病有关。

2. **知识缺乏**　缺乏乳腺纤维腺瘤诊治的相关知识。

【护理措施】

1. 告知患者乳腺纤维腺瘤的病因及治疗方法。

2. 暂不手术者应密切观察肿块的变化，明显增大者应及时到医院诊治。

3. 肿瘤切除后，保持切口敷料清洁干燥，定时更换敷料。

二、乳管内乳头状瘤

乳管内乳头状瘤（intraductal papilloma）好发于大乳管近乳头的膨大部，瘤体很小，且有很多壁薄的血管，容易出血。本病多见于 40~50 岁的中年女性。

【病因】

本病的发生与雌激素过度刺激造成局限性乳头状生长有关。

【护理评估】

1. **健康史**　询问患者既往乳房发育情况，发现肿块的时间及肿块的增长情况等。

2. **身体状况**

（1）症状　乳头溢液为主要表现，溢液多为血性。

（2）体征　因瘤体较小，常不可触及；乳晕区偶可扪及圆形、质软、可推动的小结节，压之常见乳头有血性液体溢出。

3. **辅助检查**

（1）乳腺导管造影　可明确乳管内肿瘤的大小和部位。

（2）乳管内镜检查　通过内镜成像技术观察乳腺导管内的情况。

4. **诊疗要点**　诊断明确者以手术治疗为主，行乳腺区段切除并做病理学检查，若有恶变应实施根治性手术。

【常见护理诊断／问题】

1. **焦虑／恐惧**　与乳头溢液有关。

2. **知识缺乏**　与缺乏乳管内乳头状瘤诊治的相关知识有关。

【护理措施】

1. 告知患者乳头溢液的病因及手术治疗的必要性。

2.术后嘱患者保持切口敷料清洁干燥，按时更换敷料。遵医嘱及时来医院复查。

三、乳腺癌

乳腺癌（breast cancer）是女性最常见的恶性肿瘤之一，多见于40~60岁的女性。部分城市报告，乳腺癌已跃居女性恶性肿瘤的首位。男性有偶发病例。

【病因】

本病病因尚不清楚，目前认为与下列因素相关：

1.**内分泌因素**　雌酮、雌二醇与乳腺癌的发生有直接关系。

2.**月经史及生育史**　月经初潮年龄早、绝经年龄晚、不孕、未哺乳及初次足月产的年龄晚于35岁者发病率高。

3.**遗传因素**　一级亲属中有乳腺癌病史者，发病危险性是普通人群的2~3倍。

4.**营养因素**　可加强或延长雌激素对乳腺上皮细胞的刺激，增加发病机会。

【病理生理】

1.**病理分型**　根据乳腺癌的病理特点分型，分为：

（1）非浸润性癌　又称为原位癌。包括导管内癌、小叶原位癌、乳头湿疹样乳腺癌。此型属于早期，预后较好。

（2）早期浸润性癌　癌细胞突破管壁基底膜、末梢乳管或腺泡基底膜，开始向间质浸润，但仍局限于小叶内，则称为早期浸润性癌。

（3）浸润性特殊癌　包括乳头状癌、髓样癌（伴大量淋巴细胞浸润）、小管癌（高分化腺癌）、腺样囊性癌等。此型分化一般较高，预后尚好。

（4）浸润性非特殊癌　是乳腺癌中最常见的类型。包括浸润性小叶癌、浸润性导管癌等。此型多分化低，预后较上述类型差。

2.**扩散途径**

（1）局部浸润　癌细胞沿导管或筋膜间隙蔓延，继而浸润Cooper韧带及皮肤等周围组织。

（2）淋巴转移　癌细胞沿乳腺的淋巴输出途径扩散。其中，腋窝淋巴结转移率约为70%；胸骨旁淋巴结转移率为20%~30%。

（3）血行转移　癌细胞可经淋巴途径进入静脉，也可直接侵入血液循环而致远处转移。最常见的远处转移部位为肺、骨和肝。

【护理评估】

1.**健康史**　评估患者的年龄、生育史、月经史、饮食习惯、生活环境等；既往是否患乳房良性肿瘤；家族遗传史。

2. 身体状况

（1）乳房肿块　①早期：表现为患侧乳房无痛性、单发小肿块，患者多在无意中发现。肿块多位于乳房外上象限，质硬，表面不光滑，尚可推动。②晚期：肿块固定、不易推动，可出现卫星结节和皮肤溃破等情况。

（2）乳房外形的改变　①酒窝征：乳房肿瘤增大可致乳房局部隆起。肿瘤累及乳房 Cooper 韧带，可使其缩短而致肿瘤表面皮肤凹陷。②乳头内陷、偏歪：邻近乳头或乳晕的癌肿因侵及乳管使之缩短，将乳头牵向癌肿一侧，可使乳头偏歪、回缩、内陷。③橘皮样改变：皮下淋巴管被癌细胞堵塞，可引起淋巴回流障碍，出现真皮水肿，由于皮肤毛囊处组织致密，对皮肤牵张形成点状小孔，呈"橘皮样"改变（图 18-3）。

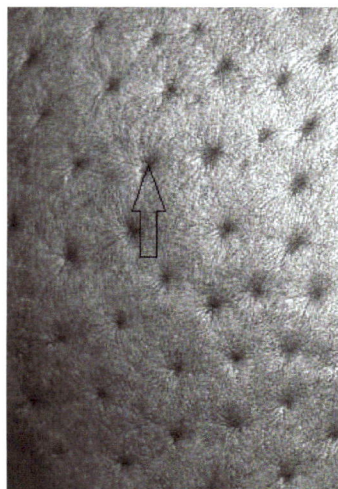

图 18-3　"橘皮样"改变

（3）转移征象　①淋巴转移：最初多见于患侧腋窝淋巴结肿大、质硬、无压痛，早期散在，尚可推动；晚期淋巴结相互粘连、固定。②血行转移：癌细胞转移至肺、骨、肝时，可出现相应受累器官的症状。

3. 心理和社会支持状况

了解患者与家属对乳癌手术、康复治疗等相关知识的掌握程度，治疗后因乳房外观改变产生的心理失衡问题。

4. 辅助检查

（1）影像学检查　①钼靶 X 线检查：是早期发现乳癌的最有效方法。可发现乳房内密度增高的肿块影或细小钙化灶。②B 超检查：能清晰显示乳房各层次软组织结构及肿块的形态和质地。③热图像：系根据恶性肿瘤代谢旺盛、产热较周围组织高的原理，远红外图和液晶膜可显示异常热区而进行诊断。

（2）活组织病理学检查　细针穿刺肿块细胞学检查，乳头溢液涂片、活体组织切片检测等。

5. 诊疗要点

手术治疗为主，辅以化疗、放疗、内分泌等综合治疗措施。

（1）手术治疗　是最根本、最有效的治疗方法。①乳腺癌改良根治术：保留胸大肌和（或）胸小肌，术后外观效果较好，目前已成为常用的手术方式。②全乳房切除术：切除整个乳房，包括腋尾部及胸大肌筋膜。适用于原位癌、微小癌及年迈体弱不能耐受根治术者或晚期乳癌尚能局部切除者。③乳腺癌根治术：切除包括整个乳房、胸大肌、胸小肌、腋窝及锁骨下淋巴结。④乳腺癌扩大根治术：在传统根治的基础上再行胸廓内动、静脉及其周围的淋巴结清除术。⑤保留乳房的乳癌切除术：完整切除肿块及肿块周围 1cm 的组织，并行腋淋巴结清扫。术后必须辅以放疗、化疗。

（2）化学治疗　乳腺癌是实体瘤中应用化疗最有效的肿瘤之一。常用化疗药物有环磷酰胺、甲氨碟呤、氟尿嘧啶等。

（3）放射治疗　属局部治疗手段。可降低Ⅱ期以上患者的局部复发率。

【常见护理诊断／问题】

1. 自我形象紊乱　与乳房切除造成的乳房缺失和术后瘢痕形成有关。

2. 有组织完整性受损的危险　与留置引流管、患侧上肢淋巴引流不畅、头静脉被结扎、腋静脉栓塞或感染有关。

3. 知识缺乏　缺乏有关术后患肢功能锻炼的知识。

【护理措施】

1. 手术前护理

（1）心理护理　了解和关心患者，鼓励患者表达对疾病和手术的顾虑与担心，有针对性地进行心理疏导，耐心解释手术的必要性和重要性；告知患者今后行乳房重建的可能性，鼓励其树立战胜疾病的信心。对已婚患者，应同时对其丈夫进行心理辅导，取得丈夫的理解、关心和支持，并能接受妻子手术后身体形象的改变。

（2）终止哺乳或妊娠　哺乳期及妊娠初期发生乳腺癌者应立即停止哺乳或妊娠，以减轻激素的作用。

（3）术前准备　做好术前常规检查和准备。对手术切除范围较大，考虑植皮者，应做好皮肤准备。

2. 手术后护理

（1）体位　术后麻醉清醒、生命体征平稳的患者可采取半卧位，以利于引流和呼吸。

（2）病情观察　术后密切监测患者生命体征的变化，尤其是注意观察患者的呼吸情况，因乳腺癌扩大根治术有损伤胸膜引起气胸的可能，患者若出现胸闷、气促、呼吸困难等症状，应立即通知医师协助处理；观察伤口敷料、引流管、引流液情况。

（3）伤口护理

1）切口护理　①手术部位用弹性绷带加压包扎，以减少创腔积液，使瓣膜或植皮片紧贴创面，以利于愈合；②观察皮瓣颜色及创面愈合情况；③观察患侧上肢远端血循环情况，若手指发凉、发麻、皮肤发绀、皮温下降、动脉搏动不能扪及，提示腋窝部血管受压，应及时调整绷带的松紧度；④绷带加压包扎一般维持7~10天，包扎期间告知患者不能自行松解绷带。

2）引流管护理　①妥善固定引流管：引流管的长度要适宜，患者卧床时将其固定于床旁，起床时固定于上身衣服；②保持引流通畅：防止引流管脱落、受压和扭曲，保持有效的负压吸引状态；③观察引流液的颜色、量、性状：术后1~2天每日引流血性液体50~200mL，以后颜色及量逐渐变淡、减少；④拔管：术后4~5天，每日引流液转为淡黄色，量少于10~15mL，创面与皮肤紧贴，手指按压伤口周围皮肤无空虚感（即皮下无积液、皮瓣与胸壁紧贴）即可拔管。

（4）预防患侧上肢肿胀　患侧上肢肿胀系患侧腋窝淋巴结切除、头静脉被结扎、腋静脉栓塞、局部积液或感染等因素导致上肢淋巴回流不畅、静脉回流障碍所致。

护理要点：①勿在患侧上肢测血压、抽血、做静脉或皮下注射等。②指导患者保护患侧上肢。平卧时患肢下方垫枕抬高10°~15°，肘关节轻度屈曲；半卧位时屈肘90°放于胸腹部；下床活动时用吊带托扶或用健侧手将患肢抬高于胸前，以防腋窝皮瓣滑动而影响愈合，避免患肢下垂过久。③按摩患肢或进行握拳及屈、伸肘运动，以促进淋巴回流。上肢肿胀严重者，可戴弹力袖促进淋巴回流；局部感染者，及时应用抗生素治疗。

（5）患侧上肢功能锻炼　手术时切除了胸部肌肉、筋膜和皮肤，可使患侧肩关节活动明显受限。术后加强肩关节活动可增强肌肉力量，松解和预防粘连，最大限度地恢复肩关节的活动范围。应鼓励和协助患者早期开始患侧上肢功能锻炼，以减少或避免术后残疾。①术后24小时内：活动手指及腕部，做伸指、握拳、屈腕等动作。②术后1~3天：进行上肢肌肉的等长收缩，利用肌肉泵作用促进血液，淋巴回流。③术后4~7天：患者可坐起，鼓励患者用患侧手进食、洗脸、刷牙，并用患侧手触摸对侧肩部及同侧耳朵的锻炼。④术后1~2周：术后1周皮瓣基本愈合后，可开始肩关节活动，以肩部为中心，前后摆臂。术后两周皮瓣与胸壁黏附已较牢固，循序渐进地做抬高患侧上肢、手指爬墙运动、梳头等锻炼。功能锻炼的内容应逐渐地增加。术后7~10天内不外展肩关节，不要以患侧肢体支撑身体，以防皮瓣移动而影响创面愈合。

3. 健康指导

（1）乳房自我检查　成年妇女定期检查，并指导每月自我检查一次，宜在月经干净后2~3日或月经周期的第7~10日进行，此期乳房最松弛，病变易被检出。绝经后妇女宜在每月固定的1日检查。40岁以上妇女和乳腺癌术后患者每年还应行钼靶X线检查。乳房自查方法包括视诊和触诊。

视诊：站在镜前两臂放松垂于身体两侧，观察双侧乳房的大小和外形是否对称；有无局限性隆起、凹陷或皮肤橘皮样改变；有无乳头回缩或抬高。

触诊：仰卧位，被查侧的手臂高举过头，使乳房完全平铺于胸壁。对侧手指并拢平放于乳房，从乳房外上象限开始检查，依次为外上、外下、内下、内上象限、乳头、乳晕，最后检查腋窝注意有无肿块，乳头有无溢液。若发现肿块和乳头溢液，应及时到医院做进一步检查。

（2）活动 出院后近期避免用患侧上肢搬动、提取重物，坚持康复锻炼。

（3）避孕 术后5年内避免妊娠，防止乳腺癌复发。

（4）义乳或假体 提供患者改善自我形象的方法。

护考链接

考点1：乳腺炎的病因、患者身体状况及护理措施（A3/A4型题）。

（1~3题共用题干）

某患者，女，28岁。产后24天出现右侧乳房胀痛，全身畏寒、发热。体检：右侧乳房皮肤红肿明显，局部可扪及一压痛性硬块，同侧腋窝淋巴结肿大。

1. 首先考虑的疾病是（　　　）

　　A. 炎性乳癌　　　　　　　　B. 乳房纤维腺瘤

　　C. 急性淋巴结炎　　　　　　D. 急性乳腺炎

　　E. 乳腺囊性增生病

2. 该病主要致病菌是（　　　）

　　A. 溶血性链球菌　　　　　　B. 金黄色葡萄球菌

　　C. 绿脓杆菌　　　　　　　　D. 厌氧菌

　　E. 大肠杆菌

3. 预防该病的关键在于（　　　）

　　A. 防止乳房皮肤破损　　　　B. 保持乳房皮肤清洁

　　C. 预防性使用抗生素　　　　D. 避免乳汁淤积

　　E. 尽量采用人工喂养

考点2：乳腺囊性增生病患者的身体状况（A2型题）

4. 某患者，女，35岁。近1年来右侧乳房经常出现胀痛，于月经前疼痛加重，月经期间右侧乳房可扪及多个大小不一的结节状和片状肿块，质韧而不硬，与周围无明显粘连，并随月经周期而变化。首先考虑的疾病是（　　　）

　　A. 乳癌　　　　　　　　　　B. 乳腺纤维腺瘤

　　C. 急性乳腺炎　　　　　　　D. 乳管内乳头状瘤

　　E. 乳腺囊性增生病

考点3：乳腺肿瘤患者的身体状况、诊疗要点、护理措施及健康教育（A3/A4型题）。

（5~9题共用题干）

某患者，女，40岁。偶然发现左侧乳房肿块，直径2cm，质较硬、无压痛，与皮肤有少许粘连，局部乳房皮肤凹陷呈"酒窝征"，左侧腋窝可扪及 1cm 大小肿大的淋巴结。

5. 该患者最可能的诊断是（　　　）

A. 乳腺囊性增生病　　　　　　B. 乳管内乳头状瘤

C. 乳房肿块　　　　　　　　　D. 乳腺癌

E. 乳房结核

6. 该患者乳房皮肤出现"酒窝征"是由于（　　　）

A. 癌细胞堵塞皮下淋巴管　　　B. 癌肿侵犯 Cooper 韧带

C. 癌肿与胸肌粘连　　　　　　D. 癌肿与皮肤粘连

E. 癌肿侵犯乳管

7. 入院后行根治术后，预防皮下积液及皮瓣坏死的主要措施是（　　　）

A. 半卧位　　　　　　　　　　B. 引流管持续负压吸引

C. 加压包扎伤口　　　　　　　D. 抬高同侧上肢

E. 局部沙袋压迫

8. 术后护士应指导该患者何时开始功能锻炼（　　　）

A. 术后 24 小时内　　　　　　B. 术后 3~5 天

C. 术后 5~7 天　　　　　　　D. 术后 7~10 天

E. 术后 10 天

9. 出院前护士应对患者进行健康指导，以下哪项对预防复发最重要（　　　）

A. 继续功能锻炼　　　　　　　B. 加强营养

C. 经常自查　　　　　　　　　D. 参加体育活动

E. 5 年内避免妊娠

扫一扫，知答案

扫一扫，看课件

模 块 十 九

急性化脓性腹膜炎患者的护理

【学习目标】

1. 掌握：急性化脓性腹膜炎患者的身体状况、常见护理诊断/问题及护理措施。

2. 熟悉：急性化脓性腹膜炎的病因与分类、辅助检查及诊疗要点。

3. 了解：腹膜的解剖生理特点；急性化脓性腹膜炎的病理生理。

4. 学会：胃肠减压护理技术。

情景导入

某患者，男，25岁。饱餐后突发上腹刀割样疼痛2小时。体检：T 39.1℃，全腹压痛、反跳痛，剑突下为甚，肌紧张呈板状，肠鸣音消失。

问题：①入院后给予患者禁食和胃肠减压有何意义？②为减少腹腔毒素吸收，应为该患者安置何种体位？

急性腹膜炎（acute peritonitis）是由化脓性细菌感染、化学刺激（如胃液、胆汁）或物理性损伤所引起的腹膜急性炎症，是一种常见的外科急腹症。

【腹膜的解剖生理】

腹膜是一层很薄的浆膜，分为相互移行的壁腹膜和脏腹膜两部分。壁腹膜贴附于腹壁、横膈脏面和盆壁的内面；脏腹膜覆盖于内脏表面，构成内脏的浆膜层。脏腹膜将内脏器官悬垂或固定于膈肌、腹后壁或盆腔壁，形成网膜、肠系膜及韧带等解剖结构。壁腹膜与脏腹膜之间的腔隙称为腹膜腔，是人体最大的体腔。正常情况下腹膜腔内有少量的75~100mL黄色澄清液体，起润滑作用。

壁腹膜受周围神经支配，痛觉敏感定位准确。脏腹膜受内脏神经支配，对牵拉、膨胀、压迫等刺激敏感，痛觉定位差。

【病因与分类】

急性腹膜炎按发病机制分类，可分为原发性与继发性两类；按病因分类，可分为细菌性（化脓性）和非细菌性两类；按累及范围分类，分为弥漫性与局限性两类。临床所称急性腹膜炎多指继发性的化脓性腹膜炎。

1. **原发性腹膜炎**　又称自发性腹膜炎，指腹腔内无原发病灶，较少见。多为化脓性链球菌、肺炎双球菌等经血液循环、淋巴途径或女性生殖道侵入腹腔而引起的腹膜炎。多在肾病、猩红热或营养不良并发上呼吸道感染时发生，常见于小儿，尤其 10 岁以下的女孩多见。

2. **继发性腹膜炎**　腹膜炎以继发性腹膜炎常见，其中继发性化脓性腹膜炎最为多见。致病菌主要为肠道内的常驻菌群，多为大肠埃希菌，其次为厌氧拟杆菌、粪链球菌等。一般为多种细菌引起的混合感染（图 19-1）。

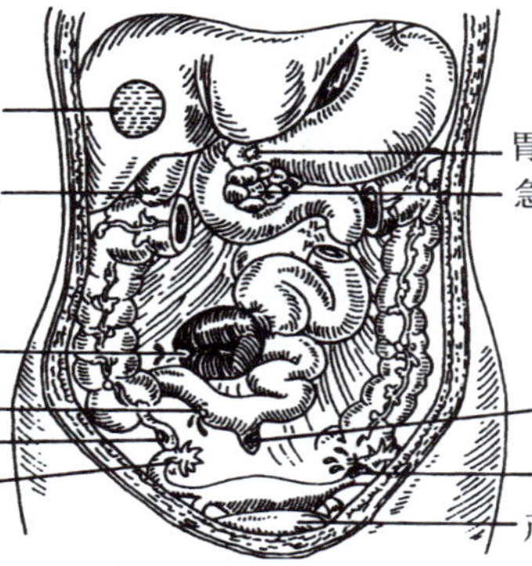

图 19-1　继发性腹膜炎常见的原因

【病理生理】

腹膜受细菌、胃肠内容物、血液等刺激后，立即产生炎症反应，表现为腹膜充血、水肿，并产生大量浆液性渗出液以稀释毒素。因渗出液中出现中性粒细胞、坏死组织、细菌和纤维蛋白，渗出液逐渐混浊直至变成脓液，脓液常呈黄绿色，稠厚，带粪臭味。

病变较轻者，病灶被大网膜包裹，炎症局限，形成局限性腹膜炎，渗出物逐渐被腹膜吸收，炎症消散而痊愈。若脓液积聚于膈下、盆腔、肠袢间，可形成腹腔脓肿。

病变严重者，腹膜的广泛渗出，会造成脱水和电解质紊乱；腹腔内器官浸泡在大量脓液中，肠管麻痹，肠腔内大量积液，加之高热、呕吐，导致血容量明显减少；随着腹膜吸收大量毒素，可引起毒血症甚至感染性休克；此外，肠管因麻痹而扩张，膈肌抬高，影响心肺功能，势必加重组织缺血缺氧和休克。

【护理评估】

1. 健康史 主要是了解急性腹膜炎的病史，如发生和发展进程等。

2. 身体状况

（1）症状

腹痛：是最主要的症状。一般为持续性剧烈疼痛，常难以忍受。深呼吸、咳嗽、体位改变时疼痛加剧。疼痛范围多从原发病灶部位开始，随炎症扩散而波及全腹。

恶心、呕吐：初期因腹膜受刺激而引起反射性恶心、呕吐，呕吐物为胃内容物；发生麻痹性肠梗阻时可出现持续性呕吐，呕吐物常为黄绿色胆汁，甚至棕褐色粪样肠内容物。

感染中毒症状：患者可出现寒战、高热、大汗、脉速及呼吸浅快等全身中毒表现，甚或出现感染性休克，严重者可导致死亡。

（2）体征

1）腹部 ①视诊：腹式呼吸减弱或消失，明显腹胀。②触诊：腹肌紧张、压痛和反跳痛是腹膜炎的标志性体征，三者合称腹膜刺激征，以原发病灶处最明显。腹肌紧张程度与患者的胖瘦、年龄、病因有关。③叩诊：胃肠胀气时呈鼓音，胃肠穿孔可使肝浊音界缩小或消失，腹腔内积液较多时可出现移动性浊音。④听诊：肠鸣音减弱或消失。

2）直肠指检 若直肠前壁饱满、触痛，说明盆腔已感染或形成盆腔脓肿。

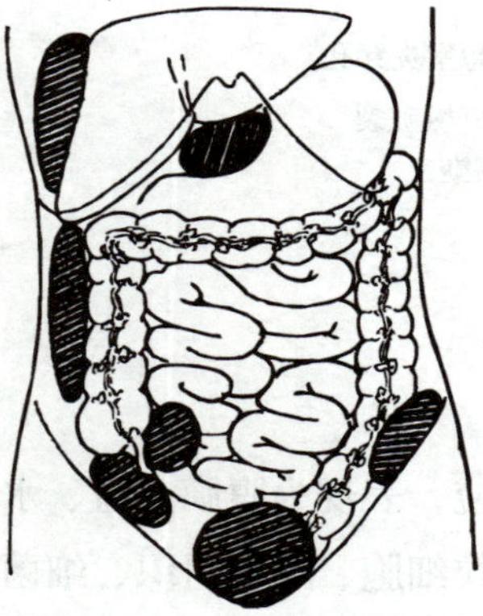

（3）并发症

1）腹腔脓肿 急性腹膜炎局限化后，脓液未被完全吸收，积存于某一部位而形成腹腔脓肿（图19-2），可分为膈下脓肿、盆腔脓肿和肠间脓肿。

图 19-2 腹腔脓肿

膈下脓肿：位于膈肌之下、横结肠及其系膜以上的间隙。高热、脉快、乏力、食欲不振等全身感染症状较重；患侧肋缘下或剑突下持续钝痛，并向肩背部放射，深呼吸和转动体位时加重。脓肿刺激膈肌可引起呃逆。X线透视可见患侧膈肌升高，肋膈角模糊或有少量积液。B超和CT检查可以明确脓肿的部位、范围，并可协助定位行诊断性穿刺。

盆腔脓肿：最常见，全身中毒症状较轻，局部症状相对较重。表现为典型的直肠或膀胱刺激症状，如里急后重、便意频繁、粪便带有黏液，或尿频、尿急、排尿困难等。直肠指检可发现肛管括约肌松弛，直肠前壁饱满、有触痛。B超、CT可协助诊断。

肠间脓肿：是指脓液积聚肠管、肠系膜与网膜之间，主要有腹痛或肠梗阻的表现，腹部触诊可扪及痛性包块。X线检查可见肠壁间距增宽及部分肠胀气。

2）粘连性肠梗阻　腹膜炎被控制后，腹腔内多有不同程度的纤维粘连，部分肠管粘连可造成扭曲或形成锐角，发生粘连性肠梗阻。

3. 心理和社会支持状况　了解患者是否感到恐惧或紧张，询问其对手术的认知程度和心理承受能力。评估家族成员能否提供足够的心理和经济支持。

4. 辅助检查

（1）实验室检查　白细胞计数及中性粒细胞比例增高；病情危重或机体反应能力下降时，白细胞计数可不升高，仅中性粒细胞比例增高，甚至有中毒颗粒出现。此外，腹腔穿刺液及腹腔灌洗液的检查也有助于判断病因。

（2）影像学检查　腹部X线立位平片见大、小肠普遍胀气并有多个小液平面的肠麻痹征象；胃肠穿孔时多可见膈下游离气体。B超可发现腹腔有积液征象；CT检查对腹腔内实质性脏器病变有诊断帮助。

5. 诊疗要点

（1）非手术治疗　对原发性腹膜炎、病情较轻或炎症已有局限趋势的腹膜炎，可在严密观察的同时积极做好术前准备。具体措施包括禁食、胃肠减压、补液、输血、合理应用抗生素、对症处理等。

（2）手术治疗　经非手术治疗6~8小时后（一般不超过12小时）腹膜炎症状和体征不缓解或反而加重者，或感染症状重、出现严重的肠麻痹或中毒症状，甚至合并休克者，或腹膜炎病因不明且无局限趋势者，均应选择手术治疗。手术原则是清除病灶，清理腹腔，通畅引流。

【常见护理诊断／问题】

1. 疼痛　与壁腹膜受炎症刺激有关。

2. 体温过高　与腹腔感染，毒素吸收有关。

3. 体液不足　与呕吐、禁食、胃肠减压、腹膜广泛渗出、发热等有关。

4. 焦虑／恐惧　与躯体不适及担心预后有关。

5. 潜在并发症　感染性休克、腹腔脓肿、粘连性肠梗阻等。

【护理措施】

1. 非手术治疗的护理／术前护理

（1）病情观察　①定时测量生命体征、尿量，准确记录24小时液体出入量；②加强巡视，注意观察患者腹部症状和体征的变化；③动态监测血常规、血气分析数值，必要时监测中心静脉压。

（2）体位　取半卧位，有利于腹腔内的渗液、脓液等积聚到盆腔，使炎症局限，且有助于呼吸和循环功能的改善。休克患者取平卧位或头高中凹卧位，尽量减少搬动，以减轻疼痛。

（3）禁食、胃肠减压　非手术治疗期间禁食、胃肠减压。其目的是：①抽出胃肠道内容物和气体，减少胃肠内积气、积液；②减少胃肠道内容物继续流入腹腔，有利于防止感染的扩散；③利于减轻腹胀，使炎症局限；④改善肠壁血液循环和促进胃肠道功能的恢复。

（4）输液、给药　补充足够的水，电解质和营养，提高机体防御和修复能力；遵医嘱使用抗生素，注意给药的浓度、时间、途径及配伍禁忌等。

（5）心理护理　向患者及家属介绍腹膜炎的有关知识，以提高其对疾病的正确认识，关心、体贴患者，使其积极配合治疗和护理工作。

（6）术前准备　积极做好备皮、交叉配血、术前用药等常规护理工作。

2. 术后护理

（1）体位与活动　患者血压平稳后取半卧位，同时鼓励患者尽早下床走动，促进肠功能恢复，预防肠粘连及下肢静脉血栓形成。

（2）病情观察　①术后应严密观察生命体征及尿量变化；②注意腹部症状和体征，观察有无腹腔脓肿表现；③观察肠蠕动恢复情况；④观察切口愈合情况、切口敷料是否干燥，如有渗血、渗液，应及时更换；⑤发现异常，配合医生及时处理。

（3）禁食与胃肠减压　术后继续禁食、胃肠减压，待肠蠕动功能恢复、肛门排气后，可拔出胃管。从进少量流质饮食开始，根据病情逐渐过渡到半流质饮食，再过渡到普食。对胃肠道切除吻合术患者，进食时间应酌情推迟。

（4）用药护理　术后根据医嘱，继续使用抗生素，控制感染。合理补充水、电解质、维生素等，必要时输血浆或全血，以补充机体高代谢和修复的需要。

（5）腹腔引流管护理　①妥善固定；②保持引流通畅，不要受压、扭曲，定期挤捏引流管以防血块或脓块堵塞；③观察并记录引流液的量和性状；④2~3天后引流量明显减少、色清、体温及白细胞计数恢复正常时，可考虑拔管。

3. 健康指导

（1）饮食指导　鼓励少食多餐，多食富含高热量、高蛋白、高维生素且易消化的食物，促进手术创伤的修复和切口愈合。避免进食过凉、过硬及刺激性食物。

（2）出院指导　术后定期复查，如突然出现腹痛、恶心、呕吐等不适时，应及时就诊。

护考链接

考点1：急性化脓性腹膜炎的病因分类（A1型题）。

1. 原发性腹膜炎与继发性腹膜炎的主要区别是（　　　）

　　A.腹痛性质不同　　　　　　　　B.有无腹膜刺激征

　　C.腹胀的程度　　　　　　　　　D.腹腔内有无原发性病变

E. 全身感染现象

考点 2：急性化脓性腹膜炎患者的身体状况（A1、A2 型题）。

2. 急性化脓性腹膜炎的主要体征是（　　　）

A. 腹部压痛　　　　　　　　　　B. 肠鸣音亢进

C. 腹膜刺激征　　　　　　　　　D. 移动性浊音

E. 腹肌紧张

3. 某患者，女，31 岁。急性腹膜炎行腹腔引流术后 4 天，患者出现下腹部坠胀感，大便次数增多，黏液便，伴尿频、尿急、排尿困难等症状。考虑并发（　　　）

A. 急性肠炎　　　　　　　　　　B. 盆腔脓肿

C. 膈下脓肿　　　　　　　　　　D. 膀胱炎

E. 肠袢间脓肿

考点 3：急性化脓性腹膜炎的病理生理（A1 型题）。

4. 急性腹膜炎发生休克的主要病因是（　　　）

A. 剧烈疼痛　　　　　　　　　　B. 腹膜吸收大量毒素感染

C. 大量呕吐致液体丢失　　　　　D. 肠内积液刺激

E. 腹胀引起呼吸困难

考点 4：急性化脓性腹膜炎患者的诊疗要点、护理措施（A3/A4 型题）。

（5~7 题共用题干）

某患者，女，60 岁。患胃溃疡 20 年，突然出现腹部剧烈疼痛并迅速波及全腹。查体：腹式呼吸减弱，腹肌紧张，全腹压痛及反跳痛阳性，尤以上腹部为重，肠鸣音消失。X 线检查示膈下游离气体，拟诊为"胃溃疡穿孔"。

5. 该患者的处理不正确的是（　　　）

A. 完善术前准备　　　　　　　　B. 禁食、输液

C. 给予吗啡止痛　　　　　　　　D. 胃肠减压

E. 大剂量抗生素

6. 肠鸣音消失的原因最可能是（　　　）

A. 肠穿孔　　　　　　　　　　　B. 肠血运障碍

C. 机械性肠梗阻　　　　　　　　D. 剧痛而不敢腹式呼吸

E. 炎症刺激而致肠麻痹

7. 术后第一天，患者对留置胃管的作用不理解，要求拔除。护士的解释不妥的是（　　　）

A. 可以预防胃出血　　　　　　　B. 有利于胃肠功能的恢复

C. 可以减轻腹胀　　　　　　　　D. 避免胃肠内积气积液

E. 有利于胃肠吻合口的愈合

扫一扫，看课件

模块二十

腹部损伤患者的护理

【学习目标】

1. 掌握：腹部损伤患者的身体状况、常见护理诊断 / 问题及护理措施。
2. 熟悉：腹部损伤的辅助检查、诊疗要点。
3. 了解：腹部损伤的病因分类。

情景导入

某患者，男，28 岁，汽车司机。因车祸腹部被汽车方向盘撞伤后腹痛 3 小时入院，伴有呕吐。查体：痛苦表情，BP115/75mmHg，P98 次 / 分，腹平，腹肌紧张，全腹压痛及反跳痛明显，肠鸣音消失。

问题：①患者是否有内脏损伤？哪类脏器损伤？②实质脏器损伤和空腔脏器损伤后的表现有何不同？

腹部损伤是常见的创伤性疾病，其发生率在平时占各种损伤的 0.4% ~1.8%，战时则高达 50% 左右。多数腹部损伤因伴有内脏损伤而危及生命。及时、正确地诊断和处理是降低腹部损伤患者死亡的关键。

【病因与分类】

1. 开放性损伤　多由利器或火器所致，如刀刺、枪弹等引起的腹壁皮肤完整性遭到破坏的损伤。

2. 闭合性损伤　多由坠落、碰撞、挤压、拳打脚踢等钝性暴力引起的损伤，腹壁皮肤完整。闭合性损伤又分为单纯腹壁损伤和合并腹腔内脏损伤两类。在临床中，闭合性腹部损伤因无伤口，要诊断有无内脏损伤有时是很困难的，如果不能早期诊断是否有内脏损伤而贻误手术时机，则可能会导致严重后果。

【护理评估】

1. 健康史　询问患者或现场目击者及护送人员，了解受伤经过，包括受伤时间、地点、致伤因素，以及伤后病情变化、就诊前的急救措施等。

2. 身体状况

（1）单纯腹壁损伤　病情一般较轻，仅表现为腹壁局限性肿胀、疼痛、压痛及皮下淤斑等软组织挫伤的特点。通常不会出现恶心、呕吐、腹膜炎等表现。

（2）合并腹内脏器损伤

实质性脏器（肝、脾、胰、肾等）：主要表现为腹腔内或腹膜后出血。患者面色苍白、四肢冰冷、脉搏加快、血压下降甚至休克；腹痛多为持续性，一般不严重，腹膜刺激征不甚典型，但肝、胰腺损伤者可因胆汁、胰液外漏而出现明显剧烈的腹痛和腹膜刺激征。

空腔脏器（胃、肠、胆囊等）损伤：主要表现为急性腹膜炎。消化液、胆汁漏入腹腔后刺激腹膜，出现持续性的剧烈腹痛和全身中毒症状，腹膜刺激征显著，严重者可出现感染性休克。

3. 心理和社会支持状况　突发的腹部损伤患者常表现出焦虑、哭泣、恐惧等心理反应。了解患者和家属心理变化、对损伤后的治疗和可能发生的并发症的认知程度和家庭经济承受能力。

4. 辅助检查

（1）实验室检查　血常规检查红细胞计数、血红蛋白值、血细胞比容进行性下降，提示有实质性脏器破裂；白细胞计数及中性粒细胞明显增多，提示腹腔感染；血、尿淀粉酶升高，提示胰腺损伤。尿常规检查发现血尿，提示泌尿系损伤。

（2）影像学检查　①B超和CT检查：对了解实质性器官损伤有重要作用；②X线立位腹平片：见到膈下游离气体，提示胃肠道破裂。

（3）诊断性腹腔穿刺及灌洗　阳性率可达90%以上，对判断内脏受伤情况有很大帮助。操作方法：让患者穿刺前排空膀胱，侧卧5分钟，在脐与髂前上棘连线的中、外1/3交界处或经脐水平线与腋前线交界处穿刺（图20-1）。如回抽无液体吸出，可改变穿刺针的方向、深度再吸。如抽出不凝固的血液、胆汁、胃肠内容物、尿液等，则为阳性，并收集标本做涂片检查及细菌培养。若腹腔穿刺阴性而又高度怀疑腹腔内脏有严重损伤，可采取诊断性腹腔灌洗术进一步检查。

（4）腹腔镜检查　可直接观察内脏损伤的部位、性质

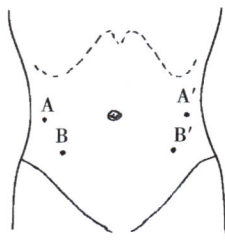

A、A′. 脐水平线与腋前线交点
B、B′. 脐与髂前上棘连线中、外1/3交点

图 20-1　诊断性腹腔穿刺进针点

及程度，有较高的阳性率，避免了不必要的剖腹探查。

5. 诊疗要点 对单纯腹壁损伤的治疗，与其他软组织的处理原则相同；对确诊有腹腔内脏破裂者或经非手术治疗、观察后仍不能排除脏器损伤者，应积极做好术前准备，迅速剖腹探查。

【常见护理诊断 / 问题】

1. 体液不足 与损伤致腹腔内出血、各种损伤脏器内容物渗出等有关。

2. 疼痛 与腹部损伤有关。

3. 焦虑 / 恐惧 与意外损伤所致的疼痛、出血，及担心疾病的预后有关。

4. 潜在并发症 失血性休克、腹腔炎、腹腔脓肿等。

【护理措施】

1. 现场急救 腹部损伤可合并多发性损伤，首先应处理危及生命的情况，如心搏骤停、窒息、张力性气胸、大出血等。对已发生休克者应迅速建立有效的静脉通路，及时输液，必要时输血。开放性腹部损伤应妥善处理伤口，及时止血、包扎固定。如有肠管脱出，可用消毒或清洁的器皿覆盖保护后包扎固定，以免肠管受压、缺血坏死，切忌在毫无准备的情况下强行还纳。

2. 非手术治疗的护理 / 术前护理

（1）严密观察病情 观察内容包括：

1）每 15~30 分钟测脉搏、呼吸、血压 1 次。

2）腹部体征每隔 30 分钟检查 1 次，注意腹膜刺激征的程度和范围变化。

3）动态监测血常规，包括红细胞计数、血红蛋白值、白细胞计数及分类情况，了解腹腔内出血、感染情况的变化。

4）观察期间切忌随意搬动患者，以免加重病情；禁用镇痛剂（诊断明确者除外），以免掩盖病情，延误诊断和治疗。

5）在观察期间出现以下任何一种情况时，都应考虑腹腔内脏器损伤：①持续性剧烈腹痛，呈进行性加重，同时伴恶心、呕吐等消化道症状；②早期即出现明显的失血性休克或腹膜刺激征；③肝浊音界缩小或消失，有移动性浊音；④腹部明显胀气，肠鸣音减弱或消失；⑤便血、呕血或尿血，直肠指诊显示直肠前壁有压痛或波动感，指套染血。遇以上情况应立即通知医生，并积极做好手术前准备。

（2）休息与体位 应绝对卧床休息，待病情稳定以后，可改为半卧位。如需做 X 线、B 型超声等检查，应有专人护送。

（3）饮食输液 因腹部损伤患者可能有胃肠道或其他空腔脏器破裂、穿孔，故诊断未明之前予以胃肠减压减轻腹胀，并应绝对禁食、禁饮和禁灌肠，减少胃肠液外漏，防止腹腔感染或加重病情。禁食期间遵医嘱合理使用广谱抗生素预防和治疗腹腔感染，补充足量的液体，防治水、电解质及酸碱平衡失调。

（4）心理护理　腹部损伤患者一般都存在不同程度的焦虑与恐惧心理，因此应加强心理护理。做好相关知识的解释和宣传教育工作，使患者积极地配合治疗和护理工作。

（5）术前准备　除常规准备外，对休克患者应及时补充足够的血容量，在严密监测中心静脉压的条件下，可快速输入液体。

3. 术后护理　原则上按急性腹膜炎术后护理施行。

4. 健康指导

（1）加强劳动保护及交通安全知识的宣传教育工作，避免意外损伤的发生；同时普及急救知识，以便发生意外损伤时，能进行简单的现场急救或自救。

（2）一旦发生腹部损伤，无论轻重，都应经专业医务人员检查，以免贻误诊治。

（3）嘱患者出院后要注意休息，加强营养，保持大便通畅，预防便秘，并且要适当活动，以预防术后肠粘连。如出现腹痛、腹胀、肛门停止排气等不适症状时，应及时就诊。

护考链接

考点1：腹部损伤患者的急救（A1型题）。

1.腹部损伤伴有少量肠管脱出时，首选的急救措施是（　　　）

 A.迅速将肠管还纳腹腔　　　　　B.用消毒纱布覆盖并包扎

 C.凡士林纱布覆盖并包扎　　　　D.用盐水纱布覆盖并包扎

 E.用消毒或清洁器皿覆盖并包扎

2.腹部损伤又合并以下问题时，应优先处理（　　　）

 A.窒息　　　　　　　　　　　　B.气胸

 C.昏迷　　　　　　　　　　　　D.出血

 E.休克

考点2：腹部损伤患者的身体状况、辅助检查、护理问题及护理措施（A3/A4型题）。

（3~6题共用题干）

某患者，女，41岁。左上腹部被汽车撞伤2小时，出现腹痛、头晕、心慌，并有呕吐。查体：P 120次/分，R 26次/分，BP 90/70mmHg。神志尚清，痛苦面容，面色苍白，出冷汗，腹式呼吸弱，全腹轻度压痛、反跳痛与肌紧张，以左上腹明显。移动性浊音（＋），肠鸣音消失。以腹部闭合性损伤收入院。

3. 应首先考虑哪类脏器损伤（　　　）

A. 胃穿孔
B. 肾破裂

C. 脾破裂
D. 结肠破裂

E. 肝破裂

4. 为进一步明确诊断，宜选以下何种辅助检查（　　　）

A. B超
B. 实验室检查

C. 腹腔穿刺
D. MRI 检查

E.CT 检查

5. 该患者目前最主要的护理诊断为（　　　）

A. 体液不足
B. 焦虑

C. 体液过多
D. 疼痛

E. 躯体移动障碍

6. 对该患者护理观察期间，下列哪项措施不妥（　　　）

A. 禁食禁水
B. 严密观察病情变化，

C. 用吗啡暂时止痛
D. 积极做好术前准备

E. 不随意搬动患者

扫一扫，知答案

模块二十一

胃及十二指肠疾病患者的护理

【学习目标】

1. 掌握：胃及十二指肠溃疡、胃癌患者的身体状况、常见护理诊断 / 问题及护理措施。

2. 熟悉：胃及十二指肠溃疡、胃癌的辅助检查、诊疗要点。

3. 了解：胃及十二指肠溃疡、胃癌的病因病理、患者心理和社会支持状况。

情景导入

某患者，女，56 岁。有 8 年胃及十二指肠溃疡病史。入院择期行胃大部切除术后 1 天，突然出现面色苍白，四肢湿冷，脉搏细速，经胃管引流出 500mL 鲜红色液体。

问题：①该患者术后出现了什么问题？②此时护士首先应采取的措施是什么？

项目一　胃及十二指肠溃疡的外科治疗

胃及十二指肠溃疡是指发生于胃、十二指肠的局限性圆形或椭圆形的全层黏膜缺损。因溃疡形成与胃酸 – 蛋白酶的消化作用有关，故又称消化性溃疡。本病多见于男性青壮年。十二指肠溃疡与胃溃疡发病比例为 3~4：1。

【病因】

溃疡病的病因较复杂，其发生的基本原理由于黏膜自身防御 / 修复因素与黏膜侵袭因素之间失去平衡的结果。

1. 幽门螺杆菌（Helicobacterpylori，HP）感染 大量研究表明，HP感染是消化性溃疡的主要发病原因。导致局部发生炎症反应，释放促胃泌素的反馈抑制机制发生障碍，而且还抑制生长抑素的释放，促进胃酸的分泌。

2. 胃酸分泌过多 溃疡只发生在经常与胃酸接触的部位。胃酸分泌过多，激活胃蛋白酶，可使胃及十二指肠黏膜发生"自身消化"。十二指肠溃疡则可能与迷走神经的张力及兴奋性过度增高有关，此外也可能与壁细胞数量增多、壁细胞对促胃泌素刺激的敏感性增强有关。

3. 胃黏膜屏障受损 非甾体消炎药如阿司匹林、肾上腺皮质激素、化疗药物、氯吡格雷等，除具有直接损伤胃黏膜的作用外，还能抑制前列腺素和依前列醇的合成，从而损伤黏膜的保护作用。

4. 其他因素 包括遗传、吸烟和心理压力等。

【病理生理】

胃溃疡多发于胃小弯，十二指肠溃疡主要发生在球部，球部以下的溃疡称为球后溃疡。溃疡多为单发，深达黏膜下层，严重者甚至可达肌层、浆膜层。溃疡侵蚀血管，可引起大出血；侵蚀、穿透胃及十二指肠壁，则可导致急性穿孔；幽门附近的较大溃疡愈合后，可形成瘢痕导致幽门狭窄梗阻。

【护理评估】

1. 健康史 了解患者的年龄、性别、职业、生活习惯、饮食及性格特征等；患者发病过程、用药情况，特别是非甾体消炎药和皮质类固醇等药物服用史。询问患者既往是否有溃疡病史及胃手术病史等。

2. 身体状况

（1）急性穿孔 溃疡穿孔是活动期胃及十二指肠溃疡向深部侵蚀穿破浆膜的结果。多发生于夜间空腹或饱食后，常诱发于情绪波动、过度劳累、饮食不当或服用皮质类固醇类药物等。临床特点：突发性上腹部刀割样剧痛，并迅速波及全腹；患者疼痛难忍，并有面色苍白、出冷汗、脉搏细速、血压下降、四肢厥冷等表现；常伴有恶心、呕吐。体征：腹部呈舟状；腹式呼吸减弱或消失；全腹有明显的压痛和反跳痛，腹肌紧张呈"木板样"强直；肝浊音界缩小或消失，可有移动性浊音；肠鸣音减弱或消失。X线立位平片可见膈下游离气体。腹腔穿刺抽出液可含胆汁或食物残渣。

（2）大出血 由溃疡侵蚀基底大血管所致，呕血和黑便是主要症状。出血量达50~80mL，可出现柏油样血便；出血量达250~300mL即可出现呕血；短期失血量超过

400mL 时，患者可出现面色苍白、口渴、脉搏快速有力、血压正常或略偏高等循环系统代偿征象；当失血量超过 800mL 时，可出现烦躁不安、出冷汗、脉搏细速、呼吸急促、四肢湿冷等休克征象。

（3）幽门梗阻　急性幽门梗阻常因痉挛和水肿引起，是暂时的，可随炎症好转而缓解。慢性幽门梗阻因瘢痕和粘连所致，梗阻是永久的，必须经手术治疗。呕吐反复发作是最突出的症状，常发生在下午或晚间，特点是呕吐量大，一次可达 1000~2000mL，呕吐物含大量宿食，带腐败酸臭味，不含胆汁。长期呕吐可引起营养不良、消瘦等。患者上腹膨隆，可见胃型及蠕动波，有振水音。血生化检查呈低钾、低氯性碱中毒。

3. 心理和社会支持状况　突发的腹痛、呕血及便血等情况，以及惧怕恶变、担心手术效果，都会使者产生极度紧张、焦虑和恐惧。了解患者对疾病的认知程度，做好心理疏导工作。

4. 辅助检查

（1）X 线检查　X 线钡餐可在溃疡部位显示周围光滑、整齐的龛影；溃疡穿孔患者，立位腹部 X 线检查可见膈下新月形游离气体；瘢痕性幽门梗阻患者 X 线钡餐检查可显示胃扩张、胃潴留征象。

（2）胃镜检查　是确诊胃及十二指肠溃疡的首选方法，可明确溃疡部位，并可经活检做病理及幽门螺杆菌检查。

（3）胃酸测定　通过胃液检查可了解胃的分泌情况；十二指肠溃疡患者做迷走神经切断术前、术后测定胃酸，对评估迷走神经切断是否完整有帮助。

5. 诊疗要点

（1）胃大部切除术　是治疗胃及十二指肠溃疡首选术式。切除范围是胃远端 2/3~3/4，包括胃体大部、胃窦部、幽门和十二指肠球部的近胃部分（图 21-1）。胃大部切除术按重建胃肠道的方式不同，基本上分为两大类，即毕（Billroth）Ⅰ式和毕（Billroth）Ⅱ式。

毕Ⅰ式胃大部切除术：即在切除胃远端大部分后，将残胃与十二指肠吻合（图 21-2），适用于胃溃疡。优点是重建后的胃肠道接近正常解剖生理状态，术后因胃肠功能紊乱而引起的并发症较少。

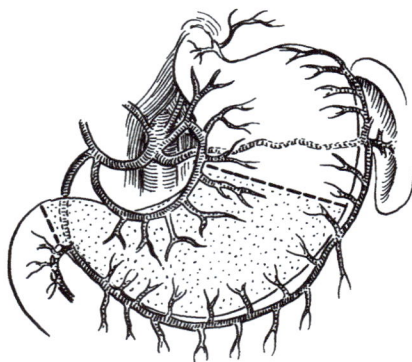

图 21-1　胃大部切除术范围

毕Ⅱ式胃大部切除术：即切除胃远端大部分后，将残胃与空肠吻合，缝闭十二指肠残端（图 21-3）。优点是术后溃疡复发率低，适用于各种胃及十二指肠溃疡，尤其是十二指肠溃疡。缺点是胃空肠吻合的方式改变了正常的解剖生理状态，术后发生胃肠道功能紊乱的并发症多。

（2）迷走神经切断术　主要用于治疗十二指肠溃疡病。通过切断迷走神经，消除神经性胃酸分泌，从根本上消除了十二指肠溃疡发生的主要因素；消除了迷走神经引起的促胃泌素分泌，从而阻止了体液性胃酸分泌。

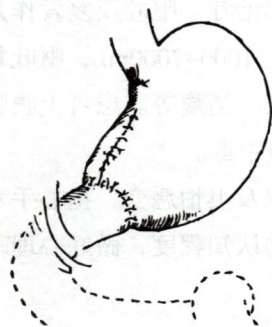

图21-2　毕Ⅰ式胃大部切除术

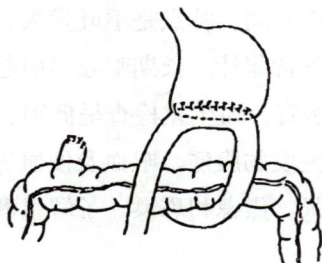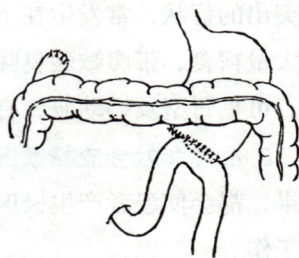

结肠前吻合　　　　　　　　　　结肠后吻合

图21-3　常见的毕Ⅱ式胃大部切除术

【常见护理诊断／问题】

1.疼痛　与溃疡对黏膜的侵蚀、手术创伤有关。

2.营养失调，低于机体需要量　与摄入减少或丢失增多有关。

3.潜在并发症　出血、吻合口瘘、吻合口梗阻、倾倒综合征、十二指肠残端破裂、胃排空障碍等。

【护理措施】

1.手术前护理

（1）心理护理　关心和安慰患者，耐心解答患者及家属的问题，简单介绍手术过程及术前、术后需要患者及家属配合的问题。

（2）饮食护理　宜少食多餐，进高蛋白、高热量、高维生素、易消化、无刺激性的饮食。术前1日进流质饮食，术前12小时禁食、禁饮。

（3）急性穿孔患者护理　密切观察患者的病情变化，采取半坐卧位、禁食、持续胃肠减压、输液、应用抗生素等。

（4）急性大出血患者护理　患者取平卧位，禁食，呕血时头偏向一侧。密切观察患者的生命体征和神志变化，记录出血量、尿量，动态监测红细胞比容。建立静脉通道，快速输液、输血，遵医嘱使用止血药物，防治休克。

（5）幽门梗阻患者护理　积极纠正脱水、电解质紊乱和代谢性碱中毒。据病情给予无渣半流质饮食或暂禁食，术前2~3日行胃肠减压，并每晚用温生理盐水洗胃，减轻胃黏膜水肿，以利于吻合口愈合。

（6）拟行迷走神经切断术患者的护理 术前做基础胃酸分泌量和最大胃酸分泌量的测定，对比了解手术效果。

（7）其他 手术当日留置胃管，防止术中呕吐、误吸，减轻腹腔污染。

2. 手术后护理

（1）病情观察 术后每30分钟测量1次血压、脉搏、呼吸，直至血压平稳，如病情较重或有休克者，仍需每1~2小时测量1次。此外，还应定时观察患者的神志、腹部体征、切口敷料及胃肠引流液情况，详细记录24小时出入量。

（2）饮食 胃肠减压期间禁饮食，静脉补充液体以维持水、电解质平衡。拔除胃管后当日可给少量饮水或米汤，如无不适，第2日进半量流质饮食，每次50~80mL；第3日进全量流质，若进食后无腹痛、腹胀等不适，第4日可进半流质饮食。食物宜温、软、易于消化，每次100~150mL。应注意避免生、冷、硬、辣等刺激性食物；避免使用牛奶、豆类等产气食物。注意少食多餐，逐步恢复正常饮食。

（3）鼓励活动 麻醉清醒、血压平稳后取半卧位，定时床上翻身，手术后第2天协助患者下床活动，以促进肠蠕动恢复。

（4）术后并发症的观察和护理

1）术后胃出血 术后从胃管中引流出暗红色或咖啡色胃液属正常现象，一般24小时内不超过300mL，且逐渐减少、变淡至自行停止。如短时间内从胃管中流出大量鲜血，甚至呕血或黑便，持续不止，则应视为术后出血。可采取禁食、止血、输血等措施控制出血。如果非手术疗法不能达到止血效果，或者出血量大于500mL/h，则应再次手术止血。

2）十二指肠残端破裂 是毕Ⅱ式胃大部分切除术后近期严重并发症，多发生在术后24~48小时。多为十二指肠残端处理不当，或者因空肠输入襻梗阻致十二指肠内张力过高所致。表现为右上腹突发剧烈腹痛和局部明显压痛、腹肌紧张等急性弥漫性腹膜炎特征，血白细胞计数增加，腹腔穿刺可抽出胆汁样液体。应立即手术治疗，置管引流，残端周围置烟卷引流。术后应予持续负压吸引，积极纠正水、电解质失衡，给予胃肠外营养或行空肠造瘘术置管行肠内营养，应用广谱抗生素以控制感染，用氧化锌软膏保护引流处周围皮肤。

3）胃肠吻合口破裂或瘘 是胃大部切除术后的早期严重并发症之一，多发生在术后1周内，大多因缝合不当、吻合口处张力过大、低蛋白血症、组织水肿等原因导致组织愈合不良所致。早期发生者常引起明显的腹膜炎症状和体征，晚期发生者多形成局部脓肿或外瘘。出现腹膜炎者，应立即手术修补。局限性脓肿或外瘘者，除行局部引流外还应给予胃肠减压和营养支持疗法，促进瘘口自愈。经上述处理后多数患者吻合口瘘可在4~6周自愈；若经久不愈，则应再次手术。

4）术后梗阻 根据梗阻部位的不同，分为输入襻梗阻、吻合口梗阻和输出襻梗阻。

输入襻梗阻：见于毕Ⅱ式胃大部切除术后，可分为急、慢性两类。①急性完全性输入襻梗阻：典型表现为上腹部剧烈疼痛，频繁呕吐，量少，多不含胆汁，呕吐后症状不缓解，且上腹有压痛性肿块。病情进展迅速，不久即出现烦躁、脉速、血压下降等休克症状，应紧急手术治疗。②慢性不完全性输入襻梗阻：多由于输入襻太长发生扭曲或输入襻太短在吻合口顶端处形成锐角，使输入襻内的胆汁、胰液、十二指肠液等不能顺利排空而滞留。表现为进食后上腹部突然发生胀痛或绞痛，喷射状呕吐，呕吐物为大量不含食物的胆汁，呕吐后症状缓解，又称输入襻综合征。处理措施包括禁食、胃肠减压、营养支持等。多数患者非手术治疗可缓解，如经过数周或者数月症状仍不能缓解的患者，亦需要手术治疗。

吻合口梗阻：可由吻合口过小，吻合时胃壁或肠壁内翻过多所致，也可为术后吻合口炎症水肿所致的暂时性梗阻。患者表现为进食后上腹饱胀和溢出性呕吐，呕吐物不含胆汁。非手术疗法多可使梗阻缓解。

输出襻梗阻：多因粘连、大网膜水肿或炎性肿块压迫等所致。患者表现为上腹饱胀，呕吐食物和胆汁。非手术疗法如不能自行缓解，通过手术解除梗阻。

5）倾倒综合征　系胃大部分切除术后，失去对胃排空的控制，导致胃排空过快所产生的一系列综合征。根据症状出现的时间，可分为早期和晚期倾倒综合征两类。

早期倾倒综合征：主要表现为进食半小时后出现剑突下不适、心悸、出汗、面色苍白、头晕、恶心、呕吐、腹泻等循环系统和胃肠道症状。多因餐后大量高渗性食物快速进入十二指肠或空肠，大量细胞外液渗透到肠腔，循环血量骤减；肠管膨胀，蠕动亢进，肠道受刺激后大量分泌肠源性血管活性物质，引起一系列血管舒缩功能的紊乱。应嘱患者术后少食多餐，饭后应平卧 20 分钟，并避免过甜、过热、过咸、过浓的流质饮食。大多数患者经饮食调理后症状可减轻或消失，1 年内多可自愈，无效者则应手术治疗。

晚期倾倒综合征：又称低血糖综合征，是因进食后胃排空过快，高渗食物迅速进入空肠后被快速吸收，导致高血糖，进而又刺激胰岛素大量释放，产生反应性低血糖。多发生在进食 2~4 小时后，患者表现为心慌、无力、眩晕、出冷汗、手颤、嗜睡，也可导致虚脱。当出现上述症状时稍进饮食，特别是糖类饮食即可缓解。

3. 健康指导

（1）饮食指导　向患者宣传饮食定时、定量、细嚼慢咽的卫生习惯；少吃生冷、过热、辛辣及油炸的食物；严格避免酗酒、吸烟；

（2）生活指导　应注意劳逸结合、行为规律的健康生活方式；加强自我调节，稳定情绪，豁达乐观，以减少溃疡病发生的客观因素。

（3）出院指导　向患者说明应坚持系统的药物治疗，争取非手术治疗愈合。提醒患者注意服药时间、方式、剂量及药物的毒副作用；避免服用对胃黏膜有损害的药物，如阿司匹林、消炎痛（吲哚美辛）、皮质激素等。

项目二　胃　癌

胃癌是消化道最常见的恶性肿瘤，发病年龄以 40~60 岁多见，男性发病率明显高于女性，男女之比约为 2：1。

【病因】

胃癌的病因未完全清楚，目前认为与下列因素有关。

1. 环境、饮食　从胃癌患者的区域分布看，环境和饮食因素与胃癌的发生有明显的相关性。例如，中国、日本和北欧一些国家胃癌发病率高，而美国、马来西亚发病率低。调查表明，定居美国的日本后裔习惯于美国的生活方式以后，胃癌的发生率明显下降。在我国西北、东部沿海一些胃癌高发区，都有长期食用腌制、熏烤食品的习惯，而烟熏、盐腌的食品经胃内转化为硝酸盐以后，可能导致胃癌的发生。因此生活方式与饮食习惯与胃癌的发生有较大关系。

2. 幽门螺杆菌感染　是引发胃癌的重要因素之一。我国胃癌高发区人群 HP 感染率在 60% 以上，低发区的 HP 感染率为 13%~30%。可能因为感染后产生的氨中和胃酸以后，有利于细菌生长，并促使硝酸盐降解为亚硝胺，亚硝胺有明显的致癌作用。HP 的代谢产物，包括一些酶和毒素也可能具有促癌作用。

3. 癌前病变　是指一些使胃癌发病危险性增高的良性胃疾病，如慢性萎缩性胃炎、胃息肉、胃溃疡、残胃炎等。这些疾病都可能伴有不同程度的慢性炎症过程、胃黏膜肠上皮化生或非典型增生，长期慢性刺激有可能发展成胃癌。

此外，胃癌还常见于近亲者中，说明遗传因素在胃癌的发生过程中起了一定作用。

【病理】

胃癌好发于胃窦部，其次为贲门部，发生在胃体部较少见。

1. 大体类型　分为早期和进展期胃癌。早期胃癌是指病变局限于黏膜或黏膜下层，不论病灶大小或有无淋巴结转移；进展期胃癌包括中、晚期胃癌。癌组织超出黏膜下层侵入胃壁肌层，为中期胃癌；病变达浆膜下层或超出浆膜层向外浸润至邻近脏器或有转移者，为晚期胃癌。

2. 按组织学分类　主要有腺癌（占绝大多数）、腺鳞癌、鳞状细胞癌、未分化癌等。

3. 扩散途径　包括直接蔓延、淋巴转移、血行转移、腹腔种植。其中淋巴转移为最主要的转移方式，晚期可经血行转移至肝、肺、骨、脑等，以肝转移最为常见。

【护理评估】

1. 健康史　了解患者的年龄、性别、饮食习惯、生活与工作的环境、有无烟酒嗜好、有无慢性胃病史等，以及家族中有无胃癌或其他肿瘤患者。

2. 身体状况

（1）症状　早期胃癌多无明显症状，部分患者可出现上腹不适或隐痛、嗳气、反酸、食欲减退等类似于胃及十二指肠溃疡或慢性胃炎的症状；进展期胃癌可出现上腹疼痛、消瘦、贫血甚至恶病质症状。不同部位的胃癌有其特殊表现：贲门胃底癌可有胸骨后疼痛和进行性哽咽感；幽门附近的胃癌可有呕吐宿食的表现；肿瘤溃破血管后可有呕血和黑便。

（2）体征　早期无明显体征，可仅有上腹部深压痛；晚期可扪及上腹部肿块，呈结节状，质硬，略有压痛。若出现肝脏等远处转移，可有肝大、腹腔积液、锁骨上淋巴结肿大等。

3. 心理和社会支持状况　胃癌早期症状不明显，一旦发现常常已至病变晚期。了解患者对诊断和预后的恐惧、焦虑程度及家属对该病的认知程度和经济承受能力。

4. 辅助检查

（1）纤维胃镜检查　是诊断早期胃癌的有效方法。可直接观察病变的部位和范围，并可直接取病变组织做病理学检查。

（2）X线钡餐检查　X线气钡双重造影可发现较小而表浅的病变。

（3）腹部超声　主要用于观察胃的邻近脏器受浸润及淋巴结转移的情况。

（4）实验室检查　粪便隐血试验呈持续阳性。胃液游离酸测定，多显示酸缺乏或减少。

5. 治疗原则　早期发现、早期诊断和早期治疗是提高胃癌疗效的关键。目前胃癌的治疗仍采取以手术治疗为主的综合治疗。

（1）手术治疗

根治性手术：按癌肿位置完整地切除全胃或胃的大部，全部大、小网膜和局部淋巴结，并重建胃肠道，是胃癌特别是早期胃癌的有效治疗方法。切除端应离癌肿边缘5cm以上。近年来胃癌的微创手术已渐趋成熟，包括胃镜下的胃黏膜病灶切除和腹腔镜下的胃楔形切除、胃部分切除甚至全胃切除。

姑息性手术：适用于癌肿广泛浸润并远处转移，无根治的可能，通过手术可解除症状，延长生存期。如肿瘤导致幽门梗阻，可行胃空肠吻合术，以解决梗阻问题。

（2）化疗方法　是最主要的辅助治疗方法，目的是杀灭残留的亚临床癌灶或术中脱落的癌细胞，以提高综合治疗效果。以联合用药为主，常用药物有5-氟尿嘧啶、丝裂霉素、叶酸钙、依托泊苷等。

（3）其他疗法　包括放射治疗、热疗、免疫治疗、中医中药治疗等。

【常见护理诊断／问题】

1. 焦虑／恐惧　与患者对癌症的恐惧、担心治疗效果和预后有关。

2. 营养失调, 低于机体需要量　与以下因素有关: 胃功能降低, 导致营养摄入不足; 肿瘤生长过快, 消耗营养; 消化道对化疗的反应等。

3. 潜在并发症　出血、穿孔、梗阻、化疗副作用及手术后有关并发症。

【护理措施】护理措施与胃及十二指肠溃疡及并发症手术前后护理基本相同, 还应注意如下问题。

1. 营养护理　加强患者的营养护理, 纠正负氮平衡, 提高手术耐受力和术后恢复的效果。能进食者给予高热量、高蛋白、高维生素饮食。对不能进食者或禁食患者, 应静脉补充高营养及水、电解质、维生素, 必要时可实施全胃肠外营养 (TPN)。对化疗患者应予高蛋白低脂肪易消化清淡饮食, 多食蔬菜、水果, 以利于消化和吸收。

2. 健康指导

(1) 让患者及家属了解胃癌发生的相关因素, 指导患者饮食、烹饪、食物贮存的方法; 提醒患者及家属注意防治与胃癌有关的疾病。

(2) 讲解化疗的必要性及化疗副作用的预防, 定期检查血象及肝、肾功能等, 并注意预防感染; 讲解术后饮食方法及应注意的问题; 同时讲解术后并发症的表现及预防措施。

(3) 嘱患者出院后定期检查, 至少复查 5 年, 出现异常情况随时就诊。

- -

护考链接

考点 1: 胃十二指肠疾病病因 (A1 型题)。

1. 消化性溃疡最主要的发病因素是 (　　　)

 A. 十二指肠壁薄弱   B. 习惯性便秘

 C. 先天畸形   D. 黏膜萎缩

 E. 幽门螺杆菌感染

考点 2: 胃十二指肠疾病病理生理 (A1 型题)。

2. 胃溃疡的好发部位是 (　　　)

 A. 胃小弯   B. 胃大弯

 C. 胃底   D. 贲门

 E. 幽门管

3. 胃癌最多发生于 (　　　)

 A. 胃小弯   B. 贲门部

 C. 胃窦部   D. 胃大弯

 E. 胃后壁

考点 3：胃十二指肠疾病患者的身体状况、诊疗要点（A1、A2 型题）。

4. 十二指肠溃疡患者腹痛的节律特点为（　　　　）

  A. 空腹时腹痛明显　　　　　　　　B. 餐后即刻腹痛明显

  C. 餐后 0.5~1 小时腹痛明显　　　　D. 进餐后腹痛明显

  E. 餐后 2 小时腹痛明显

5. 某患者，男，50 岁。近半年来反复出现上腹隐痛，食欲减退，大便隐血实验持续阳性。应首先考虑诊断为（　　　　）

  A. 胃癌　　　　　　　　　　　　　B. 胃溃疡

  C. 食管癌　　　　　　　　　　　　D. 原发性肝癌

  E. 十二指肠溃疡

6. 某患者，女，45 岁。患有消化性溃疡，近来多上腹饱胀，疼痛于餐后加重，且反复大量呕吐。该患者可能出现了（　　　　）

  A. 出血　　　　　　　　　　　　　B. 穿孔

  C. 癌变　　　　　　　　　　　　　D. 幽门梗阻

  E. 营养不良

考点 4：胃十二指肠疾病患者辅助检查、诊疗要点及护理措施（A3/A4 型题）。

（7~9 题共用题干）

某患者，男，40 岁。近几天上腹部疼痛不适反复发作，2 小时前在睡眠中突感上腹刀割样剧痛，继之波及全腹。既往有十二指肠溃疡病史。根据临床表现和辅助检查结果，拟诊为"十二指肠穿孔"。

7. 溃疡穿孔的重要诊断依据为（　　　　）

  A. 既往病史　　　　　　　　　　　B. 腹膜炎和腹腔积液体征

  C. B 超示腹腔液体暗区　　　　　　D. X 线示膈下游离气体

  E. 患者自觉症状

8. 对该患者先试行非手术治疗，其措施不包括（　　　　）

  A. 禁食　　　　　　　　　　　　　B. 胃肠减压

  C. 静脉补液　　　　　　　　　　　D. 腹腔引流

  E. 应用抗生素

9. 非手术治疗后症状不缓解，继而对该患者行胃大部切除术，术后 2 周患者进食 10~20 分钟后出现上腹饱胀、恶心呕吐、头晕、心悸、出汗、腹泻等。应考虑并发为（　　　　）

  A. 吻合口炎症　　　　　　　　　　B. 吻合口梗阻

  C. 倾倒综合征　　　　　　　　　　D. 低钾血症

  E. 十二指肠残端破裂

扫一扫，知答案

模 块 二 十 二
腹外疝患者的护理

【学习目标】

1. 掌握：腹外疝患者的身体状况、常见护理诊断/问题和护理措施。
2. 熟悉：腹外疝患者的病因、临床类型及诊疗要点。
3. 了解：腹外疝患者的心理和社会支持状况。

情景导入

李某，男，60岁。突发下腹部疼痛伴右侧腹股沟可复性肿块1日入院。3年前患者发现右腹股沟区可复性肿块，直径2.5cm×3cm，质软。近来常因大便干结，用力排便时肿块突起引起疼痛，不能忍受。查体：T36.5℃，P90次/分，R18次/分，BP130/90mmHg。心肺正常，腹平软。初步诊断为"右腹股沟斜疝"。准备择期手术，患者对疝修补术不了解，非常担心手术效果及疾病预后。

问题：①患者的首优护理诊断/问题是什么？②针对首优护理问题应采取哪些护理措施？

疝（hernia）是体内某个脏器或组织离开其正常解剖位置，通过先天或后天形成的薄弱点、缺损或孔隙进入另一部位而形成。好发于腹部，以腹外疝多见。腹外疝是腹腔内的脏器或组织连同壁腹膜，经腹壁薄弱点或孔隙向体表突出所形成的包块。

【病因】

1. 腹壁强度减弱 是腹外疝发病的基础，分先天性和后天性两种。先天性因素如腹膜鞘状突未闭、精索或子宫圆韧带穿过腹股沟管，股动、静脉穿过股管，脐血管穿过脐环等；后天性因素有手术切口愈合不良、外伤、感染所致的腹壁缺损，年老体弱或者过度肥胖造成腹壁肌肉萎缩等。

2. **腹内压增高** 是形成腹外疝的重要诱因。常见因素如慢性咳嗽、便秘、排尿困难、腹腔积液、妊娠、举重、婴儿经常啼哭等。

【**病理解剖**】

典型的腹外疝由疝环、疝囊、疝内容物、疝外被盖组成（图 22-1）。

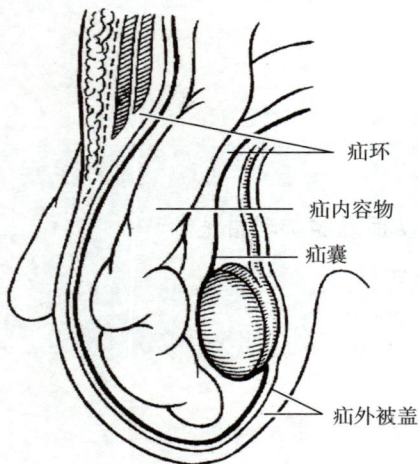

图 22-1 腹外疝的组成

1. **疝环** 又称疝门，是疝突向体表的门户，亦即腹壁薄弱区或缺损处，通常以疝门部位作为命名依据，如腹股沟疝、股疝、脐疝、切口疝等。

2. **疝囊** 是壁腹膜经疝环向外突出的囊袋状结构，分颈、体、底 3 部分。

3. **疝内容物** 指进入疝囊的腹腔内脏器或组织，其中以小肠最常见，大网膜次之，其他如盲肠、阑尾、乙状结肠、膀胱等都可能成为疝内容物。

4. **疝外被盖** 指疝囊以外的腹壁各层组织，通常为筋膜、皮下组织和皮肤。

【**临床类型**】根据疝回纳的难易程度和血供情况，腹外疝可分为以下几种类型：

1. **易复性疝** 站立或腹压增加时出现，平卧或用手可还纳。

2. **难复性疝** 疝内容物不能回纳或不能完全回纳入腹腔内，但并不引起严重症状者。常由于疝内容物反复疝出，表面受摩擦而与疝囊发生粘连，致使难以回纳。盲肠（包括阑尾）、乙状结肠或膀胱随之下移而成为疝囊壁的一部分，称为滑动疝，也属难复性疝。

3. **嵌顿性疝** 疝环较小而腹内压突然增高时，疝内容物强行扩张疝囊颈进入疝囊，随即被弹性回缩的疝环卡住，不能回纳到腹腔，称为嵌顿性疝。若为肠管嵌顿，因静脉回流受阻，导致肠壁淤血、水肿，颜色变暗，如能及时解除嵌顿，病变的肠管可恢复正常。

4. **绞窄性疝** 嵌顿性疝如未能及时解除，肠管及其系膜受压程度不断加重，可使动脉血流减少，最后完全阻断，则称为绞窄性疝。疝内容物缺血坏死，可出现腹膜炎甚至感染性休克。

嵌顿性疝和绞窄性疝实际上是一个病理过程的两个阶段，临床很难截然区分，所以在手术处理时，要准确判断肠管活力。

【**护理评估**】

1. **健康史** 了解患者的年龄、性别，询问腹部有无接受过手术、切口感染等病史；有无慢性咳嗽、习惯性便秘、前列腺增生、腹水等情况。详细评估患者是否存在年老体弱、过度肥胖、糖尿病等腹壁肌肉萎缩的因素。

2. 身体状况

（1）腹股沟斜疝 为最常见的腹外疝，占全部腹外疝的 90% 左右，多见于儿童和青壮年男性。疝内容物经过腹壁下动脉外侧的腹股沟管深环（内环或腹环），由外上向内下、向前斜行经过腹股沟管，再穿出腹股沟管浅环（外环或皮下环），可进入阴囊，称为腹股沟斜疝。腹股沟区可触及包块，多呈带蒂的梨形，可降至阴囊或大阴唇。平卧或用手向腹腔回纳后，手指经阴囊皮肤伸入腹股沟管皮下环，可感觉皮下环扩大，嘱患者咳嗽，指尖有膨胀性冲击感。用手指紧压腹股沟管内环，让患者起立并咳嗽，疝块不再出现。移去手指，则见疝块由外上方向内下方突出。

（2）腹股沟直疝 腹腔内脏器或组织从腹壁下动脉内侧经直疝三角向前突出的疝称腹股沟直疝。直疝三角（Hesselbach 三角，海氏三角）是由腹壁下动脉构成外侧边，腹直肌外缘为内侧边，腹股沟韧带为底边的三角形区域。此区域缺乏完整的腹肌覆盖，且腹横筋膜又比周围部位薄，易发生疝。直疝常见于年老体弱者。当患者站立时，在腹股沟内侧，耻骨结节外上方出现一个半球形肿块，不降入阴囊。平卧后因疝环宽大，疝块多能自行回纳至腹腔而消失，极少发生嵌顿。

（3）股疝 疝内容物通过股环，经股管向卵圆窝突出的疝称股疝。多见于中年以上经产妇，与女性骨盆较宽，股管口宽大松弛有关。股疝是腹外疝中最容易嵌顿的疝，因股管近乎成垂直角度，疝块在卵圆窝处向前转折成一锐角，加之股环较小，因此容易嵌顿；加上被周围韧带压迫，极易发展成绞窄性疝。故一旦确诊，应及时手术。在临床上应注意斜疝与直疝、股疝的鉴别（表 22-1）。

表 22-1 腹股沟斜疝、直疝、股疝的鉴别

	斜疝	直疝	股疝
好发年龄	多见于儿童、青壮年	多见于老人	中年妇女
突出途径	经腹股沟管，可进阴囊	直疝三角突出，不进阴囊	经股管突出，不进阴囊
疝块外形	椭圆或梨形，有蒂	半球形，基地宽	半球形，位于卵圆窝处
回纳后压住深环	不再突出	仍可突出	仍可突出
精索与疝囊的关系	精索在疝囊后方	精索在疝囊前外方	无关
疝囊颈的位置	腹壁下动脉外侧	腹壁下动脉内侧	腹股沟韧带下方
嵌顿机会	较多	较少	最易嵌顿

（4）脐疝 腹腔内的器官或组织由脐环突出所形成的疝称脐疝。脐疝分婴儿型和成人型两种。婴儿脐疝较多见，大多数是因先天性脐环闭锁不全所致，2 岁之前多采用非手术

治疗。成人脐疝少见，多发生在中年肥胖的经产妇女。成人脐疝因疝环狭小，边缘较坚韧且缺乏弹性，容易发生嵌顿和绞窄。

（5）切口疝　发生于腹壁手术切口的疝称切口疝。主要原因为切口感染所致腹壁组织破坏，其他诸如营养不良、放置引流物时间过长或因术后腹胀、便秘、剧烈咳嗽等引起腹内压增高，导致切口内层的腹膜、筋膜、腱膜等组织裂开，使腹壁强度降低。切口疝的疝环宽大，很少发生嵌顿。

3.心理和社会支持状况　了解患者有无因疝块长期反复突出影响工作和生活而感到焦虑不安，有无对手术存在顾虑。评估患者及家属对预防腹内压升高、治疗慢性疾病的相关知识的掌握程度。

4.辅助检查

（1）透光试验　腹股沟斜疝阴囊透光试验阴性，若为鞘膜积液多为透光（+），可鉴别。但幼儿的疝块因组织菲薄，常能透光，容易混淆。

（2）实验室检查　一般无异常。当疝内容物继发感染时，血常规可有白细胞计数和中性粒细胞比例升高。

5.诊疗要点

（1）非手术治疗　1岁以内的婴幼儿可暂不手术。用棉束带或绷带压住腹股沟股管深环，防止疝块突出即可（图22-2）。因随着生长发育，腹壁肌肉可逐渐强壮，完全有自愈的可能。年老体弱或伴有严重疾病不能耐受手术的成人患者，可回纳疝内容物后用医用疝带治疗。

（2）手术治疗　腹外疝一般不会自愈。除少数特殊情况外，均应尽早手术治疗，最有效的方法是手术修补。①单纯疝囊高位结扎术：指在疝囊颈部高位结扎，解剖上应达到内

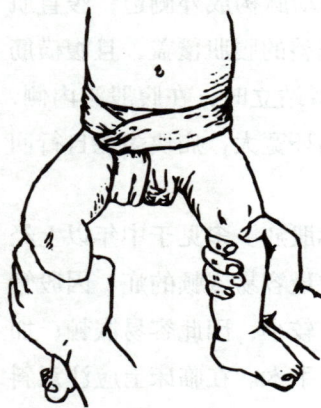

图22-2　棉束带压迫法

环口。仅适用于婴幼儿及绞窄性斜疝因肠坏死而局部有严重感染、暂不宜行疝修补术者。②传统疝修补术：在疝囊高位结扎的基础上，利用邻近的健康组织修补腹壁的薄弱和缺损处，治疗较为彻底。③无张力疝修补术：是利用人工高分子修补材料，在无张力的情况下进行缝合修补，具有创伤小、疼痛轻、下床早、恢复快、复发率低等优点。④腹腔镜疝修补术：属于微创外科范畴，有创伤小、痛苦小、恢复快、美观等优点，并可同时发现和处理双侧疝、并发疝等。但对技术设备要求高，费用高，目前尚未广泛应用。

【常见护理诊断/问题】

1.疼痛　与疝块嵌顿或绞窄、手术创伤有关。

2.知识缺乏　缺乏预防腹内压增高及促进术后康复的有关知识。

3.潜在并发症　术后阴囊水肿、切口感染。

【护理措施】

1. 非手术治疗的护理／术前护理

（1）病情观察　注意观察腹部情况，若出现明显腹痛，伴疝块突然增大、紧张发硬且触痛明显、不能回纳腹腔，应考虑嵌顿疝。嵌顿时间在3~4小时内，局部无明显腹膜刺激征者，可通知医生试行手法复位。复位后注意观察有无腹膜炎或肠梗阻的表现，一旦出现应积极做好紧急手术探查的准备。

（2）活动与休息　巨大疝患者应减少活动，多卧床休息，下床活动时应用疝带压住疝环，以免腹腔脏器脱出后难以回纳而导致嵌顿。

（3）消除引起腹内压增高的因素　除紧急手术外，凡术前有咳嗽、便秘、排尿困难等腹内压升高因素者，积极治疗原发病，待症状控制后再择期手术。吸烟者，术前2周戒烟。注意保暖，预防感冒。

（4）严格备皮　是防止切口感染，避免疝复发的重要措施。术前嘱患者沐浴，按规定范围严格备皮，对会阴部、阴囊皮肤的准备更要仔细。若发现有毛囊炎等炎症表现，必要时暂停手术。

（5）灌肠与排尿　术前晚用肥皂水灌肠，清除肠内积粪，防止术后腹胀和便秘。送患者进手术室前，嘱其排空小便或留置尿管，以防术中误伤膀胱。

2. 术后护理

（1）体位与活动　术后平卧3日，膝下垫一软枕，使髋关节及膝关节微屈，以松弛切口张力。传统疝修补术后3~5日患者能下床活动，无张力疝修补术后次日即可离床活动。年老体弱、复发性疝、绞窄性疝和巨大疝者，适当延迟下床活动时间。

（2）饮食　一般患者术后6~12小时若无恶心、呕吐可进流质饮食，次日可进软食或普食。对绞窄性疝做肠切除、肠吻合术后的患者应禁食，待肠道功能恢复后，方可进流质饮食，再逐渐过渡为半流质及普食。

（3）预防阴囊血肿　因阴囊比较松弛、位置较低，为避免阴囊内积血、积液，术后可在切口部位压沙袋或用丁字带托起阴囊，同时注意观察阴囊肿胀情况。

（4）预防切口感染　切口感染是导致疝复发的重要原因。预防措施：①术前严格备皮；②嵌顿性或绞窄性疝手术后，遵医嘱合理应用抗生素；③保持敷料清洁、干燥，避免大、小便污染；④术后应密切观察体温、脉搏的变化及有无红肿、疼痛等感染征象，一旦发现切口感染，应尽早处理。

（5）预防腹内压增高　术后剧烈咳嗽及用力大小便均可引起腹内压升高，不利于切口愈合。因此，术后因注意保暖，防止感冒咳嗽。并嘱患者在咳嗽时用手掌按压保护切口，以免影响伤口愈合。便秘者应及时给通便药物。

3. 健康指导

（1）饮食指导　应多吃营养丰富且含粗纤维的食物，保持排便通畅，防止疝复发。

（2）活动指导　患者出院后逐渐增加活动量，3个月内应避免重体力劳动或提举重物。

（3）定期随访　如果疝复发，应及早诊治。

护考链接

考点1：腹外疝的病因（A1型题）。

1. 腹外疝发病原因中最重要的是（　　　）

 A. 腹壁薄弱　　　　　　　　　B. 慢性便秘

 C. 慢性咳嗽　　　　　　　　　D. 排尿困难

 E. 腹水

考点2：腹外疝的病理解剖（A1型题）。

2. 腹外疝最常见的疝内容物是（　　　）

 A. 大网膜　　　　　　　　　　B. 小肠

 C. 结肠　　　　　　　　　　　D. 膀胱

 E. 阑尾

考点3：腹外疝的临床类型（A2型题）。

3. 某患者，男，40岁。右侧腹股沟斜疝，背重物时疝块突然增大，不能回纳，疝块紧张发硬，有压痛。可能是（　　　）

 A. 难复性疝　　　　　　　　　B. 嵌顿性疝

 C. 绞窄性疝　　　　　　　　　D. 滑动性疝

 E. 易复性疝

考点4：腹外疝患者的身体状况（A1型题）。

4. 临床鉴别腹股沟斜疝或直疝时，最有意义的鉴别点是（　　　）

 A. 发病年龄　　　　　　　　　B. 突出途径

 C. 疝内容物是否进入阴囊　　　D. 疝块外形

 E. 还纳疝内容物、压迫深环后疝内容物是否再突出

考点5：腹外疝患者的诊疗要点（A2型题）。

5. 某患者，男，17岁。右侧腹股沟斜疝，嵌顿8小时就诊。体检：右下腹包块，局部有明显压痛、反跳痛、肌紧张。此时最适宜的处理是（　　　）

 A. 选用非手术疗法，佩带疝带　　　B. 择期手术治疗

C. 试行手法还纳　　　　　　　　　D. 不可还纳，应紧急手术

E. 以上处理都不对

考点 6：腹外疝患者的护理措施和健康指导（A3/A4 型题）。

（6~9 题共用题干）

某患者，男，63 岁。慢性便秘多年，近半年来站立时发现阴囊出现肿块，平卧时可还纳。入院诊断为"腹股沟斜疝"，拟行手术治疗。

6. 术前护理措施不妥的是（　　　　）

A. 皮肤准备　　　　　　　　　　　B. 用肥皂水清洁灌肠

C. 术前置胃管　　　　　　　　　　D. 入手术室前应排空膀胱

E. 及时处理便秘

7. 术后患者安返病房，护士为其采取平卧位，腘窝部垫枕。主要目的是（　　　　）

A. 预防麻醉后头痛　　　　　　　　B. 防止复发和感染

C. 缓解张力，以利愈合　　　　　　D. 减少阴囊血肿的发生

E. 减轻切口疼痛及渗血

8. 恰当的术后饮食护理是（　　　　）

A. 术后禁食 48 小时　　　　　　　B. 术后即进普通饮食

C. 术后应胃肠减压　　　　　　　　D. 术后肠外营养 3 天

E. 术后 6 小时无恶心即可进流质饮食

9. 术后针对该患者的健康指导，错误的是（　　　　）

A. 注意保暖，防止受凉　　　　　　B. 保持排便通畅

C. 咳嗽时注意保护切口　　　　　　D. 术后 3 个月内避免重体力劳动

E. 鼓励患者早期下床活动

扫一扫，知答案

肠梗阻患者的护理

扫一扫，看课件

【学习目标】
1. 掌握：肠梗阻患者的身体状况、常见护理诊断/问题及护理措施。
2. 熟悉；肠梗阻病因病理、辅助检查及诊疗要点。
3. 了解：肠梗阻患者的心理和社会支持状况。

情景导入

李某，男，31岁。阵发性腹部绞痛伴呕吐、肛门停止排便排气3天，腹胀2天，腹痛加剧且间歇期仍感剧痛。2年前曾行阑尾切除术。查体：右侧腹部较左侧膨隆，明显压痛、反跳痛、肌紧张，肠鸣音减少。

问题：①请评估该患者的病情，提出护理问题。②护理中应重点观察的内容有哪些？

任何原因引起的肠内容物通过障碍统称肠梗阻，是常见的外科急腹症之一。肠梗阻不但可引起肠管本身形态与功能上的改变，而且可导致全身性生理紊乱。该病病情复杂多变，若不及时合理治疗，短时间内可发生水、电解质与酸碱平衡失调，甚至休克。

【病因及分类】

1. 按病因分类

（1）机械性肠梗阻　临床上最常见（图23-1）。主要原因包括：①肠腔堵塞，如寄生虫、异物、粪块、结石等；②肠管受压，如肠扭转、腹外疝、粘连带压迫、肿瘤压迫等；③肠壁病变，如先天性肠道闭锁、肠肿瘤等。

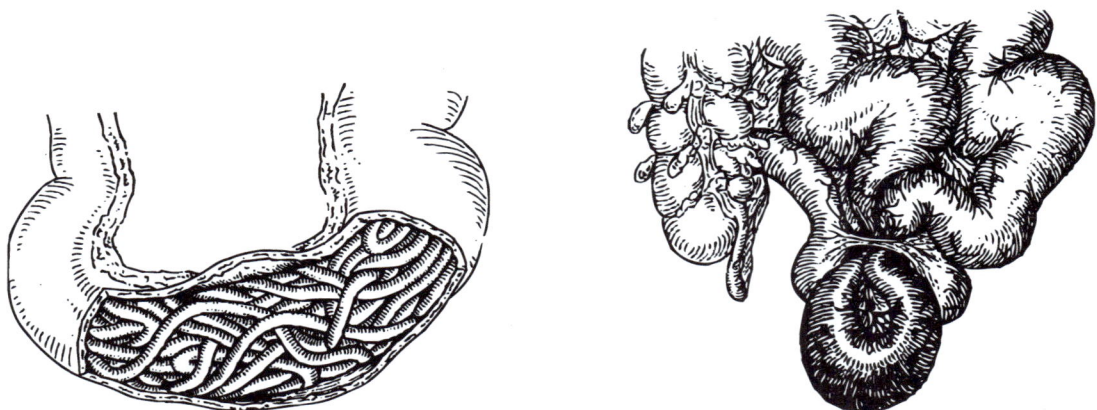

图 23-1　常见的机械性肠梗阻
A. 蛔虫堵塞肠管　B. 粘连带压迫肠管

（2）动力性肠梗阻　较少见，是由于神经反射或毒素刺激引起肠壁肌肉运动紊乱，本身无器质性肠腔狭窄。分为麻痹性肠梗阻和痉挛性肠梗阻两大类：前者多因急性化脓性腹膜炎、低血钾刺激肠壁肌麻痹所致；后者多见于急性肠炎、肠功能紊乱和慢性铅中毒所致。

（3）血运性肠梗阻　较少见，是由于肠系膜血管栓塞或血栓形成，肠管血运发生障碍所致。肠腔虽无堵塞，但肠内容物不能运行。

2. 按肠壁血运有无障碍分类　①单纯性肠梗阻：肠壁血运无障碍，仅有肠内容物不能正常运行；②绞窄性肠梗阻：伴有肠管血运障碍。

3. 其他分类　①按发生的部位，分为高位（空肠上段）和低位（回肠末段、结肠）肠梗阻两类；②按梗阻的程度，分为完全性和不完全性肠梗阻；③按病程发展快慢，分为急性和慢性肠梗阻。

【**病理生理**】

1. 肠管局部变化　①单纯机械性肠梗阻发生后，梗阻以上肠蠕动增加，以克服肠内容物通过障碍。②肠腔内积气、积液而使肠腔膨胀。若肠腔内压力继续升高，会导致肠壁血运受阻，最终肠管可缺血坏死穿孔。

2. 全身变化　①体液丧失：肠梗阻患者，由于不能进饮食，并且频繁呕吐而大量丧失消化液，引起严重水、电解质紊乱及酸碱失衡。②感染和毒血症：梗阻时，梗阻上端肠腔内细菌大量繁殖并产生多种毒素，由于肠壁血运障碍，通透性增加，细菌和毒素进入腹腔，并经腹膜吸收引起感染中毒。

【护理评估】

1.健康史 询问患者有无腹部外伤或手术史，有无腹外疝、腹腔炎症及肿瘤病史，有无习惯性便秘及本次发病的诱因。

2.身体状况

（1）症状

1）腹痛 单纯性肠梗阻表现为阵发性绞痛，绞窄性肠梗阻可因腹痛间歇期缩短而呈持续剧烈疼痛；麻痹性肠梗阻则为全腹持续性胀痛。

2）呕吐 高位肠梗阻时呕吐早且频繁，呕吐物多为胃十二指肠内容物；低位肠梗阻时呕吐出现得迟而少，呕吐物可呈粪样。麻痹性肠梗阻时呕吐呈溢出性，绞窄性肠梗阻呕吐物为血性或棕褐色液体。

3）腹胀 腹胀一般出现较晚，其程度与梗阻部位有关。高位肠梗阻腹胀不明显，低位肠梗阻腹胀明显。绞窄性肠梗阻腹胀不对称；麻痹性肠梗阻腹胀显著，表现为均匀性全腹胀。

4）肛门停止排便、排气 急性完全性肠梗阻患者多不再排便、排气。但梗阻早期，尤其是高位肠梗阻，可因梗阻以下肠内残存的粪便和气体发病后仍可排出，不能因此而排除肠梗阻的存在。绞窄性肠梗阻可排出血性黏液样便。

（2）体征

1）腹部体征 ①视诊：腹式呼吸减弱或消失，可见肠型、肠蠕动波和腹胀，腹痛发作时更明显。②触诊：单纯性肠梗阻可有轻度压痛；绞窄性肠梗阻由于伴有腹膜炎、肠坏死，故有明显的腹膜刺激征，有压痛的包块多为绞窄的肠袢。③叩诊：绞窄性肠梗阻腹腔内有多量渗出液时，可有移动性浊音；④听诊：肠鸣音亢进，并有气过水声和金属音，麻痹性肠梗阻时肠鸣音减弱或消失。

2）全身变化 单纯性肠梗阻患者早期全身情况多无明显改变；绞窄性肠梗阻或严重脱水时，可有脉搏细速，血压下降，脉压缩小，四肢湿冷等休克征象。

3.几种常见机械性肠梗阻的临床特点

（1）粘连性肠梗阻 是指肠袢间相互粘连成角或腹腔内粘连带压迫肠管引起的肠梗阻，临床上最常见。此类肠梗阻多见于腹部手术后、炎症、损伤、出血等，尤以腹部手术后更多见。可由饮食不当、剧烈活动、体位突然改变、肠道炎性病变等因素诱发。粘连性肠梗阻多为单纯性，少数为绞窄性肠梗阻。

（2）肠套叠 一段肠管套入其相连的肠管腔内称为肠套叠，好发于回盲部。多见于2岁以下的婴幼儿，4~10个月的婴儿发病率最高。肠套叠的三大典型表现是腹痛、血便和腹部包块，表现为突然发作剧烈的阵发性腹痛，伴呕吐和果酱样血便，可在腹部扪及腊肠样包块。肛门指检指套上有黏液或血迹。空气或钡剂灌肠 X 线检查，显示空气或钡剂呈"杯口"状阴影。

（3）肠扭转　是一段肠管沿其系膜长轴旋转而形成的闭袢性肠梗阻。小肠、乙状结肠易发生扭转。①小肠扭转：多见于青壮年，常在饱食后进行剧烈活动时发病。表现为剧烈腹绞痛，多位于脐周，呈持续性疼痛，阵发性加剧。伴有频繁呕吐，腹胀不对称，腹部线检查符合肠梗阻征象。②乙状结肠扭转：多见于老年男性，常有便秘习惯。临床表现为腹部绞痛，腹胀明显，而呕吐一般不明显。钡剂灌肠 X 线检查见扭转部位钡剂受阻，尖端呈"鸟嘴"形。

4. 心理和社会支持状况　了解患者和家属有无因肠梗阻的急性发生而引起的焦虑或恐惧、对疾病的了解程度、治疗费用的经济承受能力等。

5. 辅助检查

（1）实验室检查　单纯性肠梗阻早期变化不明显，随着病情发展，由于失水和血液浓缩，白细胞计数、血红蛋白和红细胞比容均可增高，尿比重也增高。当有绞窄性肠梗阻或腹膜炎时，血象和血生化测定指标等改变明显。呕吐物和粪便检查有大量红细胞或隐血试验阳性，应考虑肠管有血运障碍。

（2）X 线检查　一般在肠梗阻发生后 4~6 小时，X 线检查即显示出肠腔内有气体；立位或侧卧位 X 线可见多个阶梯状气液平面（图 23-2）和胀气肠袢（图 23-3）。由于肠梗阻的部位不同，X 线表现也各有其特点，空肠黏膜的环状皱襞在肠腔充气时呈鱼骨刺状；回肠扩张的肠袢多，可见阶梯状的液平面；绞窄性肠梗阻可见孤立、突出胀大的肠袢，且不受体位和时间的影响。

图 23-2　肠梗阻 X 线表现（气液平面）

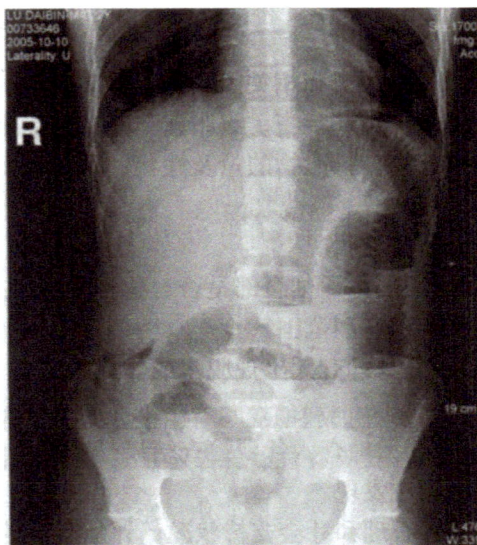

图 23-3　肠梗阻 X 线表现（胀气肠袢）

6. 诊疗要点 治疗原则是纠正因梗阻引起的全身生理紊乱和解除梗阻。具体方法要根据肠梗阻的类型、部位、程度、有无并发症及患者的全身情况而定。

（1）非手术治疗 包括禁食禁饮，胃肠减压，纠正水、电解质紊乱和酸碱失衡，防治感染和中毒，预防和救治休克等。

（2）手术治疗 包括粘连松解术、肠切开取出异物、肠套叠和肠扭转复位术、肠切除肠吻合术、肠造口或肠外置术等。

【常见护理诊断／问题】

1. 体液不足 与呕吐、禁食、胃肠减压和肠腔积液有关。

2. 疼痛 与肠内容物不能正常运行、手术创伤有关。

3. 潜在并发症 腹腔感染、休克等。

【护理措施】

1. 非手术治疗的护理／术前护理

（1）体位 卧床休息，当患者生命体征稳定时，取低半卧位，有利于减轻腹部张力，改善呼吸和循环功能；有休克时，采用休克体位。

（2）饮食 肠梗阻患者应常规禁饮食。梗阻缓解，患者排气排便，腹痛、腹胀消失后可进流质饮食，但忌食产气的甜食和牛奶等。

（3）胃肠减压 是治疗肠梗阻重要的措施。胃肠减压吸出胃肠道内的积气积液，降低肠腔内压力，改善肠壁血液循环，减少肠内的细菌和毒素，有利于改善局部和全身情况。胃肠减压时，应做好胃管护理，保持胃管的通畅，注意观察和记录引流液的量、颜色和性状等；如发现血性液体，应考虑有绞窄性肠梗阻的可能。

（4）纠正水、电解质和酸碱失衡 基本溶液为葡萄糖液、等渗盐水，加上适量的电解质。有代谢性酸中毒者，应给予碳酸氢钠进行纠正。输液所需的种类和量，要根据呕吐情况、胃肠减压量、脱水体征、尿量，并结合血清电解质和血气分析结果而定。

（5）缓解疼痛 在确定无肠绞窄的情况下，可使用阿托品、654-2等抗胆碱类药物，以解除胃肠道平滑肌痉挛，缓解疼痛。但禁用吗啡类镇痛剂，以免掩盖病情。

（6）缓解腹胀 保持有效的胃肠减压通畅；热敷或按摩腹部；针刺双侧足三里穴；如无肠绞窄，亦可从胃肠减压管注入液状石蜡，每次 20~30mL，促进肠蠕动，以缓解疼痛。

（7）呕吐护理 呕吐时应坐起或头侧向一边，及时清除口腔内呕吐物，以免误吸引起肺部感染或窒息；同时要注意观察和记录呕吐物的颜色、性状和量。

（8）严密观察病情变化 定时测量记录体温、脉搏、呼吸、血压及腹痛、腹胀和呕吐等变化。

若出现下列情况，应考虑肠绞窄发生的可能：①腹痛发作急骤，开始即为持续性剧烈疼痛或持续性疼痛阵发性加剧；②呕吐出现得早且频繁；③病情发展迅速，早期出现休克，抗休克治疗改善不明显；④肠鸣音减弱或消失；⑤腹膜刺激征明显，体温升高，白细胞计数增高；⑥腹胀不对称，腹部有局限性隆起或触及有压痛的包块；⑦呕吐物、胃肠减压液、肛门排出物为血性或腹腔穿刺抽出血性液体；⑧经积极的非手术治疗而症状体征无明显改善；⑨腹部线检查可见孤立、突出胀大的肠祥，位置固定不变，或有假肿瘤状阴影。

2. 术后护理

（1）体位　全麻术后暂时予以平卧位，头偏一侧；血压平稳后给予半卧位。

（2）饮食　术后禁饮食，禁食期间应静脉补液。肠功能恢复、肛门排气后可开始进少量流质，无不适，可逐渐过渡到半流质饮食。

（3）观察病情变化　观察生命体征、腹痛、腹胀、呕吐及肛门排气等变化。

（4）并发症的护理　如出现切口感染、腹腔感染和肠瘘等，要及时发现并妥善处理。

3. 健康指导

（1）腹部手术后鼓励患者早期活动。如病情平稳，术后即可开始床上活动，争取尽早下床活动，以促进肠道功能的恢复。注意饮食卫生，避免暴饮暴食。

（2）保持大便通畅，养成每日按时排便习惯，必要时口服缓泻剂，避免用力排便。

（3）保持心情愉悦，每天进行适量的体育锻炼，避免饭后立即剧烈活动和体力劳动。

（4）出院后，如有腹痛、腹胀、停止排气排便等不适时，应及时就诊。

护考链接

考点 1：肠梗阻患者的身体状况（A1、A2 型题）。

1. 对于肠梗阻患者，以下护士的观察判断最正确的是（　　　）

　　A. 呕吐早、频繁且含有胆汁，应疑为高位肠梗阻

　　B. 呕吐呈喷射状，是麻痹性肠梗阻

　　C. 腹痛有减轻且肠鸣音不再亢进，说明梗阻有所缓解

　　D. 腹痛转为持续性胀痛，说明出现绞窄性肠梗阻

　　E. 患者有一次排便，一定说明是不完全性肠梗阻

2. 某患儿，女，1 岁。阵发性哭闹半天，1 小时前排果酱样大便一次。分诊护士考虑该患儿可能的诊断是（　　　）

　　A. 急性阑尾炎　　　　　　　　　　B. 肠蛔虫症

C. 肠套叠　　　　　　　　　　　　D. 肠扭转

E. 肠道畸形

考点 2：肠梗阻的病因分类、辅助检查、护理问题及护理措施（A3/A4 型题）。

（3~7 题共用题干）

某患者，男，44 岁。暴饮暴食后出现上腹阵发性疼痛，并伴有腹胀、恶心、呕吐，呕吐物为宿食，停止肛门排气。患者半年前曾做阑尾切除术。体检：腹胀，见肠型；腹软，轻度压痛，肠鸣音亢进。

3. 下列检查最有意义的是（　　　　）

　　A. 腹部 CT　　　　　　　　　　　B. 腹部穿刺

　　C. 钡剂灌肠　　　　　　　　　　　D. 腹部 X 线平片

　　E. 纤维结肠镜检查

4. 该患者出现肠梗阻，最可能的原因为（　　　　）

　　A. 肠粘连　　　　　　　　　　　　B. 肿瘤

　　C. 粪块堵塞　　　　　　　　　　　D. 肠扭转

　　E. 肠麻痹

5. 目前该患者发生的肠梗阻类型，不可能的是（　　　　）

　　A. 急性肠梗阻　　　　　　　　　　B. 完全性肠梗阻

　　C. 绞窄性肠梗阻　　　　　　　　　D. 单纯性肠梗阻

　　E. 机械性肠梗阻

6. 该患者目前主要的护理诊断为（　　　　）

　　A. 排便困难　　　　　　　　　　　B. 体液不足

　　C. 皮肤完整性受损　　　　　　　　D. 个人应对无效

　　E. 活动无耐力

7. 下列哪项护理措施是错误的（　　　　）

　　A. 取半卧位　　　　　　　　　　　B. 胃肠减压

　　C. 禁饮食　　　　　　　　　　　　D. 可给吗啡止痛

　　E. 防治感染和中毒

扫一扫，知答案

扫一扫，看课件

模块二十四
急性阑尾炎患者的护理

【学习目标】

1. 掌握：急性阑尾炎患者的身体状况、常见护理诊断／问题及护理措施。
2. 熟悉：急性阑尾炎的病因病理、辅助检查及诊疗要点。
3. 了解：阑尾解剖生理；急性阑尾炎患者的心理和社会支持状况。

情景导入

某患者，男，25 岁。主诉右下腹剧烈疼痛，腹痛开始于脐周，然后转移至右下腹。查体：T38.2℃，P110 次／分，R16 次／分，BP120/85mmHg。右下腹压痛、反跳痛、肌紧张、肠鸣音减弱。初步诊断为"急性阑尾炎"，拟行阑尾切除术。

问题：①急性阑尾炎的典型症状和体征是什么？②术后早期活动的优点有哪些？

急性阑尾炎（acute appendicitis）是阑尾的急性化脓性感染，是最常见的外科急腹症之一。多发生于 20~30 岁的青壮年。

【解剖生理概要】

阑尾位于右髂窝内，外形呈蚯蚓状，长 6~8cm，直径 0.5~0.7cm。阑尾起于盲肠根部，附着于盲肠后内侧壁，三条结肠带的汇集点，其体表投影约在脐与右髂前上棘连线中外 1/3 交界处，即麦氏点。阑尾尖端可指向各个方向，有回肠前位、盆位、回肠后位、盲肠下位、盲肠外侧位和盲肠后位，一般以盲肠后位最多，其次为盆位。

阑尾的血液供应来自阑尾动脉，是肠系膜上动脉所属回结肠动脉的分支，该动脉可发生栓塞，引起阑尾远端坏疽。阑尾动脉是无侧支的终末动脉，当发生血运障碍时，易致阑尾坏死。阑尾静脉与动脉伴行，血液回流经肠系膜上静脉入门静脉。

阑尾具有吸收水、电解质的功能，还具有一定的免疫功能，其丰富的淋巴组织可产生淋巴细胞和抗体，对预防感染有一定作用。

【病因】

1.阑尾管腔梗阻　是急性阑尾炎最常见的病因。阑尾腔开口端阻塞后，阑尾黏膜分泌的液体积聚，导致阑尾腔内压力增加，引起黏膜缺血，黏膜的屏障功能丧失，腔内细菌过度繁殖并移位，引起阑尾炎症、水肿，甚至坏死。阑尾腔阻塞最常见的原因是淋巴滤泡明显增生，约占60%，多见于年轻人；粪石阻塞约占35%；其他如胃肠功能紊乱引起内脏神经反射，导致阑尾肌肉和血管痉挛，产生阑尾管腔狭窄、梗阻。

2.细菌感染　细菌侵入阑尾壁，分泌的内毒素和外毒素损伤黏膜上皮，形成溃疡，细菌经溃疡面进入阑尾肌层。阑尾壁间质压力增高，影响动脉血流，造成阑尾缺血坏死。

【病理分型】

急性阑尾炎在不同的发展阶段可出现不同的病理变化，其主要病理变化可呈现出以下4种临床类型。

1.急性单纯性阑尾炎　为轻型阑尾炎或病变的早期阶段，阑尾轻度肿胀，浆膜表面充血，失去正常光泽并有少量纤维素性渗出物，各层组织均有充血、水肿和中性粒细胞浸润，以黏膜和黏膜下层最为显著。

2.急性化脓性阑尾炎　亦称蜂窝织炎性阑尾炎，由急性单纯性阑尾炎发展而来。阑尾明显肿胀，浆膜面高度充血，并有脓性或纤维素性渗出物附着。各层组织除充血、水肿和大量中性粒细胞浸润外，常有壁间小脓肿，黏膜面可有溃疡和坏死，腔内常有积脓。

3.急性坏疽性或穿孔性阑尾炎　阑尾管腔严重梗阻，阑尾远端血运完全阻断。阑尾壁出现全层坏死、变薄而失去组织弹性，坏死部分呈暗紫色或黑色，阑尾腔内有血性脓液，压力升高，极易破溃穿孔。若穿孔未被大网膜包裹局限，感染易扩散，可致急性弥漫性腹膜炎。

4.阑尾周围脓肿　阑尾炎化脓或坏疽、穿孔的过程进展较慢，大网膜可下移将阑尾包裹、粘连，便形成阑尾周围脓肿。

【护理评估】

1.健康史　了解患者既往有无急性阑尾炎发作史，发病前是否有剧烈运动、不洁饮食等诱因。成年女性应了解有无停经史、月经过期、妊娠等。

2.身体状况

（1）症状

1）腹痛　典型症状为转移性右下腹痛。腹痛常始于上腹或脐部，数小时（6~8小时）后转移并局限于右下腹。若阑尾解剖部位变异，则腹痛部位亦有相应的改变。腹痛的性质和程度依阑尾炎的不同类型而有差异：①单纯性阑尾炎表现为轻度隐痛；②化脓性阑尾炎呈阵发性腹痛和剧痛；③坏疽性阑尾炎表现为持续性剧烈腹痛；④穿孔性阑尾炎因阑尾腔内压力骤减，腹痛可暂时减轻，但出现腹膜炎后，腹痛又会持续加剧。

2）胃肠道症状　发病早期可有厌食、恶心、呕吐，但程度较轻；部分患者可有腹泻或便秘。阑尾穿孔致弥漫性腹膜炎者，引起麻痹性肠梗阻，可有排便、排气停止。

3）全身表现　早期患者常有乏力；炎症重时出现中毒症状，可表现为心率增快，体温升高达38℃左右。如有寒战、高热、黄疸，提示可能伴发门静脉炎。

（2）体征

1）右下腹固定压痛　是急性阑尾炎最常见的重要体征。压痛点通常位于麦氏点，可随阑尾位置的变异而改变，但压痛点始终在一个固定位置上。当阑尾炎症波及周围组织，压痛范围亦相应扩大，但仍以阑尾所在部位的压痛最为明显。

2）腹膜刺激征　包括腹肌紧张、压痛、反跳痛，是壁腹膜受炎症刺激出现的防御性反应，常表示阑尾炎加重，有化脓、坏疽或穿孔等病理改变。

3）右下腹包块　应考虑有阑尾周围脓肿。

4）特殊体征　①结肠充气试验（rovsing sign）：患者仰卧，检查者一手压迫左下腹降结肠区，另一手按压近端结肠，结肠内气体可传至盲肠和阑尾，引起右下腹疼痛者为阳性。②腰大肌试验（psoas sign）：患者左侧卧位，右大腿向后过伸，引起右下腹疼痛者为阳性，常提示阑尾位于盲肠后位。③闭孔内肌试验（obturator sign）：患者仰卧位，右髋和右膝均屈曲90°，然后被动向内旋转，引起右下腹疼痛者为阳性，提示阑尾位置靠近闭孔内肌。④直肠指诊：盆腔位阑尾炎常在直肠右前方有触痛，临床意义是阑尾位置指向盆腔或炎症已波及盆腔。

3. 几种特殊类型阑尾炎

（1）小儿急性阑尾炎　小儿急性阑尾炎发展快，病情重，穿孔率高，并发症多，一岁以内婴儿的急性阑尾炎几乎100%发生穿孔。小儿检查时不合作，腹壁薄软使右下腹体征不典型，确诊后应立即手术切除阑尾，加强术前准备和术后的综合治疗，以减少并发症。

（2）老年人急性阑尾炎　老年人对疼痛感觉迟钝，腹肌薄弱，防御功能减退，故腹痛不明显，体征不典型，临床表现轻而病理改变却很重，体温和白细胞升高均不明显，容易延误诊断和治疗，大约1/3的患者就诊时阑尾已穿孔。一旦明确诊断，应及时手术治疗。

（3）妊娠期急性阑尾炎　随着妊娠子宫增大，盲肠和阑尾被增大的子宫推挤，向右上腹移位，一旦发生阑尾炎，其危险性较一般成人大。腹壁被抬高，故压痛、肌紧张和反跳痛均不明显；大网膜难以包裹炎症阑尾，腹膜炎不易被局限而易在腹腔内扩散；炎症刺激子宫，易引起流产或早产，威胁母子安全，处理原则为早期手术。

4. 心理和社会支持状况　急性阑尾炎发病突然，疼痛逐渐加剧，患者常感突然而焦虑不安。应了解患者的心理状态，患者和家属对疾病及治疗的认知和心理承受能力，特别是妊娠期患者及家属常担心手术对胎儿的影响。

5. 辅助检查

（1）实验室检查　血常规检查可见白细胞计数和中性粒细胞比例增高，白细胞计数升高可达（10~20）×10^9/L，可发生核左移。尿检一般无阳性发现。

（2）影像学检查　腹部 X 线平片可见盲肠扩张和液气平面。B 超可发现肿大的阑尾或脓肿。

6. 诊疗要点　绝大多数急性阑尾炎患者确诊后，一经确诊，如无手术禁忌，原则上应早期手术治疗。非手术治疗仅用于早期单纯性阑尾炎，或伴其他严重器质性疾病有手术禁忌者。阑尾周围脓肿先行非手术治疗控制症状，3 个月后再行手术切除阑尾。

【 常见护理诊断／问题 】

1. 疼痛　与阑尾炎症刺激壁腹膜或手术创伤有关。

2. 体温过高　与阑尾炎症有关。

3. 潜在并发症　急性弥漫性腹膜炎、腹腔脓肿、门静脉炎、切口感染、粘连性肠梗阻等。

【 护理措施 】

1. 非手术治疗的护理／术前护理

（1）一般护理　取半卧位，禁食。禁食期间注意补充水、电解质和能量。

（2）病情观察　观察患者的神志、生命体征、腹部症状和体征及血白细胞计数的变化。若体温升高、脉搏和呼吸加快、白细胞计数持续上升、腹痛加剧且范围扩大或出现腹膜刺激征，提示阑尾炎已穿孔，应立即手术治疗。

（3）对症护理　遵医嘱应用抗生素控制感染。

（4）急诊手术前准备　拟急诊手术者应紧急做好备皮、输液等术前准备。

2. 术后护理

（1）一般护理　患者回病房，血压平稳后取半卧位，利于呼吸和引流；鼓励患者术后早期在床上翻身、活动肢体，待麻醉反应消失后即下床活动，以促进肠蠕动恢复，减少肠粘连，增进血液循环，促进伤口愈合。术后暂禁食，待肠蠕动恢复，肛门排气后可进流质，并逐步过渡到普食。

（2）病情观察　监测生命体征并记录，观察患者的腹部症状和体征，发现异常及时通知医生处理。

（3）对症护理　术后应用抗生素控制感染，做好切口及引流管的护理。

（4）并发症的预防及护理　①出血：常发生在术后24小时内，多由于阑尾系膜结扎线脱落引起。处理不及时，患者可因失血性休克而死亡。若腹腔引流管有血液流出，应立即将患者平卧，静脉快速输液、输血，必要时手术止血。②切口感染：是术后最常见的并发症。表现为术后3~5日体温升高，切口局部有红肿、压痛及波动感，线孔处有脓性分泌物，应及时发现并报告医生进行处理。③腹腔脓肿：常发生于术后5~7天，表现为体温升高或下降后又上升，并有腹痛、腹胀、腹部包块或直肠膀胱刺激症状等。盆腔脓肿患者可有里急后重感，腹部超声波检查有助于诊断。④粘连性肠梗阻：术后较常见的并发症。术后早期活动可预防。⑤粪瘘：少见，多因残端结扎线脱落、盲肠原有结核或癌肿等病变引起。一般非手术治疗可自行闭合，如经久不愈时考虑手术。

3. 健康指导

（1）合理饮食，增加膳食纤维含量，注意饮食卫生，避免餐后剧烈运动。

（2）术后鼓励患者早期下床活动，以防止粘连性肠梗阻。

（3）阑尾周围脓肿病情控制出院后，嘱患者于3个月后来医院手术切除阑尾。

护考链接

考点1：急性阑尾炎的病理分型（A2型题）。

1. 某患者，男，36岁。1天前右下腹有转移性腹痛，麦氏点有固定的压痛。诊断为"阑尾炎"，采取保守治疗。现腹痛缓解后突然加重，范围加大。应考虑是（　　　）

　　A. 单纯性阑尾炎　　　　　　　　B. 化脓性阑尾炎

　　C. 坏疽性阑尾炎　　　　　　　　D. 阑尾周围脓肿

　　E. 阑尾穿孔

考点2：急性阑尾炎患者的身体状况（A1型题）。

2. 急性阑尾炎患者最典型的症状是（　　　）

　　A. 转移性脐周疼痛　　　　　　　B. 转移性右下腹痛

　　C. 固定的脐周疼痛　　　　　　　D. 固定的右下腹痛

　　E. 腹痛位置无规律

3. 急性阑尾炎腹痛起始于脐周或上腹的原因是（　　　）

　　A. 胃肠功能紊乱　　　　　　　　B. 内脏神经反射

　　C. 躯体神经反射　　　　　　　　D. 阑尾位置不固定

　　E. 阑尾管壁痉挛

考点 3：急性阑尾炎患者的护理措施和健康指导（A2 型题）。

4.某患者，男，38 岁。阑尾炎穿孔合并腹膜炎手术后第 7 天。T39℃，伤口无红肿，大便次数增多，混有黏液，伴里急后重。该患者可能并发（　　）

    A.肺炎　　　　　　　　　　　B.肠粘连

    C.腹腔脓肿　　　　　　　　　D.膈下脓肿

    E.盆腔脓肿

5.某患者，男，53 岁。急性化脓性阑尾炎行阑尾切除术后 1 天，护士要求患者下床活动。其主要目的是（　　）

    A.有利于伤口愈合　　　　　　B.预防血栓性静脉炎

    C.预防肺不张　　　　　　　　D.预防肠粘连

    E.预防压疮

6.某患者，男，70 岁。2 天前因急性阑尾炎行阑尾切除术，现诉腹胀，未排气、排便。下列护理措施错误的是（　　）

    A.评估患者腹胀情况　　　　　B.给予阿托品肌注

    C.鼓励患者床上多翻身　　　　D.必要时给予肛管排气

    E.鼓励患者下地活动

扫一扫，知答案

扫一扫，看课件

模 块 二 十 五
大肠肛管疾病患者的护理

【学习目标】

1. 掌握：大肠肛管疾病患者的身体状况、常见护理诊断/问题及护理措施。
2. 熟悉：大肠肛管疾病患者的健康史、辅助检查及诊疗要点。
3. 了解：大肠肛管疾病患者的心理和社会支持状况。
4. 学会：结肠造口的护理技术。

项目一 直肠肛管疾病

【解剖概要】

1. **直肠** 直肠上端平第3骶椎处接续乙状结肠，沿骶骨和尾骨的前面下行，下端以肛门而终，长12~15cm。直肠盆部的下段肠腔膨大，称为直肠壶腹。直肠有两个弯曲：上段凸向后，与骶骨前面的曲度一致，形成骶曲；下段向后下绕过尾骨尖，形成凸向前的会阴曲。直肠壶腹内面的黏膜，形成2~3条半月状的直肠横襞。

直肠下端由于与口径较小的肛管相接，在括约肌收缩状态下黏膜出现8~10条纵行的皱襞，称为肛柱。肛柱基底之间有半月形的小皱襞，称为肛瓣。肛瓣与肛柱下端共同围成的小隐窝，称为肛窦。各肛瓣与肛柱下端共同连成锯齿状的环形线，称为齿状线，为皮肤和黏膜相互移行的分界线。

2. **肛管** 上自齿线，下至肛缘，长1.5~2cm。肛管周围有内、外括约肌围绕，内括约肌是不随意肌，围绕肛管上2/3；外括约肌为随意肌，被直肠纵肌和肛提肌纤维穿过而分为皮下部、浅部、深部3部分。由外括约肌深部、肛提肌、内括约肌和直肠纵肌各一部分组成一个肌环，称为肛管直肠环。手术时如切断此环，可引起肛门失禁。

3. **直肠与肛管周围间隙** 以肛提肌为界，分为几个组织间隙。肛提肌以上左右各有骨盆直肠间隙；肛提肌以下左右各有坐骨肛管（或直肠）间隙；在直肠后方与骶骨之间有直肠后间隙。这些间隙内充满了脂肪结缔组织，容易发生感染而形成脓肿。

【常见病概述及护理评估】

1. 痔 痔分内痔、外痔和混合痔（图 25-1）。内痔位于齿状线上方，由直肠上静脉丛扩张、迂曲所致，其表面覆盖直肠黏膜，好发于截石位 3、7、11 点；外痔是位于齿状线以下，由直肠下静脉丛扩大迂曲形成的静脉团块，表面为肛管皮肤所覆盖；混合痔是位于齿状线上、下，直肠上、下静脉丛相互吻合、扩张、迂曲、融合而成。

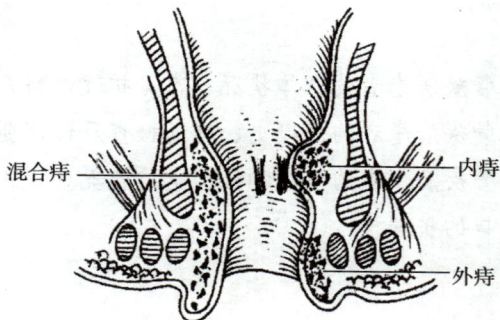

图 25-1 痔的分类

（1）健康史 痔的形成与多种因素有关：①直肠上静脉丛属于门静脉系统，无静脉瓣，又位于门静脉系的最低处，静脉回流困难；②肛周感染可引起静脉周围炎使其失去弹性而曲张；③腹内压增高：便秘、妊娠、前列腺肥大、腹腔积液及腹腔肿块等均可造成腹内压增高，影响直肠静脉血液回流，易发生痔；④长期饮酒及喜食辛辣刺激性食物而引起局部充血，也是痔发生的因素。

（2）身体状况

内痔：主要表现为排便时无痛性出血和暗红色痔核脱出，继发感染或嵌顿时出现疼痛。按病情轻重可分为 4 期（表 25-1）。

表 25-1 各期内痔的表现特点

分期	身体状况
Ⅰ期	排便时出血，痔核不脱出于肛门外
Ⅱ期	便血常见，便时痔核脱出于肛门外，便后可自行还纳
Ⅲ期	偶有便血，腹内压增高时痔核脱出，需用手辅助才能还纳
Ⅳ期	偶有便血，痔长期脱出于肛门外，不能还纳，或还纳后又立即脱出

外痔：平时无感觉，仅见肛门外皮垂。当排便用力过猛时，可引起痔静脉破裂，血块

凝结于皮下形成血栓性外痔，可出现剧烈疼痛和局部肿胀，肛门表面可见暗紫色椭圆形肿块，表面皮肤水肿、质硬、压痛明显。

混合痔：具有内痔和外痔的表现。

（3）诊疗要点　痔多数处于静止、无症状状态，一般不需特别治疗，只需调节饮食，保持大便通畅。当痔并发出血、血栓形成、痔核脱出及嵌顿时要积极处理。

1）非手术疗法　①注射疗法：适用于Ⅱ、Ⅲ期内痔。方法是将硬化剂（如5%鱼肝油酸钠溶液或复方明矾注射液）注射于痔核基底部黏膜下层痔静脉丛周围组织内，产生无菌性炎症反应，使之纤维组织增生，静脉闭塞，痔萎缩。②冷冻疗法：适用于较小的出血性痔，痔核过大者，效果较差。其方法是应用液态氮（-196℃）通过特制探头与痔核接触，使痔组织冻结、坏死、脱落，创面逐渐愈合。③胶圈套扎法：适用于各期内痔，利用橡皮圈套扎痔核，使其缺血、坏死、脱落。痔核较多时，应分2~3次套扎，每次套扎需间隔3周。

2）手术疗法　适用于Ⅱ、Ⅲ期内痔或混合痔。手术方式有痔环切除术、血栓性外痔剥离术等。

2. 肛裂　肛裂是齿状线以下肛管皮肤层裂伤后形成的小溃疡，多见于青壮年。长期便秘、大便干硬引起的排便时机械性损伤是大多数肛裂形成的直接原因。由于肛管后正中线部位的括约肌较两侧薄弱，故此处最易发生肛裂。肛裂常为一单发的纵向、椭圆形溃疡或感染的裂口。慢性肛裂由于反复损伤与感染，其基底纤维化后变硬，肉芽灰白。肛裂上端肛窦有炎症，肛乳头成肥大乳头；下端因炎性水肿等原因，形成一突出肛门外的袋状皮垂，称为"前哨痔"。肛裂、前哨痔和肛乳头肥大常同时存在，称为肛裂"三联征"。

（1）健康史　患者多有长期便秘史。

（2）身体状况　①疼痛：肛裂表现为规律性的排便时和排便后肛门剧烈疼痛。排便时因肛管扩张，刺激溃疡创面的神经而产生刀割样疼痛，便后数分钟可缓解，随后因肛门括约肌痉挛收缩，再次出现持续时间更长的剧痛，以致患者恐惧排便。②便秘：由于患者畏惧排便疼痛而不敢排便，使粪便干燥而加重便秘，致排便疼痛更为加剧，形成恶性循环。③血便：排便时在粪便表面或便纸上有鲜血或便时滴血。④肛门瘙痒及有分泌物。⑤用手分开肛门皮肤检查，可见肛管后正中线部位有溃疡裂隙。如有肛裂"三联征"即可明确诊断。对已确诊为肛裂者，一般不宜做直肠指诊。

（3）诊疗要点　解除肛门括约肌痉挛，缓解疼痛，促进创面愈合。具体措施：①非手术治疗：可口服缓泻剂，软化大便，保持大便通畅；肛门坐浴治疗，保持局部清洁。②手术治疗：适于非手术治疗无效、经久不愈的陈旧性肛裂。方法包括肛裂切除术、肛管内括约肌切断术等。

3. 直肠肛管周围脓肿　直肠肛管周围脓肿是直肠肛管周围软组织间隙发生的急性化脓

性感染及脓肿形成。绝大多数直肠肛管周围脓肿是由肛窦或肛腺感染引起。肛腺开口于肛窦，肛窦开口向上，易积存粪便和分泌物，便秘腹泻时可引起肛窦感染，累及肛腺。肛腺形成脓肿后可蔓延至直肠肛管周围间隙，从而形成骨盆直肠间隙脓肿、坐骨肛管间隙脓肿和肛旁皮下脓肿。直肠肛管周围脓肿破溃或切开后易形成肛瘘（图25-2）。

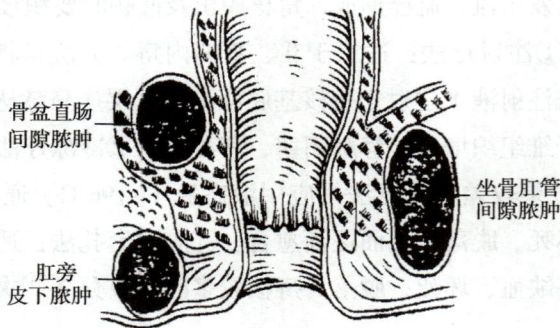

图25-2　直肠肛管周围脓肿

（1）健康史　询问患者有无肛周软组织感染、损伤、肛裂、内痔等病史。

（2）身体状况　直肠肛管周围脓肿部位不同，表现亦不同。①肛门周围皮下脓肿：最常见，较表浅，以局部症状为主。患者常感肛周持续性跳痛，排便时加重，脓肿形成后有明显的波动感。②坐骨肛管间隙脓肿：肛腺脓肿穿破外括约肌进入坐骨肛管间隙，形成坐骨肛管间隙脓肿，较常见。患者在发病初期就出现寒战、发热等全身症状。局部持续性胀痛逐步发展为显著性跳痛。有时因炎症刺激出现里急后重或排尿困难。直肠指检有明显触痛，甚至有波动感。③骨盆直肠间隙脓肿：较少见，肛腺脓肿向上穿破直肠纵肌进入肛提肌上骨盆直肠间隙，形成骨盆直肠间隙脓肿。早期即出现持续高热、寒战等全身感染症状。直肠指检可触及压痛、隆起甚至波动感。

（3）诊疗要点　直肠肛管周围脓肿早期采用消炎、止痛、理疗、软化大便等治疗，常可使炎症消退。脓肿形成后，及早切开引流。

4. 肛瘘　肛瘘是肛管或直肠远端与肛周皮肤间形成的慢性感染性瘘管。由瘘管、内口、外口3部分组成，其内口位于齿状线附近，外口位于肛周皮肤。绝大多数肛瘘起自肛管直肠周围脓肿。

肛瘘的分类方法很多，常用的有以下两种：①按部位分类，可分为：低位肛瘘，瘘管位于肛门外括约肌深部以下；高位肛瘘，瘘管位于肛门外括约肌深部以上。②按瘘管数目分类，可分为：单纯性瘘，只存在单一瘘管；复杂性肛瘘，有多个瘘口和瘘管。

（1）健康史　多与直肠肛周脓肿的发病和治疗有关，了解患者有无肛周组织损伤病史。

（2）身体状况　主要症状是瘘口反复溢出少量的脓性或血性分泌物，污染内裤。如外口暂时封闭，脓液积聚，局部可明显红肿、疼痛。这种由于引流不畅形成的脓肿，可反复发生，有时脓液从另外处皮肤破溃，形成新的外口，成为复杂性肛瘘。分泌物刺激肛周皮肤引起潮湿、瘙痒，久之可形成湿疹。

肛门检查时可见肛周皮肤有单个或多个外口，常为乳头状或肉芽组织突起，挤压时有少量脓液或带血性分泌物流出。直肠指诊可触及硬结样内口及条索状瘘管。

（3）诊疗要点　肛瘘一般采用手术切除或挂线疗法。①瘘管切开术：适用于低位单纯性肛瘘。②挂线疗法：适用于高位单纯性肛瘘的治疗或高位复杂性肛瘘的辅助治疗。方法为将一根橡皮筋穿入瘘管内拉紧结扎，使被结扎组织受压坏死，缓慢切开瘘管而成创面，以达到逐渐愈合而不会出现肛门失禁。

【常见护理诊断／问题】

1.疼痛　与肛周疾病或手术创伤有关。

2.舒适的改变　与肛门瘙痒、痔核脱出、黏液刺激肛周皮肤有关。

3.便秘　与肛周疼痛惧怕排便有关。

4.潜在并发症　术后创口出血、大便失禁、切口感染等。

【护理措施】

1.非手术治疗的护理／术前护理

（1）预防便秘　指导患者多饮水，多吃富含纤维素的蔬菜、水果，不食辛辣刺激食物，不饮酒；每日定时排便，保持大便通畅；排便困难者，及时灌肠通便。

（2）肛门坐浴　是手术前后常用的辅助治疗方法。能增进血液循环，促使炎症吸收，缓解括约肌痉挛，减轻疼痛；并能清除分泌物，起良好的清洁作用。方法是采用0.02%高锰酸钾溶液坐浴，每日2~3次，温度43~46℃，每次20~30分钟。对年老体弱患者要搀扶坐下或起身，以免跌倒。

（3）止痛　对有剧烈疼痛者，患者可卧床休息，于肛门内注入有消炎止痛作用的药膏或栓剂。

（4）活动指导　适当增加活动量以促进肠蠕动，避免久坐、久蹲和久站。

（5）做好术前准备　术前3日进半流质少渣饮食，术前日晚可给予缓泻剂，手术日晨行清洁灌肠。痔患者行灌肠时应轻轻插入肛管，以防擦伤黏膜出血。

（6）直肠肛管检查配合与护理　常用的检查方法有直肠指检和内窥镜检查。应在专门的检查室中进行，必要时用屏风围起，注意保护患者隐私。检查前嘱患者排空大便，向患者解释检查的目的和重要性，取得患者的配合并嘱其放松。

检查的体位有4种：①侧卧位：适用于年老体弱的患者；②膝胸位：临床最常用，适用于较短时间的检查；③截石位：常用于手术治疗；④蹲位：适用于检查内痔脱出或直肠脱垂。

2. 术后护理

（1）一般护理 ①直肠肛管疾病术后一般不限制饮食，术后第 1 日进流质饮食，2~3 日内进少渣饮食；②严密观察生命体征变化；③观察伤口出血情况，注意伤口敷料有无渗血，警惕内出血；④平卧位或侧卧位，臀部垫气圈，以防伤口受压引起疼痛。

（2）止痛 术后患者常因肛管括约肌痉挛或肛管内填塞敷料过紧等原因造成疼痛常较剧烈，可给予止痛剂，以缓解疼痛。

（3）保持局部清洁，防止伤口感染 术后 3 日内尽量减少排便，以保证手术切口愈合良好。直肠肛管手术后，一般 7~10 日内禁忌灌肠。每次排便后应坐浴，后换药。

（4）术后尿潴留的观察和护理 术后因肛门疼痛，反射性引起膀胱括约肌痉挛，同时手术时麻醉的抑制作用使膀胱松弛，引起尿潴留。可通过诱导排尿、针刺、导尿等方法处理。在多种方法都不能解除尿潴留时才考虑导尿。

（5）注意患者有无排便困难、大便变细或大便失禁等肛门括约肌松弛的现象 肛门括约肌松弛者，手术 3 日后指导患者进行肛门肌肉舒缩运动。方法：深吸气时用力夹紧两臀部及大腿，将肛门收牢尽量向上提，然后张口吐气再放松。早晚各练 10 分钟。

（6）防止肛门狭窄 术后 5~10 日内可用食指扩肛，每日 1 次。

3. 健康指导

（1）保持大便通畅，养成定时排便的习惯。多饮水，多吃蔬菜、水果等粗纤维食物，忌饮酒及辛辣食物。

（2）出院后，若伤口未愈合者，每次排便后仍需坐浴。有肛门狭窄者，继续坚持行肛门扩张。若出现排便困难，应及时去医院检查。避免长时间久站或久坐，久坐后做适当运动。

（3）直肠肛管疾病多为慢性过程，应及时治疗，坚持治疗直至痊愈为止。

项目二　大　肠　癌

大肠癌包括结肠癌和直肠癌，是消化道中常见的恶性肿瘤之一，在我国的发病率和死亡率均保持上升趋势。我国大肠癌的发病中，以直肠癌最多见，好发于壶腹部；其次是乙状结肠癌。

【病因】

大肠癌的确切发病原因尚不完全清楚，目前认为与下列因素有关：长期高脂高动物蛋白饮食，缺乏新鲜蔬菜及纤维素食品；结肠腺瘤、溃疡性结肠炎及结肠克罗恩病与结肠癌的发生关系密切，家族性多发性结肠息肉病被公认为癌前期疾病；缺少适度的体力活动者也易患大肠癌。

【病理生理】

1. 分类　绝大多数大肠癌是腺癌，按形态特征可分为 3 类：①肿块型：生长较慢，恶性程度低，预后较好。②溃疡型：是大肠癌最常见的类型，肿瘤向肠壁深层生长，并向四周浸润，转移早，恶性程度高，预后较差。③浸润型：肿瘤常沿肠壁环状浸润，致肠狭窄或梗阻，转移较早，预后差。

2. 临床病理分期　目前常用的是 Dukes 改良分期。分为 4 期：①A 期：癌肿浸润深度限于直肠壁内，未穿出浆肌层，无淋巴结转移；②B 期：癌肿超出浆肌层，亦可侵入浆膜外或肠外周围组织，但尚能整块切除，无淋巴结转移；③C 期：癌肿侵犯肠壁全层或未侵犯全层，但伴有淋巴结转移；④D 期：癌肿伴有远处器官转移、局部广泛浸润或淋巴结广泛转移，不能根治性切除。

3. 转移途径　淋巴转移是癌肿转移的主要途径。血行转移多见于肝，其次为肺、骨等；也可直接浸润邻近器官和腹腔种植转移。

【护理评估】

1. 健康史　了解患者的饮食嗜好及生活习惯，既往有无便血、排便习惯改变及结直肠慢性炎症病史，询问其家族中有无类似疾病。

2. 身体状况　大肠癌早期多无症状或症状轻微，由于癌肿部位、类型和大小不同，大肠癌的临床表现也有差异。

（1）结肠癌　①排便习惯与粪便性状改变：是最早出现的症状，表现为大便次数增加，粪便不成形或腹泻，粪便中带脓血或黏液；随病程发展出现部分肠梗阻时，腹泻和便秘常交替出现。②腹痛：也是早期症状之一，表现为定位不确切的隐痛或仅有腹部不适、腹胀。③腹部肿块：腹部可扪及肿块，多为癌肿本身，坚硬，呈结节状。④肠梗阻表现：一般为结肠癌的晚期症状，多为不完全性肠梗阻表现，严重者可表现为完全性肠梗阻症状。⑤全身症状：可出现贫血、乏力、低热、消瘦等全身性表现。

结肠癌的部位不同，临床表现也有区别：右半结肠癌以全身中毒症状、贫血与腹部肿块为主要临床表现特点；左半结肠肠腔较小，癌肿浸润，极易引起肠腔环状狭窄，以肠梗阻、便秘、腹泻、便血等表现为主。

（2）直肠癌　①直肠刺激症状：表现为排便不适、排便不尽感，便前肛门下坠感，便意频繁、腹泻、里急后重，甚至脓血便等。②肠梗阻症状：癌肿突入肠腔造成肠管狭窄引起大便变形、变细，随着癌肿增大出现不完全性肠梗阻表现。③转移症状：肿瘤侵犯膀胱、尿道、阴道等周围脏器时，可出现尿路刺激症状、阴道流出粪液、骶部及会阴部疼痛、下肢水肿等；可有肝大、黄疸、贫血、消瘦、恶病质等表现。

3. 心理和社会支持状况 大肠癌患者具有恶性肿瘤患者的心理反应，同时由于涉及排泄等个人隐私，患者易产生焦虑情绪。若需要做人工肛门，患者会感到自尊和自我形象受损而失去对生活、工作的信心。

4. 辅助检查

（1）直肠指检 是直肠癌的首选检查方法。大多数直肠癌患者经直肠指诊可发现肿瘤。

（2）内镜检查 是诊断结肠、直肠内病变最有效、最可靠的检查方法，有直肠镜、乙状结肠镜和纤维结肠镜等。可发现直肠、结肠病变的部位和大小，并取活组织做病理检查。

（3）钡剂灌肠或气钡双重X线造影检查 可确定病变部位和范围。

（4）癌胚抗原（CEA）测定 特异性不强，目前主要用于CEA阳性的结直肠癌患者术后监测。

5. 诊疗要点 早期大肠癌内镜下能够根治的病变可采取内镜微创治疗；中晚期癌治疗方法是以手术为主，辅以化疗、放疗、免疫治疗、中药及其他支持治疗的综合方案，以提高手术切除率，降低复发率，提高生存率。

（1）结肠癌根治术 根据癌肿部位，可选择右半结肠切除术、左半结肠切除术、横结肠切除术、乙状结肠切除术等术式。

（2）直肠癌根治术 ①经腹会阴联合直肠癌根治术（Miles手术），适用于直肠癌下缘距齿状线5cm以内，手术时不能保留肛门括约肌而需做永久性结肠造口术。②经腹腔直肠癌切除术（Dixon手术），适用于癌肿下缘距齿状线5cm以上的直肠癌，经腹切除乙状结肠和直肠大部，保留正常肛门，是较为理想的手术。

【常见护理诊断/问题】

1. 焦虑/恐惧 与癌症、手术及担心造口影响生活、工作等有关。

2. 知识缺乏 缺乏疾病和手术的相关知识。

3. 营养失调，低于机体需要量 与腹泻、食欲缺乏及肿瘤慢性消耗有关。

4. 自我形象紊乱 与结肠造口的建立和排便方式改变有关。

5. 潜在并发症 出血、感染、造口缺血坏死或狭窄等。

【护理措施】

1. 手术前护理

（1）心理护理 关心患者，根据病情做好安慰、解释工作。对需做结肠造口的患者，要让患者了解手术后对消化功能影响不大，并解释造口的部位，以及有关护理知识。增强患者对治疗的信心，使患者能更好地配合手术治疗和护理。

（2）营养护理　给予患者高蛋白、高热量、富含维生素及易消化的少渣饮食。必要时可少量多次输血，以纠正贫血和低蛋白血症。出现肠梗阻的患者有明显脱水时，应及时纠正水、电解质及酸碱平衡紊乱，提高机体对手术的耐受力。

（3）肠道准备　其目的是使肠道内的粪便排空，减少肠道细菌数量，防止腹腔和切口感染。一般通过控制饮食、口服肠道抗菌药物及泻剂、多次灌肠等方法来完成。

1）传统肠道准备法　①手术前 3 日进少渣半流质饮食，手术前 2 日起进流质饮食，以减少粪便的产生，有利于肠道清洁；②手术前 3 日口服肠道抗菌药物，如庆大霉素及甲硝唑等，抑制肠道细菌；③手术前 3 日开始口服或肌肉注射维生素 K；④手术前 2 日晚用 1%~2% 肥皂水灌肠 1 次，手术前 1 日晚及手术日晨清洁灌肠。

2）全肠道灌洗法　为免除灌肠造成癌细胞扩散的可能，可选用全肠道灌洗法。于手术前 12~14 小时开始口服 37℃左右等渗平衡电解质溶液，引起容量性腹泻，以达到彻底清洗肠道的目的。

3）口服甘露醇肠道准备法　该法较简便，患者于手术前 1 日午餐后 0.5~2 小时内口服 5%~10% 的甘露醇 1500mL 左右。因甘露醇为高渗性溶液，口服后可保留肠腔水分不被吸收，并能促进肠蠕动，产生有效腹泻，达到清洁肠道的效果。因甘露醇在肠道内可被细菌酵解，产生易爆气体，手术中使用电刀时应予注意。对年老体弱、心肾功能不全者禁用。

（4）其他准备　术前应全面检查心、肺、肝、肾等重要器官的功能；术日晨禁食，放置胃肠减压管和导尿管；女患者如肿瘤已侵犯阴道后壁，术前 3 日每晚需冲洗阴道。

2. 手术后护理

（1）体位　术后病情平稳，可改半卧位，以利于呼吸和引流。

（2）严密观察病情　每半小时观察患者的意识并测量血压、脉搏、呼吸 1 次，做好记录。病情稳定后，酌情延长间隔时间。

（3）饮食　禁食，持续胃肠减压，通过静脉补充水、电解质及营养。术后 2~3 日肠蠕动恢复、肛门或人工肛门排气后可拔除胃管，停止胃肠减压，进流质饮食；术后 2 周左右可进普食。食物以高蛋白、高热量、富含维生素及易消化的少渣食物为主。

（4）腹腔引流管及局部伤口护理　大肠癌根治术后常放置腹腔引流管，直肠癌根治术后常规放置骶前引流管，并予负压吸引。一般骶前引流管放置 5~7 日，当引流管引流量少、色清时，方可拔除。密切观察引流管出口处的伤口情况，如敷料湿透时，应及时更换。

（5）留置导尿管护理　直肠癌根治术后，导尿管一般放置 1~2 周，必须保持其通畅，防止扭曲、受压，观察尿液情况并详细记录；做好导尿管护理，防止泌尿系感染；拔管前先试行夹管，每 4~6 小时或患者有尿意时开放，以训练膀胱舒缩功能，防止排尿功能障碍。

（6）结肠造口的护理　结肠造口是将近端肠管固定于腹壁下，粪便由此排出，故又称人工肛门。护理时应注意以下几方面：

1）造口局部护理　用凡士林或0.9%氯化钠溶液纱布外敷结肠造口，外层敷料渗湿后应及时更换，防止感染。注意造口肠管有无因张力过大、缝合不严、血运障碍等因素造成回缩、出血、坏死。手术后1周或造口处伤口愈合后，每日扩张造口1次，防止造口狭窄。注意患者有无恶心、呕吐、腹痛、腹胀、停止排气排便等肠梗阻症状，若患者进食后3~4日未排便，可用液状石蜡或肥皂水经结肠造口做低压灌肠，注意橡胶肛管插入造口不超过10cm，压力不能过大，以防肠道穿孔。

2）保护腹壁切口　术后2~3日肠功能恢复后，结肠造口排出粪样物增多。一般宜取造口侧的侧卧位，并用塑料薄膜将腹壁切口与造口隔开，以防流出的稀薄粪便污染腹壁切口而引起感染；及时清除流出的粪液，造口周围皮肤涂氧化锌软膏，以防粪液刺激造成皮肤炎症及糜烂。

3）正确使用造口袋（肛袋）　患者起床活动时，协助患者佩戴造口袋。应选择袋口合适的造口袋，袋口对准造口并与皮肤贴紧，袋囊朝下，用有弹性的腰带固定造口袋；当造口袋的1/3容量被排泄物充满时，须及时更换，每次更换新袋前先用中性皂液或0.5%氯己定（洗必泰）溶液清洁造口周围皮肤，再涂上氧化锌软膏，同时注意造口周围皮肤有无红、肿、破溃等现象；患者可备3~4个造口袋用于更换，使用过的造口袋可用中性洗涤剂和清水洗净，用0.1%氯己定溶液浸泡30分钟，擦干、晾干备用，也可使用一次性造口袋。

4）饮食指导　注意饮食卫生，避免食物中毒等原因引起腹泻；避免食用产气性食物、有刺激性食物或易引起便秘的食物，鼓励患者多吃新鲜蔬菜、水果。

5）心理护理　鼓励患者说出对造口的感觉和接受程度，针对不同原因采取相应的教育措施，使患者能正视并接受造口的存在；鼓励亲属参与患者对造口的护理，与患者及亲属共同讨论有关造口自我护理的注意事项，指导处理步骤，协助患者逐步获得独立护理造口的能力；参加适量的运动和社交活动。

3. 健康指导

（1）防癌教育　告知患者合理搭配膳食营养，避免高脂肪、高动物蛋白饮食，多食新鲜蔬菜与水果；积极预防和治疗癌前期疾病，如大肠息肉、腺瘤、溃疡性结肠炎、结肠克罗恩病等；积极参加防癌普查工作，40岁以上成人每年应做1次直肠指检；对有家族史及癌前期疾病者，应进行筛选性及诊断性检查；由于大肠癌常被误诊为慢性痢疾、痔、慢性结肠炎等，故对这些疾病应保持高度的警惕性。

（2）出院后造口护理　每1~2周扩张造口1次，持续2~3个月。若发现造口狭窄，排便困难时，应及时到医院检查处理。

（3）饮食护理　合理安排饮食，应摄入产气少、易消化的少渣食物，忌生冷、辛辣等刺激性食物；饮食必须清洁卫生。

（4）出院随访　定期随访，一般在手术后每 3~6 个月复查 1 次。继续化疗的患者要定期检查血常规，尤其是白细胞和血小板计数。

护考链接

考点 1：大肠肛管疾病患者的身体状况（A1 型题）。

1. 内痔的主要表现是（　　　）

　　A. 肛门不适　　　　　　　　　　B. 排便时无痛性间歇性出血

　　C. 肛门环状肿物　　　　　　　　D. 肛周红肿

　　E. 有脓液流出

2. 有关直肠肛管周围脓肿的叙述，错误的是（　　　）

　　A. 多由肛腺或肛窦感染引起　　　B. 肛门周围脓肿最多见

　　C. 坐骨肛管间隙脓肿很少见　　　D. 盆骨直肠间隙脓肿全身症状重

　　E. 一旦脓肿形成应及时切开引流

3. 直肠癌的早期症状是（　　　）

　　A. 黏液血便　　　　　　　　　　B. 排便困难，便条变细

　　C. 里急后重　　　　　　　　　　D. 排便习惯改变

　　E. 腹胀、腹痛

考点 2：大肠肛管疾病患者的诊疗要点、护理措施及健康指导（A1、A2、A3/A4 型题）。

4. 结肠造口患者出院后可以进食的蔬菜是（　　　）

　　A. 芹菜　　　　　　　　　　　　B. 韭菜

　　C. 洋葱　　　　　　　　　　　　D. 辣椒

　　E. 菜花

5. 某患者，男，65 岁。因直肠癌入院治疗，择期行结肠造口。错误的宣教内容是（　　　）

　　A. 术后 5 天开放造口　　　　　　B. 避免粪便污染切口

　　C. 造口周围涂氧化锌软膏　　　　D. 取左侧卧位

　　E. 避免食用产气性、刺激性食物

6.某患者，男，23岁。直肠肛管周围脓肿切开引流术后3天。在饮食指导中错误的是（ 　　 ）

    A.多喝水　　　　　　　　　　B.均衡饮食

    C.少吃水果蔬菜　　　　　　　D.避免辛辣食物

    E.避免油炸食物

（7~8题共用题干）

某患者，男，51岁。反复出现排便后肛门疼痛，时有瘙痒4年余，站立或行走过久时肿胀感。昨日突发便后肛门剧烈疼痛，咳嗽时疼痛加剧。查体见肛门处有一紫红色肿块，有触痛感。

7.最可能的诊断是（ 　　 ）

    A.直肠息肉脱出　　　　　　　B.血栓性外痔

    C.肛管周围脓肿　　　　　　　D.内痔并发感染

    E.肛裂

8.患者术后不会出现的情况是（ 　　 ）

    A.伤口出血　　　　　　　　　B.尿潴留

    C.肛门疼痛　　　　　　　　　D.伤口渗血

    E.肠粘连

（9~10题共用题干）

某患者，男，41岁。肛周疼痛3天，肛门左侧皮肤发红伴疼痛，坐时及排便时明显。2天前加剧并局部肿胀，无畏寒、发热。查体：膝胸位肛门11点处局部肿块约2cm×2cm，有脓头，周围皮肤发红，波动感（+）

9.引起该病最常见的原因是（ 　　 ）

    A.外伤　　　　　　　　　　　B.肛周皮肤感染

    C.肛腺感染　　　　　　　　　D.痔行药物注射治疗后

    E.血栓性外痔剥离术后

10.目前对该患者生活影响最大的护理问题是（ 　　 ）

    A.体味过高　　　　　　　　　B.疼痛

    C.皮肤完整性受损　　　　　　D.便秘

    E.个人应对无效

扫一扫，知答案

模块二十六
门静脉高压症患者的护理

【学习目标】

1. 掌握：门静脉高压症患者的身体状况、常见护理诊断／问题及护理措施。
2. 熟悉：门静脉高压症的病因病理、辅助检查及诊疗要点。
3. 了解：门静脉高压症患者的健康史、心理和社会支持状况。

情景导入

　　杨某，女，45 岁。突然大量呕血 2 小时入院。患者有肝炎后肝硬化 6 年，今天进食油条后 1 小时，突然大量呕血不止，呕出鲜血约 600mL，被家人送入院。患者表情淡漠，面色苍白，有肝掌、蜘蛛痣。B 超检查见肝硬化波型。

　　问题：①接诊后如何安置卧位？②提出患者的首优护理诊断／问题是什么？

　　门静脉高压症（portal hypertension）是指门静脉血流受阻、血液淤滞引起门静脉系统压力持续增高，从而导致脾肿大及脾功能亢进、食管胃底静脉曲张或破裂出血、腹水等一系列症候群。门静脉正常压力为 1.27~2.35kPa（13~24cmH$_2$O），门静脉高压症时，压力增至 2.94~4.90kPa（30~50cmH$_2$O）。

　　门静脉系统与腔静脉系统之间存在 4 个交通支（图 26-1）：①胃底、食管下段交通支：为最主要的交通支，流入上腔静脉；②直肠下端、肛管交通支：流入下腔静脉；③前腹壁交通支：分别流入上、下腔静脉；④腹膜后交通支：与下腔静脉的分支相互吻合。4 个交通支在正常情况下都很细小，较少有血流通过。

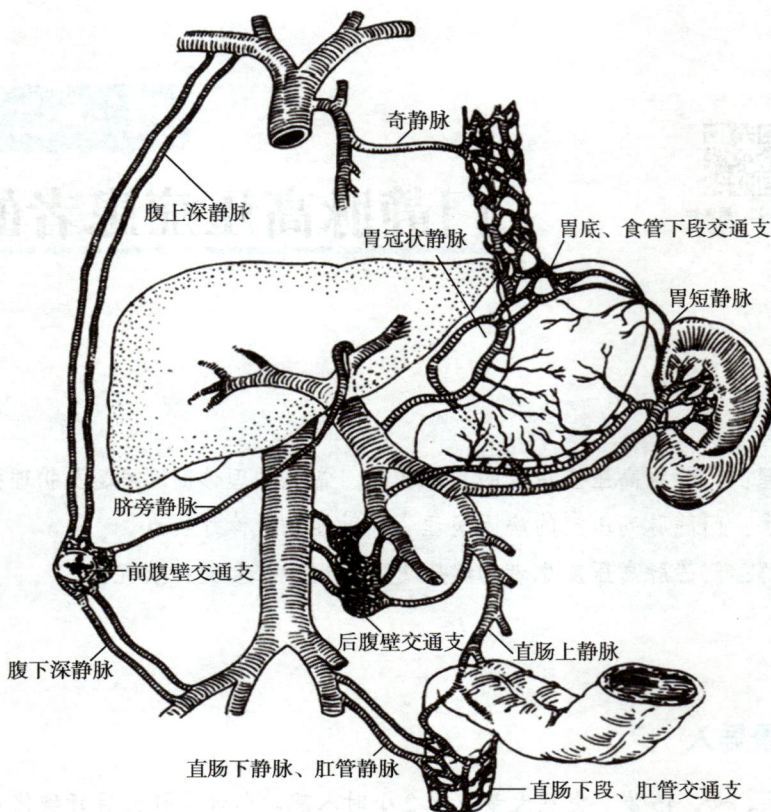

图 26-1　门静脉与腔静脉之间的交通支

【病因与分类】

根据门静脉血流受阻因素所在的部位，门静脉高压症可分为肝前型、肝内型和肝后型 3 大类。

1. 肝前型　指发生于门静脉主干及其主要属支的血栓形成或其他原因所致的血流受阻。感染、创伤可引起门静脉主干内血栓形成。小儿多见于门静脉主干的先天性畸形。另外，上腹部肿瘤对门静脉或脾静脉的浸润、压迫也可引起门静脉高压症。

2. 肝内型　在我国最常见，占 95% 以上。根据血流受阻的部位，可分为窦前型、窦型和窦后型。窦前型以南方地区常见的血吸虫病肝硬化为代表；窦型和窦后型在门静脉高压症中最常见，在我国常为肝炎后肝硬化引起，在西方国家多因酒精性肝硬化引起。

3. 肝后型　发生于肝静脉主要流出道的阻塞，包括肝静脉、下腔静脉甚至右心阻塞，如肝静脉阻塞综合征（Budd-Chiari 综合征）、缩窄性心包炎、严重右心衰竭等。

【病理生理】

1. 脾大、脾功能亢进　门静脉血流受阻后首先出现充血性脾大，脾窦长期充血扩张引起脾内纤维组织增生、单核－吞噬细胞增生和吞噬红细胞现象，导致脾功能亢进，表现为全血细胞减少。

2. 静脉交通支扩张　当正常的门静脉血流通路受阻，因门静脉系无静脉瓣，其内血液可以逆流，上述的 4 个交通支大量开放，并扩张、扭曲形成静脉曲张。其中，食管、胃底黏膜下静脉离门静脉主干、腔静脉最近，故压力差最大，易发生曲张的静脉破裂而致急性大出血。另外，还可出现直肠上下静脉丛扩张，引起继发性痔；脐周和腹壁上、下浅静脉怒张，俗称"海蛇头"等。

3. 腹水　腹水的形成与肝淋巴液生成增多、低蛋白血症、继发性醛固酮和抗利尿激素增多、肾性因素等有关。

【护理评估】

1. 健康史　询问患者年龄、性别及有无长期大量饮酒史；评估患者有无慢性肝炎、血吸虫病、呕血及黑便、黄疸、腹水、肝性脑病等；询问患者有无血液病、溃疡病、食管异物及是否服用激素和非甾体消炎药等；询问患者发病前是否进食粗糙或刺激性食物，是否有腹压突然增高；评估患者是否常有出血或贫血或易感染等。

2. 身体状况

（1）脾大及脾功能亢进　正常情况下触摸不到脾脏。脾大时，则在左肋缘下可触及，大者可达脐下。早期脾质软、可活动，晚期由于脾内纤维组织增生粘连而活动度减少、变硬。脾大均伴有不同程度的脾功能亢进，患者表现为易感染，黏膜及皮下出血，逐渐出现贫血。

（2）呕血和黑便　食管胃底曲张静脉破裂出血是门静脉高压症患者常见的危及生命的并发症，一次出血量可达 1000~2000mL，出血部位多在食管下 1/3 和胃底。患者发生急性出血时，呕吐鲜红色血液或排出柏油样便，循环血量迅速下降可导致休克；由于破裂血管压力高，肝功能损害致凝血功能障碍，脾功能亢进致血小板减少，因此出血常不易自止；大出血同时引起肝组织严重缺氧，易发生肝性脑病。

（3）腹水　是肝硬化失代偿期最突出的表现，约 1/3 患者有腹水。常伴有腹胀、呼吸困难、下肢水肿等。腹壁皮肤张紧发亮，膨隆呈蛙腹；当腹水量超过 500mL 时，可叩出移动性浊音。

3. 心理和社会支持状况　了解患者是否感到恐惧或紧张；是否因长期、反复发病，生活或工作受到影响而感到焦虑或悲观；评估家族成员能否提供足够的心理和经济支持，患者及家属对此病的及时诊疗和预防再出血知识了解的程度。评估患者和家属对术后康复过程及出院健康教育知识的了解程度。

4. 辅助检查

（1）血常规　脾功能亢进时，血液白细胞及血小板计数减少，有严重脾功能亢进、营养不良、出血等情况的患者，血液红细胞计数和血红蛋白值下降。

（2）肝功能检查　有不同程度的损害和酶谱变化，谷丙转氨酶（ALT/GPT）增高显著；血清胆红素升高；血清白蛋白降低而球蛋白升高，白/球蛋白比例降低或倒置；凝血酶原时间延长。

（3）腹水检查　呈漏出液，若合并原发性腹膜炎时，可呈渗出液。腹水若呈血性，应考虑癌变的可能，需做细胞学检查。

（4）影像学检查　腹部B超有助于了解肝硬化程度、脾肿大情况、有无腹水及门静脉扩张情况等。X线食管钡餐检查可见食管静脉曲张影像，在食管被钡剂充盈时，曲张的静脉使食管的轮廓呈虫蚀状改变；排空时，曲张的静脉表现为蚯蚓样或串珠状负影。静脉肾盂造影可了解双肾情况，为脾肾分流做准备。

5. 诊疗要点　以内科综合治疗为主。外科治疗主要是预防和控制食管下段及胃底静脉破裂引起的上消化道出血，解除或改善脾大伴脾功能亢进，消除或减轻顽固性腹水。

（1）非手术治疗　对于并发急性上消化道出血的患者，原则上首先采取非手术治疗制止出血，主要包括输液输血、给予止血和保肝药、应用三腔二囊管（图26-2）压迫止血、局部硬化剂注射治疗，以及经颈静脉肝内门体分流术。

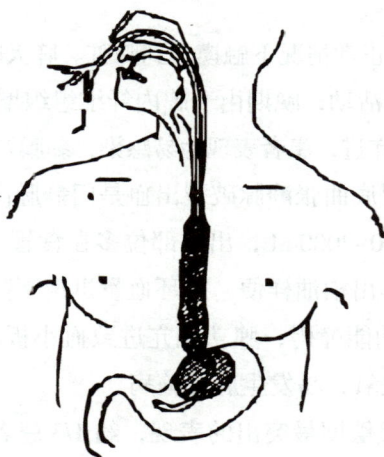

图26-2　三腔管压迫止血法

（2）手术治疗

1）**断流术**　即脾切除的同时手术阻断门–奇静脉的交通支反常血流，达到止血的目的。目前效果较好的手术方式是贲门周围血管离断术，即切除脾，同时彻底切断、结扎胃冠状静脉等贲门周围的静脉分支。断流术直接阻断了食管胃底交通支反常血流，又不影响门静脉向肝的血液灌注量，有利于保护肝功能。目前此术式在我国较常用。

2）**分流术**　采用血管吻合的方法将门静脉系统和腔静脉系统连通起来，使压力较高的门静脉血分流入腔静脉，从而降低门静脉的压力，间接控制出血的目的。手术可分为两类：①非选择性分流，代表术式是门－腔静脉分流术；②选择性分流（包括限制性分流），代表术式是远端脾－肾静脉分流术。但分流术会使门静脉向肝的灌注量减少而加重肝功能损害；部分或全部门静脉血未经肝处理而径直流入体循环，易致肝性脑病；手术死亡率及术后再出血率也较高。

3）脾切除术　脾切除可以减少门静脉血流量，降低门静脉压，消除脾功能亢进，特别对晚期血吸虫病肝硬化引起的脾肿大和脾功能亢进，行单纯脾切除术效果良好。脾切除后血小板迅速增高，有静脉（脾静脉、肠系膜静脉等）血栓形成的危险。脾静脉残端易形成血栓及血栓性脾静脉炎，表现为手术后持续发热。肠系膜静脉血栓形成可致肠坏死，可有发热、腹痛、腹胀和血便等症状。

（3）顽固性腹水的手术治疗　可采用腹腔－颈静脉转流术，即将具有活瓣作用的微型转流装置放于腹膜外肌层下，一端接多孔硅胶管通腹腔，另一端接硅胶导水管经胸壁皮下隧道插入颈内静脉而达上腔静脉，利用胸腹腔之间的压力差，使腹水随呼吸运动节律性地流入上腔静脉。对终末期肝病或肝硬化所致的顽固性腹水，唯一有效的治疗方法是肝移植。

【常见护理诊断／问题】

1. **体液不足**　与食管胃底曲张静脉出血有关。

2. **恐惧**　与突然呕血、便血、病情危重有关。

3. **营养失调，低于机体需要量**　与肝功能损害、胃肠消化吸收功能不良、出血等因素有关。

4. **知识缺乏**　缺乏预防上消化道出血的有关知识。

5. **潜在并发症**　出血、肝性脑病、感染和静脉血栓等。

【护理措施】

1. **非手术治疗的护理／术前护理**

（1）病情观察　严密观察生命体征、中心静脉压和尿量，观察出血的特点，呕血和黑便的量、颜色和性状等。

（2）改善营养状况，保护肝脏　①肝功能尚好者，宜给予高蛋白、高热量、高维生素、低脂、易消化的食物。②肝功能严重受损者，补充支链氨基酸，限制芳香族氨基酸的摄入。③肝性脑病昏迷者，忌食蛋白质，可补充 25% 葡萄糖注射液供给热量。神志恢复后选择植物蛋白。④常规给氧，保护肝功能。肌苷、乙酰辅酶 A、葡醛内酯（肝泰乐）等有保肝效果，避免使用红霉素、巴比妥类、盐酸氯丙嗪等有损肝脏的药物。

（3）预防食管胃底曲张静脉破裂出血　①避免劳累及剧烈咳嗽、喷嚏、便秘、负重等使腹内压增高的因素。②禁忌烟酒，少喝咖啡和浓茶，避免进食粗糙、过热、刺激性食物，口服药片应研成粉末冲服。③手术前一般不放置胃管；必要时选细软胃管充分涂以液状石蜡，以轻巧手法协助患者徐徐吞入。

（4）控制和减少腹水的形成或积聚　①休息：少量腹水取平卧位，以增加肝肾血流量；大量腹水者取半卧位，以减轻呼吸困难。②限制水、钠摄入：限制盐在 1~2g/d，进水量在 1000mL/d 左右。③遵医嘱使用利尿剂，准确记录 24 小时出入液量，观察有无低钾、低钠血症。利尿治疗以每天体重减轻不超过 0.5kg 为宜。④腹腔穿刺放腹水：记录抽出腹水的量、性质、颜色，术毕应缚紧腹带，防止腹穿后腹内压骤降。⑤测量腹围和体重：每日测腹围 1 次，每周测体重 1 次。⑥提高胶体渗透压：必要时输注白蛋白、血浆。⑦腹水浓缩回输：是针对顽固性腹水较好的治疗方法。

（5）急性出血期的护理

1）恢复血容量，纠正电解质紊乱　迅速建立静脉通路，快速输血、输液，维持有效循环血量，避免发生休克危及生命。

2）止血药物的应用与护理　①局部灌洗：冰盐水或冰盐水加血管收缩剂做胃内灌洗，灌洗至回抽液清澈；②按时应用止血药，注意药物不良反应；③及时清理呕吐物和血迹，意识不清者防误吸。

3）三腔二囊管压迫止血的护理　参见内科护理学相关章节。

4）灌肠或导泻　及时清除肠道内的积血，防止肠道内血液在细菌作用下分解成氨，肠道吸收氨增加而导致肝性脑病。可口服硫酸镁溶液导泻或弱酸性溶液灌肠，禁忌用肥皂水灌肠。

（6）术前准备　术前 1 周开始应用维生素 K；分流术前 2 日口服肠道不吸收的抗生素，减少氨的产生。术前 1 天晚清洁灌肠。

2. 术后护理

（1）饮食　术后 24~48 小时肠蠕动恢复后可进流食，以后逐步改为半流质及软食；门 - 腔静脉分流术后应限制患者蛋白质的摄入，每日不能大于 30g，避免加重或诱发肝性脑病；忌粗糙和过热的食物，禁烟酒。

（2）体位与活动　术后 48 小时内平卧位或 15° 低坡卧位；翻身动作宜轻柔；做好相应的生活护理；保持排尿排便通畅；分流术后短期内发生下肢肿胀，可予适当抬高。一般手术后需卧床 1 周。

（3）病情观察　密切观察有无手术后各种并发症的发生；继续采取保肝措施。

（4）预防和处理静脉栓塞　脾切除术后发生率较高。2 周内定期或必要时隔日查 1 次血小板计数，如超过 600×10^9/L 时，考虑抗凝处理，并注意用药前后凝血时间的变化。

（5）引流管护理　保持膈下引流管通畅，必要时应接负压吸引，注意观察并记录引流量及性质。每日更换引流管时注意无菌操作。一般手术后 2~3 日，引流量可减少至每日 10mL 以下，色清淡，此时即可拔管。

3. 健康指导

（1）饮食指导　进食高热量、富含维生素的食物，维持足够的能量摄入；禁忌烟酒；避免进食粗糙、过热、刺激性强的食物，以免诱发大出血。

（2）活动指导　患者出院后逐渐增加活动量，避免劳累，避免引起腹压增高的因素如咳嗽、打喷嚏、用力大便、提举重物等，以免诱发曲张静脉破裂出血。

（3）定期随访　按医嘱使用保肝药物，定期复查肝功能。

护考链接

考点 1：门静脉高压症的病因与分类（A1 型题）。

1. 引起门静脉高压症的最常见原因是（　　　）

　　A. 肝炎后肝硬化　　　　　　　　B. 血吸虫性肝硬化

　　C. 胆汁性肝硬化　　　　　　　　D. 先天性门静脉狭窄

　　E. 肝包虫病

2. 肝后型门静脉高压症的病因有（　　　）

　　A. 血吸虫病肝硬化　　　　　　　B. 布 - 加综合征

　　C. 肝门区肿瘤压迫　　　　　　　D. 肝外门静脉血栓形成

　　E. 肝炎后肝硬化

考点 2：门静脉高压症的病理生理（A1 型题）。

3. 门静脉高压症的病理变化中，下列叙述错误的是（　　　）

　　A. 脾肿大、脾功能亢进　　　　　B. 门静脉交通支扩张

　　C. 肝静脉淤积引起急性大出血　　D. 肝功能损害，白蛋白合成障碍

　　E. 毛细血管滤过压增加，致使腹水形成

考点 3：门静脉高压症患者的身体状况（A2 型题）。

4. 李某，男，42 岁。门静脉高压症患者，行脾切除术后 5 天，出现腹痛、腹胀、血便，体温 38℃。应首先考虑（　　　）

　　A. 肠系膜静脉血栓形成　　　　　B. 盆腔脓肿

　　C. 腹膜炎　　　　　　　　　　　D. 阑尾炎

　　E. 肠间脓肿

考点 4：门静脉高压症患者的辅助检查（A2 型题）。

5. 韩某，男，54 岁。有长期的酗酒史，因肝硬化多次住院。此次因腹水和黄疸再次住院。查体：T 36.6℃，P 96 次 / 分，R 23 次 / 分，BP 130/90mmHg。根据其现病史，实验室检查结果可能有（　　　）

  A.A/G 比例正常　　　　　　　　　B. 血氨降低

  C. 凝血时间延长　　　　　　　　　D. GPT 水平降低

  E. 白细胞增高

考点 5：门静脉高压症患者的护理问题、护理措施和健康指导（A3/A4 型题）。

（6~9 题共用题干）

张某，女，58 岁。患肝硬化 10 余年，因进食不当突发呕血急诊入院。查体：四肢厥冷，面色苍白，脉搏细速；T 36.5℃，P 112 次 / 分，BP 80/50mmHg。诊断为"食管胃底静脉曲张破裂出血"。

6. 该患者的首优护理问题是（　　　）

  A. 体液不足　　　　　　　　　　　B. 组织灌注量改变

  C. 恐惧　　　　　　　　　　　　　D. 营养失调

  E. 潜在并发症

7. 对该患者护士首先应做何处理（　　　）

  A. 密切观察生命体征，同时建立静脉通道

  B. 吸氧　　　　　　　　　　　　　C. 测血压、脉搏、呼吸

  D. 温生理盐水洗胃　　　　　　　　E. 应用三腔二囊管压迫止血

8. 为清除患者肠内积血，灌肠首选哪种液体（　　　）

  A. 温开水　　　　　　　　　　　　B. 生理盐水

  C. 稀醋溶液　　　　　　　　　　　D. 碳酸氢钠溶液

  E. 肥皂水

9. 患者治疗后即将出院，护士开展健康教育的内容不包括（　　　）

  A. 疾病防治知识　　　　　　　　　B. 保持身心休息

  C. 合理膳食　　　　　　　　　　　D. 注意观察药物的不良反应

  E. 定期复查肝功能

扫一扫，知答案

扫一扫，看课件

模 块 二 十 七
肝脏疾病患者的护理

【学习目标】

1. 掌握：细菌性肝脓肿、原发性肝癌患者的身体状况、常见护理诊断／问题和护理措施。

2. 熟悉：细菌性肝脓肿、原发性肝癌的病因、辅助检查及诊疗要点。

3. 了解：细菌性肝脓肿、原发性肝癌患者的心理和社会支持状况。

项目一　细菌性肝脓肿

肝脓肿（liver abscess）是指肝受感染后形成的脓肿，属于继发感染性疾病。根据病原菌不同可分为细菌性肝脓肿和阿米巴性肝脓肿，临床上前者较多见。故本节重点讲述细菌性肝脓肿。

细菌性肝脓肿（bacterial liver abscess）是指化脓性细菌引起的肝内化脓性感染。以男性多见，中年患者约占70%。

【病因】

肝脏受肝动脉和门静脉双重血液供应，又通过胆道与肠道相通，常见致病菌有大肠杆菌和金黄色葡萄球菌，其次为链球菌、类杆菌属等。可经下列途径侵入肝脏：①胆道系统：是最主要的入侵途径和最常见病因；②肝动脉：全身其他部位化脓性感染如化脓性骨髓炎、痈等，发生菌血症时，细菌可经肝动脉入侵；③门静脉：如阑尾炎可通过门静脉系统入侵。此外，开放性肝损伤时细菌可直接经伤口进入肝脏，引起感染形成脓肿。肝脓肿常呈多发性，以左外叶最多见。

【护理评估】

1. 健康史　评估患者的营养状况；了解是否患有胆道感染及其他感染性疾病病史。

2. 身体状况

（1）寒战、高热　为最常见的早期症状。体温可高达 39~40℃，多为弛张热或稽留热，伴大量出汗，脉率增快。

（2）疼痛　因肝大、肝包膜急性膨胀和炎性渗出物的局部刺激，多数患者会出现肝区持续性胀痛或钝痛，甚至可伴有右肩牵涉痛及胸痛。肝区压痛、肝大伴触痛、右下胸部及肝区的叩击痛是其最常见的体征。若是表浅脓肿，可伴有右上腹腹肌紧张和局部明显触痛；巨大肝脓肿，可使右季肋部呈饱满状态，出现局限性隆起和凹陷性水肿，严重者可出现腹水、黄疸。病程较长者，可有恶病质表现。

（3）消化道及全身症状　因毒素吸收反应及全身消耗，可有乏力、食欲减退、恶心、呕吐等症状；脓肿可向腹腔穿破，引起腹膜炎；肝右叶脓肿向上穿破可形成膈下脓肿，也可向右胸穿破；少数肝脓肿可穿破血管壁引起上消化道大出血。

3. 心理和社会支持状况

由于长期、反复发病，生活或工作受到影响，患者常常感到焦虑或悲观，了解家族成员能否提供足够的心理和经济支持。

4. 辅助检查

（1）血常规　白细胞计数明显升高，中性粒细胞可高达 90% 以上，有核左移现象和中毒颗粒。

（2）肝功能检查　可见血清转氨酶升高。

（3）诊断性肝穿刺　必要时可在 B 超定位下或肝区压痛最剧烈处行诊断性穿刺，抽出脓液即可确诊。

（4）影像学检查　①B 超检查：首选方法，能分辨肝内直径 1~2cm 的液性病灶，并明确其部位和大小。②X 线检查：肝阴影增大；右肝脓肿显示右膈肌抬高、局限性隆起和活动受限；有时显示胸腔积液；X 线钡餐造影有时可见胃小弯受压和推移。③CT、MRI、肝动脉造影：对肝脓肿的定位和定性有很大诊断价值。

5. 诊疗要点

早期诊断，积极治疗，包括处理原发病、防治并发症。

（1）非手术治疗　适用于急性期肝局限性炎症、脓肿尚未形成及多发性小脓肿、较大脓肿的基础治疗。包括抗生素治疗、全身支持治疗、积极处理原发病灶、经皮肝穿刺抽脓或脓肿置管引流术，以及中医中药治疗等。

（2）手术治疗　手术方式有以下两类：①脓肿切开引流术：适用于脓肿较大有穿破可能或已并发腹膜炎、脓胸及胆源性肝脓肿或慢性肝脓肿者。如果脓肿破入腹腔、胸腔或胆源性肝脓肿，应同时行腹腔、胸腔或胆道引流。②肝叶切除术：适用于慢性厚壁肝脓肿切开引流术后长期不愈，或肝内胆管结石合并左外叶多发性肝脓肿且肝叶严重破坏者。

【常见护理诊断／问题】

1. 疼痛　与肝脏炎性反应及手术创伤有关。

2. 体温过高　与肝脓肿及其产生的毒素吸收有关。

3. 营养失调，低于机体需要量　与进食减少、高代谢及慢性消耗有关。

4. 潜在并发症　腹膜炎、膈下脓肿、胸腔内感染、休克、心包积液及心包填塞等。

【护理措施】

1. 非手术治疗的护理／术前护理

（1）高热护理　①保持病室内温度和湿度适宜：病室定时通风，保持空气新鲜，维持室内温度在 18~22℃，湿度在 50%~70%。②保持舒适：患者衣着适量，床褥勿盖过多，及时更换汗湿的衣裤和床单，保持清洁和舒适。当体温高超过 39.5℃时，首先给予物理降温；降温半小时后，测量体温一次，如无效可遵医嘱给予药物降温。降温过程中注意观察出汗情况，防止虚脱发生。③增加摄水量：除须控制入水量者外，高热患者每日至少摄入 2000mL 液体，以防高渗性缺水，并注意加强静脉补液、补钠，纠正体液失衡。

（2）用药护理　①对细菌性肝脓肿应早期足量联合应用抗生素，把握给药间隔时间与药物配伍禁忌，并注意观察药物不良反应。②长期应用抗生素者，应注意观察口腔黏膜有无真菌感染，有无腹泻、腹胀等，警惕假膜性肠炎及继发双重感染，必要时作咽拭子、大小便等真菌培养。

（3）营养支持　鼓励患者多食高蛋白、高热量、富含维生素和膳食纤维的食物；保证足够的液体摄入量。贫血、低蛋白血症者，必要时经静脉输注血制品，或提供肠内外营养支持。

（4）病情观察　加强对生命体征、腹部及胸部症状与体征的观察，特别注意有无脓肿破溃引起的腹膜炎、膈下脓肿、胸腔内感染、心包填塞、休克等严重并发症。肝脓肿若继发脓毒血症、急性化脓性胆管炎、心包填塞或出现中毒性休克征象时，应立即通知医师并协助抢救，挽救生命。

（5）引流管的护理　①置患者于半卧位，以利呼吸和引流。②妥善固定引流管并保持通畅，防止扭曲或滑脱。③严格遵守无菌操作技术原则，每日用生理盐水多次或持续冲洗脓腔，观察和记录脓腔引流液的颜色、性状和量并及时更换引流袋。④当脓腔引流量少于 10mL 时，可拔除引流管，改为凡士林纱条引流，并适时换药，直至脓腔闭合。

2. 术后护理

手术行脓肿切开引流术或肝叶切除术者，除以上护理措施外，还应注意观察术后有无腹腔创面出血、胆汁漏；右肝后叶、膈顶部脓肿引流时，观察有无损伤膈肌或误入胸腔；术后早期一般不冲洗，以免脓液流入腹腔，术后 1 周左右开始冲洗脓腔。

3. 健康指导

（1）嘱患者出院后多进食高热量、高蛋白、富含维生素和纤维素的食物，多饮水。

（2）遵医嘱服药，不得擅自改变剂量或停药。

（3）出院后按期复诊，若出现发热、肝区疼痛等症状，及时就诊。

项目二　原发性肝癌

情景导入

　　丁某，男，60岁。近1年来上腹部持续性隐痛，近两月来疼痛明显加重，食欲缺乏，体重减轻，因而入院诊治。患者有乙型肝炎病史15年，面色萎黄，体型消瘦，肝肋缘下可扪及质硬结节，有触痛，血红蛋白81g/L。患者主诉很担心自己的身体状况。

　　问题：①患者的首优护理诊断/问题是什么？②患者如需确诊，要做哪项辅助检查？

　　肝恶性肿瘤可分为原发性和转移性两类。原发性肿瘤又可分为源于间叶组织的肝肉瘤和源于上皮组织的原发性肝癌（primary liver cancer）。其中原发性肝癌最常见，是我国和某些亚非地区的常见恶性肿瘤。肝癌可发于任何年龄，多见于40~50岁，男性多于女性，发病率和病死率较高，且近年来发病率有增高趋势。

【病因】

　　原发性肝癌的病因迄今尚未明确，可能与以下因素有关。

1. 肝硬化　　肝癌合并肝硬化的比率较高，我国有报道高达90%以上。以肝细胞癌合并肝硬化的发生率最高，而胆管细胞癌很少或不合并肝硬化。

2. 病毒性肝炎　我国肝癌患者约90%有乙型肝炎病史，患者常经历急性肝炎、慢性肝炎、肝硬化到肝癌的病史。研究发现肝癌与乙型肝炎（HBV）、丙型肝炎（HCV）、丁型肝炎（HDV）有较大的关系。

3. 黄曲霉素　主要为黄曲霉毒素B1。调查发现肝癌高发区居民常食用发霉的花生、玉米等。

4. 其他　如亚硝胺类是较强的化学致癌物质，农作物中的硒含量也有一定的关系，寄生虫、营养、烟酒及遗传等与肝癌的关系尚在研究之中。

【病理生理】

1. 按大体病理形态分型　　可分为结节型、巨块型、弥漫型3类。其中，结节型最为常见，且多伴有肝硬化，预后较差。

2. 按组织学分型　　可分为肝细胞型、胆管细胞型和二者同时出现的混合型 3 类。其中肝细胞型最多见。

3. 按肿瘤大小分型　最近提出可分为微小肝癌（直径 ≤ 2cm）、小肝癌（ > 2cm，≤ 5cm）、大肝癌（ > 5cm，≤ 10cm）和巨大肝癌（ > 10cm）4 种。

4. 按转移途径

（1）肝内转移　原发性肝癌极易侵犯门静脉分支，癌栓经门静脉系统导致肝内播散，甚至阻塞门静脉主干引起门静脉高压症。

（2）肝外转移　①血行转移：最多见于肺，其次骨、脑等；②淋巴转移：至肝门淋巴结为最多，其次至胰周、腹膜后、主动脉旁和左锁骨上淋巴结；③直接蔓延：如肝癌向横膈及附近器官直接蔓延浸润；④种植性转移：癌细胞脱落植入腹腔引起腹膜转移和血性腹水。

【护理评估】

1. 健康史　询问患者的年龄、性别、职业及居住地；询问患者有无病毒性肝炎、肝硬化等肝病史，有无长期进食霉变食品和亚硝胺类致癌物等；询问家族中有无肝癌或其他癌症患者，有无其他部位肿瘤病史、手术史和有无其他系统伴随疾病。

2. 身体状况

（1）肝区疼痛　常为首发症状，也是最常见和最主要的症状。多为持续性钝痛、刺痛或胀痛，呈逐渐加重的趋势，夜间或劳累后加重。多因癌肿生长迅速使包膜紧张所致。疼痛的部位与病变位置有密切关系，肝右叶顶部的肝癌累及横膈，则疼痛可牵涉至右肩背部。当肝癌结节发生坏死、破裂时，可突然出现右上腹剧烈疼痛、腹膜刺激征和腹腔内出血等表现。

（2）肝大　是中、晚期肝癌最常见的主要体征。肝呈进行性肿大，质硬，边缘不规则，表面不光滑，有大小不等的结节或巨块，常有压痛。

（3）全身症状　主要表现为食欲减退、恶心、呕吐、腹胀、消瘦、发热、营养不良等，晚期表现为贫血、黄疸、腹腔积液、下肢水肿、皮下出血及恶病质。肝外转移者可出现相应症状和体征。

（4）并发症　主要有肝性脑病、上消化道出血、癌肿破裂出血等。

3. 心理和社会支持状况　评估患者及家属对疾病知识的了解和掌握程度；评估患者及家属对本病所产生的恐惧、焦虑程度和心理承受能力；评估亲属对患者的关心程度、支持力度，家庭对患者手术等治疗的经济承受能力，以及社会和医疗保障系统的支持程度。

4. 辅助检查

（1）肝癌血清标记物　甲胎蛋白（AFP）是诊断原发性肝癌最常用且最有价值的肿瘤标

记物。正常人放射免疫法测定值＜20μg/L，如果放射免疫法测定持续血清AFP≥400μg/L，并能排除妊娠、活动性肝病、生殖腺胚胎源性肿瘤等，即可考虑肝癌的诊断。但临床上约有30%的肝癌患者AFP阴性。若同时检测AFP异质体，可使肝癌的阳性率明显提高。

（2）血清酶学　各种血清酶检查对原发性肝癌的诊断缺乏专一性和特异性，只能作为辅助指标。常用的有血清碱性磷酸酶（AKP）、γ-谷氨酰转肽酶（γ–GT）等。

（3）肝功能检查　无特异性，但可了解肝脏功能代偿和肝脏损害情况，对肝癌治疗方案的确定和预后估计均有重要意义。

（4）肝穿刺活组织检查及腹腔镜探查　B超引导下行针穿刺活检可以获得肝癌的病理学确诊依据，具有确诊的意义。适用于经各种检查仍不能确诊，但又高度怀疑的患者，但有出血、肿瘤破裂和肿瘤沿针道转移的危险。必要可行腹腔镜探查或剖腹探查以明确诊断。

（5）影像学检查　①B超检查：可显示肿瘤的大小、形态、所在部位及肝静脉或门静脉内有无癌栓等，其诊断准确率可达90%左右，能发现直径1~3cm的病变，是目前最常用的检查方法，并可用作高发人群中的普查工具。②CT和MRI：具有较高的分辨率，对肝癌的诊断阳性率达90%以上，能显示肿瘤的位置、大小、数目及其与周围器官和重要血管的关系，有助于制定手术方案。可检出直径1.0cm的微小肝癌。③肝动脉造影：诊断准确率最高，可达95%左右，可发现直径1~2cm大小的肝癌及其血供情况。由于属于创伤性检查，仅在无法确诊时才考虑采用。

5. 诊疗要点　早期诊断、早期采取手术为主的综合治疗，是提高肝癌治愈的关键。

（1）手术治疗　早期手术切除是最有效的治疗方法。手术疗法主要是根据患者的全身情况、肝硬化程度、肝功情况、肿瘤大小和部位等分别选用局部的肝部分切除、肝段、肝叶切除。有条件的可考虑全肝切除后的肝移植手术。

（2）肝动脉栓塞化学治疗（TACE）是一种介入治疗，对于不能手术或不愿手术的患者，可作为非手术治疗的首选方法。原则上不做全身化疗。经剖腹探查发现癌肿不能切除者或作为肿瘤姑息切除的后续治疗者，可采用肝动脉和（或）门静脉置泵（皮下埋藏式灌注装置）做区域化疗栓塞；对未经手术而估计不能切除者，也可行放射介入治疗，即经股动脉做超选择性插管至肝动脉，注入栓塞剂（常用如碘化油）和抗癌药行化疗栓塞，有一定的治疗效果，常可使肿瘤缩小，部分患者可因此获得手术切除的机会。

（3）局部消融治疗　主要包括射频消融、微波消融、高功率超声聚焦消融及无水乙醇注射治疗等，可使癌细胞脱水或变性、坏死。适用于瘤体较小而又不能或不宜手术切除者，也可用于治疗转移和复发瘤。

（4）放射治疗　肿瘤较局限、无远处广泛转移而又不适宜手术切除者，或手术切除后复发者，可采用放射为主的综合治疗。

（5）生物治疗　主要是免疫治疗，可与化疗等联合应用。常用有胸腺肽、干扰素、免疫核糖核酸和白细胞介素 –2 等。

【常见护理诊断 / 问题】

1.**恐惧**　与担心手术及疾病的预后有关。
2.**疼痛**　与癌肿进行性肿大、肝包膜张力增加有关。
3.**营养失调，低于机体需要量**　与癌肿慢性消耗有关。
4.**有感染的危险**　与免疫功能低下有关。
5.**潜在并发症**　出血、肝昏迷、胆瘘、膈下感染等。

【护理措施】

1.非手术治疗的护理／术前护理

（1）心理护理　肝癌患者的心理状况比较复杂，主要表现在以下几个方面：①在未明确诊断以前，对于不愿相信而拒绝与医护人员配合的患者，应采用诱导的方法，说明及早治疗的重要性。②确诊后，患者易产生恐惧，以至失眠，继而食欲减退，营养障碍，各器官功能不全或水、电解质紊乱，造成恶性循环而加速病情变化。此时，更需要家庭和社会关心体贴，尤其是需要医护人员热情、耐心、周到的服务，使之树立战胜疾病的信念，接受和配合治疗。介绍成功病例或请成功者现身说法，消除恐惧紧张心理。

（2）疼痛护理　评估疼痛发生的时间、部位、诱因、性质和程度，疼痛是否位于肝区，呈间歇性或持续性钝痛或刺痛，与体位有无关系，是否夜间或劳累时加重；有无牵涉痛，是否伴有嗳气、腹胀等消化道症状；指导患者控制疼痛和分散注意力的方法；遵医嘱按照三级阶梯止痛原则给予镇痛药物，并观察药物效果及不良反应。

（3）改善营养状况　肝癌患者宜采取高蛋白、高热量、高维生素、易消化饮食，少量多餐。合并肝硬化有肝功能损害者，应适当限制蛋白质摄入；必要时可给予肠内外营养支持，输血浆或清蛋白等，补充维生素 K 和凝血因子等，以改善贫血、纠正低蛋白血症和凝血功能障碍，提高手术耐力。

（4）保肝治疗　嘱患者保证充足的休息和睡眠，禁酒。遵医嘱给予支链氨基酸进行治疗。避免使用红霉素、巴比妥类、盐酸氯丙嗪等有损肝脏的药物。

（5）维持体液平衡　对肝功能不良伴腹水者，严格控制水和钠盐的摄入量；遵医嘱合理补液与利尿，注意纠正低钾血症等水、电解质失衡；准确记录 24 小时出入水量；每天观察、记录体重及腹围的变化。

（6）预防出血　改善凝血功能、预防诱因、应用 H2 受体阻断剂、加强腹部观察。

（7）术前准备　注意患者黄疸的程度、出血倾向及防止肝昏迷。术前清洁灌肠，以减少血氨来源，避免诱发肝昏迷。

（8）介入治疗

1）介入治疗前的准备　①术前检查血常规、凝血功能、肝肾功能及心电图、B超等；②术前4小时禁食，术前30分钟肌内注射安定；③术前双侧腹股沟区备皮，同时触摸股动脉及足背动脉搏动强度，标记足背动脉搏动点，以便术后双侧观察比较；④术前行碘过敏试验，碘过敏试验阳性者可选用非离子型造影剂如碘必乐。

2）介入治疗后的护理　①病情观察：术后24~48小时密切观察生命体征变化，有效给氧。②发热护理：术后第2天体温可达38~39℃，甚至达40~41℃，一般持续7~10天，可给予物理降温或解热镇痛剂。③恶心、呕吐的护理：术前和术后给予止吐剂，观察和记录呕吐物的量、色、质，注意保持水、电解质及酸碱平衡。④腹痛、腹胀的护理：肝动脉栓塞后由于肝包膜张力增加、肝脏水肿等原因可引起轻度腹痛不适，一般在术后48小时内症状会自然减轻或消失。如剧烈疼痛持续3~4天，应考虑有误栓其他器官并引起坏死的可能。必要时给予胃肠减压，改善血液循环，在病情未明确诊断前禁用止痛剂。⑤介入泵外露端的护理：严格执行无菌操作，每次注药前管端消毒，注药后更换消毒纱布，覆盖并扎紧管端，防止细菌沿导管向肝内逆行感染；术后常规应用抗生素，防止感染的发生。⑥保持介入泵通畅：如有微量注射泵，可将导管连接于该泵上，便于持续注射抗癌药；注药后常规应用2~3mL肝素溶液（50U/mL）冲洗导管，防止导管内血液凝固而堵塞，保持导管通畅。⑦拔管后的护理：拔管后持续压迫，加压包扎，平卧，以防出血。⑧观察造影剂的副作用：术前使用皮质激素及抗组胺类药，选用非离子型造影剂，尽量减少造影剂用量。术后观察造影剂副作用的发生，并及时处理。⑨并发症的防治与护理：观察是否出现血肿、假性动脉瘤、急性血栓性静脉炎，以及有无动脉内异物、栓子和血栓等并发症，如出现及时通知医生并协助进行处理。

2. 术后护理　术后一般护理和病情观察参照门静脉高压症患者的护理，本节主要讲述并发症的护理。

（1）出血　按医嘱正确使用止血剂、维生素K及输入新鲜血液；术后2天若血压平稳可给予半卧位，不宜过早起床活动，避免剧烈咳嗽，防止肝断面出血。

（2）感染　术后继续应用抗生素，防治肝创面、胸部、腹腔及切口感染。注意观察患者的体温、脉搏及腹部状况。如术后3天患者持续高热、白细胞计数升高、腹部胀痛，提示感染的可能性较大。

（3）胆汁瘘　①观察和记录腹腔引流液的量、色、质，术后早期可有少量胆汁自肝断面渗出，随着创面的愈合逐渐减少；保持引流管通畅。②观察有无剧烈腹痛、发热等胆汁漏、胆汁性腹膜炎症状。如有异常，应及时通知医生。

（4）肝功能衰竭　肝功能衰竭是术后威胁生命的严重并发症。护理要点：①早期密切观察患者的神志状况，如有无嗜睡、烦躁不安等肝性脑病前驱症状。②严密观察血氨变化，清洁肠道，防止便秘，减少血氨产生。可用生理盐水 100mL 加入食醋 50mL，每日灌肠 1~2 次，再按医嘱配合药物治疗，易降低血氨浓度。③切除半肝以上的患者，需持续吸氧 3~4 天，定时检测血氧饱和度，使其维持在 95% 以上，以增加门静脉血氧饱和度。④补充血容量以增加门静脉血流，并按医嘱补充葡萄糖、氨基酸、维生素 C 及白蛋白、血浆等保肝药物，避免使用巴比妥类等对肝细胞有损害的药物。

3. 健康指导

（1）告知患者可能导致肝癌的病因，对乙肝肝硬化和高发区的人群应定期进行体格检查、AFP 和 B 超检测，以便早发现、早诊断、早治疗。

（2）指导患者多食蛋白丰富、清淡、易消化的食物和新鲜蔬菜、水果；有腹腔积液、水肿者，宜选择低盐饮食。

（3）服用适量缓泻剂，以保持大便通畅，防止血氨升高。

（4）指导患者适当活动，注意休息。

（5）术后继续化疗，如有呕血、黑便、鼻出血等现象应及时就诊。

护考链接

考点 1：肝脏疾病的病因、病理生理（A1 型题）。

1. 发生细菌性肝脓肿时，细菌侵入肝脏最主要的途径是（　　）

A. 肝动脉　　　　　　　　B. 门静脉

C. 肝静脉　　　　　　　　D. 胆道系统

E. 十二指肠

2. 在我国诱发原发性肝癌最主要的疾病是（　　）

A. 肝脓肿　　　　　　　　B. 乙型肝炎

C. 中毒性肝炎　　　　　　D. 甲型肝炎

E. 肝包虫病

3. 原发性肝癌主要转移的部位是（　　）

A. 肝内　　　　　　　　　B. 淋巴

C. 左锁骨上淋巴结　　　　D. 骨

E. 腹腔内种植

考点 2：肝脏疾病患者的身体状况（A1 型题）。

4. 细菌性肝脓肿的主要临床表现是（　　）

A. 恶心、呕吐　　　　　　B. 寒战、高热、肝大伴疼痛

C. 局部皮肤凹陷性水肿　　　　　　D. 黄疸

E. 右侧膈肌抬高，呼吸运动受限

5. 肝癌患者最常见和最主要的症状是（　　　）

　　A. 肝区疼痛　　　　　　　　　　　B. 低热

　　C. 腹胀，乏力　　　　　　　　　　D. 食欲不振

　　E. 消瘦

考点 3：肝脏疾病常见的护理诊断 / 问题（A1 型题）。

6. 细菌性肝脓肿常见护理诊断 / 问题不包括（　　　）

　　A. 体温过高　　　　　　　　　　　B. 营养失调，低于机体需要量

　　C. 体液过多　　　　　　　　　　　D. 疼痛

　　E. 潜在并发症：腹膜炎、休克

考点 4：肝脏疾病的辅助检查、诊疗要点及护理措施（A3/A4 型题）。

（7~10 题共用题干）

某患者，男，50 岁。右上腹胀痛或刺痛 3 个月伴黄疸 3 周。体检：肝肋下 3cm，剑突下 4cm，质硬，移动性浊音（＋）。B 超：肝内有一占位性病变。

7. 最可能的诊断为（　　　）

　　A. 肝癌　　　　　　　　　　　　　B. 肝硬化

　　C. 细菌性肝脓肿　　　　　　　　　D. 胆总管结石

　　E. 肝炎

8. 最有助于诊断的检查是（　　　）

　　A. 乙肝五项检查　　　　　　　　　B. 腹部 X 线检查

　　C. 功能检查　　　　　　　　　　　D. 甲胎蛋白 + B 超检查

　　E. CT 检查

9. 治疗该病最有效的方法是（　　　）

　　A. 手术切除　　　　　　　　　　　B. 免疫治疗

　　C. 抗生素＋穿刺置管引流　　　　　D. 放射治疗

　　E. 化疗

10. 准备为该患者行手术治疗，其术前肠道准备最主要的目的是（　　　）

　　A. 预防术中污染　　　　　　　　　B. 有利切口愈合

　　C. 预防术后血氨增高　　　　　　　D. 预防术后肠道感染

　　E. 预防腹腔脓肿的形成

扫一扫，知答案

扫一扫，看课件

模 块 二 十 八
胆道疾病患者的护理

【学习目标】

　　1. 掌握：胆石症和胆道感染、胆道蛔虫症患者的身体状况、常见护理诊断/问题及护理措施。

　　2. 熟悉：胆道疾病的常用检查、诊疗要点。

　　3. 了解：胆道疾病的病因分类、患者的心理和社会支持状况。

　　4. 学会："T"管引流的护理措施。

项目一　胆道疾病的特殊检查和护理

一、超声检查

1. B超　是诊断和普查胆道疾病的首选方法。

（1）适用范围　胆囊结石、胆囊息肉样病变、急慢性胆囊炎、胆囊癌变及胆管结石等病变。

（2）优缺点　诊断正确率可达95%~98%，具有无创、简便易行、可多次重复检查和经济、准确率高等特点。

（3）护理要点　检查前应禁食12小时、禁饮4小时。

2. 超声内镜（EUS）　EUS是一种直视性的腔内超声技术，可以同时进行电子内镜和超声检查。

（1）适用范围　可了解胆总管病变部位及大小，判断胆道梗阻部位及原因。

（2）优缺点　不受胃肠道气体的影响，准确率高，并可进行活检。

（3）护理要点　①检查前：禁食4~6小时；②检查中：取左侧屈膝卧位；③检查后：待喉部麻醉药或镇静药作用消失后方可进食；④注意密切观察患者的生命体征、腹部体征和有无出血等情况。

二、放射学检查

1. 经内镜逆行性胰胆管造影（ERCP） 是在纤维十二指肠镜直视下，通过十二指肠乳头将导管插入胆管和（或）胰管内进行造影的方法。

（1）适用范围　①显示胆道系统和胰腺导管病变，并可观察低位胆管梗阻的情况并进行活检。②禁忌症：急性胰腺炎、严重胆道感染、碘过敏者、严重的心肺或肾功能不全者。

（2）优缺点　①造影清晰，不受肝功能的影响。目前已成为诊断胰腺和胆道疾病的一个重要手段。②成功率易受操作者技术水平等的影响，近年来其诊断作用部分被 MRCP 所代替。

（3）护理要点　①检查前 15~20 分钟常规注射地西泮 5~l0mg，山莨菪碱 10mg 及哌替啶 50mg；②检查中如出现呼吸抑制、血压下降、呛咳、躁动、呕吐等，应及时终止操作，并做相应的处理；③造影后 2 小时方可进食低脂半流质饮食；④造影后 3 小时内及次日晨各查血清淀粉酶 1 次，并注意观察患者的体温和腹部情况；⑤遵医嘱预防性应用抗生素。

2. 经皮肝穿刺胆管造影（PTC） 是在 X 线或 B 超引导下，用特制穿刺针经皮肤穿刺入肝内胆管，再将造影剂直接注入肝内胆管而使整个胆道系统迅速显影的一种顺行性胆道直接造影方法。

（1）适用范围　可清楚地显示肝内、外胆管的病变部位、范围、程度和性质等情况，可用于胆道疾病特别是阻塞性黄疸的诊断和鉴别诊断。

（2）优缺点　操作简单，成功率高，有胆管扩张者更易成功；其检查不受肝功能和血胆红素浓度的影响。但该法为有创检查，可能会出现胆漏、出血、胆道感染等并发症。

（3）护理要点　手术前应检查凝血功能及注射维生素 K_1 2~3 天，必要时可应用抗生素。常规行碘过敏试验，并做好造影后即刻剖腹探查的各项准备工作，以备及时处理并发症。造影后应平卧休息 4~6 小时，定时测量血压和脉搏，注意有无内出血及胆漏发生。

3. 磁共振胰胆管造影（MRCP）

（1）适用范围　MRCP 能显示整个胆道系统的影像，在诊断先天性胆管囊状扩张症及梗阻性黄疸方面，有重要价值，可以替代 PTC 和 ERCP。主要用于 B 超诊断不清、疑有胆道肿瘤及指导术中定位，但置有心脏起搏器、人工心脏瓣膜、心脏血管支架、神经刺激器、眼球异物、动脉瘤夹及金属节育环等的患者禁忌使用。

（2）优缺点　具有无创、胆道成像完整等优点。

（3）护理要点　①检查前嘱咐患者取下随身一切金属物品包括手机、磁卡等，以免造成金属伪影而影响成像质量；②检查中指导患者取平卧位，保持身体制动，采用正确的呼吸方法，以减少扫描中因腹部呼吸运动而造成的伪影，配合检查者完成扫描。

4. 胆管造影（cholangiography）

（1）适用范围及优缺点　①胆道手术中，包括腹腔镜手术，经胆囊颈插管至胆总管或胆总管穿刺注入造影剂直接造影，可清楚地显示肝内外胆管，了解胆管内病变及通畅情况，以便决定是否需探查胆道。②腹腔镜胆囊切除术中行胆管造影，可以观察有无术中胆管损伤。手术后 2 周可经 T 管注入造影剂造影，以判定有无残余结石或胆管狭窄。③胆道T 管在拔管前应常规行胆道造影。

（2）护理要点　造影前应做碘过敏试验。

5.CT、MRI、PET-CT 检查

（1）适用范围　多用于肿瘤患者的全身检查或术后复查。

（2）优缺点　虽具有成像无重叠、分辨率高等特点，但在胆道疾病的诊断方面不具有特异性且价格昂贵。

三、胆道镜检查

胆道手术中由胆总管切口插入胆道镜进行检查和治疗。

（1）适用范围　适用于疑有胆管内结石残留、胆管内肿瘤、胆总管下段及肝内胆管主要分支开口狭窄者，如发现细胆管内结石可以通过胆道镜用网套、冲洗等方法取出结石。手术后 6 周可经 T 管瘘道插入胆道镜，在胆管内进行检查、取石、取虫、冲洗、灌药、气囊扩张狭窄等。

（2）护理要点　检查后注意观察患者有无发热、恶心、呕吐、腹泻、胆道出血及腹膜炎体征等，以便及时发现和处理。

项目二　胆石症和胆道感染

📚 情景导入

　　赵某，女，47 岁。3 天前进食油腻食物后出现右上腹疼痛难忍急诊入院。发病以来恶心、呕吐，右上腹阵发性、刀割样绞痛并向右肩部放射。既往胆结石病史 8 年。查体：T38.2℃，P72 次 / 分，R16 次 / 分，BP110/60mmHg；神志清楚，痛苦面容，右上腹压痛、反跳痛、肌紧张。Murphy 征阳性。B 超检查：胆囊结石、胆囊炎。

　　问题：①急性胆囊炎的典型症状和体征是什么？②急性胆囊炎在何种情况下诱发？③在做 B 超检查前应注意什么？

胆石症（cholelithiasis）在我国是常见病和多发病，其发病率随年龄增长而增高，男女比例为 2.57：1。随着生活水平的提高和饮食习惯的改变及卫生条件的改善，我国胆石症已由胆管的胆色素结石为主变为胆囊的胆固醇结石为主。

胆道感染可引起胆石症，胆石症可导致胆道梗阻而诱发感染，因此，胆石和感染之间相互联系，相互影响，互为因果。

【胆石的分类】

1. 按结石组成成分分类（图 28-1）

（1）胆固醇结石　以胆固醇为主要成分，其中 80% 发生于胆囊。外观呈灰黄、白黄或黄色，质硬，形状和大小不一，呈多面体、圆形或椭圆形，表面光滑，剖面呈放射状排列的条纹。X 线检查大多不显影。

（2）胆色素结石　以胆色素为主要成分。外观呈棕褐色或棕黑色，大小不一，形状可为粒状或长条形，质软易碎，剖面呈层状，可有或无核心。松软不成形的胆色素结石状如泥沙，则称泥沙样结石。X 线检查常不显影。

（3）混合性结石　主要由胆红素、胆固醇、钙盐等多种成分混合而成。因其含钙盐较多，X 线检查常显影。

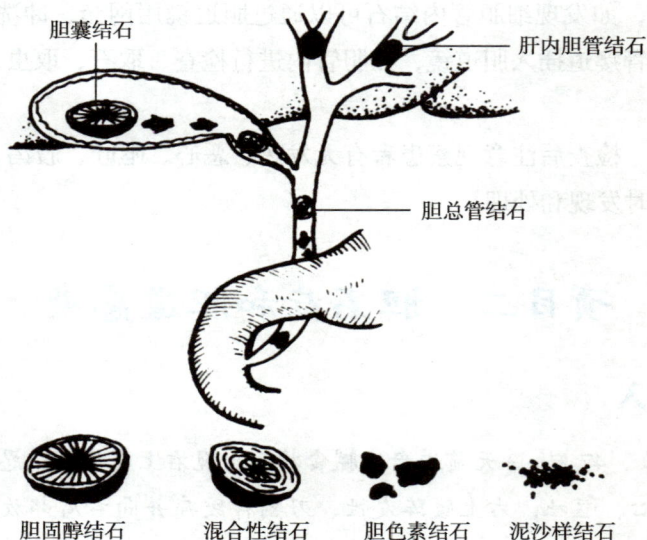

图 28-1　胆结石类型

2. 按结石所在部位

（1）胆囊结石　主要为胆固醇结石或以胆固醇结石为主的混合型结石，常与急性胆囊炎并存。是常见病和多发病，主要见于成年人，以女性多见，40 岁以后发病率随年龄增长呈增高的趋势。

（2）胆管结石　①肝内胆管结石：绝大多数多发，多见于肝左叶，均为胆色素混合型结石；②肝外胆管结石：多为胆色素混合型结石，可分为原发性和继发性。

【病因】

1. 胆道感染　胆道感染常见致病菌为大肠埃希菌，其产生的 β - 葡萄糖醛酸苷酶，使可溶性结合胆红素水解为游离胆红素，后者与钙结合后形成胆红素钙，促进胆红素结石形成；虫卵（常见为蛔虫、华支睾吸虫等）和成虫的尸体，也可作为形成结石的核心。

2. 代谢异常　胆汁内的主要成分为胆盐、胆固醇和磷脂酰胆碱。正常情况下，3 种成分按一定比例组成，保持相对高的浓度且又呈溶解状态。某些原因如高胆固醇血症或者回肠切除术后，胆盐的肝肠循环被破坏，引起代谢失调，使胆固醇呈过饱和状态，从而析出结晶，沉淀成为胆固醇结石。

3. 胆囊功能异常　胆囊收缩功能减退后，胆囊内胆汁淤滞，也利于结石形成。胃大部分或全切、迷走神经干切断术后、长期禁食或完全胃肠外营养支持治疗者，可因胆囊收缩减少，胆汁排空延迟而增加结石发生的可能。

【护理评估】

1. 健康史　了解结石发现的时间，有无胆道蛔虫或手术、创伤史；了解有无腹痛、寒战高热、黄疸等症状；观察生命体征、皮肤黏膜、尿量等变化；了解 B 超等检查结果，以准确判断结石的部位、大小和数目等；患者有无焦虑或恐惧心理、是否积极合作、经济状况等。

2. 身体状况

（1）胆囊结石与胆囊炎

1）静止性胆囊结石　单纯性胆囊结石无梗阻或感染时，常无临床症状或仅有轻微的消化系统症状。在体检或手术时发现的结石，称为静止性胆囊结石。

2）急性胆囊炎　约 95% 胆囊炎患者伴有胆囊结石。

①症状：大多于进油腻饮食、饱餐后突发右上腹阵发性剧烈绞痛，可向右肩胛部或背部放射，伴有恶心、呕吐等消化道症状；病情较重者可出现寒战、高热；黄疸少见，若合并 Mirizzi 综合征者可出现黄疸。

②体征：Murphy 征阳性是急性胆囊炎的典型体征，此外可有不同程度的右上腹压痛或叩痛，炎症波及浆膜时可出现反跳痛和肌紧张；有时可触及肿大的胆囊。

3）慢性胆囊炎：表现常不典型，多数患者有胆绞痛病史，右上腹和肩背部隐痛，伴厌油腻食物、上腹饱胀和嗳气等消化道症状。查体可有右上腹胆囊区轻压痛或不适感。

（2）胆管结石与胆管炎

1）肝外胆管结石与胆管炎　肝外胆管结石一般可无症状，但当结石阻塞胆管并继发感染时，可出现典型的临床表现：腹痛、寒战高热、黄疸，称为夏柯（Charcot）三联征。

①腹痛：位于右上腹或剑突下，呈阵发性绞痛或持续性疼痛伴阵发性加剧，向右肩背部放射，常伴有恶心、呕吐；系结石嵌顿于胆总管下端或壶腹部，刺激胆管平滑肌，引起Oddi括约肌痉挛所致。右上腹、剑突下可有深压痛。严重感染者可有不同程度的腹膜刺激征，并可伴肝区叩痛。

②寒战和高热：发生在剧烈腹痛后，体温高达39~40℃，呈弛张热，因胆管继发感染后脓性胆汁和细菌逆流，随肝静脉扩散所致。

③黄疸：结石堵塞胆管后，胆红素逆流入血引起。黄疸的轻重程度与梗阻程度、有无继发感染、结石是否松动等因素有关，故黄疸可呈间歇性和波动性；患者可出现尿色变黄和皮肤瘙痒等症状。

2）肝内胆管结石与胆管炎　常与肝外胆管结石并存，其表现与肝外胆管结石相似。当胆管梗阻和感染发生在部分肝叶、肝段胆管时，患者可无症状或仅有轻微肝区和患侧胸背部胀痛。若一侧肝内胆管结石合并感染而未及时治疗并发展为肝叶、肝段胆管积脓或肝脓肿时，患者可因长时间发热、消耗而出现消瘦和体弱等表现。部分患者可有肝大和肝区压痛、叩痛等体征。

3）急性梗阻性化脓性胆管炎（AOSC）　最常见的原因是胆道梗阻和细菌感染。由于结石、蛔虫等各种原因造成胆管梗阻和狭窄，使胆汁淤滞、排出不畅，继发感染，引起急性胆管炎。随病变进一步发展，胆管完全性梗阻，胆管壁充血、糜烂、坏死，胆管内充满脓性胆汁，压力增高，致使大量细菌及毒素逆行进入肝窦，再经肝静脉进入体循环导致全身化脓性感染、感染性休克及多器官功能损害，称为急性梗阻性化脓性胆管炎，又称急性重症胆管炎（ACST）。

该病发病急骤，病情进展迅速，除了具有一般胆道感染的夏柯三联征外，还可出现休克及中枢神经系统受抑制的表现，称为雷诺（Reynolds）五联征。表现为：①休克：呼吸急促、出冷汗和脉搏细速，血压在短时间内迅速下降，可出现全身发绀或皮下瘀斑。②神经系统症状：表情淡漠、烦躁、谵妄或嗜睡、神志不清，甚至昏迷。③体征：剑突下或右上腹有不同程度的压痛，可出现腹膜刺激征；肝常肿大并伴有压痛和叩击痛，肝外梗阻者可触及肿大的胆囊。多数患者伴有恶心、呕吐等消化道症状。

3. 心理和社会支持状况　胆道疾病症状的反复发作，常使患者有苦恼或焦虑心理；接受有创性检查及手术治疗的患者，易出现紧张或恐惧；面对陌生环境、经济负担、可能需要多次手术等问题，患者会表现出沮丧、消极，甚至采取不合作态度。

4. 辅助检查

（1）血生化检查　结石梗阻于胆管时，可有血清胆红素和尿胆红素升高，尿胆原降低或消失，粪中尿胆原减少。若结石继发急性胆管炎时，可出现血白细胞计数及中性粒细胞比例升高，转氨酶和碱性磷酸酶增高。

（2）B超检查　作为首选检查方法，适用于胆道结石、胆囊炎、胆道肿瘤、胆道蛔虫病和阻塞性黄疸的鉴别诊断。

（3）PTC、ERCP检查　可显示结石的部位、大小、数量及胆管梗阻的部位和程度等。

5. 诊疗要点

（1）胆囊结石与胆囊炎　有症状的胆囊结石和胆囊炎患者，首选方法是胆囊切除术。手术方式包括腹腔镜胆囊切除术（LC）和开腹胆囊切除术（OC），首选LC。

（2）胆管结石与急性胆管炎　①肝外胆管结石：目前以手术治疗为主，原则上在应用足量有效的抗生素控制感染、积极预防休克的同时，施行手术治疗，解除胆道狭窄和梗阻，通畅引流胆汁。通常采用胆总管切开减压加T管引流术。②肝内胆管结石：采用以手术为主的综合治疗。合并感染时，给予有效抗生素，加强支持治疗，维持水、电解质及酸碱平衡。反复发作胆管炎的肝内胆管结石，主要采用高位胆管切开取石、胆肠内引流术、肝叶（段）切除术等术式。

【常见护理诊断／问题】

1. 疼痛　与结石引起平滑肌痉挛有关。

2. 营养失调，低于机体需要量　与发热、疼痛、禁食等有关。

3. 体温过高　与胆管梗阻合并感染有关。

4. 有皮肤完整性受损的危险　与胆管梗阻、胆盐沉积引起皮肤黄疸、瘙痒及术后胆汁渗漏有关。

5. 潜在并发症　胆囊穿孔、胆瘘、出血、感染等。

【护理措施】

1. 非手术治疗的护理／术前护理

（1）一般护理　指导患者采取舒适体位适当休息；选择高蛋白、高糖类、丰富维生素、低脂肪的饮食。若病情严重，应遵医嘱通知患者暂禁饮食，并行胃肠减压。静脉输液补充水和电解质、营养物质等，维持体液平衡和营养。

（2）控制感染　胆道系统致病菌主要为肠道细菌，以大肠杆菌和厌氧菌为主，遵医嘱选用有效抗生素联合应用，并注意观察药物疗效及副作用。

（3）观察病情　观察患者的意识、生命体征、面色和尿量，注意腹部症状和体征及实验室检查结果的变化，了解有无并发脓毒症。

（4）对症护理　①疼痛严重者给予镇静、解痉药物；若诊断明确而疼痛剧烈，遵医嘱可给予哌替啶加阿托品镇痛，禁用吗啡。②高热者遵医嘱给予物理降温或药物降温。③皮肤瘙痒时可用炉甘石洗剂，用温水擦洗。不可用手抓挠，防止皮肤破损。

2. 术后护理

（1）严密观察病情　肝部分切除术者，术后应注意卧床休息和改善凝血功能，防止出血；注意观察腹腔引流管引流液的性质和量，若每小时引流出胆汁超过 50mL，或切口处有胆汁样液体渗出，伴发热、腹痛和腹膜炎等症状，说明有胆汁渗漏，应重点做好 T 形管的护理（图 28-2）。

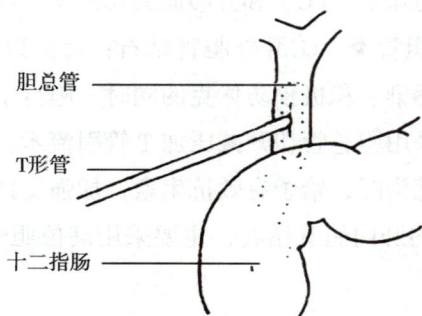

图 28-2　T 形管引流

（2）T 形引流管的护理　胆道手术后放置 T 形管的目的是：①引流胆汁，减轻胆管水肿，降低胆总管内压力，从而减少胆汁渗漏的发生；②引流残余结石；③支撑胆道，避免术后胆总管切口瘢痕狭窄、粘连、管腔变小；④经 T 形管溶石、造影等。护理要点如下：

1）妥善固定　术后除用缝线将 T 形管固定于腹壁外，一般还应在皮肤上加胶布固定。引流袋高度不可超过腹部引流管口水平，以防止引流管内胆汁逆流引起感染。

2）保持通畅　应避免 T 形管受压、扭曲和折叠，定期从引流管的近端向远端挤捏，保持引流通畅。如发现管腔阻塞，应用无菌生理盐水缓慢、低压冲洗或用 50mL 注射器负压抽吸，用力要适宜。

3）观察引流液的颜色、性质和量　正常胆汁呈黄绿色，清亮无沉渣、有一定黏性，术后 24 小时内引流量为 300~500mL，恢复饮食后可增至每日 600~700mL，以后逐渐减少至每日约 200mL。术后 1~2 天胆汁呈混浊的淡黄色，以后逐渐加深且清亮，呈黄色。若胆汁突然减少或无胆汁流出，可能为 T 形管受压阻塞或脱出；若引流量过多，则提示胆管下端可能有梗阻，应及时通知并协助医生处理。

4）严格无菌操作　引流袋每日更换 1 次，引流口周围皮肤每日用酒精消毒 1 次，并用纱布覆盖保护。

5）拔管　T 管一般放置 2 周左右。拔管前先试行夹闭 1~2 天，夹管期间应注意观察病情，患者若无腹痛、发热和黄疸等症状，并经 T 管做胆道造影，若证实胆道无狭窄、结石和异物时，在持续开放 T 管 24 小时充分引流造影剂后，再次夹管 2~3 天，患者仍无不适即可拔除。拔管后残留窦道用凡士林纱布填塞，1~2 天可自行闭合。若造影显示有残余结石者，可经 T 形管置入胆道镜取石，对取石失败或胆道狭窄者，患者可带管出院，3 个月后再行手术治疗。

3. 健康指导

（1）生活指导　指导患者饮食一般选择低脂肪、高蛋白、高维生素的易消化食物，少食多餐，劳逸结合，合理作息。

（2）出院指导　带 T 管出院的患者，应告知留置 T 管的目的，指导其进行自我监测，出现腹痛、发热、黄疸等情况时及时到医院就诊。洗澡时应采取淋浴方式，并用塑料薄膜覆盖引流伤口处。

项目三　胆道蛔虫症

胆道蛔虫病（biliary ascariasis）指肠道蛔虫上行钻入胆道所引起的一系列临床症状，是外科常见的急腹症之一。多见于儿童和青少年，农村发病率高于城市。随着生活环境和卫生设施的逐步改善，肠道蛔虫病减少，本病的发病率也明显下降，大多数患者可经非手术治疗痊愈。

【病因】

胃肠道功能紊乱、驱虫不当、妊娠、发热、饥饿、Oddi 括约肌功能失调等因素，使蛔虫进入胆道。

【护理评估】

1. 健康史　了解患者有无发热、饮食不节、驱虫不当、饥饿、消化功能紊乱等蛔虫寄生环境改变的因素；询问患者既往有无肠道蛔虫病及类似发病情况。了解患者腹痛及放射痛的情况，有无呕出蛔虫病史，体征与症状是否符合。

2. 身体状况　表现为突然发生剑突下或上腹部阵发性钻顶样绞痛，向右肩背部放射。发病时患者辗转不安，痛苦呻吟，大汗淋漓。疼痛可反复发作，持续时间不一，也可突然自行缓解，间歇期可全无症状，如同正常人。由于蛔虫钻入引起的梗阻多为不完全性，所以黄疸较少见或较轻。疼痛时伴恶心、呕吐，少数患者可呕出蛔虫。

单纯性胆道蛔虫病者体征轻，表现为腹软、剑突偏右处有轻压痛，其最大特点是症状与体征不相符合，即剧烈腹痛与较轻腹部体征不相称。当合并梗阻感染时，可出现急性胆囊炎、胆管炎、肝脓肿、胰腺炎的相应症状和体征。

3. 心理和社会支持状况 患者是否因疼痛引起烦躁不安和焦虑等心理反应；了解患者及家属对疾病的认知情况。

4. 辅助检查

（1）实验室检查 白细胞计数和嗜酸性粒细胞比例升高；大便检查可查找蛔虫虫卵。

（2）影像学检查 B超是诊断本病的首选方法，可显示蛔虫体影；ERCP可在胆道下段发现蛔虫，并可在镜下钳夹取出蛔虫。

5. 诊疗要点 以非手术治疗为主，无效或出现严重并发症时考虑手术治疗。

（1）非手术治疗

1）解痉镇痛 遵医嘱给予阿托品0.5mg皮下注射或山莨菪碱（654-2）5~10mg肌肉注射，必要时可加用哌替啶25~50mg肌内注射。禁止单独使用吗啡，以免引起Oddi括约肌痉挛。

2）抗感染 遵医嘱使用有效抗生素预防和控制感染。

3）利胆驱虫 ①服用食醋和乌梅汤；②经胃管注入30%硫酸镁或氧气进行驱虫；③患者症状缓解后服用驱虫净、左旋咪唑、哌嗪（驱蛔灵）等驱虫药行驱虫治疗。

（2）手术治疗 适用于非手术治疗无效或症状加重，以及合并严重并发症者。常用手术方式有胆总管切开探查术和T形管引流手术。

【常见护理诊断／问题】

1. 疼痛 与蛔虫钻入胆道刺激致Oddi括约肌痉挛有关。

2. 知识缺乏 缺乏饮食卫生保健知识。

【护理措施】

1. 非手术治疗的护理／术前护理 疼痛发作期协助患者卧床休息，并采取舒适的体位，减轻或控制疼痛，必要时遵医嘱使用止痛药物；暂禁食，遵医嘱补充液体与电解质，维持水、电解质及酸碱平衡。疼痛间歇期，鼓励患者合理饮食，保证足够水分摄入。大量出汗时及时协助患者更衣。对呕吐患者应做好相应护理，必要时可遵医嘱使用止吐药。

2. 术后护理 术后驱虫治疗，防止胆道蛔虫复发。

3. 健康指导

（1）指导患者养成良好的饮食卫生习惯 告知患者不喝生水，餐前便后要洗手，蔬菜洗净、尽量煮熟不生吃，水果要洗净削皮，生菜和熟食分开清洗准备。

（2）正确服用驱虫药 应于清晨空腹或晚上临睡前服用驱虫药，服药后注意观察大便中是否有蛔虫排出。

护考链接

考点 1：胆道疾病常用检查和护理（A1 型题）。

1. 普查和诊断胆道疾病的首选检查方法是（　　　）

    A. X 线平片 　　　　　　　　　　B. B 超

    C. CT 　　　　　　　　　　　　　D. MRI

    E. ERCP

2. B 超检查胆囊前应常规禁食（　　　）

    A. 3 小时 　　　　　　　　　　　B. 4 小时

    C. 6 小时 　　　　　　　　　　　D. 8 小时

    E. 24 小时

考点 2：胆石症和胆道感染患者的身体状况、诊疗要点及护理措施（A3/A4 型题）。

（3~6 题共用题干）

某患者，女，38 岁，农民。因反复右上腹阵发性绞痛，并牵涉至右肩背部，伴恶心、呕吐，发热、全身皮肤巩膜黄染，急诊入院。查体：T 38.5 ℃，P 128 次 / 分，R 30/ 分，BP 78/52mmHg。患者烦躁、面色苍白、右上腹明显压痛、反跳痛、腹肌紧张。实验室检查：WBC 20 × 10^9/L，中性粒细胞 0.85。血清总胆红素升高。

3. 该患者最可能的诊断是（　　　）

    A. 胆道蛔虫症 　　　　　　　　　B. AOSC

    C. 胆总管结石 　　　　　　　　　D. 急性胆管炎

    E. 胆囊结石合并胆囊炎

4. 若对该患者行手术治疗后，放置 T 管的目的不包括（　　　）

    A. 引流胆汁 　　　　　　　　　　B. 引流残余结石

    C. 引流腹腔渗液 　　　　　　　　D. 经 T 管造影

    E. 支撑胆道

5. 术后第 3 天，护士查房时发现 T 管无胆汁流出，患者诉腹部胀痛。首先应（　　　）

    A. 用无菌生理盐水冲洗 T 管 　　　B. 检查 T 管是否受压扭曲

    C. 用注射器抽吸 T 管 　　　　　　D. 准备 T 管造影

    E. 继续观察，暂不处理

6. 出院后对该患者的健康教育重点为（　　　）

    A. 定期随访 　　　　　　　　　　B. 活动量指导

    C. 休息时间安排 　　　　　　　　D. 饮食指导

E. 注意腹壁切口的愈合

考点 3：胆道蛔虫症患者的身体状况、诊疗要点及护理措施（A3/A4 型题）。

（7~9 题共用题干）

某患儿，女，6 岁。阵发性剑突下钻顶样疼痛 1 天，伴恶心、呕吐。查体：T 38℃，剑突下深压痛，无肌紧张。

7. 该患者最可能的诊断是（　　　）

    A. 胆囊结石　　　　　　　　　B. 急性胃肠炎

    C. 胆道蛔虫病　　　　　　　　D. 急性胆管炎

    E. 急性阑尾炎

8. 下列护理措施正确的是（　　　）

    A. 服用食醋　　　　　　　　　B. 饮小苏打水

    C. 使用吗啡镇痛　　　　　　　D. 首选手术治疗取虫

    E. 驱虫药应在早饭后服用

9. 对该患儿及家属开展健康教育内容不正确的是（　　　）

    A. 注意饮食卫生　　　　　　　B. 注意饮水卫生

    C. 腹痛发作时服药　　　　　　D. 清晨空腹服药

    E. 晚上临睡前服药

扫一扫，知答案

扫一扫，看课件

模块二十九
胰腺疾病患者的护理

【学习目标】

1. 掌握：急性胰腺炎、胰腺癌患者的身体状况、常见护理诊断／问题及护理措施。

2. 熟悉：急性胰腺炎、胰腺癌的病因病理、辅助检查及诊疗要点。

3. 了解：急性胰腺炎、胰腺癌患者的心理和社会支持状况。

情景导入

张某，男，32岁。左上腹痛伴恶心、呕吐12小时急诊入院。患者昨晚饮酒后，出现左上腹隐痛，今晨疼痛加剧，呈持续性刀割样疼痛，并向左腰背部放射，频繁恶心、呕吐，吐后疼痛未缓解。查体：T38.8℃，P100次／分，R22次／分，BP90/70mmHg；精神萎靡，表情痛苦；腹肌紧张，全腹有明显压痛、反跳痛。初步诊断为"急性胰腺炎"。

问题：①入院后安置患者何种体位？②为确诊需要做哪些检查？③患者是否有休克的危险？产生的原因是什么？

项目一　急性胰腺炎

急性胰腺炎（actue pancreatitis，AP）指胰腺分泌的胰酶被异常激活，对胰腺自身进行消化而引起的急性炎症，是常见的外科急腹症之一。

【病因】

1. 胆道疾病 是我国急性胰腺炎患者最常见的病因。胆结石、胆道蛔虫嵌顿于壶腹，造成胆道下端梗阻引起胆汁引流不畅，胆汁反流至胰管使胰酶被激活，并造成胰小管和腺泡破裂。活化的胰酶和胆汁渗入胰腺组织，引起自身消化及坏死，从而导致急性胰腺炎的发生。

2. 酗酒 酒精可引起十二指肠乳头水肿、Oddi括约肌痉挛，胰管内压力增高，胰液排出受阻；乙醇可刺激胃酸分泌增多，胃酸可进一步导致胰液的分泌增加，并可对胰腺小管和腺泡均有直接损害作用。

3. 暴饮暴食 过量摄取高蛋白、高脂肪食物，加之饮酒，可刺激胰液过量分泌，如伴有胰管部分梗阻时，可发生急性胰腺炎。

4. 其他 创伤、高脂血症及高钙血症等代谢性因素及导致胰腺血液循环障碍的疾病都可引起急性胰腺炎。病毒感染和某些药物如雌激素等也可引起胰腺炎。

【病理与分类】

1. 急性水肿性胰腺炎 病变多局限于胰体尾部。病变的胰腺被膜紧张、充血、腺体肿大变硬。镜下见间质充血、水肿并有炎性细胞浸润。属轻型病变，及时解除病因，经治疗后炎症可在短期内消退。绝大多数胰腺炎均为此型。

2. 急性出血坏死性胰腺炎 主要病变是广泛的胰腺出血和坏死。胰腺肿大，质软，呈暗红色，严重者整个胰腺变黑。可出现胰腺坏死，胰液外溢，继发感染，导致血性腹腔积液、皂化斑、胰腺脓肿形成，休克和多器官功能障碍综合征的发生。镜下可见大片凝固性坏死，间质小血管壁也有坏死。

【护理评估】

1. 健康史 重点评估患者有无引起急性胰腺炎的病因，如胆道疾病、饮食不当和过量饮酒、胰管肿瘤或结石、手术与损伤史，特别是胆道、胃等手术，逆行胰胆管造影，腹部钝伤或挤压史等。

2. 身体状况

（1）腹痛 为本病的主要症状。腹痛剧烈且持续，多在中上腹，也可偏重于右上腹或左上腹，可向肩背部放射；累及全胰向腰背部成带状放射，取弯腰抱膝位疼痛可减轻。饮酒诱发的胰腺炎常在酒后12~48小时内出现腹痛。胆源性胰腺炎常在饱餐后腹痛。

（2）恶心、呕吐及腹胀 发病后即可出现剧烈、频繁而持久的呕吐。呕吐物为胃十二指肠内容物，偶有咖啡样物，呕吐后腹痛不缓解。出血坏死型者常有明显腹胀或麻痹性肠梗阻。

（3）皮下出血　少数患者有腰部青紫色斑，称 Grey-Turner 征；脐周皮肤出现青紫色斑，称 Cullen 征。主要原因为外溢的胰液沿着组织间隙到达皮下，溶解皮下脂肪，使毛细血管破裂。

（4）其他　水电解质紊乱、酸碱失衡、休克、发热、黄疸、血糖升高等。

（5）体征　水肿性胰腺炎仅有上腹部轻度压痛，无腹肌紧张及反跳痛；出血坏死性胰腺炎并发腹膜炎时全腹有明显压痛、反跳痛及肌紧张，移动性浊音（＋），肠鸣音减弱或消失。

3. 心理和社会支持状况　因起病急，病情重，应关注患者有无恐惧、焦虑或死亡威胁感等心理反应；由于病程长、治疗过程复杂、花费较大，需了解患者家庭的经济承受能力和社会支持程度。

4. 辅助检查

（1）胰酶测定　为最常用的诊断方法。血清淀粉酶（正常值 40~180U/dL，Somogyi 法）在发病 2~3 小时后开始增高，24 小时达高峰，持续 4~5 日。尿淀粉酶（正常值 80~300U/dL,Somogyi 法）在发病 24 小时后开始升高，48 小时达高峰，持续 1~2 周。一般认为血清淀粉酶和尿淀粉酶超过正常上限值 3 倍以上才具有诊断意义。淀粉酶值愈高，诊断正确率越大；但是其高低与病变的轻重程度不一定成正比。

（2）影像学检查　①B 超检查：是首选的诊断方法。可发现胰腺水肿和胰周液体的积聚，以及胆道结石、腹腔积液等。但受局部充气肠袢的遮盖，可影响诊断的准确性。②增强 CT 扫描：是近年来被广泛接受的确诊急性胰腺炎的一种重要方法。CT 可显示胰腺弥漫性或局灶性肿大，坏死液化，胰腺周围组织变模糊、增厚，并可见积液；增强 CT 扫描坏死区呈低密度；对其并发症（如假囊肿或坏死，胰腺脓肿等）也有诊断价值。

（3）其他项目检查　包括常规检测白细胞、红细胞计数及血细胞比容，以及血糖、电解质等。①血钙测定：血钙降低，与脂肪组织坏死释放的脂肪酸与钙离子结合形成钙皂有关。低血钙程度与临床严重程度平行，血钙＜ 1.5mmol/L，提示病情严重。②血糖测定：血糖升高与胰岛细胞大量破坏、胰岛素分泌不足有关。

5. 诊疗要点

（1）非手术治疗　对于一般水肿性及尚无感染的出血坏死性胰腺炎患者，主要采取非手术治疗。①禁食、胃肠减压：减少胃酸和胰液分泌，减轻呕吐和腹胀。②营养支持：禁食期间给予完全肠外营养补液，纠正水、电解质紊乱及酸中毒，预防休克。③解痉镇痛：在诊断明确的情况下给予解痉止痛，禁用吗啡，以免引起 Oddi 括约肌痉挛。④抑制胰腺分泌和胰酶活性：生长抑素是目前抢救重症胰腺炎首选药物。能抑制胰酶分泌、合成，减轻腹痛，减少并发症，松弛 oddi 括约肌，缩短疗程，并明显降低死亡率。常用药物如善宁、施他林。⑤预防和控制感染：遵医嘱使用抗生素。⑥中药治疗：目前对出血坏死性胰腺炎有较好的疗效。常用复方清胰汤加减：金银花、厚朴、枳壳、木香、连翘、黄芩、黄连、红花、生大黄（后下）。

（2）手术治疗　适用于重症胰腺炎已明确诊断、胆源性急性胰腺炎、急性胰腺炎保守治疗无效并发胰腺脓肿、假性囊肿者。手术的原则是清除胰腺及其周围的坏死组织，充分引流腹腔，防止脓肿形成。

【常见护理诊断／问题】

1. 疼痛　与胰腺炎性肿胀有关。

2. 有体液不足的危险　与呕吐、禁食、胃肠减压、腹腔大量胰性渗出和多处引流等有关。

3. 营养失调，低于机体需要量　与禁食、胰腺坏死、腹膜炎和呕吐有关。

4. 有感染的危险　与抵抗力下降、免疫功能低下和手术有关。

5. 潜在并发症　低血容量性休克、电解质紊乱酸碱失衡、多器官功能障碍综合征等。

【护理措施】

1. 非手术治疗的护理／术前护理

（1）病情观察　严密监测生命体征、神志变化、腹部情况；详细记录每小时尿量、出入水量；监测电解质、酸碱平衡情况，重症胰腺炎易发生低钾血症、低钙血症，疾病早期即应注意观察，及时处理。

（2）营养支持　遵医嘱禁食、胃肠减压期间实施完全肠外营养；病情稳定，血清淀粉酶恢复正常且症状体征稳定几小时后可恢复正常饮食，先从无脂低蛋白流质饮食开始，逐渐过渡到低脂饮食。

（3）对症护理　①预防感染：密切观察患者的体温及血常规，对急性胰腺炎患者常规早期遵医嘱应用抗生素；②解痉止痛：协助患者取弯腰抱膝体位，缓解疼痛；③体温过高：给予物理降温。

2. 术后护理

（1）腹腔双套管灌洗引流护理

1）目的　为了减少胰液、胰腺坏死组织及毒素对机体的损害，利用腹腔双套管达到既可冲洗又可引流的目的。

2）护理要点　①注意卧位：生命体征平稳后取半卧位，并经常更换体位，以利引流；严格无菌操作及妥善处理污物，防治感染发生。②妥善固定：腹腔双套灌洗引流管放置部位深，常放置在胰头后，上、下胰床前及胰尾等处，且引流时间长，故应做好标记，上方置护架，经常检查固定情况，谨防脱落。同时要注意避免灌洗液灌错部位，引起不良后果。③引流管周围皮肤的护理：用凡士林纱布保护好引流管周围的皮肤，或涂擦氧化锌软膏加以保护，防止胰液外溢的刺激导致皮肤糜烂。④保持引流通畅：避免引流管受压、扭曲；如阻塞严重者，应在无菌操作下用无菌温生理盐水冲洗。并维持一定的负压吸引。⑤严密观察和记录：注意引流物的量、颜色和性状，并做好记录。术后 1~2 天可有少量的暗红色、内含小血块及坏死组织的混浊液体，2~3 天颜色渐淡、清亮。如颜色转为鲜红、坏死组织增多，说明有继发性出血，组织在自溶，应及时处理。⑥持续腹腔灌洗：用生理盐水或加用抗生素（现配现用），一般维持 20~30 滴 / 分钟持续进行腹腔灌洗。注意在灌洗液灌入的过程中，要防止空气通过导管进入腹腔。⑦定期检查：为了解灌洗引流效果，要经常定期检查引流液中的淀粉酶和细菌。⑧拔管护理：拔管的指征是患者体温正常，白细胞计数正常，腹腔引流液少于 5mL/d，引流液淀粉酶测定正常。拔管后要及时更换拔管处的敷料，防止拔管处伤口渗漏。1 周左右拔管处伤口可以愈合。

（2）腹腔造瘘管的护理　重型患者可行胃造瘘、空肠造瘘、胆囊造瘘或 T 型管引流。

空肠造瘘术后急性胰腺炎患者应加强营养，一般术后 10 天内采用静脉高营养，10 天后可通过空肠造瘘提供营养。在进行护理时应注意如下几点：①浓度由低到高，温度以 40℃为宜。②先输入葡萄糖盐水，再输入营养液，最后用温水冲洗营养管，防治堵塞。③速度不宜过快。营养液开始 2~3 天滴速宜慢，以每小时 40~50mL 的滴注速度为宜；以后逐渐加快，一般每小时的滴入量不超过 100~120mL。④新鲜配制，避免感染。⑤注意观察有无恶心、呕吐、腹痛、腹胀、腹泻等并发症的发生。

（3）并发症的护理　①胰腺脓肿及腹腔脓肿：一般均需手术引流。②胰腺假性囊肿：少数患者经 6 个月非手术治疗可自行吸收，多数仍需手术。③胰瘘：多数可逐渐自行愈合。④肠瘘：瘘管一旦形成，可用营养支持治疗；长期不愈者，应考虑手术治疗。⑤糖尿病：应注意观察血糖、尿糖的变化，并遵医嘱予以适当处理。

3. 健康指导

（1）告知患者避免油腻食物、饱食、饮酒等诱发因素，以免诱发本病。

（2）告诫患者急性期严格禁食、禁饮的重要性。症状缓解后从低糖、低脂流质开始，逐渐恢复正常饮食。出院后少量多餐，食用富有营养、易消化的食物。如有消化不良、腹胀或腹泻，应及时就诊，并遵医嘱服用助消化药。

（3）介绍术后并发症。重型患者术后康复时间长，并发症多，应向患者及家属逐一讲解，使其具有充分的思想准备。一旦出现危重病情，可争取患者及其家属对抢救治疗的积极配合，共同努力挽救生命。

（4）如有高糖血症并发症，应定时查血糖、尿糖，遵医嘱使用降血糖药，控制血糖于安全稳定水平。如并发假胰腺囊肿者，应定期随访。

项目二　胰　腺　癌

胰腺癌（cancer of pancreas）是消化系统恶性程度很高的恶性肿瘤，发病率有逐年上升的趋势，且早期确诊率低，中晚期手术切除率低，预后差。好发年龄在 40 岁以上，男性多于女性。最常见的是胰头癌，占 70%～80%，其次是胰腺体、尾部癌。

【病因】

胰腺癌的病因尚未明确，吸烟被认为是主要危险因素，高蛋白、高脂肪饮食可增加胰腺对致癌物的敏感性。糖尿病、慢性胰腺炎有钙化灶的患者和行胃大部切除术后 20 年的患者，该病的发病率高于一般人群。胰腺癌的亲属发病危险性增高。

【病理】

90% 的胰腺癌病理类型以导管细胞腺癌多见，其次是黏液癌和腺鳞癌，囊腺癌和腺泡细胞癌比较罕见。胰腺癌最常见的转移和扩散途径是局部浸润和淋巴转移，可出现癌肿远端的胰管内转移及腹腔内种植转移，部分患者还经血行转移至肝、肺、脑、骨等。

【护理评估】

1. 健康史　了解患者的饮食习惯，是否长期高蛋白、高脂肪饮食；是否长期接触污染环境和有毒物质；有无吸烟史及长期大量饮酒。既往有无其他疾病，如糖尿病、慢性胰腺炎；家族中有无胰腺肿瘤或其他肿瘤患者。

2. 身体状况　早期无特异性症状，仅有上腹饱胀不适、食欲减退等消化不良的症状，容易被患者及医生忽视而错过诊断治疗的最佳时机。

（1）上腹痛　是该病常见的首发症状。因胰管梗阻引起胰管内压力增高，甚至小胰管破裂，胰液外渗到胰腺组织呈慢性炎症所致，表现为进行性上腹部的钝痛、隐痛、胀痛不适等，餐后症状明显，可放射至后腰部或肩背部。晚期因癌肿侵及腹膜后神经组织，出现持续性剧烈疼痛，向腰背部放射，昼夜疼痛不止，一般止痛药难以缓解。胰体尾癌腹痛多在左上腹或左季肋部，出现疼痛时多为晚期。

（2）黄疸　是胰头癌最主要的症状。黄疸出现的早晚与癌肿在胰头的部位有关，癌肿越靠近胆总管区出现黄疸的时间越早。其特征呈进行性加重，伴有茶色尿、皮肤瘙痒、陶土色大便。胰头癌所致胆道梗阻多无胆道感染；少数患者继发胆道感染，则可出现寒战、高热，易与胆石症相混淆。体格检查巩膜及皮肤黄染，肝大，有些患者胆囊也肿大。

（3）消化道症状　因胰液和胆汁排出受阻，早期可出现食欲不振、消化不良、腹胀、腹泻或便秘，也会出现恶心呕吐等症状。晚期如癌肿侵及十二指肠，会出现上消化道梗阻或消化道出血。

（4）其他 患病初期因饮食减少、消化不良、睡眠不足和癌肿消耗，出现乏力、明显消瘦、营养不良等症状；晚期随着病情的进展及胰体、尾癌增大后，在上腹部可触及质硬、固定的肿块，出现腹水、恶病质或远处转移症状。

3. 心理和社会支持状况 患者对疾病的认识程度，有无焦虑、愤怒、悲观等情绪；对胰腺肿瘤诊断、治疗及预后有无信心；家属对患者的关心和支持程度，以及家庭经济承受能力。

4. 辅助检查

（1）血清生化检测 血、尿淀粉酶一过性升高；空腹或餐后血糖升高，糖耐量异常；胆道梗阻或出现肝转移时，血清总胆红素和直接胆红素升高，碱性磷酸酶升高，转氨酶会轻度升高，尿胆红素呈阳性。

（2）免疫学检测 癌胚抗原（CEA）、胰胚抗原（POA）、胰腺癌相关抗原（PCAA）及糖类抗原（CA19-9）等。最常用的是 CA19-9，对胰腺癌敏感性和特异性较好，可用于疗效判断、术后随访、监测肿瘤复发。

（3）影像学检查 ①B超检查：为本病的首选检查方法，可发现直径 ≥ 2.0cm 的癌肿，能显示肝内、外胆管扩张和胰管扩张，胆囊增大，胰头部占位性病变，也可以观察有无肝转移和淋巴结转移。但肠道气体会影响 B 超检查效果。②内镜超声：可发现直径 ≤ 1.0cm 的癌肿，能清晰地显示胰腺各部占位性病变，并对病变的手术切除可能性做出术前判断，此检查优于普通 B 超。③CT：胰腺区动态薄层增强扫描，能清晰地显示癌肿部位及与之毗邻器官的关系，且不受肠道气体的影响，对胰腺癌有较高的诊断价值，并对判断肿瘤是否切除有重要意义。④上消化道钡餐造影：能发现十二指肠曲扩大，局部黏膜皱襞异常、充盈缺损、不规则、僵直等；低张造影能提高确诊率。对胰头癌肿块比较大的患者有一定的诊断价值。⑤经镜逆行性胰胆管造影（ERCP）：可以直接观察十二指肠乳头的病变，造影可以显示胆管和胰管狭窄或扩张，可进行活检，也能收集胰液做细胞学检查，对手术前诊断很有帮助。但会诱发胆道或胰管的感染，应给予警惕。

5. 诊疗要点 提倡早发现、早诊断和早手术治疗为主。目前，手术切除仍是治疗胰腺癌最有效的方法，并于术前术后常规辅助放疗、化疗等综合性治疗。常见手术方式有胰头十二指肠切除术（Whipple 术）、保留幽门的胰头十二指肠切除术（PPPD）、左半胰切除术、姑息性手术等。

【**常见护理诊断 / 问题**】

1. 焦虑 / 恐惧 与癌症的诊断、治疗、手术及预后的担忧有关。

2. 疼痛 与胰管、胆管梗阻和癌肿侵入腹膜后神经丛有关。

3. 营养失调，低于机体需要量 与食欲下降、消化不良、呕吐和癌肿消耗有关。

4.有感染的危险 与肿瘤坏死、手术损伤、患者抵抗力下降和继发感染有关。

5.潜在并发症 继发感染、出血、胰瘘、胆瘘、血糖调节失控等。

【护理措施】

1.手术前护理

（1）心理护理 多数确诊时已处于中晚期，患者极易产生否认、恐惧、愤怒、悲观情绪，甚至绝望。护士应多关心患者，通过沟通了解其真实感受，鼓励患者树立战胜疾病的信心，能够积极地配合治疗和护理。

（2）改善营养 术前应鼓励进食高热量、高蛋白、富含维生素的低脂饮食，必要时行营养支持疗法。

（3）改善凝血功能 保肝至少在手术前1周执行，术前确保凝血酶原时间正常。有黄疸者，静脉注射维生素K，改善凝血功能。

（4）控制血糖在稳定水平 严密监测血糖、尿糖，如有高糖血症，应遵医嘱调整胰岛素用量，将血糖控制在稳定水平，并随时监测血糖的变化，以免发生低糖血症。

（5）肠道准备 术前3天口服抗菌药抑制肠道细菌，预防术后感染；术前2日给予流质饮食；术前晚清洁灌肠，减轻术后腹胀，预防并发症。

2.手术后护理

（1）观察病情 术后要严密监测生命体征的变化；监测血糖、尿糖、酮体变化，因切除70%的胰腺，内分泌功能明显下降，血糖应控制在8.4~11.2mmol/L；注意切口渗液、渗血的情况；注意患者意识和黄疸的变化等。一旦出现面色苍白、脉搏细速、血压下降、出冷汗等休克症状，应立即报告医生并进行处理。

（2）维持水、电解质和酸碱平衡 因手术时间长、范围广、切除器官多、创伤重，术后引流管引流等造成体液丢失严重，易导致脱水、低钾、低钙等。术后准确记录出入量，按医嘱及时补充水和电解质，以维持体液平衡。

（3）引流管护理 妥善固定各种引流管，了解各种引流管的部位和作用，如胃肠减压管、胆道引流管、胰周引流管、腹腔引流管等。保持引流通畅，及时观察和记录引流液的颜色、量、性质，警惕胆瘘和胰瘘的发生。腹腔引流管一般放置5~7天，胃肠减压管一般留至胃肠蠕动恢复，胆管引流管约需2周左右，胰管引流在2~3周后可拔除。

（4）预防感染 胰头十二指肠切除术手术大、范围广，消化道吻合口多，感染机会多。故术后应遵医嘱合理静脉应用广谱抗生素，及时更换敷料和引流袋，行换药术时要严格遵循无菌操作原则。

（5）加强营养 术后早期禁食期间，主要靠静脉输注营养，拔出胃管后给予流质饮食，逐步过渡至普通饮食；应少量多餐，限制脂肪的摄入。

（6）常见并发症的观察和护理

1）术后出血　术后 1~2 天内的早期出血，多属手术创面活动性出血，表现为引流液呈血性，合并引流量较多、切口渗血、脉搏加快、血压下降等休克表现；术后 1~2 周发生的出血可因胰液、胆汁腐蚀及感染所致，表现为呕血、便血、腹痛、腹膜刺激征，甚至休克。术后应严密观察病情，监测凝血功能，及时补充维生素 K，应用止血药，预防出血倾向。发现问题及时报告医生，妥善处理。

2）胰瘘的预防与护理　胰瘘多发生于术后 1 周左右，是术后最常见的并发症和死亡的主要原因。表现为患者突发剧烈腹痛、持续腹胀、发热、腹腔引流管或伤口流出清亮液体，引流液测得淀粉酶。应予以持续负压引流，保持引流通畅。注意用复方氧化锌软膏保护周围皮肤。多数胰瘘可自愈。

3）胆瘘的预防与护理　多在术后 5~10 天，出现右上腹痛、发热，T 管引流量减少，腹腔引流液呈黄绿色，有局限性腹膜炎或弥漫性腹膜炎发生，可有休克。术后应保持 T 管引流通畅，每日记录胆汁引流量，密切观察腹腔引流情况。胆瘘周围的皮肤护理同胰瘘的护理。

3. 健康指导

（1）少量多餐，均衡饮食，戒烟酒，忌食生冷、辛辣、油腻等刺激性强的食物。

（2）定期监测血糖、尿糖，定期放疗或化疗。放化疗期间定期复查血常规。

（3）患者出院后如出现消化不良、腹泻等，多是由于胰腺切除后，剩余胰腺功能不足，适当应用胰酶可减轻症状。

（4）每 3~6 个月复查 1 次，如出现发热、贫血、消瘦、乏力等症状时及时就诊。

护考链接

考点 1：急性胰腺炎的病因与分类（A1 型题）。

1. 在我国，引起急性胰腺炎的最常见原因是（　　　）

　　A. 梗阻因素　　　　　　　　B. 暴饮暴食

　　C. 创伤因素　　　　　　　　D. 高脂血症

　　E. 感染因素

考点 2：急性胰腺炎的病理生理（A1 型题）。

2. 引起急性胰腺炎的主要病理机制为（　　　）

　　A. 组织细胞破坏　　　　　　B. 消化酶缺乏

　　C. 胰腺的自我消化　　　　　D. 消化酶生成过多

E. 细胞自溶

考点 3：急性胰腺炎患者的身体状况（A1 型题）。

3. 急性胰腺炎的主要临床表现是（　　）

　　A. 腹痛　　　　　　　　　　　　B. 恶心呕吐

　　C. 腹膜炎体征　　　　　　　　　D. 腹胀

　　E. 体温升高

考点 4：急性胰腺炎患者的辅助检查（A2 型题）。

4. 某患者，女，43 岁。中午饱餐后出现上腹部绞痛，同时向腰背部呈带状放射，已持续 6 小时。怀疑为"急性胰腺炎"，此时最具诊断意义的实验室检查为（　　）

　　A. 白细胞计数　　　　　　　　　B. 血清淀粉酶测定

　　C. 尿液淀粉酶测定　　　　　　　D. 血清脂肪酶测定

　　E. 血清谷丙转氨酶

考点 5：急性胰腺炎患者的护理措施及健康指导（A2 型题）。

5. 某患者，男，45 岁。饱餐后出现上腹持续性疼痛并向左肩、腰背部放射，伴有恶心、呕吐，诊断为"急性胰腺炎"。入院后行手术治疗，术后腹腔内放置双套管灌洗引流。以下哪项护理措施不正确（　　）

　　A. 观察记录引流液量、性状　　　B. 若管腔堵塞，可用肝素液缓慢冲洗

　　C. 保护引流管周围皮肤　　　　　D. 妥善固定，保持引流通畅

　　E. 维持引流管内一定负压

6. 某患者，女，40 岁。因腹痛住院，被诊断为"急性胰腺炎"。经非手术治疗后好转。出院前护士应建议哪种饮食（　　）

　　A. 普食，但酒类饮料除外　　　　B. 普食，允许少量酒类饮料

　　C. 低脂肪、热量充足、禁止酒类饮料　　D. 素食，禁止酒类饮料

　　E. 暴饮暴食

考点 6：胰腺癌的病理（A1 型题）。

7. 胰腺癌常好发于（　　）

　　A. 胰体、尾部　　　　　　　　　B. 胰颈、体部

　　C. 全胰腺　　　　　　　　　　　D. 胰头、颈部

　　E. 胰尾

考点 7：胰腺癌患者的身体状况（A1 型题）。

8. 胰头癌的最主要体征是（　　）

　　A. 上腹痛　　　　　　　　　　　B. 上腹部肿块

　　C. 消化不良、腹泻　　　　　　　D. 乏力和消瘦

E. 黄疸进行性加重

考点 8：胰腺癌患者的辅助检查（A1 型题）。

9.胰头癌首选的诊断方法是（　　　）

  A. X 线   B. B 超

  C. 选择性血管造影   D. CT

  E. MRI

考点 9：胰腺癌患者的护理措施（A1 型题）。

10. 对胰头癌患者由于黄疸引起皮肤瘙痒的护理不正确的是（　　　）

  A. 协助患者抓挠   B. 涂抹止痒药

  C. 用温水毛巾擦拭   D. 剪短患者指甲

  E. 注意观察患者皮肤情况

扫一扫，知答案

扫一扫，看课件

模块三十

外科急腹症患者的护理

【学习目标】

1. 掌握：外科急腹症患者的身体状况、常见护理诊断/问题及护理措施。
2. 熟悉：外科急腹症患者的健康史、辅助检查及诊疗要点。
3. 了解：外科急腹症患者的心理和社会支持状况。

情景导入

林某，男，48岁。突发上腹痛转至右下腹2小时来诊。查体：T 37.8℃，P 86次/分，R 20次/分，BP 100/70mmHg。情绪紧张，全腹明显压痛、反跳痛、腹紧张，以剑突下及右下腹为重，移动性浊音（+），肠鸣音消失，初步诊断为"急腹症"。患者因疼痛剧烈，强烈要求给止痛药物。

问题：①接诊后如何安置卧位？②如何对该患者实施疼痛护理？

外科急腹症是一类以急性腹痛为主要表现，需要紧急进行处理的腹部外科疾病。该病具有发病急、病情重、进展快、变化多、病因复杂等临床特点，一旦延误诊断和治疗，将会造成严重的并发症甚至死亡，故需引起高度重视。

【病因】

1. 感染性疾病　急性阑尾炎、胆道感染等。急腹症的病因可概括为炎症性疾病、消化道穿孔性疾病、梗阻或绞窄性疾病、腹腔脏器破裂出血性疾病、腹腔血管性病变等，但亦有少数病例可由内科、妇科等疾病诱发。

2. 空腔脏器穿孔　胃十二指肠穿孔等。

3. 梗阻或缺血性疾病　肠梗阻或肠扭转、肠系膜动脉急性栓塞、肠系膜静脉血栓形成、肾或输尿管结石等。

4. 出血性疾病　内脏破裂出血。

【护理评估】

1. 健康史　了解既往病史和现病史，对判断急腹症的病因和病情有重要意义。如有溃疡病史或饱餐后突发上腹部剧痛，可考虑穿孔；酗酒或饱餐后发生上腹痛，应考虑有急性胰腺炎的可能；进食油腻食物常是胆绞痛发作的诱因；外伤后腹痛，外力作用处或腹壁损伤痕迹可能就是损伤脏器所在处；既往有腹部手术史而出现慢性或急性腹痛，多为粘连性肠梗阻。注意阑尾炎、胆道感染、胰腺炎等可有反复发作性腹痛史。

2. 身体状况

（1）腹痛　腹痛是急腹症的首发症状和最突出的表现。外科急腹症的特点为先有腹痛，后有发热。腹痛和压痛部位固定，程度重，可伴有相关的症状和体征。

1）部位及范围　一般来说，腹痛最初出现的部位或疼痛最重的部位往往即病变发生的部位，且范围越大提示病情越重。但应该注意某些炎症性、梗阻性疾病等早期腹痛的定位常不明确，当刺激波及壁腹膜时，疼痛才转移至或反映到病变器官所在部位。腹痛从一点开始，迅速波及全腹者多是空腔脏器穿孔，或实质脏器破裂。

2）性质　①机械性肠梗阻、胆石症、输尿管结石等是因空腔脏器发生梗阻或痉挛所致，疼痛的特点常为阵发性绞痛；②空腔器官梗阻合并绞窄或感染时，其腹痛特征表现为持续性腹痛，阵发性加剧；③麻痹性肠梗阻以持续性胀痛为特征；④胆道蛔虫病常表现为间歇性剑突下"钻顶样"剧痛；⑤持续性钝痛常是腹腔各种炎症、缺血、出血性病变的持续性刺激所致；⑥溃疡病穿孔等可引起化学性腹膜炎而呈刀割样锐痛。

3）程度　腹痛的程度受病变严重程度、被刺激强度及患者反应等因素影响。一般情况下，某种疾病的腹痛加剧常提示病情的加重，腹痛的减轻可能是病情缓解；但在阑尾炎坏死穿孔或腹膜炎导致休克等特殊情况下，腹痛似有所减轻，但却是病情恶化的征兆。不同的疾病其腹痛程度可有差异，如炎症性腹痛较轻，梗阻性腹痛较重，消化道穿孔、急性胰腺炎等腹痛剧烈甚至休克。不同的患者对腹痛的敏感性及耐受性也有差异，如老年人和小儿有时腹痛等表现并不明显，但病变发展却往往较为严重。

（2）伴随症状

1）呕吐　①腹痛初期，因内脏神经末梢受刺激而出现较轻的反射性呕吐；②机械性肠梗阻因肠腔积液与痉挛，呕吐可频繁而剧烈；③幽门梗阻时呕吐无胆汁；④高位肠梗阻可吐出多量胆汁；⑤粪臭样呕吐物提示低位肠梗阻；⑥血性或咖啡色呕吐物提示肠绞窄；⑦腹膜炎致肠麻痹，其呕吐呈溢出性。

2）腹胀　腹胀逐渐加重，可能是腹膜炎病情恶化，或低位小肠梗阻。

3）排便　肛门停止排气排便是肠梗阻的典型症状之一；腹腔脏器炎症性病变伴有大

便次数增多或里急后重感，应考虑盆腔脓肿形成；果酱样血便或黏液血便是肠套叠等肠管绞窄的特征。

4）发热　先腹痛后发热，表示有继发感染。

5）黄疸　可能系肝胆疾病或继发性肝胆病变。

6）血尿及尿路刺激征　多为泌尿系结石或感染等疾病所致。

（3）腹部体征

1）视诊　观察腹部有无肠型、肠或胃蠕动波，有无局限性隆起或腹股沟肿块及腹式呼吸运动等。

2）触诊　若触及腹部包块时，应注意部位、形状、大小、质地、压痛情况、活动度等，并结合其他症状和检查，以区别炎性包块、肿瘤、肠套叠或肠扭转、尿潴留等。压痛部位常是病变器官所在处。如有腹膜刺激征，应了解其部位、范围及程度。弥漫性腹膜炎的压痛和肌紧张最明显处往往是原发病灶处。

3）叩诊　①胃肠穿孔或肠胀气时肝浊音界缩小或消失；②炎性肿块、扭转的肠袢可呈局限性浊音区；③腹膜炎渗液或腹腔内出血可出现移动性浊音；④膈下感染者在季肋区叩痛明显。

4）听诊　肠鸣音亢进、气过水声、金属高调音是机械性肠梗阻的特征；腹膜炎发生时肠鸣音沉寂或消失。

5）直肠指检　是判断急腹症病因及其病情变化的简单而有效的方法。如急性阑尾炎时直肠右侧有触痛，当炎症向盆腔扩散时，在直肠前壁和两侧壁可有明显触痛或包块；指套有血性黏液应考虑肠管绞窄等。

3. 心理和社会支持状况　患者对疾病的认知程度及有无焦虑、悲观等情绪；家属对患者的关心、支持程度及家庭经济能力。

4. 辅助检查

（1）实验室检查　包括血、尿、大便常规等生化检查。

（2）影像学检查　包括腹部 X 线、B 超、CT 和 MRI 检查。

（3）内镜检查　根据急腹症的特点，采用不同种类的内镜检查，如胃镜、肠镜、腹腔镜等。

（4）诊断性穿刺　对诊断不明的急腹症可选择此法协助诊断。根据腹痛的特征，于不同部位进行穿刺，如腹腔穿刺、阴道后穹隆穿刺。

5. 诊疗要点　外科急腹症发病急、进展快、病情危重，处理应以及时、准确、有效为原则。可分别采用非手术治疗和手术治疗。非手术治疗的措施包括：严密观察生命体征和腹部体征，禁食与胃肠减压，维持体液平衡，抗感染和抗休克；经非手术治疗 6~8 小时后，病情未缓解或趋恶化者应果断实施手术。

【常见护理诊断／问题】

1. 恐惧／焦虑 与发病急、疼痛剧烈、病情重有关。

2. 疼痛 与腹腔内器官炎症、扭转、破裂、梗阻、损伤或手术等有关。

3. 有体液不足的危险 与腹腔内脏器破裂出血、腹腔内液体渗出、呕吐或禁食、胃肠减压等有关。

4. 营养失调，低于机体需要量 与禁食、胃肠减压等有关。

5. 潜在并发症 腹腔脓肿、出血、休克和瘘等。

【护理措施】

1. 非手术治疗的护理／术前护理

（1）心理护理 急腹症常发病急，疼痛剧烈，病情进展快而严重，患者易产生恐惧、烦躁和焦虑等心理。应主动关心患者，向其解释腹痛的原因、治疗和护理的相关措施及预后情况等，以稳定其情绪并积极配合治疗。

（2）体位 非休克患者取半卧位，可使腹腔内炎性渗液、血液、漏出物积聚并局限于盆腔，从而减轻腹壁张力，减轻疼痛。

（3）禁食和胃肠减压 禁食并通过胃肠减压抽吸出胃内残存物，减少胃肠内的积气、积液，减少消化液和胃内容物自穿孔部位漏入腹膜腔，从而减轻腹胀和腹痛。

（4）维持体液平衡 治疗原发病，迅速建立静脉通路补充血容量，准确记录出入水量，维持水、电解质及酸碱平衡。

（5）病情观察 密切观察患者的生命体征及腹痛的部位、性质、程度和伴随症状、体征有无变化。对诊断尚未明确的急腹症患者，严格执行四禁，即禁食、禁镇痛、禁灌肠、禁导泻，以免造成感染扩散，病情加重；对疼痛剧烈、明确诊断的急腹症患者或术后切口疼痛患者，可采取合适的镇痛措施，如药物镇痛、放松疗法或催眠疗法等。注意评估镇痛效果和观察不良反应。

2. 术后护理 参考模块七项目二手术后护理。

3. 健康指导

（1）养成良好的饮食和卫生习惯。

（2）积极控制诱发急腹症的各类诱因。如有溃疡病者，应按医嘱定时服药；胆道疾病和慢性胰腺炎者，需适当控制油腻饮食；反复发生粘连性肠梗阻者，当避免暴饮暴食及饱食后剧烈运动；月经不正常者，应及时就医。

（3）急腹症行手术治疗者，术后应早期活动，以预防粘连性肠梗阻。

护考链接

考点 1：外科急腹症患者的身体状况（A1 型题）。

1. 外科急腹症的特点是（　　）

　　A. 有停经和阴道流血史　　　　　　B. 卧床休息后腹痛好转

　　C. 以呕吐和心悸为主要症状　　　　D. 腹痛在前，发热、呕吐在后

　　E. 起病急，呈阵发性腹部绞痛

考点 2：外科急腹症患者的辅助检查（A1 型题）。

2. 对诊断腹腔内实质性器官破裂最有价值的辅助检查是（　　）

　　A. B 超　　　　　　　　　　　　　B. X 线

　　C. CT　　　　　　　　　　　　　　D. 腹腔穿刺

　　E.MRI

考点 3：外科急腹症患者的护理措施（A1 型题）。

3. 对诊断尚未明确的急腹症患者，可以采取的护理措施是（　　）

　　A. 用吗啡止痛　　　　　　　　　　B. 用热水袋热敷

　　C. 给患者灌肠　　　　　　　　　　D. 使用腹泻药

　　E. 用阿托品解痉

4. 对诊断未明确诊的急腹症患者禁用泻药的原因（　　）

　　A. 易致感染扩散　　　　　　　　　B. 减少肠道蠕动

　　C. 易致血压下降　　　　　　　　　D. 影响肠道消化吸收

　　E. 易致水电解失衡

扫一扫，知答案

扫一扫，看课件

模 块 三 十 一
周围血管疾病患者的护理

【学习目标】

　　1.掌握：原发性下肢静脉曲张、血栓闭塞性脉管炎患者的身体状况、常见护理诊断/问题及护理措施。

　　2.熟悉：原发性下肢静脉曲张、血栓闭塞性脉管炎患者的辅助检查、诊疗要点。

　　3.了解：原发性下肢静脉曲张、血栓闭塞性脉管炎患者的发病因素、心理和社会支持状况。

情景导入

　　章某，男，50岁，搬运工。左下肢酸胀、沉重12年入院。诊断为"左下肢原发性大隐静脉曲张"，拟行大隐静脉高位结扎加曲张静脉剥脱术。

　　问题：①术前应做好哪些护理工作？②术后病情观察主要包括哪些内容？

项目一　原发性下肢静脉曲张

　　下肢静脉曲张是指下肢浅静脉因血液回流障碍，导致静脉扩张和迂曲为主要表现，晚期常并发小腿慢性溃疡的一种常见外科疾病。该病分原发性和继发性两种。本节主要介绍原发性下肢静脉曲张患者的护理。

【解剖生理概要】

　　下肢静脉由浅静脉、深静脉、交通静脉和肌静脉组成。浅静脉位于皮下，深静脉位于肌中间与同名动脉伴行，深、浅静脉之间有交通静脉连接，并都有向心单向开放的静脉瓣膜，防止血液倒流。

1. 下肢浅静脉 主要有大、小隐静脉。大隐静脉是人体最长的静脉，从足背起沿下肢内侧上行至卵圆窝入股静脉，进入深静脉前有 5 个分支。小隐静脉起自足、小腿外侧，上行至腘窝进入腘静脉。

2. 下肢深静脉 小腿有胫前、胫后和腓静脉，三者先后汇合成为腘静脉，经腘窝上行至股部为股浅静脉，在大腿上部与股深静脉汇合为股总静脉。

3. 下肢交通静脉 小腿外侧的交通静脉多位于小腿中段，大腿内侧的交通静脉多位于大腿中、下 1/3 处。小腿内侧以踝交通静脉最重要，与溃疡形成有密切关系。

【病因】

静脉壁薄弱、静脉瓣膜缺陷及浅静脉内压力持续升高是引起浅静脉曲张的主要原因。相关因素包括：

1. 先天因素 与遗传因素有关的静脉壁薄弱和静脉瓣膜缺陷，引起静脉瓣膜关闭功能不全致血液倒流，静脉内压力持久升高而产生静脉曲张。

2. 后天因素 长期站立、重体力劳动、妊娠或盆腔内肿瘤、慢性咳嗽、习惯性便秘等，均可使下肢血液重力增加，导致下肢静脉瓣膜承受过度的压力，逐渐松弛而关闭不全，造成血流逆流。循环血量经常超负荷，也可造成压力升高、静脉扩张，从而形成相对性瓣膜关闭不全。

【护理评估】

1. 健康史 了解患者的职业及工作特点，是否妊娠，有无腹内压增高等因素；是否使用过弹力袜或紧身衣裤。

2. 身体状况 以大隐静脉曲张较多见，单独的小隐静脉曲张少见；左下肢多见，也可双下肢先后发病，主要表现为下肢浅静脉曲张、蜿蜒扩张、迂曲。

（1）早期 仅在长时间站立后患肢小腿感觉沉重、酸胀、乏力。

（2）后期 曲张静脉明显隆起，蜿蜒成团，可出现踝部轻度肿胀和足靴区皮肤营养不良，如皮肤萎缩、脱屑、色素沉着、皮下组织硬结和溃疡形成。

（3）并发症 ①血栓性浅静脉炎：曲张静脉内血流缓慢易形成血栓，并伴有感染性静脉炎及曲张静脉周围炎，炎症消退后常遗留局部硬结并与皮肤粘连；②湿疹或溃疡：好发于足靴区，皮肤溃疡多合并感染，不易愈合，愈合后也常复发；③曲张静脉破裂出血：多发生于足靴区及踝部。

3. 心理和社会支持状况 患者因慢性病程、下肢不适、溃疡创面经久不愈，影响正常生活和工作，而产生忧虑、悲伤等心理。

4. 辅助检查

（1）深静脉通畅试验（Perthes test） 让患者站立，待静脉充盈曲张后，在大腿中部扎止血带以阻断浅静脉主干。然后嘱患者连续用力踢腿或做下蹲动作10余次后观察，如曲张静脉消失或充盈程度减轻，则表示深静脉通畅；反之，静脉充盈加重，并有胀痛，说明深静脉有阻塞，而浅静脉曲张为继发性，禁忌手术治疗（图31-1A）。

（2）大隐静脉瓣膜功能试验（Trendelenburg test）　患者平卧，抬高患肢，使曲张静脉血液排空，用止血带扎在大腿根部，以阻止大隐静脉血液回流。然后让患者站立，10秒钟内松开止血带，若出现自上而下的静脉逆向充盈，提示大隐静脉瓣膜功能不全。若未放开止血带前，止血带下方的静脉在30秒钟内已充盈，则表明交通静脉瓣膜关闭不全。而放松止血带后充盈更加明显，说明交通支和大隐静脉入股静脉处瓣膜功能均不全。根据同样的原理在腘窝部扎止血带，可检测小隐静脉瓣膜的功能（图31-1B）。

（3）交通静脉瓣膜功能试验（Pratt test）　患者平卧，抬高患肢，用止血带扎在大腿根部，然后从足趾向上至腘窝缠缚第一根弹力绷带，再自止血带处向下，缠绕第二根弹力绷带；让患者站立，一边向下解开第一根弹力绷带，一边向下缠绕第二根弹力绷带，如果在第二根绷带之间的间隙内出现曲张静脉，即提示该处有功能不全的交通静脉（图31-1C）。

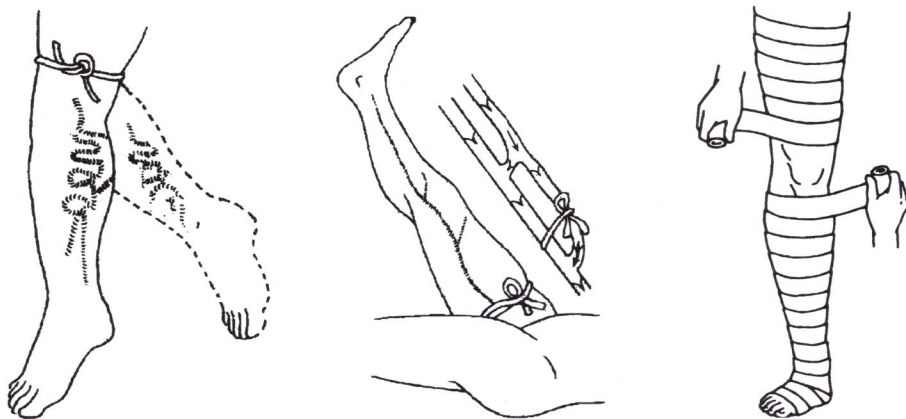

图31-1　特殊检查图示
A.深静脉通畅试验　B.大隐静脉瓣膜功能试验　C.交通静脉瓣膜功能试验

（4）下肢静脉造影　是确诊下肢静脉疾病最可靠的方法。可观察下肢静脉是否通畅、瓣膜功能情况及病变程度。

（5）血管超声检查　可以观察瓣膜关闭活动及有无逆向血流。

5.诊疗要点

（1）非手术治疗　①促进静脉回流：避免久站、久坐，间歇性抬高患肢。患肢穿弹力袜或用弹力绷带。②注射硬化剂和压迫疗法：适用于病变范围小且局限者，或作为手术的辅助疗法，处理残留的曲张静脉。常用的硬化剂有鱼肝油酸钠、酚甘油液等。将硬化剂注入曲张静脉后局部用绷带包扎，大腿部维持压迫1周，小腿部维持6周左右，利用硬化剂造成的静脉炎症反应使其闭塞。

（2）手术治疗　适用于深静脉通畅、无手术禁忌证者，是治疗下肢静脉曲张的根本方法。①传统手术：大（小）隐静脉高位结扎、剥脱术。②微创疗法：静脉腔内激光治疗、内镜筋膜下交通静脉结扎术、旋切刀治疗及静脉内超声消融治疗等微创疗法。特点是创伤小、恢复快，有替代传统治疗方式的趋势。

【常见护理诊断／问题】

1. 活动无耐力　与下肢静脉回流障碍有关。

2. 皮肤完整性受损　与皮肤营养障碍、慢性溃疡有关。

3. 潜在并发症　血栓性浅静脉炎、曲张静脉破裂出血、术后深静脉血栓形成。

【护理措施】

1. 促进下肢静脉回流，改善活动能力

（1）穿弹力袜或扎弹力绷带　指导患者站立或行走时穿弹力袜或使用弹力绷带，以促进静脉回流。手术后弹力绷带一般需维持2周方可拆除。

（2）保持合适体位　采取良好的坐姿，坐时双膝勿交叉过久；休息或卧床时抬高患肢30°~40°，以利静脉回流。

（3）避免引起腹压和静脉压增高的因素　如避免长时间站立，保持大小便通畅，不穿过紧的内裤，肥胖者应减轻体重。

2. 预防或处理创面感染

（1）加强下肢皮肤护理　合并水肿者应抬高患肢；并发溃疡者应加强换药，保持创面清洁，术前2~3天周围皮肤用70%乙醇消毒后包扎，每日1~2次，并结合创面细菌培养结果使用抗生素，以促进创面愈合。

（2）术前严格备皮　术前应沐浴，修剪趾甲，备皮需按患侧腹股沟手术备皮范围及同侧整个下肢，直达足趾。注意清洗肛门和会阴部。若需植皮，还应做好供皮区皮肤准备。

3. 并发症的预防和护理

（1）保护患肢　日常活动时注意动作轻柔，以免外伤引起曲张静脉破裂出血。一旦发生，应立即抬高患肢，局部加压包扎止血。

（2）观察病情　注意观察患肢远端皮肤的温度、颜色，是否有肿胀、渗出，局部有无红肿、压痛等感染征象；绷带包扎是否松紧合适。一旦发现切口出血、感染、静脉炎或深静脉血栓形成等征象，应立即报告医生并协助处理。

（3）术后早期活动　卧床期间抬高患肢30°，指导患者做足背伸屈和旋转运动。术后24小时鼓励患者下地行走，以防止下肢深静脉血栓形成。

4. 健康指导

（1）避免久站、久坐，坐时避免双膝交叉过久。

（2）休息时适当抬高患肢，指导患者进行适当体育锻炼，增强血管壁弹性。

（3）非手术治疗患者坚持长期使用弹力袜或弹力绷带，手术患者术后宜继续使用 1~3 个月。

项目二　血栓闭塞性脉管炎

血栓闭塞性脉管炎（thromboangiitis obliterans，TAO）又称 Buerger 病，是一种进展缓慢、累及血管的炎症性、闭塞性疾病。主要侵及四肢的中小动静脉，尤其是下肢的小动脉，小静脉也常受累，发作具有节段性和周期性。好发于男性青壮年。

【病因】

血栓闭塞性脉管炎的病因尚未完全清楚，一般认为与下列因素有关。

1. 外来因素　长期吸烟导致血管收缩、寒冷与潮湿的生活环境、慢性损伤和感染等。吸烟是参与本病发生和发展的重要因素，戒烟可使病情缓解，再度吸烟常使病情反复。

2. 内在因素　自身免疫功能紊乱、性激素和前列腺素失调及遗传因素等。

【护理评估】

1. 健康史　询问患者有无吸烟嗜好，生活环境是否寒冷、潮湿，有无外伤和感染史；了解其有无自身免疫功能紊乱、性激素和前列腺素失调及遗传史。

2. 身体状况　起病隐匿，进展缓慢，呈周期性发作，初始常表现在一侧下肢，之后才侵及对侧。按病变发展程度，临床上分为以下 3 期：

（1）局部缺血期　以血管痉挛为主，表现为患肢供血不足，出现肢端发凉、怕冷，小腿部酸痛，足趾有麻木感。尤其在行走一段后出现小腿肌肉抽痛，休息后疼痛可缓解，但再行走后又可发作，这种现象称为间歇性跛行。少部分患者可伴有游走性浅静脉炎，出现下肢浅小静脉条索状炎性栓塞，局部皮肤红肿、压痛，约经 2 周后可逐渐消失，然后又在另一处发生。此期患肢足背、胫后动脉搏动明显减弱。

（2）营养障碍期　除血管痉挛继续加重外，还有明显的血管壁增厚及血栓形成。即使在休息时也不能满足局部组织的血液需求，故患者足趾部可出现持续性疼痛，尤以夜间更甚。剧痛常使患者夜不能眠，迫使其屈膝抱足而坐，或将患肢垂于床沿，以增加血供缓解疼痛，这种现象称为静息痛。此时，足与小腿皮肤苍白、干冷，肌肉萎缩，趾甲增厚，足背及胫后动脉搏动消失。

（3）组织坏死期　也称坏疽期，患肢动脉完全闭塞，疼痛剧烈，发生干性坏疽，常先见于第一趾尖端，可延及其他各趾或更高平面。此后，坏死组织可自行脱落，在残端留下经久不愈的溃疡创面。当继发细菌感染时，可转为湿性坏疽，患者可有高热、烦躁等全身感染中毒症状。

3. 心理和社会支持状况 患者可因患肢疼痛及病情逐渐加重丧失劳动能力，严重影响生活而产生忧虑、急躁、悲观情绪。后期因疼痛剧烈，一般止痛剂难以奏效，发生肢端坏疽后须截肢，而对治疗、生活丧失信心；也可由于使用麻醉性镇痛剂，出现药物成瘾。

4. 辅助检查

（1）测定跛行距离和跛行时间　可了解动脉血供情况。

（2）测定皮肤温度　若双侧肢体对应部位皮肤温度相差2℃以上，提示皮温降低侧肢体动脉血流减少。

（3）检查患肢远端动脉搏动情况　若搏动减弱或不能扪及，常提示血流减少。

（4）肢体抬高试验（Buerger试验）　患者平卧，患肢抬高70°~80°，持续60秒，若出现麻木、疼痛、苍白或蜡黄色者为阳性，提示动脉供血不足。再让患者坐起，下肢自然下垂于床沿，正常人皮肤色泽可在10秒内恢复正常。若超过45秒且皮肤色泽不均匀，进一步提示患肢存在动脉供血障碍。

（5）肢体血流图　可了解肢体血流通畅情况。血流波平坦或消失，表示血流量明显减少，动脉严重狭窄。

（6）超声多普勒检查　可显示动脉的形态、直径和流速、血流波形等。

（7）动脉造影　可明确动脉阻塞的部位、程度、范围及侧支循环建立的情况。

5. 诊疗要点 治疗原则为控制病变进展，改善和促进下肢血液循环。

（1）一般治疗　绝对戒烟；防止受潮和外伤，肢体保暖但不做热疗；止痛；早期进行患肢锻炼以促进侧支循环建立。

（2）药物治疗　适用于早、中期患者。应用扩张血管和抑制血小板聚集的药物；对继发感染者，应选用有效抗生素；也可用中医中药治疗。

（3）高压氧疗法　改善组织的缺氧程度。

（4）创面处理　对干性坏疽的创面，应消毒后包扎以防继发感染。感染创面可给予湿敷和换药。

（5）手术治疗　目的是增加肢体血供和重建动脉血流管道，改善缺血引起的不良后果。手术方法主要有腰交感神经节切除术、动脉重建术、大网膜移植术、分期动-静脉转流术及截肢术。

【常见护理诊断/问题】

1. 疼痛 与肢体组织缺血、组织坏死有关。

2. 焦虑　与患肢剧烈疼痛、久治不愈有关。

3. 组织完整性受损　与肢端坏疽和脱落有关。

4. 活动无耐力　与患肢远端供血不足有关。

5. 潜在并发症　切口出血、栓塞等。

【护理措施】

1. 减轻疼痛

（1）绝对戒烟　告知患者吸烟的危害，消除烟碱对血管的收缩作用。

（2）肢体保暖　告知患者避免肢体受寒冷刺激，注意保暖，但应避免用热水袋或热水给患肢直接加温。寒冷可使血管收缩，而温度升高会使局部组织耗氧量增加，加重局部缺血缺氧。

（3）有效止痛　疼痛是本病患者较为突出的症状，一般镇痛药常难以奏效，应合理使用吗啡类镇痛剂。对早期轻症患者，可遵医嘱用血管扩张剂、中医中药缓解疼痛。对疼痛剧烈的中晚期患者常需使用麻醉性镇痛药。若疼痛难以缓解，可采用连续硬膜外阻滞方法止痛。

2. 减轻焦虑　应以极大的同情心去关爱、体贴患者，与患者进行积极的沟通，讲解疾病的有关知识，消除其顾虑和担忧，帮助其树立战胜疾病的信心，积极配合治疗和护理。

3. 预防或控制创面感染

（1）保持足部清洁、干燥　每天用温水洗脚，告诉患者勿用足趾试水温，以免烫伤。

（2）预防组织损伤　皮肤瘙痒时，可涂止痒药膏，避免用手抓痒，以免皮肤破溃而形成经久不愈的溃疡。

（3）预防继发感染　患者有皮肤溃疡或组织坏死时应卧床休息，减少损伤部位的耗氧量；保持溃疡部位的清洁，避免受压及刺激；加强创面换药，并遵医嘱应用抗菌药物。

（4）预防术后切口感染　密切观察患者体温和切口情况，若发现伤口红肿、渗出和体温升高，应及早处理，并遵医嘱合理使用抗菌药物。

4. 促进侧支循环，提高活动耐力

（1）步行　鼓励患者坚持每天多走路，行走时以出现疼痛时的行走时间和行走距离作为活动量的指标，以不出现疼痛为度。

（2）指导患者进行 Buerger 运动　患者平卧，抬高患肢 45° 以上，坚持 2~3 分钟；然后坐起，双足自然下垂 2~5 分钟，同时进行足背屈、跖屈和旋转运动；再将患肢平放休息 2 分钟。如此反复练习 5 次，每日 3~4 次。若有以下情况则不宜运动：①腿部已发生溃疡及坏死时，运动可增加组织耗氧量；②动脉或静脉血栓形成时，运动可致血栓脱落造成栓塞。

5. 预防术后出血和栓塞　血管造影术后患者应平卧位，穿刺点加压包扎 24 小时，患肢制动 6~8 小时，患侧髋关节伸直、避免弯曲，以免降低加压包扎的效果。静脉手术后患肢抬高 30°，制动 1 周；动脉手术后患肢平置，制动 2 周。患者卧床制动期间应做足部运动，促进局部血液循环。密切观察患肢血运情况，及时发现血管痉挛和继发性血栓形成。

6. 健康指导

（1）劝导患者一定要坚持戒烟。

（2）注意患肢保暖，注意足部清洁卫生，宜用温水洗脚，避免外伤。

（3）患者劳逸结合，休息时取头高脚低位，使血液灌流到下肢。

护考链接

考点 1：下肢静脉曲张的病因（A1 型题）。

1. 下肢静脉曲张的主要原因是（　　　）

 A. 静脉瓣膜功能不全   B. 肌肉收缩力减退

 C. 胸腔负压作用小   D. 心功能不全

 E. 皮下脂肪减少

考点 2：下肢静脉曲张患者的身体状况、辅助检查、护理诊断及护理措施（A3/A4 型题）。

（2~6 题共用题干）

某患者，女，36 岁。近年来，感觉双下肢沉重、酸胀，易疲乏，休息后症状减轻。就诊时可见双下肢内侧静脉明显隆起，蜿蜒成团，Trendelenburg 试验阳性。

2. 该患者可能的诊断是（　　　）

 A. 下肢静脉曲张   B. 动静脉瘘

 C. 深静脉血栓形成   D. 血栓闭塞性脉管炎

 E. 动脉硬化闭塞症

3. 治疗的根本方法是（　　　）

 A. 穿弹力袜   B. 局部血管注射硬化剂

 C. 中医中药治疗   D. 加强行走锻炼

 E. 手术治疗

4. 若决定手术治疗，还必须做的检查是（　　　）

 A. Pratt 试验   B. Buerger 试验

 C. Trendelenburg 试验   D. Perthes 试验

 E. 腰交感神经阻滞试验

5. 目前最主要的护理诊断是（　　　）

    A. 焦虑　　　　　　　　　　　　　B. 自理缺陷

    C. 活动无耐力　　　　　　　　　　D. 潜在并发症：出血

    E. 组织完整性受损

6. 该患者行大隐静脉剥脱术后，护理措施哪项正确（　　　）

    A. 绝对卧床休息 1 周　　　　　　　B. 弹力绷带包扎 2 天后拆除

    C. 休息时双足下垂　　　　　　　　D. 术后 12 小时内可下床活动

    E. 休息时抬高患肢，下地前用弹力袜

考点 3：血栓闭塞性脉管炎患者的身体状况（A1 型题）。

7. 血栓闭塞性脉管炎营养障碍期表现为（　　　）

    A. 间歇性跛行　　　　　　　　　　B. 患肢怕冷、发凉、麻木感

    C. 浅静脉游走性静脉炎　　　　　　D. 足趾可有坏死溃疡

    E. 患肢持续性疼痛，夜间、卧床尤甚

考点 4：血栓闭塞性脉管炎患者的护理诊断、护理措施（A3/A4 型题）。

（8~9 题共用题干）

某患者，男，38 岁。右小腿持续性剧烈疼痛、不能行走而到医院就诊。检查：右小腿皮肤苍白，肌萎缩，足背动脉搏动消失，诊断为"血栓闭塞性脉管炎"。

8. 目前该患者最主要的护理诊断是（　　　）

    A. 组织灌注量改变　　　　　　　　B. 潜在皮肤完整性受损

    C. 有外伤出血的危险　　　　　　　D. 疼痛

    E. 知识缺乏

9. 护士指导其做 Buerger 运动的主要目的是（　　　）

    A. 提高日常活动能力　　　　　　　B. 促进患者舒适

    C. 减慢肢体坏疽速度　　　　　　　D. 促进侧支循环建立

    E. 减轻下肢水肿

扫一扫，知答案

模 块 三 十 二

泌尿、男性生殖系统外科疾病的主要症状、
常用检查与护理

【学习目标】

1. 掌握：泌尿、男性生殖系统外科疾病的主要症状。
2. 熟悉：泌尿、男性生殖系统外科疾病检查的护理要点。
3. 了解：泌尿、男性生殖系统外科疾病的各项实验室检查。

情景导入

某患者，女，47岁。下班骑自行车回家途中被汽车撞倒，即感到左侧臀部及腰部疼痛明显，患者烦躁不安，面色苍白，出现肉眼血尿，疑有泌尿系统损伤。

问题：①为了明确损伤部位，首选哪项影像学检查？②若需要进行排泄性尿路造影，检查前应为患者做哪些准备工作？

一、泌尿、男性生殖系统外科疾病的主要症状

泌尿及男性生殖系统疾病，因其解剖和生理特点，临床上常表现出一些特有的症状，如排尿改变、尿液改变、尿道分泌物异常、疼痛和肿块等。

1. 排尿异常

（1）尿频　指排尿次数明显增多。分生理性和病理性两种，后者常伴尿急、尿痛。

（2）尿急　指一种突发的、强烈的排尿欲望，且难以自控，每次尿量很少，常与尿频同时存在。

（3）尿痛　排尿时感到疼痛，可以发生在排尿初、中、末或排尿后。疼痛呈烧灼感，与膀胱、尿道或前列腺感染有关。尿频、尿急、尿痛同时出现，称为膀胱刺激征。

（4）排尿困难　尿液不能通畅排出。表现为排尿延迟、费力、尿不尽感、尿线无力、分叉、变细、滴沥等。

（5）尿失禁　尿液不能自主控制而流出。临床上分为以下4种类型：①真性尿失禁：又称持续性尿失禁，指尿液连续从膀胱中流出，膀胱一直处于空虚状态。常见原因为外伤、手术、先天性疾病引起的膀胱颈和尿道括约肌的损伤。②假性尿失禁：又称充溢性尿失禁，指膀胱功能完全失代偿，膀胱过度充盈，压力增高，导致尿液不断溢出。见于各种原因所致的慢性尿潴留。③压力性尿失禁：指当腹内压突然增高时（如咳嗽、喷嚏、大笑等），尿液不随意地流出。④急迫性尿失禁：指严重的尿频、尿急而膀胱不受意识控制导致的尿失禁。

（6）尿潴留　指尿液滞留在膀胱内而不能自行排出，分为急性和慢性两类。

2. 尿液异常

（1）少尿或无尿　正常人24小时尿量为1000~2000mL。尿量少于400mL/24h为少尿，少于100mL/24h为无尿，尿量达到3000~5000mL/24h为多尿。

（2）血尿　尿液中含有血液。根据血液含量多少，可分为肉眼血尿和镜下血尿。①肉眼血尿：1000mL尿中含1mL血液即呈肉眼血尿。常为泌尿系肿瘤、急性膀胱炎、膀胱结石或创伤等引起。②镜下血尿：离心尿每高倍镜视野红细胞超过3个，即有病理意义。

（3）脓尿　离心尿每高倍镜视野白细胞超过5个为脓尿。见于泌尿系感染。

（4）乳糜尿　指尿液中含有乳糜或淋巴液，呈乳白色，也可混有大量蛋白或血液。常见于丝虫病。

（5）晶体尿　尿液中含有机或无机物质沉淀、结晶，形成晶体尿。常见于尿液中盐类呈过饱和状态时。

3. 尿道分泌物　
尿道分泌物的性状因疾病而异。大量黏稠、黄色的脓性分泌物是淋菌性尿道炎的典型症状；少量无色或白色稀薄分泌物为支原体、衣原体所致非淋菌性尿道炎的表现；血性分泌物常提示尿道肿瘤的可能；慢性前列腺炎患者常在晨起排尿前或大便后尿道口可出现少量白色黏稠分泌物；留置导尿时可使尿道腺分泌增加，表现为尿道外口、导尿管周围有少量黏稠分泌物。

4. 疼痛　
为常见的重要症状之一。泌尿、男性生殖系统的实质性器官病变引起的疼痛，常在该器官所在部位；空腔脏器病变常引起放射痛。

（1）肾和输尿管疼痛　常位于脊肋角、腰部和上腹部。一般为持续性钝痛，亦可为锐痛。

（2）膀胱疼痛　常位于耻骨上区域，疼痛常放射至远端尿道。

（3）前列腺痛　前列腺炎症可引起会阴、直肠、腰骶部、耻骨上区、腹股沟区及睾丸的疼痛和不适。

（4）阴囊痛　睾丸及附睾病变可引起局部疼痛、坠胀或不适。

5. 肿块　腹部肿块见于肾肿瘤、肾积水和肾结核等；阴囊内肿块可见于睾丸肿瘤、附睾结核、鞘膜积液等。

二、泌尿、男性生殖系统外科疾病常用检查及护理

（一）实验室检查

1. 尿液检查　尿液标本应收集新鲜中段尿液，留取清晨第一次尿并及时送检。收集男性患者尿液时应将包皮翻起，清洁龟头。女性患者应清洗外阴部，注意避开月经期，必要时导尿收集标本。尿细菌培养时应导尿或耻骨上膀胱穿刺，注意无菌操作。留取 24 小时尿液时，应注意容器清洁并加防腐剂。尿沉淀细胞学检查，应连续 3 天检查 3 次。

（1）尿常规　是诊断泌尿系统疾病最基本的检查项目，包括尿液的物理检查、化学定性和显微镜检查。正常尿液呈淡黄、透明、弱酸性、中性或碱性。

（2）尿三杯实验　用于初步判断镜下血尿或脓尿的来源和病变部位。以排尿最初的5~10mL 为第一杯，尿液异常提示病变在尿道；排尿最后的 2~3mL 为第三杯，尿液异常提示病变在膀胱颈部或后尿道；中间部分为第二杯；三杯尿液均异常，提示病变部位在膀胱或上尿路。

（3）尿细菌学检查　用于泌尿系统感染的诊断和临床用药指导。常用方法有尿沉渣涂片检查和尿培养。清洁中段尿培养，如果菌落数 ≥ 105/mL，提示尿路感染。

（4）尿脱落细胞学检查　用于膀胱肿瘤的筛查或术后随访。

2. 肾功能检查

（1）尿比重　反映肾浓缩功能和排泄废物功能。正常尿比重为 1.010~1.030，清晨时最高。

（2）血肌酐和血尿素氮　用于判断肾功能。两者均升高提示肾功能受损，其增高程度与肾损害程度成正比，可用于判断病情和预后。

（3）内生肌酐清除率　是反映肾小球滤过率的简单、有效方法，正常值为90~120mL/min。

3. 前列腺特异性抗原（PSA）检测　血清 PSA 是前列腺癌的生物学标记物，正常值为 0~4ng/mL。健康男性血清 PSA < 4ng/mL，若 > 10ng/mL 应高度怀疑前列腺癌。

（二）器械检查

1. 检查方法

（1）导尿检查　最常用的是带气囊的 Foley 导尿管。用于诊断（测定残余尿、注入造影剂、确定有无膀胱损伤）或治疗（解除尿潴留、引流等）。

（2）尿道探查　一般选用 18~20F 探条，用于扩张尿道、探查尿道狭窄部位及程度。

（3）膀胱尿道镜　观察尿道及膀胱病变，可取活体组织做病理检查。

（4）输尿管镜和肾镜检查　用于输尿管和肾盂的检查，可在直视下取石、碎石、切除或电灼肿瘤，取活体组织检查。

（5）尿动力学测定　用于排尿功能障碍的原因分析、选择治疗方法及疗效的评定。

2. 护理要点

（1）检查前　器械检查属有创性检查，检查前应做好解释工作，消除患者的紧张和恐惧心理，指导患者清洗会阴部，除导尿检查外均应排空膀胱。

（2）检查中　协助患者安置合适体位，严格遵守无菌操作原则；导尿操作时必须确认导尿管尖端进入膀胱，有尿液导出，否则应立即调整；协助医师做好术中配合，收集并妥善保存标本。

（3）检查后　鼓励患者多饮水，常规口服抗生素 2~3 日，预防感染；对于严重损伤、出血、尿道灼热者，应留院观察、输液及应用抗生素，或留置导尿管及膀胱造瘘。

（三）影像学检查

1.X 线检查

（1）尿路平片（KUB）　为泌尿系统常用的初查方法。摄片范围包括双侧肾、输尿管和膀胱。摄片前应做好肠道准备，清除肠道积存粪便或气体，保证 X 片的清晰度。

（2）排泄性尿路造影（IVU）　又称静脉尿路造影。用于观察尿路形态和双侧肾的排泄功能。

（3）逆行肾盂造影　显示肾盂和输尿管形态，适用于排泄性尿路造影显影不清晰或有禁忌证者。

造影前注意事项及护理：①摄片前应做好肠道准备；②禁食、禁水 6~12 小时，使尿液浓缩，显影更加清晰；③做碘过敏试验。

2.CT　能鉴别肾实质性和囊性疾病，确定肾损伤范围和程度，以及膀胱、肾、前列腺癌及肾上腺癌的诊断与分期；也可显示腹部和盆腔转移的淋巴结。

3.B 超检查　可动态观察病情的发展。广泛应用于泌尿外科疾病的筛选、诊断、治疗和随访。

4. 磁共振成像（MRI）　可显示被检查器官组织的结构和功能，显示脏器血流灌注情况，提供较 CT 更为可靠的依据。

5. 放射性核素检查　显示体内器官的形态和功能，如肾图、肾显像等。

护考链接

考点 1：泌尿、男性生殖系统的主要症状（A1、A2 型题）。

1.下尿路梗阻，残余尿增加，尿液不断从尿道溢出，应属于哪种情况（　　　）

    A.真性尿失禁　　　　　　　　　B.压力性尿失禁

    C.充溢性尿失禁　　　　　　　　D.急迫性尿失禁

    E.急性尿潴留

2.某患者，男，67 岁。因肾衰竭入院，护士观察其 24 小时尿量为 3630mL。该患者的排尿状况是（　　　）

    A.正常　　　　　　　　　　　　B.多尿

    C.无尿　　　　　　　　　　　　D.少尿

    E.尿潴留

考点 2：泌尿、男性生殖系统常用检查及护理（A1 型题）。

3.某患者，男，40 岁。诉尿色"发红"1 周，应首选何项检查（　　　）

    A.尿常规　　　　　　　　　　　B.尿三杯试验

    C.尿培养　　　　　　　　　　　D.B 超

    E.X 线检查

4.尿三杯试验中第 3 杯检查结果为红、白细胞多，则提示病变部位多在（　　　）

    A.肾、输尿管、膀胱　　　　　　B.前列腺、膀胱脓尿

    C.尿道及膀胱颈部　　　　　　　D.后尿道

    E.后尿道、膀胱颈、三角区

5.关于静脉尿路造影前的护理，说法不正确的是（　　　）

    A.检查前一天禁食　　　　　　　B.检查前一天晚服缓泻药

    C.检查前一天做碘过敏试验　　　D.检查日晨排便

    E.检查前排空膀胱

扫一扫，知答案

扫一扫，看课件

模 块 三 十 三
泌尿系统损伤患者的护理

【学习目标】

　　1. 掌握：肾、膀胱、尿道损伤患者的身体状况、常见的护理诊断 / 问题及护理措施。

　　2. 熟悉：肾、膀胱、尿道损伤的辅助检查、诊疗要点。

　　3. 了解：肾、膀胱、尿道损伤的病因病理及患者的心理和社会支持状况。

情景导入

　　某患者，男，55 岁。不慎跌倒，右后腰部撞击于水泥坎上，伤后患者感觉疼痛严重、心慌、出汗，立即护送到医院。入院检查：急性病容，面色苍白，P126 次 / 分，BP80/50mmHg，右肾区饱满，压痛明显。

　　问题：①导致患者血压下降、脉搏增快、休克的原因是什么？②目前应如何护理？

泌尿系统损伤以男性尿道损伤最多见，肾、膀胱损伤次之，输尿管损伤少见。

项目一　肾　损　伤

肾脏的解剖位置较深，不易受损，但肾质地脆、包膜薄，受暴力打击易引起损伤。

【病因】

1. 开放性损伤　因弹片、刀刃、枪弹等锐器致伤，损伤复杂而严重，常伴有胸、腹部损伤。

2.闭合性损伤 临床上最常见。因直接暴力（如撞击、跌打、挤压等）或间接暴力（如对冲伤、突然暴力扭转等）所致。

3.医源性损伤 因肾穿刺、泌尿外科腔镜检查或治疗等造成的损伤。

【病理与分类】

闭合性肾损伤在临床上最为常见，根据损伤的程度分为以下4种病理类型（图33-1）：

1.肾挫伤 损伤仅限于部分肾实质，形成肾瘀斑和（或）包膜下血肿，肾包膜及肾盏肾盂黏膜完整。

2.肾部分裂伤 肾实质部分裂伤伴有肾包膜破裂，可致肾周血肿。若肾盂肾盏黏膜破裂，可有明显的血尿。

3.肾全层裂伤 肾实质深度裂伤，外及肾包膜，内达肾盏肾盂黏膜，可引起广泛的肾周血肿、血尿和尿外渗。肾横断或破裂时，可导致肾组织缺血。

4.肾蒂损伤 较少见。肾蒂或肾段血管的部分或全部撕裂，可引起失血性休克。

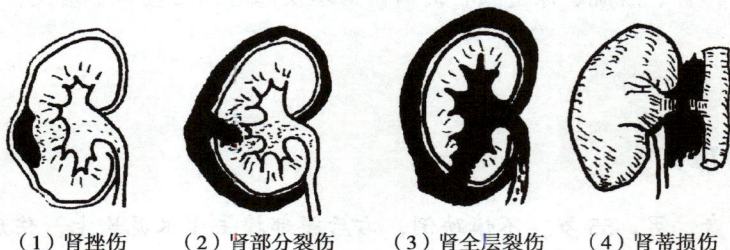

(1)肾挫伤　　(2)肾部分裂伤　　(3)肾全层裂伤　　(4)肾蒂损伤

图33-1　肾损伤的类型

【护理评估】

1.健康史 评估患者的一般情况，了解受伤经过。

2.身体状况

（1）症状　①休克：严重肾裂伤、肾蒂损伤或合并其他脏器损伤时，因损伤和失血常发生休克，危及患者生命。②血尿：全程血尿是肾损伤的重要症状。血尿与损伤程度可不一致。肾挫伤时出现镜下血尿或轻度肉眼血尿，严重肾裂伤则呈大量肉眼血尿。血块堵塞输尿管时，血尿可不明显或无血尿。③疼痛：肾包膜下血肿、肾周围软组织损伤、出血或尿外渗至肾周围均可引起患侧腰、腹部疼痛。血块阻塞输尿管时可发生肾绞痛。血液、尿液进入腹腔或合并腹腔内脏器损伤时，可出现全腹疼痛和腹膜刺激征。④发热：血肿及尿外渗吸收可致低热。若继发感染，形成肾周围脓肿或化脓性腹膜炎，则出现寒战、高热伴全身中毒症状，严重者易并发感染性休克。

（2）体征　出血和尿外渗可使肾周围组织肿胀，形成腰、腹部肿块，有明显触痛和肌紧张。

3.心理和社会支持状况　评估患者和家属对治疗方案、疾病预后的认知程度和经济承受能力。

4.辅助检查

（1）实验室检查　尿常规可见大量红细胞；有活动性出血时，血红蛋白与血细胞比容持续降低；白细胞增多，提示有感染。

（2）影像学检查　B超、CT可了解肾损伤部位、程度、肾周血肿及尿外渗情况；排泄性尿路造影可评价肾损伤的范围、程度和对侧肾功能。

5.诊疗要点　抢救生命，尽量保留肾。

（1）紧急处理　迅速抢救大出血、休克患者。明确有无合并其他器官损伤，同时做好手术探查的准备。

（2）非手术治疗　绝对卧床休息2~4周；密切观察生命体征、血尿颜色和腰腹部肿块的变化；给予抗感染、止痛、止血、镇静等治疗。

（3）手术治疗　严重肾裂伤、肾盂破裂、肾蒂损伤及合并腹腔脏器损伤等，均应尽早行手术治疗。

【常见护理诊断／问题】

1.疼痛　与局部损伤、手术创伤有关。

2.组织灌注量改变　与创伤、大出血有关。

3.焦虑／恐惧　与担心疾病预后有关。

4.潜在并发症　感染。

【护理措施】

1.非手术治疗的护理／术前护理

（1）一般护理　绝对卧床休息2~4周。待病情稳定、血尿消失后方可离床活动。

（2）病情观察　严密观察尿液颜色的变化；准确测量并记录腰腹部肿块的大小，观察腹膜刺激征的轻重，以判断渗血、渗尿情况；定时监测体温和血白细胞计数，以判断有无继发感染。

（3）对症护理　腰腹部疼痛明显者，可给予止痛、镇静剂，以减轻疼痛，避免因躁动而加重出血；高热者给予物理或药物降温。

（4）药物护理　遵医嘱合理补液，维持水、电解质和酸碱平衡；给予抗菌药物，预防感染；开放性肾损伤者注射TAT。

（5）术前准备　抗休克治疗的同时，积极完善各项术前准备；危重患者尽量少搬动，以免加重损伤和出血。

2. 术后护理 肾部分切除术后患者需绝对卧床休息 1~2 周，以防继发出血；严密观察病情，及早发现出血、感染等并发症；妥善固定引流管及集尿袋，保持引流通畅，观察引流液的颜色、性状和量，做好记录。

3. 健康指导 肾损伤患者出院后 3 个月内不宜从事体力劳动或剧烈运动；肾切除术后的患者须注意保护对侧肾脏，防止外伤，禁忌使用对肾脏有损害的药物；多饮水，保持尿路通畅，定期复查。

项目二　膀胱损伤

膀胱空虚时位于骨盆深处，不易受损；膀胱充盈时其壁紧张而薄，高出耻骨联合伸展至下腹部，易遭受损伤。

【病因】

1. 开放性损伤 由弹片、子弹或锐器贯通所致，常合并其他脏器损伤。

2. 闭合性损伤 膀胱充盈时，下腹部遭撞击、挤压，可致膀胱损伤。

3. 医源性损伤 见于膀胱镜检查或治疗及下腹部手术等。

4. 自发性破裂 有病变的膀胱（如膀胱结核）过度膨胀，发生破裂。

【病理】

1. 膀胱挫伤 仅有膀胱黏膜或浅肌层损伤，膀胱壁未穿透，无尿外渗，可出现血尿。

2. 膀胱破裂 分为腹膜内型和腹膜外型（图 33-2）。

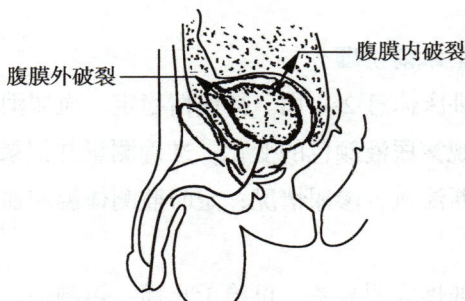

图 33-2　膀胱破裂

（1）腹膜内型　膀胱壁与腹膜一并破裂，尿液流入腹腔，引起腹膜炎。多见于膀胱顶部和后壁损伤。

（2）腹膜外型　膀胱壁破裂，腹膜完整，尿液外渗到膀胱周围组织，引起腹膜外盆腔炎或脓肿。

【护理评估】

1. 健康史　评估患者的一般情况，了解受伤经过。

2. 身体状况

（1）排尿困难和血尿　膀胱破裂后，尿液流入腹腔或膀胱周围组织间隙，患者有尿意，但不能排出或仅排出少量血尿。

（2）腹痛　腹膜外型破裂，尿外渗出现下腹部疼痛，并放射至会阴部，直肠指诊可触及直肠前壁饱满感；腹膜内型破裂时，表现为急性腹膜炎症状，移动性浊音阳性。

（3）并发症　①休克：多为骨盆骨折引起大出血所致。当膀胱破裂引起尿外渗或腹膜炎时，常发生感染性休克。②尿瘘：开放性损伤可与体表、直肠、阴道相通，引起伤口漏尿、膀胱直肠瘘或膀胱阴道瘘。

3. 心理和社会支持状况　评估患者和家属对治疗方案、疾病预后的认知程度和经济承受能力。

4. 辅助检查

（1）膀胱造影　是确诊膀胱破裂的主要手段。方法自导尿管向膀胱内注入15%泛影葡胺300mL后摄片，可见造影剂漏至膀胱外。

（2）导尿试验　怀疑膀胱破裂的患者可进行导尿，导尿管顺利插入膀胱，但仅引流出少量血尿。注入无菌生理盐水200mL，片刻后吸出，若液体出入量差异较大，则提示膀胱破裂。

5. 诊疗要点　处理原则为尿流改道，充分引流尿外渗，尽早闭合膀胱壁缺损。

（1）非手术治疗　膀胱挫伤或早期较小的膀胱破裂，留置导尿管持续通畅引流尿液7~10日，并合理使用抗生素预防感染，破口可自愈。

（2）手术治疗　膀胱破裂伴出血和尿外渗，病情危重者，应尽早手术治疗。

【常见护理诊断／问题】

1. 排尿异常　与膀胱损伤有关。

2. 疼痛　与组织损伤、尿外渗后并发腹膜炎有关。

3. 焦虑／恐惧　与担心疾病预后有关。

4. 潜在并发症　感染、休克。

【护理措施】

1. 非手术治疗的护理／术前护理

（1）病情观察　定时测量生命体征，观察患者有无排尿困难和血尿。

（2）纠正休克　抗休克治疗，如输血、输液、止痛、镇静，根据损伤的部位、程度，积极做好术前准备。

（3）导尿管护理　膀胱挫伤者，遵医嘱插导尿管，并做好导尿管、尿道口和会阴部护理，一般引流 7~10 日即可拔除。

（4）预防感染　尽早应用抗生素，开放性损伤者注射 TAT，以预防感染。

2. 术后护理

（1）观察生命体征　每 30 分钟测量一次，直至病情平稳。

（2）膀胱造瘘管护理　①保持引流通畅，术后若出血量多可选用无菌生理盐水、0.02%呋喃西林冲洗，速度 60 滴 / 分，每次冲洗量不超过 100mL，每隔 30 分钟开放导管一次；待血色变淡时，改为间断冲洗。②保持造瘘口周围清洁、干燥，定期换药。③遵医嘱每周送尿常规检查和尿培养。④造瘘管一般留置 10 天左右，拔管前先夹闭管道，训练膀胱功能，观察患者排尿情况良好后再拔管。⑤拔管后用凡士林纱条填塞腹壁瘘口，并观察有无尿液外渗，一般 2~3 日即可愈合。

项目三　尿道损伤

尿道损伤多见于男性。男性尿道以尿生殖膈为界，分为前、后两段。前尿道包括球部和阴茎体部，损伤以球部多见，常由骑跨伤所致；后尿道包括前列腺部和膜部，损伤以膜部多见，常由骨盆骨折引起。男性尿道损伤是泌尿外科常见的急症，早期处理不当，易产生尿道狭窄、尿瘘等并发症。

【病因】

1. 开放性损伤　因锐器伤所致，常伴有阴茎、阴囊、会阴部贯通伤。

2. 闭合性损伤　由外来暴力引起的挫伤或撕裂伤。

3. 医源性损伤　经尿道器械操作直接损伤所致。

【病理】

尿道损伤有以下病理类型：

1. 尿道挫伤　尿道内层损伤，引起水肿和出血，常可自愈。

2. 尿道裂伤　部分尿道壁断裂，愈合后可引起瘢痕性尿道狭窄。

3. 尿道断裂　尿道完全离断，断端退缩、分离。血肿较大时可发生尿潴留，用力排尿则发生尿外渗。

4. 尿外渗

（1）前尿道损伤　尿液及血液渗入会阴，使会阴、阴茎、阴囊和下腹壁肿胀、淤血（图 33-3）。

（2）后尿道损伤　骨折和盆腔血管丛的损伤可引起大出血，在前列腺和膀胱周围形成大的血肿。后尿道断裂时，尿液沿前列腺尖处外渗至耻骨后间隙和膀胱周围（图 33-4）。

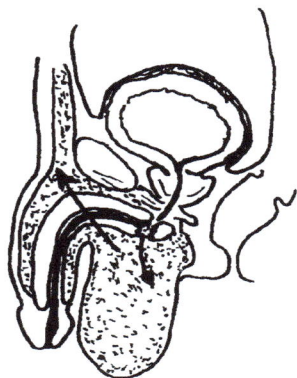

前尿道损伤

图 33-3　前尿道损伤的尿外渗

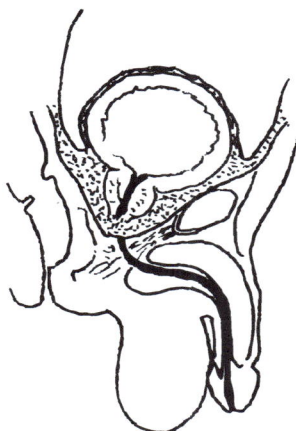

后尿道损伤

图 33-4　后尿道损伤的尿外渗

【护理评估】

1. 健康史　评估患者的一般情况，了解受伤经过。

2. 身体状况

（1）疼痛　前尿道损伤时，会阴部肿胀、疼痛，排尿时加重；后尿道损伤时，下腹部疼痛，局部肌紧张、压痛。

（2）尿道出血　前尿道破裂时，可见尿道外口流血；后尿道破裂时，可无尿道口流血或仅少量血液流出。

（3）排尿困难　尿道裂伤或断裂时，可发生排尿困难或尿潴留。

（4）血肿和尿外渗　尿道断裂后，尿液从裂口处渗入周围组织，形成尿外渗；尿生殖膈撕裂时，会阴、阴囊部出现血肿及尿外渗。

（5）休克　骨盆骨折致后尿道损伤，可引起失血性休克。

3. 心理和社会支持状况　评估患者和家属对治疗方案、疾病预后的认知程度和经济承受能力。

4. 辅助检查

（1）导尿　检查尿道是否连续、完整。若尿管顺利进入膀胱，说明尿道连续而完整。留置尿管 1 周，以引流尿液并支撑尿道。

（2）X 线检查　骨盆前后位片显示骨盆骨折。必要时从尿道口注入造影剂 10~20mL

可确定损伤部位及造影剂有无外渗。

5. 诊疗要点

（1）紧急处理　骨盆骨折患者须平卧，勿随意搬动，以免加重损伤；严重伴休克者，给予抗休克治疗。

（2）非手术治疗　尿道挫伤及轻度裂伤，症状较轻且排尿不困难者，无须特殊治疗；有排尿困难或不能排尿者首先在严格无菌条件下试插导尿管，插入成功者，留置尿管引流1~2周即可自愈。

（3）手术治疗　前尿道裂伤导尿失败后或尿道断裂，行经会阴尿道修补或断端吻合术，术后留置导尿管2~3周；骨盆骨折致后尿道损伤，经抗休克治疗病情稳定后，可先做耻骨上膀胱造瘘术，3个月后再施行尿道断端吻合术、尿道会师复位术。

【常见护理诊断／问题】

1. 疼痛　与局部受伤、手术创伤有关。

2. 组织灌注量改变　与创伤、骨盆骨折引起的大出血有关。

3. 焦虑／恐惧　与担心疾病预后有关。

4. 排尿困难　与尿道损伤引起的局部水肿狭窄有关。

5. 潜在并发症　感染等。

【护理措施】

1. 非手术治疗的护理／术前护理　①严密观察生命体征；②维持体液平衡，保证组织的有效灌注；③积极预防感染；④有手术指征者，在抗休克的同时迅速做好术前准备。

2. 术后护理

（1）导尿管护理　尿道修补或尿道吻合后，需留置导尿管2~3周，尿道会师复位术后一般需留置4~6周。保持引流通畅，避免导尿管挤压、折曲或阻塞。

（2）尿外渗引流护理　保持引流通畅；定时更换切口浸湿敷料；抬高阴囊，以利于外渗尿液吸收，促进肿胀消退。

（3）控制感染　鼓励患者多饮水，遵医嘱应用抗菌药物。

（4）尿道扩张的护理　男性尿道损伤易并发尿道狭窄，需定期施行尿道扩张。去除导尿管后每周扩张一次，连续4次。以后每隔15天、1个月、2个月、4个月、6个月、1年各扩张一次。

3. 健康指导

（1）自我观察　若有排尿不畅、尿线变细、滴沥、尿液浑浊等现象，可能为尿道狭窄，应及时入院定期接受尿道扩张。

（2）康复指导　骨盆骨折出现阴茎勃起障碍者，应接受专科指导和治疗。

护考链接

考点1：泌尿系统损伤的病因（A1型题）。

1.后尿道损伤最常见的原因是（　　　）

　A.骑跨伤　　　　　　B.尿道探子检查　　　　　　C.膀胱镜检查

　D.骨盆骨折　　　　　E.刀伤

考点2：泌尿系统损伤的病理（A1型题）。

2.前尿道损伤时，尿外渗漏的范围是（　　　）

　A.前列腺　　　　　　B.耻骨后　　　　　　C.会阴、阴囊

　D.腹腔内　　　　　　E.膀胱周围

考点3：泌尿系统损伤患者的身体状况（A2型题）。

3.某患者，男，42岁。车祸后2小时入院。查体：下腹部疼痛，少量肉眼血尿。置尿管顺利，注水试验提示进出水量差异很大。应考虑为（　　　）

　A.肾损伤　　　　　　B.输尿管损伤　　　　　　C.膀胱损伤

　D.前尿道损伤　　　　E.后尿道损伤

考点4：泌尿系统损伤患者的护理措施及健康指导（A2型题）。

4.某患者，男，30岁。因外伤致腹痛入院，确诊为"膀胱破裂"，行修补术后耻骨上膀胱造瘘，冲洗液一般选用（　　　）

　A.5%盐水　　　　　　B.0.02%呋喃西林　　　　　　C.抗生素＋生理盐水

　D.0.5%醋酸溶液　　　E.2%新霉素溶液

5.某患者，男，46岁。因意外致右肾挫裂伤，经非手术治疗后出院。出院后多长时间应避免做剧烈运动（　　　）

　A.1年内　　　　　　B.6个月内　　　　　　C.3个月内

　D.2年内　　　　　　E.2周内

6.某青年男性，尿道损伤后出现排尿困难，行尿道修补术后，留置尿管的时间是（　　　）

　A.1~2周　　　　　　B.2~3周　　　　　　C.3~4周

　D.4~5周　　　　　　E.5~6周

扫一扫，知答案

扫一扫，看课件

尿石症患者的护理

【学习目标】

1. 掌握：尿石症患者的身体状况、常见护理诊断/问题及护理措施。
2. 熟悉：尿石症常用辅助检查、诊疗要点。
3. 了解：尿石症发生的病因病理、患者的心理和社会支持状况。

情景导入

某患者，男，43 岁。平素喜肉食，不喜蔬菜，由于工作忙很少喝水。于跑步后突发腰部疼痛，向下腹、会阴及大腿内侧放射。尿液检查显示镜下血尿，KUB 平片示左肾盂内有多个直径 0.5~0.6cm 大小的结石，初步诊断为"肾结石"。

问题：①该患者肾结石发生的相关因素是什么？②如何对患者进行饮食指导？

尿石症又称尿路结石，是最常见的泌尿外科疾病之一。尿石症分为上尿路结石和下尿路结石。上尿路结石是肾结石和输尿管结石；下尿路结石是膀胱结石和尿道结石。结石可直接损伤泌尿系统，并引起梗阻、感染和恶变。

【病因】

1. 流行病学因素 年龄、性别、种族、遗传、职业、环境因素、饮食习惯和职业等，均与尿路结石形成有关。

2. 尿液因素 尿液中形成结石的物质增加、尿 pH 改变（在碱性尿中易形成磷酸钙及磷酸镁铵结石，在酸性尿中易形成尿酸和胱氨酸结石）、尿液浓缩、抑制晶体形成的物质不足等均可导致结石形成。

3. 泌尿系统局部因素　尿路梗阻、感染和尿路异物均是诱发结石形成的局部因素。

【护理评估】

1. 健康史　评估患者的年龄、生活环境、职业、饮食习惯；既往有无结石史，有无代谢和遗传性疾病，有无泌尿系梗阻、感染和异物史；有无甲状旁腺功能亢进、痛风、肾小管酸中毒、长期卧床病史。

2. 身体状况

（1）上尿路结石　主要表现为与活动有关的疼痛和血尿。其程度与结石的部位、大小、活动与否及有无损伤、感染、梗阻等有关。①疼痛：肾结石可引起肾区疼痛伴肋脊角叩痛。当结石在肾盂、输尿管处嵌顿时，可引起肾绞痛，并沿输尿管行径放射至下腹部、会阴部，同时伴出汗、恶心、呕吐。②血尿：患者活动或肾绞痛后会出现血尿，为结石损伤黏膜所致。以镜下血尿多见。③其他：结石引起严重肾积水时，可触到增大的肾脏；继发急性肾盂肾炎或肾积脓时，可有发热、畏寒、脓尿、肾区压痛；双侧上尿路完全性梗阻时可导致无尿，甚至出现尿毒症。

（2）膀胱结石　典型症状为排尿突然中断，疼痛放射至远端尿道及阴茎头部，伴排尿困难和膀胱刺激症状。

（3）尿道结石　绝大多数来自肾和膀胱。典型症状为排尿困难，点滴状排尿，伴尿痛，重者可发生急性尿潴留。

3. 心理和社会支持状况　评估患者及家属对相关知识的掌握程度和对治疗的期望。

4. 辅助检查

（1）实验室检查　尿液分析可见镜下血尿，也可见较多的白细胞或结晶，测定尿液pH、尿钙、草酸等；血液分析检测血钙、磷、肌酐、尿酸。

（2）影像学检查　①X线检查：可显示结石部位、大小和数量，能发现95%以上的尿路结石。②B超检查：能发现平片不能显示的小结石和透X线结石，还能显示肾结构改变和肾积水等。③CT检查：能发现X线检查不能显示的或较小的输尿管中、下段结石。

（3）内镜检查　肾镜、输尿管镜、膀胱镜检查，可直接观察到结石，以明确诊断和进行治疗。

5. 诊疗要点　根据结石的大小、数目、部位，肾功能和全身情况及有无并发症制定治疗方案。

（1）肾、输尿管结石

1）非手术治疗　适用于结石直径＜0.6cm、表面光滑、无尿路梗阻、无感染纯尿酸结石及胱氨酸结石患者。方法有大量饮水、调节饮食、控制感染、解痉止痛、调节尿 pH 值、药物治疗等。

2）体外冲击波碎石（ESWL） 适用于直径 0.6~2.5cm 的上尿路结石、结石以下输尿管通畅、无狭窄的患者。在 X 线、B 超定位下，将冲击波聚焦于结石使之粉碎，然后随尿液排出。两次治疗间隔时间＞7 天。

3）非开放手术 ①输尿管镜取石碎石术：适用于肥胖、结石梗阻、停留时间长而不能用 ESWL 治疗的中、下段输尿管结石者；②经皮肾镜取石碎石术：适用于直径 ≥ 2.5cm 的肾盂结石及鹿角结石；③腹腔镜输尿管取石术：适用于直径＞2cm 的输尿管结石，或经 ESWL、输尿管镜手术失败者。

4）开放手术 适用于泌尿道畸形、既往非手术治疗失败、肾积水感染严重者。手术方式有输尿管切开取石术、肾盂切开取石术、肾实质切开取石术、肾部分切除术或肾切除术。

（2）膀胱结石 小结石采用经膀胱镜机械（碎石钳）、激光、超声、液电碎石；结石过大、过硬或有膀胱憩室者，宜采用耻骨上膀胱切开取石。

（3）尿道结石 根据结石的位置选择适当的方法。①前尿道结石：采取局麻下压迫结石近端尿道，向尿道内注入无菌液状石蜡，然后将结石推挤出尿道口；②后尿道结石：用尿道探条将结石轻轻推入膀胱，再按膀胱结石处理。

【常见护理诊断／问题】

1. **疼痛** 与结石刺激引起的炎症、损伤及平滑肌痉挛有关。

2. **焦虑** 与疼痛及担心预后有关。

3. **知识缺乏** 缺乏预防尿石症的知识。

4. **潜在并发症** 出血、感染等。

【护理措施】

1. 非手术治疗的护理

（1）一般护理 鼓励患者大量饮水，以增加尿量。每日饮水量 2500~4000mL，保持每日尿量＞2000mL；在病情允许的情况下，可适当进行跳跃式运动，改变体位，有助于结石排出。

（2）疼痛护理 嘱患者卧床休息，采取舒适的卧位，局部热敷。指导患者做深呼吸放松，以减轻疼痛。肾绞痛的患者，禁用吗啡，可遵医嘱注射阿托品、哌替啶等。

（3）药物护理 根据结石成分，遵医嘱服用药物碱化或酸化尿液，促进结石的溶解和排出。①调节尿 pH 值：口服枸橼酸钾、碳酸氢钠等碱化尿液，可治疗尿酸和胱氨酸结石；口服氯化铵酸化尿液，防止磷酸盐结石生长。②应用调节代谢的药物：如别嘌呤醇可降低血、尿的尿酸含量，乙酰半胱氨酸有降低尿胱氨酸及溶石作用。③中药治疗：通过中草药解痉、止痛、利尿，促使小结石的排出，常用中药有金钱草、车前子、木通等。

（4）防治感染　根据尿液细菌培养及药物敏感试验，选用有效的抗生素预防感染。有肾功能损伤者，应注意避免选用有肾毒性的药物。

2. 体外冲击波碎石的护理

（1）术前护理　术前3日忌食产气食物，术前1日口服缓泻药，术晨禁饮禁食；指导患者练习术中体位、固定体位，确保碎石定位的准确性。

（2）术后护理　肾结石碎石后嘱患者向患侧卧位48~72小时，以后逐渐间断起立，以防碎石屑快速排出形成结石，造成输尿管梗阻；鼓励患者多饮水，增加尿量，以利于冲洗尿路，排出结石；定期复查，以了解碎石排出的情况；注意有无肾绞痛、发热、血尿等异常现象。

3. 手术的护理

（1）术前护理　术前应协助医生做好必要的检查，如心、肝、肾等功能测定，泌尿系统造影及结石定位摄片等。术晨患者入手术室前，需再行泌尿系统平片定位，确定结石的位置是否有移动，作为选择切开部位的参考。

（2）术后护理

1）一般护理　术后取侧卧位或半卧位，以利于引流；肾实质切开取石及肾部分切除的患者，应绝对卧床2周；非开放性手术者需适当变换体位，促进排石。术后肠蠕动恢复后，方可进食。

2）病情观察　监测生命体征；观察尿液的颜色、性状、量及患侧肾功能。

3）引流管护理　经皮肾镜取石术后常规留置肾造瘘管，目的是引流尿液及残余碎石渣。护理：①妥善固定，保持引流通畅；若发现堵塞，应以无菌盐水5~10m低压缓慢反复多次冲洗，如患者感觉腰部发胀时即应停止。②造瘘管一般留置10天以上，拔管前应先夹管观察2~3天，观察有无漏尿、腰痛、发热等情况，或经造瘘管做肾盂造影，证实尿液通畅方可拔管。③拔管后向健侧卧位，以防漏尿。

耻骨上膀胱切开取石或经尿道切开取石术后常需进行膀胱造瘘，术后护理同膀胱损伤患者膀胱造瘘管的护理。

4. 健康指导

（1）疾病防治　尽早解除尿路梗阻、感染、异物等诱发因素，减少结石形成。伴甲状旁腺功能亢进者，必须手术摘除腺瘤或增生组织。鼓励长期卧床者进行功能锻炼，防止骨脱钙，减少尿钙含量。

（2）饮食指导　根据结石成分调节饮食。含钙结石患者限制摄入含钙、草酸丰富的食物；避免摄入大量的动物蛋白、精制糖和动物脂肪；尿酸结石患者不宜食用高嘌呤食物，如动物内脏、啤酒等。

（3）药物预防　根据结石成分，应用药物降低有害成分、碱化或酸化尿液，预防结石复发。

（4）定期复诊　定期进行尿液、B超或X线检查，观察有无复发及残余结石情况。若出现剧烈肾绞痛、恶心、呕吐、血尿、寒战、高热等症状，应及时到医院就诊。

护考链接

考点1：尿石症患者的身体状况、辅助检查（A3/A4型题）。

（1~2题共用题干）

某患者，男，47岁。突发性左腰部刀割样绞痛，并向左下腹部和外阴部放射。入院查体：左肾区叩击痛；尿常规检查可见镜下血尿。

1.最有可能的诊断是（　　　）

    A.膀胱癌　　　　　　B.肾癌　　　　　　　C.膀胱结石

    D.上尿路结石　　　　E.前列腺增生

2.上述疾病首选的检查方法是（　　　）

    A.B超　　　　　　　B.X线　　　　　　　C.逆行肾盂造影

    D.排泄性尿路造影　　E.输尿管肾镜

考点2：尿石症患者的护理问题（A1型题）。

3.泌尿系结石的护理诊断及合作性问题，哪项不妥（　　　）

    A.疼痛　　　　　　　B.排尿异常　　　　　C.体液过多

    D.潜在并发症：术后出血　　E.有感染的危险

考点3：尿石症患者的护理措施和健康指导（A1、A2型题）。

4.某患者，男，53岁。因肾绞痛、血尿做肾盂切开取石术后，肾盂造瘘管护理下列哪项不妥（　　　）

    A.若冲洗，每次5ml左右　　B.拔管后向健侧卧位　　C.拔管前做肾盂造影

    D.拔管前1天应夹管观察　　E.拔管后向患侧卧

5.预防尿石症发生的最主要方法是（　　　）

    A.多饮水　　　　　　B.多运动　　　　　　C.改变饮食结构

    D.定期检查　　　　　E.药物预防

扫一扫，知答案

扫一扫，看课件

模 块 三 十 五
泌尿系统肿瘤患者的护理

【学习目标】

1. 掌握：肾癌、膀胱癌患者的身体状况、常见护理诊断/问题和护理措施。
2. 熟悉：肾癌、膀胱癌的健康史、辅助检查及诊疗要点。
3. 了解：肾癌、膀胱癌的病因病理、患者的心理和社会支持状况。

泌尿系统肿瘤最常见的是膀胱癌，其次是肾癌。

项目一　肾　癌

肾癌（renal carcinoma）是起源于肾实质泌尿小管上皮系统的恶性肿瘤，又称肾细胞癌。高发年龄为 50~70 岁，男女之比约为 2 : 1。

【病因】

肾癌的发病原因尚不清楚，有研究证明与吸烟、环境污染、职业接触、染色体畸形、抑癌基因缺失等有关。

【病理】

肾癌常累及一侧肾，多单发。瘤体多数为类圆形的实质性肿瘤，外有假包膜。

1. 组织类型　以透明细胞癌最多见，还可见颗粒细胞癌和梭形细胞癌。均来源于肾小管上皮细胞。

2. 转移途径　肾癌生长迅速，经血液和淋巴两条途径转移。最常见的转移部位是肺，其次为肝、骨骼、脑等。淋巴转移最先到肾蒂淋巴结。

【护理评估】

1. 健康史　了解患者的年龄、性别及职业、吸烟史、既往史及家族史等。

2. 身体状况

（1）肾癌三联症　　即肉眼血尿、腰痛、腹部肿块。间歇无痛性全程肉眼血尿为常见症状，表明肿瘤已侵及肾盏、肾盂；疼痛常为腰部钝痛或隐痛，血块梗阻输尿管可引起绞痛。

（2）副瘤综合征　　又称肾外表现，常见有发热、高血压、血沉增快等。

（3）转移症状　　病灶远处转移患者可出现转移病灶的症状，如肺转移可出现咳嗽、咯血，骨骼转移可出现病理性骨折等。

3. 心理和社会支持状况　　了解患者及家属对病情、术后并发症、预后的认知程度，心理和家庭经济承受能力。

4. 辅助检查

（1）实验室检查　　尿常规、血沉、尿液脱落细胞等检查。

（2）影像学检查　　B超、X线、CT和MRT检查能提供最直接的诊断依据。

5. 诊疗要点　　根治性肾切除术是肾癌最主要的治疗方法；放射和化学药物治疗效果不佳；免疫治疗对预防和治疗转移性癌有一定疗效。肾癌直径＜3cm，可以行保留肾组织的局部切除术。

【常见护理诊断／问题】

1. 焦虑／恐惧　　与对疾病和手术的恐惧、担心疾病预后有关。

2. 营养失调，低于机体需要量　　与癌症慢性消耗、长期血尿、手术创伤有关。

3. 潜在并发症　　出血、感染等。

【护理措施】

1. 手术前护理

（1）一般护理　　指导患者进食营养丰富的食物，贫血者给予少量多次输血治疗，以改善患者营养状况，提高手术耐受力；多饮水可稀释尿液，以免血块引起尿路堵塞。

（2）病情观察　　每日观察并记录排尿情况和血尿程度。

（3）心理护理　　关心、鼓励患者，给予耐心的心理疏导，告知手术治疗的必要性和可行性，以消除其恐惧、焦虑、绝望的心理。

2. 手术后护理

（1）一般护理　　肾全切术后患者一般需卧床3~5日，肾部分切除术者需卧床1~2周。术后生命体征平稳后可取健侧卧位，避免过早下床活动。

（2）病情观察　　严密监测生命体征，保证输血、输液通畅；肾癌切除并行腔静脉取瘤栓术后，需留置导尿并监测24小时尿量、尿蛋白及肾功能，防止肾衰竭。

（3）引流管护理　　妥善固定，保持引流通畅，观察引流液的颜色、量及性状，若无引流物排出，肾周引流管2~3日即可拔除。

（4）并发症的观察和护理　①出血：术后密切观察引流液颜色、量及性状。若引流液量较多、色鲜红且易凝固，同时伴有患者脉搏细速、血压下降等，应立即通知医生，并协助处理。②感染：动态监测体温和血白细胞变化；遵医嘱给予抗生素治疗，鼓励患者多饮水；保持切口周围皮肤清洁、干燥。

3. 健康指导

（1）预防指导　对从事染料、塑料制品、油漆等职业人员，应加强劳动防护，避免直接接触有害物质。

（2）康复指导　充分休息，加强营养，适度锻炼身体，避免重体力活动，戒烟、酒等。

（3）定期复查　肾癌术后应定期复查肝、肾、肺等脏器功能，及早发现转移病灶。

项目二　膀　胱　癌

膀胱癌是泌尿系统中最常见的肿瘤，发病年龄大多数为 50~70 岁，男女发病比例约为 4：1。

【病因】

膀胱癌病因复杂，吸烟是最常见的致癌因素，大约 1/3 膀胱癌与吸烟有关。

长期接触某些致癌物质（如染料、皮革、橡胶等），长期大量服用镇痛剂（非那西丁、内源性色氨酸等），膀胱慢性感染及异物长期刺激等均会增加发生膀胱癌的危险。

【病理】

1. 组织类型　95% 以上为上皮性肿瘤，其中 90% 以上为移行细胞癌，鳞癌和腺癌较少见。

2. 生长方式　分为原位癌、乳头状癌和浸润性癌。原位癌局限在黏膜内；移行细胞癌多为乳头状，低分化者常有浸润；鳞癌和腺癌为浸润性癌。

3. 转移途径　淋巴转移是最主要的转移途径，主要转移至盆腔淋巴结；血行转移多在晚期，主要转移至肝、肺、肾上腺和小肠等处。

【护理评估】

1. 健康史　了解患者年龄、性别及职业、吸烟史、既往史及家族史等。

2. 身体状况

（1）症状　①血尿：是膀胱癌最常见和最早出现的症状。表现为无痛性间歇性肉眼血尿。②尿频、尿急、尿痛：多为膀胱癌的晚期表现。常因肿瘤坏死、溃疡或并发感染所致。③排尿困难和尿潴留：三角区及膀胱颈部肿瘤堵塞膀胱出口所致。

（2）体征　肿瘤增大到一定程度，可在下腹部耻骨上区触及肿块，质地坚硬。

3. 心理和社会支持状况　了解患者及家属对病情、术后并发症、预后的认知程度，心理和家庭经济承受能力。

4. 辅助检查

（1）尿脱落细胞学检查　在新鲜尿液中，易发现脱落的肿瘤细胞，故作为血尿的初步筛选。

（2）影像学检查　B超检查能发现直径0.5cm上的肿瘤，可作为疾病的最初筛选；CT、MRI能了解肿瘤浸润深度及局部转移病灶。

（3）膀胱镜检查　是诊断膀胱癌最直接、最重要的方法。可直接观察肿瘤所在部位、大小、数目、形态、浸润程度，并可进行活检以明确诊断。

5. 诊疗要点　以手术治疗为主的综合治疗。

（1）手术治疗　根据肿瘤的临床分期、病理并结合患者的全身状况，选择合适的手术方式。常用的手术有经尿道手术、膀胱切开肿瘤切除术、膀胱部分切除术及全膀胱切除术等。

（2）放射治疗　作为辅助治疗，但其治疗效果尚未确定。

（3）化疗　有全身化疗和膀胱内灌注化疗等方式。全身化疗多用于有转移的晚期患者；膀胱内灌注对预防肿瘤复发有明显疗效，常用的药物是卡介苗、丝裂霉素等。

【常见护理诊断/问题】

1. 焦虑/恐惧　与对疾病和手术的恐惧、担心疾病预后有关。

2. 营养失调，低于机体需要量　与癌症慢性消耗、长期血尿、手术创伤有关。

3. 排尿型态改变　与排尿困难或尿潴留、膀胱刺激症状等有关。

4. 潜在并发症　出血、感染等。

【护理措施】

1. 手术前护理

（1）一般护理　指导患者进食营养丰富的食物；多饮水可稀释尿液，以免血块引起尿路堵塞。

（2）病情观察　每日观察并记录排尿情况和血尿程度。

（3）对症护理　行膀胱全切除术、肠道代膀胱术者，术前需进行肠道准备。术前3日进少渣半流质饮食、术前1~2日进无渣流食；术前1日及术晨进行清洁灌肠。

（4）心理护理　关心、鼓励患者，给予耐心的心理疏导，告知手术治疗的必要性，以消除其恐惧、焦虑、绝望的心理。

2. 手术后护理

（1）一般护理　膀胱全切术后患者一般需卧床8~10日，防止引流管脱落引起漏尿。

术后生命体征平稳者取半坐卧位，利于尿液引流、伤口引流。

（2）病情观察　严密观察生命体征、尿液及意识的变化，保证输血、输液通畅。

（3）引流管护理

1）输尿管支架管　①保持引流管的通畅，妥善固定、定时挤捏引流管，引流袋位置应低于膀胱以防止尿液反流；②密切观察引流尿液的颜色、量、性状；③一般于术后10~14日拔除。

2）导尿管　目的是引流尿液、代膀胱冲洗及训练新膀胱的容量。应经常挤压，避免堵塞。新膀胱容量达到150mL以上时可拔除导尿管。

3）代膀胱造瘘管　目的是为引流尿液及代新膀胱冲洗。术后2~3周，造影新膀胱显示无尿瘘及吻合口无狭窄后方可拔除该管。

4）盆腔引流管　目的是引流盆腔的积血、积液，可观察有无活动性出血及尿瘘，一般术后3~5日拔除。

（4）膀胱灌注化疗的护理　用于保留膀胱的患者，于术后早期进行，每周1次。嘱患者灌注前4小时禁饮水，排空膀胱。无菌操作下置入导尿管，将化疗药物用蒸馏水或等渗盐水稀释至30~50mL，经导尿管缓慢注入膀胱内。药物需在膀胱内保留1~2小时，期间协助患者每15~30分钟变换体位一次，取俯、仰及左、右侧卧位。灌注后嘱患者多饮水，起到生理性膀胱冲洗的作用，减少化疗药物对尿道黏膜的刺激。

（5）代膀胱冲洗　为预防代膀胱的肠黏液过多引起管道堵塞，一般术后第3日开始用生理盐水或5%碳酸氢钠溶液30~50mL低压缓慢冲洗，温度在36℃左右。同时开放导尿管引流冲洗液，如此反复多次，直至冲洗液澄清为止。

（6）并发症的观察与护理　参考肾癌相关内容。

3. 健康指导

（1）预防指导　对从事染料、橡胶、油漆等职业人员，应加强劳动防护，避免直接接触有害物质。

（2）康复指导　加强营养，劳逸结合，避免重体力活动，戒烟、酒等，慎用镇痛药物。

（3）自我护理　对尿路改道者，教会其自我护理，定期更换集尿袋。

（4）定期复查　浸润性膀胱癌术后应定期复查肝、肾、肺等脏器功能，及早发现转移病灶。放疗、化疗期间，定期检查血、尿常规，一旦出现骨髓抑制，应暂停治疗。膀胱癌保留膀胱的术后患者，应定期复查膀胱镜。

护考链接

考点 1：肾癌的病因病理（A1 型题）。

1. 肾癌常发生于（　　　）

    A. 肾小球 　　　　　　B. 肾小球血管 　　　　　　C. 肾小管

    D. 肾乳头 　　　　　　E. 肾小盏

考点 2：肾癌患者的身体状况（A1 型题）。

2. 肾癌的血尿特点是（　　　）

    A. 镜下血尿 　　　　　　B. 肉眼血尿 　　　　　　C. 腰痛伴血尿

    D. 持续性全程血尿 　　　E. 无痛性间歇性全程肉眼血尿

考点 3：肾癌患者的护理措施（A1 型题）。

3. 肾癌肾部分切除术后应卧床（　　　）

    A. 1~2 天 　　　　　　B. 2~3 天 　　　　　　C. 3~5

    D. 5~7 天 　　　　　　E. 7~14 天

考点 4：膀胱癌患者的身体状况、辅助检查及护理措施（A3/A4 型题）。

（4~6 题共用题干）

某患者，男，53 岁。间歇性无痛性肉眼血尿 2 个月，近期常有尿频、尿急。询问病史得知患者吸烟 10 余年。

4. 该患者最有可能是（　　　）

    A. 肾癌 　　　　　　B. 肾盂癌 　　　　　　C. 肾母细胞瘤

    D. 膀胱癌 　　　　　　E. 前列腺癌

5. 为了确诊，最可靠的检查方法是（　　　）

    A. 实验室检查 　　　　　B. X 线尿路造影检查 　　　　C. 膀胱镜检查

    D. B 超 　　　　　　E. CT

6. 该患者行保留膀胱术，术后应用膀胱灌注法治疗预防肿瘤复发，常用的药物是（　　　）

    A. 抗生素 　　　　　　B. 卡介苗 　　　　　　C. 干扰素

    D. 长春新碱 　　　　　E. 环磷酰胺

扫一扫，知答案

良性前列腺增生患者的护理

扫一扫，看课件

【学习目标】

1. 掌握：良性前列腺增生患者的身体状况、常见护理诊断/问题和护理措施。
2. 熟悉：良性前列腺增生的辅助检查、诊疗要点。
3. 了解：良性前列腺增生的病因病理、患者的心理和社会支持状况。

情景导入

　　某患者，男，68岁。排尿困难7年余，夜尿3~5次，住院治疗。一般情况良好，直肠指诊提示前列腺明显增大；B超发现前列腺有5.5cm×4.5cm×5.0cm大小。拟定手术治疗，患者因担心手术预后，近日出现失眠。

　　问题：①该患者现存哪些主要护理问题？②应给予哪些护理措施？

【病因】

　　良性前列腺增生的病因尚未完全明确，目前公认发病的两个重要因素是老龄和有功能的睾丸。

【病理】

　　前列腺增生主要发生于前列腺尿道周围移行带，增生组织呈多发性结节，并且逐渐增大。增生腺体突向后尿道，使前列腺部尿道伸长、晚期受压变窄，尿道阻力增加，引起排尿困难。严重者可发生尿液的膀胱输尿管反流，最终导致肾积水和肾功能受损。

【护理评估】

1. 健康史　　了解患者年龄、生活习惯、发病诱因、既往排尿困难情况及治疗经过，以及有无其他伴随疾病。

2. 身体状况

（1）症状 ①尿频：最常见的早期症状是尿频，夜间更为明显。②排尿困难：进行性排尿困难是最主要的症状。典型表现为排尿迟慢、断续、尿流细而无力、射程短、终末滴沥、排尿时间延长等。③尿潴留：严重梗阻使膀胱逼尿肌肉功能受损，收缩力减弱，残余尿增加，发生慢性尿潴留，并可出现充溢性尿失禁；也可因受凉、劳累、饮酒等使前列腺突然充血、水肿，发生急性尿潴留。

（2）体征 直肠指诊可触摸到增大的前列腺，表面光滑、质韧、有弹性，边缘清楚，中间沟变浅或消失。

（3）并发症 尿路梗阻严重可导致肾积水和肾功能损害，长期排尿困难者可并发腹股沟疝、内痔与脱肛等。

3. 心理和社会支持状况

了解患者的心理反应，评估患者及家属是否了解疾病的治疗方法、护理措施，以及术后可能导致并发症的认知程度。

4. 辅助检查

（1）直肠指检 是重要的检查方法，前列腺患者均需做此项检查。

（2）血清前列腺特异性抗原（PSA）测定 有助于诊断或排除前列腺癌。

（3）B超检查 经直肠超声检查最为精准。可测定前列腺的大小、形态和结构，还可测定膀胱残余尿量。

（4）尿流率检查 可确定梗阻的程度；正常值为 25mL/s，若最大尿流率 < 15mL/s，说明排尿不畅；< 10mL/s，提示梗阻严重，是手术指征之一。

5. 诊疗要点

（1）非手术治疗 ①观察随访：无明显症状或症状较轻者，一般无需治疗，需密切随访。②药物治疗：常用的有 α 受体阻滞剂、5α–还原酶抑制剂和植物药等，适用于刺激期和代偿早期的前列腺增生患者，达到缩小前列腺、缓解梗阻的目的。③其他治疗：用于尿道梗阻严重而又不适宜手术的患者。如激光治疗、经尿道球囊高压扩张术、经尿道热疗、体外高强聚焦超声等，可根据病情选择使用。

（2）手术治疗 对尿道梗阻严重、药物治疗无效、膀胱残余尿 > 50mL 或曾经出现过急性尿潴留者，应采用手术治疗。常用手术有经尿道前列腺电切术（TURP）、耻骨上经膀胱前列腺切除术、耻骨后前列腺切除术等。

【常见护理诊断/问题】

1. 恐惧/焦虑 与排尿困难、担心手术及预后有关。

2. 疼痛 与手术、导尿管刺激引起的膀胱痉挛有关。

3. 排尿型态异常　与膀胱出口梗阻、留置导尿管和手术刺激有关。

4. 潜在并发症　TUR 综合征、感染、出血等。

【护理措施】

1. 非手术治疗的护理／术前护理

（1）生活护理　给予进食易消化、高营养和适量粗纤维食物，保持大便通畅，鼓励多饮水，严禁憋尿；指导患者有效咳嗽、排痰。

（2）对症护理　残余尿量多或有尿潴留致肾功能不全者，应留置导尿持续引流，改善膀胱逼尿肌和肾功能。

（3）术前准备　术前应协助做好心、脑、肝、肺、肾等重要器官功能的检查，了解患者全身情况，评估其对手术的耐受性；术前晚灌肠，防止术后便秘。

2. 术后护理

（1）病情观察　持续心电监护，密切观察患者的意识、体温、脉搏、血压及呼吸变化。

（2）饮食护理　术后 6 小时患者无恶心、呕吐，可进流质饮食；鼓励多饮水，以稀释尿液、预防感染。1~2 日后如无腹胀可恢复正常饮食。

（3）膀胱冲洗护理　术后常规用生理盐水持续冲洗膀胱 3~7 日，防止血凝块堵塞尿管。注意事项：①冲洗液温度控制在 25~30℃，可有效预防膀胱痉挛。②根据尿色调节冲洗速度，色深则快，色浅则慢。若尿色深红或逐渐加深，说明有活动性出血，应及时通知医师处理。③确保膀胱冲洗及引流通畅。④准确记录尿量、冲洗量和排出量。

（4）术后出血的观察及预防　为术后护理的重点。①指导患者卧床休息，术后利用三腔气囊导尿管控制出血，将 30~50mL 生理盐水注入气囊，以压迫前列腺窝，达到止血作用。导尿管固定在大腿内侧并稍加牵引，不得随意活动或坐起，一般维持牵引时间为8~10 小时。②术后 1 周内，禁止灌肠或肛管排气，避免刺激前列腺窝引起出血。如有便秘时，可口服缓泻剂。

（5）不同手术方式的护理　①经尿道电切术（TURP）：观察有无 TUR 综合征。原因是术中大量冲洗液被吸收，可使患者血容量急剧增加，形成稀释性低钠血症，患者可在术后几小时内出现烦躁、恶心、呕吐、抽搐、昏迷等。严重者可出现肺水肿、脑水肿。此时应减慢输液速度，给予利尿剂、脱水剂等对症处理。TURP 术后 5~7 天尿液颜色清澈，即可拔除导尿管。②开放性手术：术后妥善固定留置尿管或造瘘管，每日进行尿道口护理 2次；耻骨后引流管术后 3~4 日待引流量很少时拔除；耻骨上前列腺切除术后 7~10 天拔除导尿管；膀胱造瘘管通常留置 10~14 天后拔除。

（6）并发症的防治　①感染：定时清洁尿道外口分泌物，并应用抗生素，预防感染。②膀胱痉挛：阵发性剧痛，可诱发出血。此时应嘱咐患者深呼吸，放松腹部肌肉张力。

3.健康指导

（1）生活指导　①术后加强营养，进食易消化、高纤维食物，预防便秘；忌烟酒及辛辣刺激性食物。②术后3个月内避免剧烈活动，如跑步、骑自行车等，防止继发性出血。

（2）康复指导　①指导患者进行肛提肌锻炼，尽快恢复尿道括约肌功能，预防尿失禁。②术后前列腺窝的修复需3~6月，术后可能仍会出现排尿异常现象。应多饮水，定期做尿流动力学、前列腺B超检查，复查尿流率及残余尿量。

（3）心理指导　前列腺切除术后常会出现逆行性射精，不影响性交。前列腺经尿道电切术后1个月，经膀胱切除术后2个月可恢复性生活。

护考链接

考点1：良性前列腺增生患者的身体状况（A1型题）。

1.良性前列腺增生的典型症状是（　　　）

　　A.尿痛　　　　　　　　　B.尿频　　　　　　　　　C.尿潴留

　　D.血尿　　　　　　　　　E.进行性排尿困难

考点2：良性前列腺增生的辅助检查（A1型题）。

2.前列腺增生患者简便而重要的检查方法是（　　　）

　　A.直肠指诊　　　　　　　B.尿流率测定　　　　　　C.PSA测定

　　D.膀胱镜　　　　　　　　E.B超

考点3：良性前列腺增生患者的诊疗要点和护理措施（A3/A4型题）。

（3~5题共用题干）

某患者，男，63岁。进行性排尿困难1年，夜尿3~5次。直肠指诊见前列腺明显肿大，中央沟消失，无压痛。

3.最有可能的诊断是（　　　）

　　A.膀胱炎　　　　　　　　B.尿道狭窄　　　　　　　C.膀胱癌

　　D.前列腺增生　　　　　　E.膀胱结石

4.若患者发生急性尿潴留，应选择的处理方法是（　　　）

　　A.置导尿管　　　　　　　B.诱导排尿　　　　　　　C.膀胱造瘘

　　D.开放手术　　　　　　　E.耻骨上膀胱穿刺抽吸尿液

5.若该患者行经膀胱前列腺摘除术后1周内护理，下列哪项不妥（　　　）

　　A.气囊导尿管固定在股部内侧　　　　B.患者腹胀，用肛管排气

　　C.膀胱冲洗液自气囊导尿管注入　　　D.冲洗液从膀胱造瘘管流出

　　E.冲洗液中必要时加入止血剂

扫一扫，知答案

扫一扫，看课件

模 块 三 十 七
肾结核患者的护理

【学习目标】

1. 掌握：肾结核患者的身体状况、常见护理诊断／问题和护理措施。
2. 熟悉：肾结核患者的健康史、辅助检查及诊疗要点。
3. 了解：肾结核的病因病理及患者的心理和社会支持状况。

肾结核好发于 20~40 岁的青壮年，男性多于女性。【病因】肾结核大多起源于肺结核，少数继发于消化道结核或骨关节结核。

【病理】

原发病灶的结核杆菌经血行播散至肾，主要在靠近肾小球的毛细血管中形成多发性的微结核病灶。病理改变主要是结核结节、溃疡、干酪坏死、空洞、纤维化等。

【护理评估】

1. 健康史　了解患者的年龄、居住环境、生活习惯等；有无诱发肾结核的因素，如营养不良、情绪变化、抵抗力下降等；有无与结核病患者密切接触史；既往史及家族史。

2. 身体状况

（1）局部症状　①尿频、尿急、尿痛：是肾结核的典型症状。尿频往往最早出现，也较突出。最初是因含结核杆菌的脓尿刺激膀胱黏膜所致，以后结核病变侵及膀胱壁，发生结核性膀胱炎及溃疡，尿频加重，并伴尿急、尿痛。②血尿：是肾结核的重要症状。常在膀胱刺激症状出现之后发生，常为终末血尿。③脓尿：是肾结核的常见症状。多为镜下脓尿，严重者尿液呈淘米水样。④腰痛和肿块：肾结核一般无明显腰痛，少数肾结核病变破坏严重和梗阻时，可发生腰部钝痛或绞痛。较大肾积脓或对侧巨大肾积水时，可出现腰部肿块。

（2）全身症状　常不明显。晚期肾结核患者可有消瘦、乏力、发热、贫血、虚弱、盗汗等典型结核症状。

3. 心理和社会支持状况 了解患者及家属对肾结核治疗和预后的认知程度及经济承受能力。

4. 辅助检查

（1）实验室检查 尿呈酸性，尿蛋白阳性，有较多红细胞和白细胞。尿结核杆菌培养对肾结核的诊断有决定性意义。

（2）影像学检查 B超、X线、CT及MRI检查对判断病变严重程度，决定治疗方案非常重要。

5. 诊疗要点 肾结核是进行性疾病，不会自愈。抗结核化疗是泌尿和男性生殖系统结核的基本治疗手段，手术治疗必须在化疗的基础上进行。

（1）药物治疗 适用于早期肾结核，病变较轻或局限，无空洞性破坏及结核性脓肿。药物治疗原则为早期、适量、联合、规律、全程。

（2）手术治疗 凡药物治疗6~9个月无效，肾结核破坏严重者，应在药物治疗的配合下行手术治疗。肾切除术前抗结核治疗不应少于2周。

【常见护理诊断／问题】

1. 恐惧／焦虑 与病程长、病肾切除、担心预后、晚期并发症有关。

2. 排尿型态异常 与结核性膀胱炎及膀胱挛缩有关。

3. 潜在并发症 出血、感染、肾功能不全等。

【护理措施】

1. 非手术治疗的护理／术前护理

（1）一般护理 加强营养，避免劳累，生活规律，保证休息。此外，还应多饮水，以减轻结核性脓尿对膀胱的刺激。

（2）用药护理 指导患者术前遵医嘱进行抗结核治疗，观察药物治疗效果和副作用，及时处理。

（3）心理护理 向患者解释合理药物治疗及必要手术治疗的意义，消除患者的焦虑情绪，从而使其积极配合治疗。

2. 术后护理

（1）一般护理 保留肾组织的手术患者应卧床休息7~14日，减少活动，避免继发性出血；指导患者肛门排气后，进食高热量、高蛋白、高维生素易消化饮食。

（2）病情观察 密切观察生命体征、伤口有无渗出，以及尿量、尿色。

（3）对症护理 保持术后各种引流管通畅、固定良好，并观察引流物的量、颜色和性质；切口敷料渗湿及时给予更换。

（4）用药护理　①术后继续抗结核治疗6个月以上，以防结核复发。②严格遵医嘱用药，坚持联合、规律、全程，不可随意间断或减量、减药。③用药期间须注意药物副作用，若出现恶心、呕吐、耳鸣、听力下降等症状，应及时就诊。④勿用和慎用对肾脏有毒性的药物，如氨基糖苷类、磺胺类药物等。

3. 健康指导

（1）康复指导　加强营养、注意休息、生活规律、适当活动、避免劳累，增强机体抵抗力，以促进康复。

（2）定期复查　单纯抗结核药物治疗者及术后患者都必须重视尿液检查和泌尿系统造影结果的变化。术后应每月检查尿常规和尿结核杆菌，连续半年尿中无结核杆菌称为稳定转阴；5年不复发者可视为治愈。

护考链接

考点1：肾结核的病因病理（A1型题）。

1. 肾结核的主要传播途径是（　　　）

  A. 呼吸道　　　　　　　　　B. 消化道

  C. 直接蔓延　　　　　　　　D. 血液循环

  E. 淋巴管

考点2：肾结核患者的身体状况（A1型题）。

2. 肾结核的血尿多为（　　　）

  A. 运动后血尿　　　　　　　B. 终末血尿

  C. 无痛性血尿　　　　　　　D. 全程血尿

  E. 初始血尿

3. 肾结核最早出现的症状是（　　　）

  A. 尿频、尿急、尿痛　　　　B. 血尿和脓尿

  C. 无痛性血尿　　　　　　　D. 全程血尿

  E. 消瘦

扫一扫，知答案

模块三十八

骨折患者的护理

扫一扫，看课件

【学习目标】

　　1. 掌握：骨折患者的专有体征、并发症、常见护理诊断/问题和护理措施。

　　2. 熟悉：四肢骨折、骨盆骨折、脊柱骨折和脊髓损伤患者的身体状况、护理措施，对患者实施整体护理。

　　3. 了解：骨折的病因、分类、愈合过程。

　　4. 学会：小夹板、石膏绷带的使用方法及护理措施。

项目一　概　述

情景导入

　　某患者，男，35岁。意外事故中致左胫腓骨骨折，接诊时左小腿高度肿胀，皮温低，足背动脉触不清。

　　问题：①患者出现这些症状的主要原因是什么？②如果处理不及时，该患者最可能发生的并发症是什么？

　　骨折（fracture）是指骨的完整性或连续性中断。

【病因】

　　1. 直接暴力　暴力直接作用使受伤部位发生骨折，常伴有不同程度的软组织损伤。如压砸、撞击等所致骨折。

　　2. 间接暴力　暴力通过传导、旋转、杠杆或肌肉收缩使肢体受力部位的远处发生骨折。例如高空坠落，双足着地导致胸腰椎的压缩性骨折。

　　3. 疲劳性骨折　也称应力性骨折。指长期、反复、轻微的直接或间接暴力，集中作用于肢体某一特定部位而引起骨折。如长途行军所致的第2、3跖骨骨折。

4. 病理性骨折　各种骨骼病变引起骨骼强度降低，较小的暴力作用就会引起骨折。如骨结核、骨肿瘤、骨质疏松、骨髓炎等并发的骨折。

【分类】

1. 按骨折端是否与外界相通分类

（1）闭合性骨折　骨折处皮肤或黏膜完整，骨折端与外界不相通。

（2）开放性骨折　骨折处皮肤或黏膜破损，骨折端与外界直接或间接相通。例如，骨盆耻骨骨折时合并膀胱或尿道破裂，骶尾骨骨折合并直肠破裂，均为开放性骨折。

2. 按骨折的程度及形态分类

（1）不完全性骨折　骨的连续性或完整性部分中断。按骨折线的形态可分为裂缝骨折、青枝骨折。

（2）完全性骨折　骨的连续性或完整性完全中断。按骨折线的形态可分为横形骨折、斜形骨折、螺旋形骨折、粉碎性骨折、嵌插骨折、压缩骨折、骨骺分离、凹陷性骨折（图38-1）。

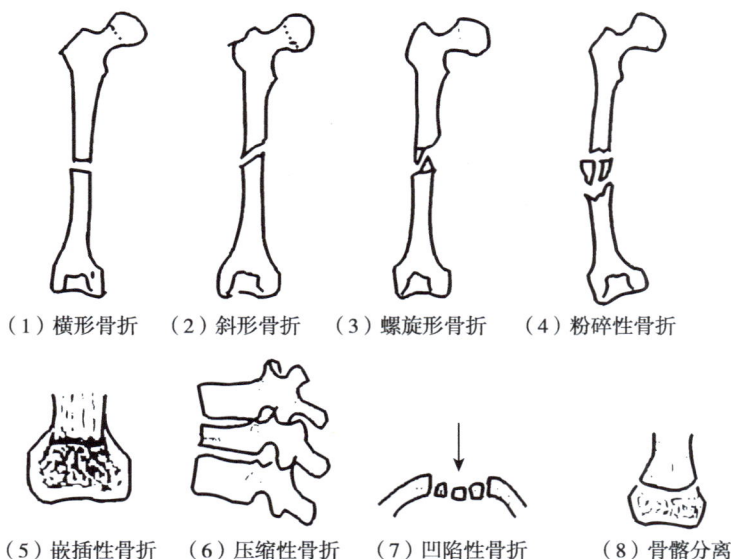

（1）横形骨折　（2）斜形骨折　（3）螺旋形骨折　（4）粉碎性骨折

（5）嵌插性骨折　（6）压缩性骨折　（7）凹陷性骨折　（8）骨骺分离

图38-1　完全性骨折

3. 按骨折后或骨折复位固定后的移位倾向分类

（1）稳定性骨折　如不完全性骨折，横形、压缩及嵌插等复位后较稳定的骨折。

（2）不稳定性骨折　如粉碎性、斜行、螺旋形骨折等。

【护理评估】

1. 健康史　评估患者受伤时间、暴力性质、作用部位、抢救及搬运方法、临时固定情况。

2. 身体状况

（1）全身表现　①休克：多由出血导致，特别是骨盆骨折、股骨骨折和多发性骨折，并发重要内脏器官损伤时也可导致休克。②发热：一般骨折后患者体温正常。有大量内出血、血肿及坏死组织吸收时可引起吸收热，但发热幅度一般不超过38℃。开放性骨折体温升高时，应考虑感染。

（2）局部表现

1）骨折与一般组织损伤共有的体征　①疼痛、压痛、活动痛；②局部肿胀、瘀斑；③功能障碍。

2）骨折的专有体征　①畸形：骨折后患肢出现外形改变，表现为缩短、成角或旋转畸形。②反常活动：又称假关节活动。在肢体非关节部位出现不正常的活动。③骨擦音或骨擦感：骨折断端相互摩擦所产生的声音和感觉。

以上3项专有体征只要具备其一，即可诊断为骨折。但若未发现，也不能排除骨折的可能，例如青枝骨折、嵌插骨折等。应常规做X线检查，以便确诊。

（3）并发症

1）早期并发症

①休克：因严重创伤、大量出血或重要脏器损伤引起休克。

②重要周围组织损伤：骨折导致重要血管、周围神经、脊髓等损伤，如肱骨髁上骨折可伤及肱动脉。

③重要内脏器官损伤：骨折端的移位可伤及邻近的脏器。如颅骨骨折引起脑损伤；肋骨骨折引起肺损伤、心脏损伤、肝破裂、脾破裂等。

④脂肪栓塞综合征：成人多见，多发于粗大的骨干闭合性骨折，如股骨干骨折。因骨折断端血肿张力大，使骨髓腔内脂肪微粒进入破裂的静脉血管内，可引起肺、脑血管栓塞。通常发生在骨折后48小时内，典型表现为进行性呼吸困难、发绀、心率增快、血压降低、昏迷甚至猝死。

⑤感染：开放性骨折易造成化脓性感染和厌氧菌感染，以化脓性骨髓炎常见。

⑥骨筋膜室综合征：是由骨、骨间膜、肌间隔和深筋膜所围成的骨筋膜室内的肌肉和神经因急性缺血而产生的一系列症候群。主要表现为患肢剧痛、肿胀，指（趾）呈屈曲状，活动受限，局部皮肤苍白或发绀。若未及时处理，可发展为缺血性肌挛缩和坏疽。多见于前臂和小腿。

引起的原因有：骨折后骨筋膜室内肿胀、出血，压力增高或肢体包扎过紧所致，如小夹板、石膏包扎。故一旦确诊，前者应尽早切开减压，后者要及时松开外包扎，以挽救患者的肢体和生命。

2）晚期并发症

①关节僵硬：是骨折和关节损伤最常见的并发症。由于关节制动时间过久，关节腔内外发生粘连，关节囊、肌肉、肌腱萎缩，关节活动障碍。

②损伤性骨化（骨化性肌炎）：最常发生在肘部，多见于关节扭伤、脱位及关节附近骨折发生时，骨膜剥离形成骨膜下血肿，若处理不当可使血肿扩大、机化并在关节周围的软组织内广泛骨化，造成关节活动障碍。

③创伤性关节炎：关节内骨折未能获得准确复位，畸形愈合后导致关节面不平整或受力不均，长期磨损易引起活动时关节疼痛。多见于膝关节、踝关节等负重关节。

④缺血性骨坏死：骨折段的血液供应因骨折而被切断，骨骼因缺血而坏死。如股骨颈骨折后，股骨头缺血性坏死。

⑤缺血性肌挛缩：是肢体重要血管损伤或骨筋膜室综合征处理不当所致。患者可出现爪形手（图 38-2）或爪形足等，严重者可致残。

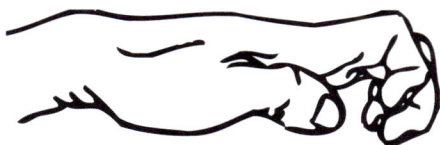

图 38-2　前臂缺血性肌挛缩后典型畸形——爪形手

⑥坠积性肺炎：主要发生于因骨折长期卧床不起的患者，尤其老年体弱或伴有慢性病者。

⑦压疮：骨突处受压时，局部血液循环障碍易形成压疮。常见部位有骶尾部、髋部、足跟部等。截瘫患者更易发生。

⑧下肢深静脉血栓形成：多见于骨盆骨折或下肢骨折患者。由于下肢长时间制动，静脉回流缓慢，加之创伤导致的血液高凝状态，易致血栓形成。

3. 心理和社会支持状况　骨科患者因肢体活动受限，治疗时间长，或担心肢体致残，常常表现出悲伤、恐惧、焦虑、怨恨等心理反应。

4. 辅助检查　X 线检查对骨折的诊断和治疗具有重要价值，可明确有无骨折、骨折的类型、骨折端移位的方向、骨折愈合情况等。

注意事项：①X 线片一般包括正、侧位片，必要时，可两侧摄片对比；②X 线摄片时，应包括骨折邻近部位的 1 到 2 个关节。

5. 诊疗要点　骨折的治疗原则是复位、固定和功能锻炼。

（1）复位　将移位的骨折端恢复正常或接近正常的解剖关系，重建骨的支架作用。复位是骨折治疗的首要步骤。

1）标准 ①解剖复位：两骨折端接触面（对位）和两骨折端在纵轴线上的关系（对线）完全良好，恢复正常的解剖关系；②功能复位：两骨折端对位、对线稍差，未达到正常的解剖学关系，但愈合后对功能无明显影响。

2）方法 首选手法复位，还有牵引复位和手术切开复位。

（2）固定 将骨折断端维持于复位后的位置直至牢固愈合，是骨折愈合的关键。

1）外固定 常用方法有小夹板外固定、石膏绷带外固定、持续牵引固定、外展架外固定等方法。

①小夹板：用具有弹性的木板、竹板或塑料板制成长、宽合适的小夹板，置于骨折复位后的肢体外，用绷带绑扎达到固定目的。常用于四肢长骨的稳定性骨折。固定范围一般不包括骨折的上、下关节，便于功能锻炼，预防关节僵硬。外绑带松紧度以能上下移动1cm为宜。

②石膏绷带：用熟石膏粉均匀撒在特制的绷带上制成石膏绷带。熟石膏遇到水时可重新结晶而硬化，利用这个特性来制作骨科患者所需要的石膏模型。优点：石膏绷带可根据肢体形状塑形，对骨折部位起制动、支撑及保护作用，并能预防及矫正畸形。缺点：无弹性，不能调节松紧度，固定范围一般超过骨折的上、下关节，固定期内无法进行功能锻炼。

③持续牵引：是利用适当的持续牵引力和对抗牵引力作用于骨折部，达到复位和固定的双重目的。在临床牵引时，产生对抗牵引力的方法就是抬高床脚或床头，使身体向着牵引力相反的方向滑动而构成反牵引力。

常用的持续牵引方法包括：

a.皮肤牵引：借助于胶布贴附或用海绵牵引带包裹于伤肢皮肤上，通过滑轮装置及肌肉在骨骼上的附着点，将牵引力传递到骨骼，故又称间接牵引。优点：操作简便，不需穿入骨组织，为无创性。缺点：不能承受过大拉力，重量一般不超过5kg，时间一般不超过2~4周。应用较局限，多适用于小孩或者老年患者（图38-3）。

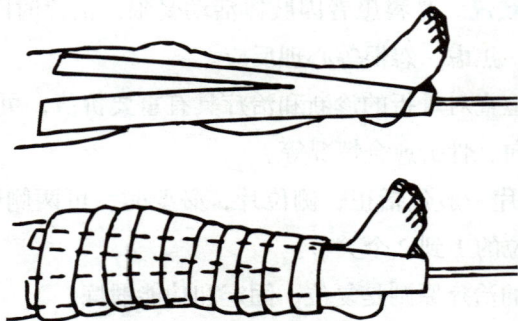

图38-3 皮肤牵引

b.兜带牵引：是利用兜带兜住身体的突出部位施加牵引的方式。常用的有枕颌带牵引、骨盆水平牵引（图38-4）、骨盆悬吊牵引等。

c.骨牵引：是利用穿入骨骼的骨圆针或牵引弓直接牵拉骨骼的方法。优点：牵引力大，持续时间较长，适用于青壮年及需要重力牵引者。缺点：患者有一定的痛苦，并有感染的可能（图38-5）。

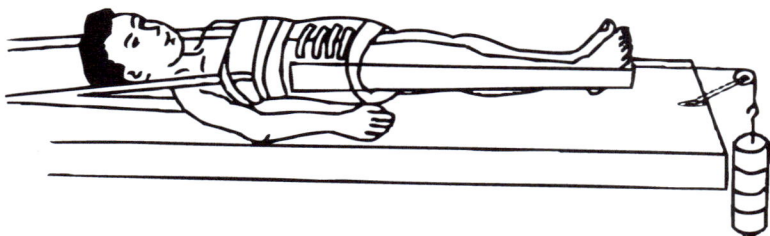

图38-4　骨盆牵引

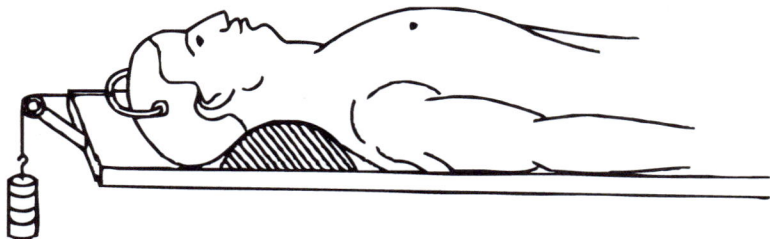

图38-5　颅骨牵引

2）内固定　切开复位后将骨折段固定在解剖复位的位置。内固定物包括钢丝、螺钉、髓内钉、自体或异体植骨片等。成功内固定后可早期活动，预防长期卧床引起的并发症，尤其适合老年患者。

（3）功能锻炼　是防止并发症和及早恢复患肢功能的重要保证。功能锻炼应遵循动静结合、主动与被动运动相结合、循序渐进的原则。

【常见护理诊断／问题】

1.疼痛　与骨折损伤、手术、牵引有关。

2.有周围神经血管功能障碍的危险　与骨和软组织创伤、石膏固定不当有关。

3.躯体活动障碍　与骨折、牵引、制动有关。

4.有感染的危险　与开放性骨折、软组织损伤、牵引或应用外固定架有关。

5.潜在并发症　休克、脂肪栓塞综合征、骨筋膜室综合征、关节僵硬等。

【护理措施】

1.现场急救

（1）抢救生命　首先抢救生命，如心脏骤停、窒息、大出血、休克等，昏迷者应注意保持呼吸道通畅，将头偏向一侧。

（2）包扎伤口　开放性骨折，伤口可用无菌敷料或清洁布类包扎，减少再次污染。骨折断端外露时不应回纳。出血时可加压包扎或采用充气止血带，并记录所用压力和时间。止血带一般每 40~60 分钟放松一次，放松时间以局部血流恢复、组织略有新鲜渗血为宜。

（3）妥善固定　可用夹板或就地取材的木板、树枝等固定，防止二次伤害。若无任何可利用的材料时，患侧上肢可贴胸固定，患侧下肢可缚扎于健侧固定。

（4）迅速转运　应安全、迅速、平稳转运至附近医院。脊柱骨折者须平卧硬板床上，不宜用普通担架，尤其是颈椎骨折时要固定头颈部。

2. 一般护理

（1）卧床护理　①患者卧床期间要做好生活护理，如协助进食、洗漱、排尿排便等，注意皮肤护理，勤翻身预防压疮，调节体位改善舒适度；②指导患者深呼吸、咳嗽排痰，预防呼吸系统感染。

（2）饮食　给予高蛋白、高热量、高维生素、含钙丰富的饮食，以利于骨折愈合。多吃蔬菜水果预防便秘，多饮水预防泌尿系感染和结石形成。

（3）减轻疼痛　及时评估患者的疼痛程度，遵医嘱给予止痛药物。

3. 骨折的愈合过程及护理　骨折愈合是一个逐渐演进的修复过程，大体分 3 个阶段。在骨折愈合的不同阶段，其护理对策和功能锻炼有所不同。

（1）血肿炎症机化期　骨折时骨折断端和周围组织血管破裂出血，形成血肿，伤后6~8 小时，血肿凝结成血块。同时，损伤还在局部引起无菌性炎症，炎性细胞逐渐清除血凝块、坏死组织和死骨，使血肿逐步机化为肉芽组织，进而转化为纤维结缔组织，将骨折两端连接起来，称为纤维连接。这一过程需要 2 周左右。

此期护理的重点是保证骨折的有效固定，促进神经循环功能的恢复。护理要点：①预防和纠正休克：根据医嘱输血、输液，及时处理出血。②取合适体位：休克患者取平卧位。患肢水肿时抬高，促进静脉血回流。但若怀疑有骨筋膜室综合征时，严禁按摩、热敷或使患肢高于心脏水平，以免加重组织缺血和损伤。③加强观察：观察患者的生命体征、患肢远端感觉、运动和末梢血液循环情况。检查石膏固定是否松动，必要时重整石膏，保证有效固定。手术切开复位者，观察伤口情况，保持敷料清洁干燥。④功能锻炼：此期以患肢肌肉的舒缩活动为主，骨折附近的关节严禁活动，以免骨折再移位或断端出血，导致畸形愈合或不愈合。

（2）原始骨痂形成期　骨折断端新生骨组织成为骨痂，骨痂来源于：①软骨内化骨：血肿机化为肉芽组织，再转化为软骨组织，逐渐钙化为骨，形成环状骨痂和髓腔内骨痂，即为连接骨痂。②膜内化骨：骨折使骨皮质内、外覆盖的骨膜被掀起，使膜下的成骨细胞大量增生，在骨折端内、外形成骨样组织，再逐渐骨化形成新骨，分别称为内、外骨痂。连接骨痂和内、外骨痂相连，形成桥梁骨痂，标志着原始骨痂形成。这些骨痂不断钙化加强，当其达到能够抗拒由肌肉收缩而引起的各种应力时，骨折即达到临床愈合阶段。此阶段一般需 12~24 周。

此期骨折是逐步修复至临床愈合，所需时间较长，护理要点：①继续保证固定效果，防止断端移位及再骨折；②功能锻炼：逐渐恢复骨折部上、下关节的活动，逐渐增加运动强度，预防关节僵硬、肌肉萎缩、骨质疏松等并发症，促进肢体功能恢复。

（3）骨痂改造塑型期　原始骨痂由一些排列不整齐的骨小梁组成，骨痂组织多，强度不等。随着肢体运动功能的恢复，应力轴线上的骨小梁不断得到加强和改造，使之形成坚强的板层骨，应力轴线以外的骨痂被破骨细胞破坏、吸收清除，骨髓腔连通，骨折处恢复正常骨结构，这一过程需 1~2 年。

此期护理的重点是加强患肢的全面功能锻炼，掌握劳动强度。

影响骨折愈合的因素错综复杂，诸如：①全身因素：年龄、健康状况等；②局部因素：骨折类型、局部的血液循环、软组织损伤的程度、感染的影响等；③医源性因素：反复多次的手法复位、牵引过度、固定不妥、功能锻炼不当等。因此在实际治疗护理工作中，应针对每位患者的实际情况，根据骨折愈合的客观规律，积极预防、纠正或补救不利因素的干扰，促进骨折顺利愈合。

4. 牵引患者的护理

（1）牵引体位　为保持反牵引，颅骨牵引抬高床头，下肢牵引应抬高床尾 15~30cm 以对抗牵引力量。

（2）保持有效牵引　肢体纵轴应与牵引力平行，要经常检查牵引绳是否脱轨，滑轮是否灵活，牵引锤应保持悬空。在牵引过程中，身体若过度向床头、床尾滑动抵住了栏杆，会失去身体的反牵引作用，应及时纠正。

（3）并发症的观察和护理

1）牵引针眼感染　骨牵引针两端应套上带软木塞的无菌小瓶或胶布粘贴，以免划破被褥及刺伤皮肤。保持牵引针孔周围皮肤清洁，有分泌物未清除或牵引针左右滑动易导致感染，可在针眼处每日滴 75% 乙醇 2 次，并用无菌敷料覆盖。

2）牵引针滑脱　常因钻孔过浅、螺母未拧紧或重量过大引起骨质撕脱。

3）定时测量　防止牵引过度或不足，每日测量肢体长度，并与健侧对比。

4）肌肉萎缩和关节僵硬　牵引时注意保持肢体于功能位，按循序渐进的原则进行肌肉及关节的功能锻炼。最常见的是足下垂畸形，卧位时足部不要压重物，可用矫正鞋、沙袋或托脚板托起，盖棉被要有护架。

5. 石膏绷带固定患者的护理

（1）体位的护理　四肢石膏固定者，需将患肢抬高，促进静脉血回流，预防并减轻肢体水肿。上肢可用托板或悬吊带，下肢可用软枕垫起，使患处高于心脏水平 20cm。

（2）石膏的护理

1）石膏干固前的护理　①禁止搬动和压迫：在干固前石膏易折断、受压变形，打好石膏后用软枕垫好。若搬动，用手掌平托，严禁手指按压、抓捏，以防局部向内凹陷。②加速干固：保持通风，温度低、湿度大时，用灯泡烘烤或电吹风烘干等。

2）石膏干固后的护理　保持石膏清洁干燥，防止水、分泌物及大小便等弄湿及污染石膏。轻微污染，可用湿布擦拭，但不要浸湿石膏；若污染严重，应及时更换。

（3）并发症的预防和护理

1）骨筋膜室综合征　早期肢体有持续性疼痛，进行性加剧，缺血 30 分钟即可发生感觉异常，应严密观察肢体远端血液循环、感觉和运动情况，如疑有骨筋膜室综合征，为减轻肢体缺血，切不可抬高患肢，并立即通知医生局部开窗减压，甚至拆除石膏找出原因对症处理。

2）压疮　多因石膏绷带凸凹不平，或关节骨隆突处塑形不良，或搬运石膏时未干固等原因所致的石膏内面不平整压迫组织引起。表现为局部持续性不适、疼痛，甚至感染、出现分泌物等。应及时开窗或剪开石膏，解除压迫。预防压疮，包扎石膏时要用手掌托扶。嘱患者不可向石膏内塞垫。

3）石膏综合征　躯干石膏固定后，部分患者可能出现反复呕吐、腹痛，甚至胸闷、呼吸困难等表现，称为石膏综合征。预防方法是包扎石膏时适当留有余地，患者应避免过饱饮食，少量多餐，并注意呼吸的观察。一旦发生，及时上腹开窗。

4）失用性骨质疏松、关节僵硬　长期卧床、石膏制动，引起骨骼大量脱钙、疏松。关节固定不动可发生僵硬，预防办法是加强功能锻炼。

5）其他：长期卧床，患者还可能出现坠积性肺炎、便秘、泌尿系感染等，应加强观察并及时处理。

6. 健康指导

（1）安全指导　指导患者及家属评估家庭环境的安全性、有无影响活动的障碍物，安全使用轮椅或步行辅助器。如使用拐杖时应加垫，以防滑和避免损伤腋部，手握把柄时屈肘不超过 30°。

（2）功能锻炼　告知患者出院后坚持功能锻炼的意义和方法。

（3）复查　告知患者若出现患肢疼痛、肿胀，夹板、石膏或外固定器松动等，及时入院复查。

项目二 常见四肢骨折

一、肱骨干骨折

肱骨干骨折是发生在肱骨外科颈下 1~2cm 至肱骨髁上 2cm 段内的骨折，肱骨干中下 1/3 段后外侧有桡神经沟，此处骨折易合并桡神经损伤。

【护理评估】

1. **健康史** 可由直接或间接暴力引起，常见于青壮年。直接暴力常由外侧打击肱骨干中段导致横形或粉碎性骨折；间接暴力常由于手掌或肘部着地，暴力上传，加之身体倾倒产生的剪式应力，导致肱骨中下 1/3 斜形或螺旋形骨折。

2. **身体状况** 患侧上臂疼痛、肿胀、皮下瘀斑及功能障碍。体检可见成角畸形、反常活动、骨擦感、患肢短缩等。若合并桡神经损伤时可出现垂腕，手掌指关节不能伸直，拇指不能伸展，手背、虎口区皮肤感觉减退或消失。

3. **诊疗要点** 一般采用手法复位，复位后可用石膏或小夹板固定。切开复位后用加压钢板螺钉或带锁髓内钉做内固定。

【常见护理诊断 / 问题】

1. **疼痛** 与骨折损伤、手术、牵引有关。
2. **焦虑 / 恐惧** 与疼痛、制动、担忧肢体功能恢复效果等有关。
3. **潜在并发症** 肌萎缩、关节僵硬等。

【护理措施】

1. **体位** 用吊带或三角巾将患肢托起，促进静脉回流，减轻肢体肿胀疼痛。

2. **皮肤护理** 桡神经损伤后易引起支配区域皮肤营养改变，如弹性下降、萎缩干燥等，一旦受伤易引起溃疡。预防：①每日温水擦洗患肢，保持清洁。禁用热水袋，防烫伤。②定时变换体位，避免皮肤受压引起压疮。

3. **指导功能锻炼** 伤后 1 周内指导患者进行上臂肌肉的主动舒缩运动，包括手指、掌和腕关节活动，如握拳、伸屈指、伸屈腕及主动耸肩动作 10~20 次，练习频率和强度以患者不感到疼痛和疲劳为度；伤后 2~3 周，开始肩、肘关节的主动运动，如肘关节的伸屈，肩关节的外展、内收活动，逐渐增加活动量；至 6~8 周后可做全面练习肩关节活动，如旋转、环转（画圈）等，防止肩关节僵硬或萎缩。

二、肱骨髁上骨折

肱骨髁上骨折是指肱骨干与肱骨髁交界处的骨折，多发生于 10 岁以下儿童，占肘部骨折的 30%~40%，为肘关节外骨折，其损伤并发症较多。

【护理评估】

1.健康史 多为间接暴力引起。根据暴力作用的机制和骨折线的形态，可分为伸直型和屈曲型两种。

（1）伸直型 较常见。受伤时肘关节伸直手掌着地，身体前倾，暴力经前臂向上传递可致伸直型骨折（图 38-6）。骨折近端向前下方移位，远端向后上方移位，可压迫或挫伤肱动脉、正中神经，从而引起前臂缺血性肌挛缩，造成爪形手畸形；合并骨骺损伤者，患儿易出现肘内翻或外翻畸形。

（2）屈曲型 少见。受伤时肘关节屈曲，肘后方着地，暴力传导至肱骨下端导致屈曲型骨折（图 38-7）。骨折近端向后下方移位，远端向前上方移位，很少合并血管和神经损伤。

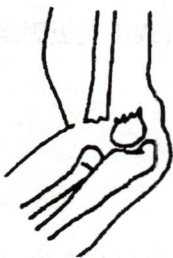

图 38-6 伸直型肱骨髁上骨折　　图 38-7 屈曲型肱骨髁上骨折

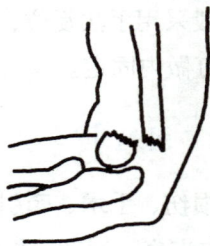

2.身体状况 肘部肿胀、疼痛、皮下瘀斑，肘关节屈伸障碍，出现畸形，但肘后三角关系正常。若合并血管、神经损伤，可出现手部感觉异常和运动功能障碍。

3.诊疗要点

（1）非手术治疗 肘部肿胀轻，桡动脉搏动正常，可行手法复位和石膏托固定。伸直型复位后固定肘关节于 60°~90° 屈曲或半屈位。对受伤时间长，局部肿胀较重者，可先做尺骨鹰嘴悬吊牵引，待肿胀消退后再行手法复位。

（2）手术治疗 开放性骨折、手法复位失败或合并神经血管损伤者宜选择切开复位内固定。

【常见护理诊断／问题】

1.有外周神经血管功能障碍的危险 与骨和软组织损伤、外固定不当有关。

2. 不依从行为　与患儿年龄小、缺乏对健康的正确认识有关。

【护理措施】

1. 体位　用吊带或三角巾将患肢托起，促进静脉回流，减轻肢体肿胀疼痛。

2. 病情观察　石膏托固定期间，密切观察患肢血液循环、有无疼痛及麻木感、皮肤颜色及温度改变情况，随时调整屈肘角度。同时，注意有无肘内外翻畸形等。

3. 指导功能锻炼　复位固定后尽早开始手指及腕关节屈伸活动；固定 4~5 周后，X 线检查证实骨折愈合良好，拆除石膏托后，开始进行肘关节屈伸功能锻炼。手术切开复位且内固定稳定的患者，术后 2 周即可活动患肘关节。

三、桡骨远端伸直型骨折

桡骨远端伸直型骨折（Colles 骨折）是指发生于桡骨远端约 3cm 以内的骨折，这个部位是松质骨和密质骨交界处，骨质薄弱，易发生骨折。多见于有骨质疏松的中老年女性。

【护理评估】

1. 健康史　多为间接暴力引起。跌倒时手掌着地，腕关节背伸，前臂旋前所致，应力作用到桡骨远端，使骨折远端向背侧、桡侧移位。

2. 身体状况　伤后腕关节局部疼痛、肿胀，活动受限，可出现典型的畸形表现，侧面观呈"餐叉样"畸形，正面观呈"枪刺刀样"畸形（图 38-8）。

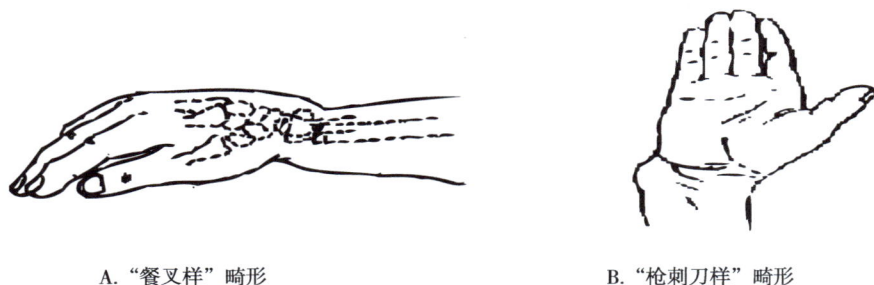

A. "餐叉样"畸形　　　　　　　　　　　　B. "枪刺刀样"畸形

图 38-8　Colles 骨折典型畸形

3. 诊疗要点　主要采用手法复位，小夹板或石膏固定在屈腕、尺偏、旋前位 2 周，之后改为中立位固定 2 周。必要时应用手术复位。

【常见护理诊断／问题】

有外周神经血管功能障碍的危险　与骨和软组织损伤、外固定不当有关。

【护理措施】复位固定期间要密切注意患肢手指的血运、感觉、运动有无异常。指导患者尽早开始手指的屈伸和用力握拳练习，以减轻水肿，增加静脉回流。同时进行肩、肘关节功能锻炼，防止关节僵硬或肌萎缩。伤后2周进行腕关节背伸和桡侧偏斜练习，同时进行前臂旋转运动。

四、股骨颈骨折

骨质疏松是引起股骨颈骨折的重要因素，多见于老年人，以女性为多。

【分类】

1. 按骨折线部位分类　可分为头下、经颈、基底骨折3种（图38-9）。前两者属于关节囊内骨折，股骨头的血液供应大部分中断，易发生股骨头缺血坏死；基底骨折由于两骨折段的血液循环良好而较易愈合。

2. 按骨折线的角度（X线片表现）分类

（1）内收骨折　远端骨折线与两髂嵴连线的延长线所形成的角度（Pauwels角）大于50°，属于不稳定性骨折；

（2）外展骨折　Pauwels角小于30°，属于稳定性骨折（图38-10）。

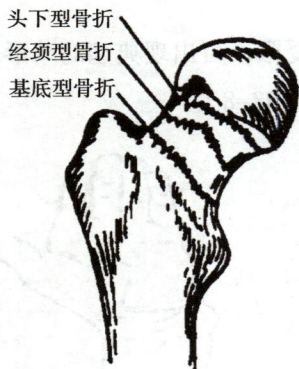

图38-9　股骨颈骨折部位

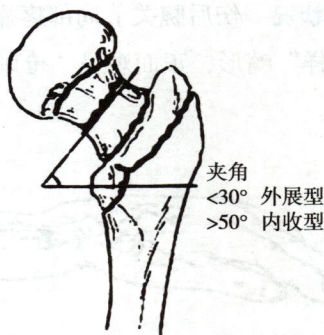

图38-10　股骨颈骨线与两髂嵴连线的延长线所形成的角度，即Pauwels角

【护理评估】

1. 健康史　中老年人常有摔倒受伤史，多在走路时滑倒，下肢突然扭转，臀部着地，暴力沿下肢传导至股骨颈引起骨折。青壮年股骨颈骨折多为严重创伤所致，如车祸、高空坠落等。

2. 身体状况　主要表现为髋部疼痛，不能站立或行走，患肢呈典型的短缩、外展、外旋畸形，一般在 45°～60°。患侧大转子突出，局部有压痛和轴向叩击痛。

3.诊疗要点　应根据患者年龄、身体状况、骨骼密度、预期寿命和依从性来决定治疗方案。

（1）非手术治疗　适用于一般情况差，难以接受手术者或无明显移位、外展型、嵌插型等稳定性骨折。可采用穿防旋矫正鞋，下肢 30° 外展中立位持续皮肤牵引、骨牵引或石膏固定方法达到复位和固定作用，卧床 6~8 周。

（2）手术治疗　适用于内收型骨折或有移位、难以牵引或手法复位者。手术方法：①闭合复位内固定：大多数股骨颈骨折闭合复位良好后，在 X 线导引下闭合穿钉固定骨折。②切开复位内固定：如果骨折闭合复位两次后仍不能达到满意的对位，则必须考虑切开复位。③髋关节置换：随着假体技术的逐渐发展成熟，股骨头置换术和髋关节置换术在股骨颈骨折中的应用日趋广泛，克服了骨折不愈合、股骨头坏死等诸多问题，患者可早期下床，降低长期卧床并发症的发生，提高了生活质量。

【常见护理诊断／问题】

1.躯体活动障碍　与骨折、牵引或石膏固定有关。

2.有失用综合征的危险　与骨折、软组织损伤或长期卧床有关。

3.潜在并发症　压疮、关节僵硬、下肢深静脉血栓、肺部感染等。

【护理措施】

1.体位　平卧硬板床，指导并协助患者维持患肢于外展中立位，不盘腿、不侧卧，仰卧时两腿之间置软枕，脚尖向上或穿"丁"字鞋，忌外旋、内收。尽量避免移动髋部，如若搬动，需平托髋部与肢体。

2.指导功能锻炼　非手术治疗患者骨折复位后，早期可在床上做扩胸运动，患肢股四头肌等长运动及踝、足趾的屈伸活动。牵引 8 周后，复查 X 线片，若无异常可去除牵引做直腿抬高练习、起坐锻炼。如果下肢肌肉良好，3 个月后可扶拐下地行走，6 个月后可去拐下床活动直至骨折愈合。人工髋关节置换术的患者，术后 2~3 周允许下床，指导患者在有人陪伴下正确使用助行器或拐杖行走。

五、股骨干骨折

股骨是人体内最长、最粗、承受应力最强的管状骨。股骨干骨折是指股骨转子以下、股骨髁以上部位的骨折，多见于青壮年。

【护理评估】

1. 健康史

（1）直接暴力　交通事故是主要致伤原因，如重物撞击、车轮碾轧等，横形或粉碎性骨折常见，周围软组织损伤较重。

（2）间接暴力　多为坠落伤所致，斜形或螺旋形骨折常见，周围软组织损害较轻。

2. 身体状况　伤后患肢剧痛、肿胀、畸形，肢体活动受限，不能站立。在股骨下 1/3 骨折，骨折远端由于腓肠肌的牵拉及肢体的重力作用向后方移位，可能损伤胫神经、腓总神经、腘动静脉，故应注意患肢远端的感觉、运动功能和末梢血液循环状况。成人单一的股骨干骨折内出血可达 500~1000mL，可出现休克前期表现；若合并多处骨折，则发生休克的可能性大。

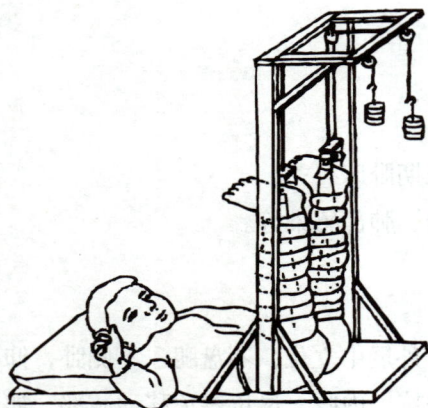

图 38-11　儿童的垂直悬吊皮牵引

3. 诊疗要点

（1）非手术治疗　可采用手法复位、小夹板固定或牵引复位固定等非手术治疗。

1）皮牵引　一般 3 岁以内的患儿可将双下肢垂直向上悬吊皮肤牵引，重量以臀部稍离床为度（图 38-11）。

2）骨牵引　对于 4 岁以上儿童及成人均可采用骨牵引。牵引后定时进行 X 线检查，了解骨折复位、愈合情况。

（2）手术治疗　适用于非手术治疗失败、合并神经血管损伤、不宜长时间卧床的老年患者，陈旧性骨折不愈合或畸形愈合，患肢有多段骨折或多发性骨折，污染轻的开放性骨折等，可手术复位内固定。

【常见护理诊断/问题】

1. 躯体活动障碍　与骨折、牵引或石膏固定有关。

2. 潜在并发症　脂肪栓塞综合征、低血容量性休克等。

【护理措施】

1. 病情观察　监测生命体征、患肢情况及伤口局部情况。

2. 体位　患足穿防旋鞋，指导并协助患者维持患肢于外展中立位。

3. 指导功能锻炼　患肢复位固定后，即可早期练习股四头肌的等长收缩，促进局部血液循环，防止肌肉粘连。同时被动活动髌骨，防止关节面粘连，积极练习踝关节、足部小关节和小腿，尽量伸直膝关节。去除牵引和外固定后，全面锻炼关节和肌肉，早期不负重活动，以后逐渐增加负重。

六、胫腓骨干骨折

胫腓骨干骨折是指在胫骨平台以下至踝以上部分发生的骨折，是长骨骨折中最常见的一种，多见于青壮年和儿童。儿童胫腓骨干骨折多为青枝骨折。

【护理评估】

1. 健康史

（1）直接暴力　重物打击、车轮碾轧等可引起胫腓骨同一个平面的横形、短斜形或粉碎性骨折。

（2）间接暴力　高处坠落、滑倒，身体剧烈扭转的情况下发生，骨折线呈螺旋形或斜形，腓骨骨折线常高于胫骨骨折线，周围软组织损伤较轻，但骨折端刺破皮肤可造成开放性骨折。

2. 身体状况　伤后患肢剧痛、肿胀，不能站立和行走。可呈短缩或成角畸形，反常活动，可发现骨擦音和骨擦感。注意合并胫前、后动脉及腓总神经损伤的征象和发生骨筋膜室综合征的可能。

3. 诊疗要点　胫腓骨干骨折治疗的主要目的是恢复小腿的承重功能，完全矫正旋转、侧方成角畸形，保持胫骨上下关节面的平行，尽量恢复肢体长度。

（1）非手术治疗　①横形、短斜形骨折：可手法复位，用小夹板或长腿石膏固定。②不稳定的长斜形或螺旋形骨折：先行跟骨牵引，纠正缩短畸形后辅以手法复位，小夹板固定；6周后解除牵引，改用小腿功能支架或长腿石膏固定，可下地负重行走。

（2）手术治疗　手法复位失败、损伤严重或开放性骨折可切开复位，内固定或外固定支架固定。

【常见护理诊断／问题】

1. 有外周神经血管功能障碍的危险　与骨和软组织损伤、外固定不当有关。
2. 潜在并发症　骨筋膜室综合征、关节僵硬、肌萎缩等。

【护理措施】

1. 并发症的观察和护理
（1）骨筋膜室综合征　参见模块三十八项目一。

（2）神经损伤　胫骨上段骨折患者若出现以下情况提示有腓总神经损伤：①垂足畸形；②踝不能背伸，不能伸趾；③足背感觉消失。经常检查局部皮肤有无受压，穿丁字鞋，维持踝关节的功能位，预防足下垂。

2. 指导功能锻炼　患肢复位固定后，早期进行股四头肌的等长收缩、足趾的主动屈伸和髌骨被动活动。禁止在膝关节伸直的情况下旋转大腿，影响骨折端的稳定，导致骨不连。去除牵引和外固定后，进行膝关节、踝关节的屈伸练习和髋关节的各种运动，逐渐下地行走，早期不负重，以后逐渐增加负重。

项目三　骨盆骨折

　　骨盆是由两侧髂骨、耻骨、坐骨组成的髋骨连同骶骨、尾骨共同构成的一个闭合骨环。结构坚固，损伤多因高能量外力所致，常合并静脉丛和动脉的大量出血，以及盆腔内脏器的损伤。

【护理评估】

1. 健康史　直接暴力是引起骨盆骨折的主要原因，年轻人常见于交通事故、砸伤、高处坠落等，老年人常见于摔倒。

2. 身体状况

（1）症状　髋部肿胀、疼痛，不敢坐起或站立。

（2）体征　①骨盆挤压与分离试验阳性：患者仰卧位，检查者双手从两髂前上棘用力向中心相对挤压或向外后方分离骨盆。若出现疼痛者为阳性，常提示骨盆环骨折（图38-12）。②肢体长度不对称：患肢常缩短（脐孔至两侧内踝尖端之间的距离）。③会阴部瘀斑：是耻骨和坐骨骨折的典型体征。

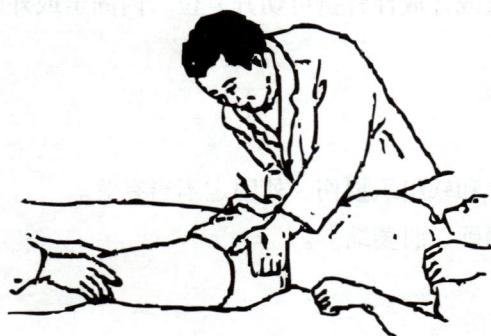

A. 骨盆挤压试验　　　　　　　B. 骨盆分离试验

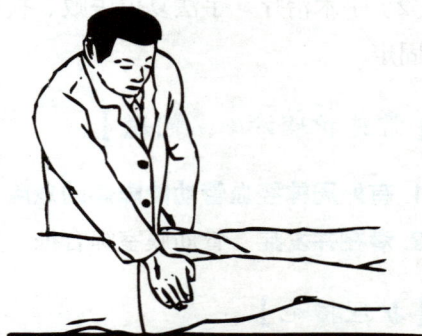

图38-12　骨盆挤压与分离试验

（3）并发症 ①休克：骨盆骨折后大量出血积聚在后腹膜，引起腹膜后血肿。若后腹膜破裂，血液也可流向腹膜腔，引起腹膜腔积血。②直肠、膀胱、尿道等盆腔脏器损伤征象。

3. 心理和社会支持状况 评估患者和家属对疾病的心理承受能力，以及相关康复知识的认知和需求程度。

4. 辅助检查 骨盆前后位 X 线可明确骨折的类型及移位情况，但骶髂关节情况以 CT 检查更为清晰。只要情况许可，患者都应做 CT 检查。

5. 诊疗要点 首先处理休克和各种危及生命的并发症，再处理骨折。

（1）非手术治疗

1）卧床休息 骨折移位不明显者，卧硬板床 3~4 周，保持骨盆稳定性。

2）复位与固定 不稳定骨折可用骨盆悬吊牵引固定，重量以臀部稍抬离床面为宜，5~6 周后石膏短裤固定。

（2）手术治疗 以下情况需手术复位及内固定，再加上外固定支架：①骨盆骨折移位明显，非手术复位不满意；②耻骨联合分离、骨盆环双处骨折伴骨盆环破裂者。

【常见护理诊断 / 问题】

1. 组织灌注量不足 与骨盆损伤、出血有关。

2. 躯体移动障碍 与骨折、固定或手术有关。

3. 潜在并发症 失血性休克、直肠损伤、尿道损伤、膀胱损伤等。

【护理措施】

1. 急救护理 迅速建立两条静脉通道，且输液通道应建立在上肢或中心静脉，不宜选在下肢，以免液体不能有效进入血液循环。

2. 病情观察 ①严密观察生命体征、神志、尿量，以确定是否有休克及程度、疗效和进展；②观察是否有血尿、便血、腹痛、腹胀等情况，及时发现合并伤，采取相应处理。

3. 体位和护理 ①伤后平卧硬板床，尽量减少搬动。必须搬动则由多人平托。尽量使用气垫床，预防压疮的同时可减少翻身次数。②卧床期间，髂前上、下棘撕脱骨折可取髋、膝屈曲位。坐骨结节撕脱骨折者应取大腿伸直、外旋位。骶尾骨骨折者可在骶部垫气圈或软枕。骨折愈合后方可患侧卧位。

4. 功能锻炼 长期卧床者需练习深呼吸，进行肢体肌肉等长舒缩。行牵引者 12 周以后可负重。允许下床后，可使用助行器或拐杖，以减轻骨盆负重。

项目四　脊柱骨折和脊髓损伤

一、脊柱骨折

脊柱骨折占全身骨折的 5%~6%，骨折部位以胸腰段为多见。脊髓损伤是脊柱骨折的严重并发症，常致瘫痪甚至危及生命。

【护理评估】

1. 健康史　脊柱骨折多由间接暴力引起，屈曲型损伤最常见。如高空坠落后头、肩、臀或足部着地，由于地面对身体的阻挡，使暴力传导至脊柱常造成椎体压缩或粉碎性骨折，严重时合并关节突脱位或脊髓损伤。

按骨折的稳定程度，脊柱骨折可分为以下两类：

（1）稳定性骨折　指单纯压缩骨折，压缩不超过椎体原厚度的 1/3，无韧带损伤和移位倾向。

（2）不稳定性骨折　损伤较严重而复杂，复位后容易移位。如椎体粉碎性骨折，压缩超过椎体原厚度 1/3 以上。

2. 身体状况　外伤后，局部疼痛、肿胀、脊柱活动受限。骨折处棘突有明显压痛和叩击痛，胸腰椎骨折常有后突畸形。合并脊髓损伤时，可伴有四肢或双下肢的感觉、运动、肌张力、腱反射和括约肌功能异常等。

3. 心理和社会支持状况　评估患者及家属对骨折及脊髓损伤的诊治认知情况，对功能障碍的承受能力，对功能锻炼的知识掌握情况。

4. 辅助检查

（1）X 线　首选的检查方法，显示椎体损伤的部位、类型和移位情况。

（2）CT、MRI 检查　CT 检查可显示骨折情况及椎管内有无出血及碎骨片；MRI 检查能显示脊髓损伤的程度和范围。

5. 诊疗要点　患者若伴有多发伤，如胸腹部损伤、颅脑损伤、活动性大出血及休克等危及生命的急症，应优先抢救。

（1）胸腰椎骨折

1）单纯压缩性骨折

①椎体压缩不超过 1/3 者或年老体弱不能耐受复位及固定者，可采取仰卧于硬板床上，在骨折部位垫厚枕，保持脊柱过伸位；嘱患者 3 日后按照循序渐进的原则进行腰背肌功能锻炼，方法有俯卧位和仰卧位（图 38-13）。2 个月后骨折基本愈合，第 3 个月可少许

下床活动，但仍以卧床休息为主。对于一些不能进行主动锻炼的患者，可由医护人员或家属帮助患者按摩肌肉，活动各关节。

②椎体压缩超过 1/3 的青壮年患者，可用两桌过仰复位法或双踝悬吊复位法（图 38-14）。复位后石膏背心固定 3 个月。固定期间坚持每天进行腰背肌功能锻炼。

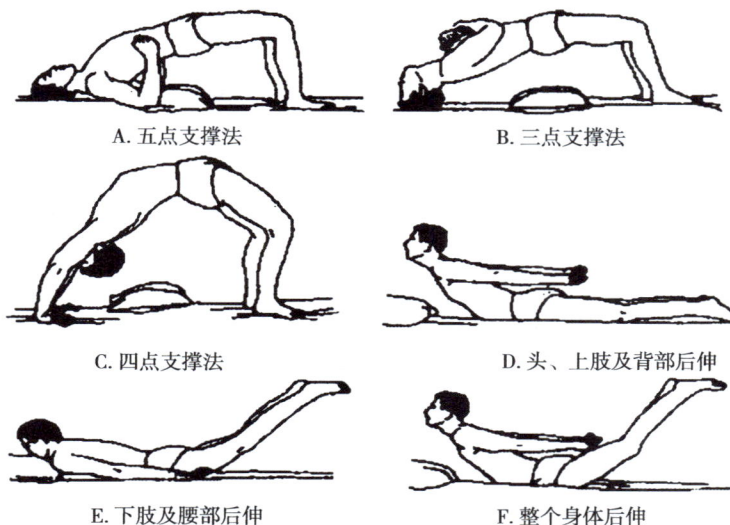

A.五点支撑法　　　　　　　　　B.三点支撑法

C.四点支撑法　　　　　　　　　D.头、上肢及背部后伸

E.下肢及腰部后伸　　　　　　　F.整个身体后伸

图 38-13　腰背肌功能锻炼方法

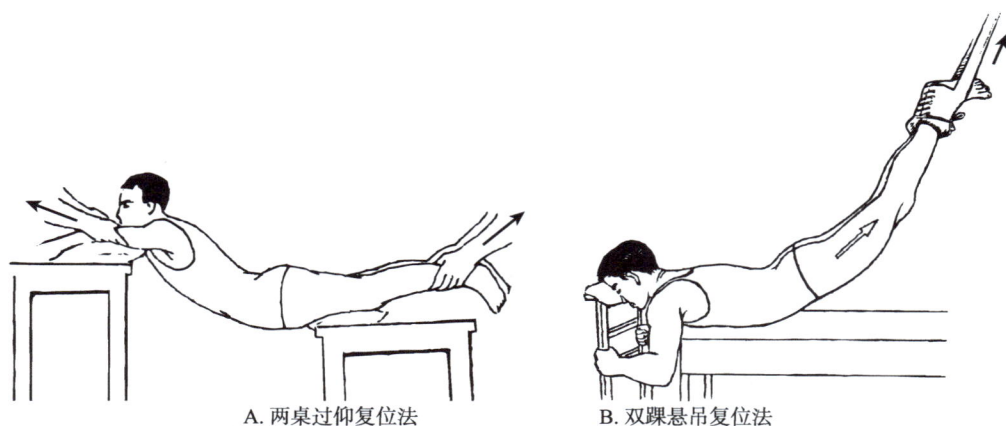

A.两桌过仰复位法　　　　　B.双踝悬吊复位法

图 38-14　胸腰椎骨折复位方法

2）爆破性骨折　椎体呈粉碎骨折，骨折块向四周移位，向后移位若压迫脊髓、神经，需要手术治疗。

（2）颈椎骨折

1）稳定性骨折　①枕颌带牵引：单纯的压缩性骨折或移位较轻者，卧位枕颌带牵引，牵引重量 3~5kg；复位后头颈胸石膏固定 3 个月，石膏干后可起床活动。②颅骨牵引：骨折较重或移位明显者，颅骨牵引，牵引重量 3~5kg，必要时可加至 6~10kg；复位后再牵引 2~3 周，头颈胸石膏固定 3 个月。

2）爆破性骨折　原则上尽早手术治疗，通常采用经前路手术，祛除骨片、减压、植骨融合及内固定。

【常见护理诊断／问题】

1.有皮肤完整性受损的危险　与活动障碍和长期卧床有关。

2.有废用综合征的危险　与脊柱骨折长期卧床有关。

3.潜在并发症　脊髓损伤。

【护理措施】

1.急救搬运　搬运中必须保持脊柱伸直位，搬运不当容易引起脊髓损伤。正确的搬运方法：①先使患者双下肢伸直，木板放在患者一侧，三人用手将患者平托至木板上；或使患者保持平直状态，成一整体滚动至木板上。②严禁弯腰、扭腰。③如有颈椎骨折、脱位，需另加一人牵引固定头部，并与身体保持一致，同步行动。

2.预防压疮　①卧床期间应每 2~3 小时轴式翻身 1 次，分别采用仰卧位、左右侧卧位。间歇性解除压迫是有效预防压疮的关键。②保持病床清洁、干燥，使用气垫、气圈等使骨突部悬空，对受压部位进行按摩。③加强营养，提高机体抵抗力。

二、脊髓损伤

脊髓损伤是脊柱骨折、脱位的严重并发症，移位的椎体或骨折片突入椎管，致使脊髓或马尾神经产生不同程度的损伤。若损伤平面以下感觉、运动、反射及括约肌功能完全丧失称完全性瘫痪，部分丧失称不完全性瘫痪。胸腰椎骨折引起脊髓损伤出现下肢瘫痪，称为截瘫；颈段脊髓损伤后引起高位瘫痪，称为四肢瘫痪，简称"四瘫"。

【护理评估】

1.健康史　详细了解受伤时间、原因、部位和搬运方式等，脊髓损伤后出现瘫痪，常用截瘫指数来量化、评估损伤的程度、进展、治疗效果和预后。截瘫指数分别用 0、1、2 表示，"0"表示功能正常或接近正常，"1"表示功能部分丧失，"2"表示功能完全或接近完全丧失。一般记录肢体的自主运动、感觉、二便三项功能，最后将评估数字相加即为截瘫指数，范围在 0~6 之间。正常为 0，三项功能完全丧失为 6，指数越高，损伤越严重。如某患者伤后自主运动功能完全丧失，感觉及二便功能部分丧失，则截瘫指数为：2+1+1=4。

2. 身体状况　脊髓损伤可因受伤部位和程度不同而表现不同。

（1）脊髓震荡　又称脊髓休克，脊髓受到强烈的震荡，暂时性传导障碍，表现为弛缓性瘫痪，受损平面以下感觉、运动、反射和括约肌功能丧失，数小时或数日后逐渐恢复，直至完全恢复，一般不留后遗症。

（2）脊髓挫伤　胸段脊髓损伤表现为截瘫。颈段脊髓损伤表现为四肢瘫，上颈段（$C_{1\sim4}$）损伤表现为四肢痉挛性瘫痪，下颈段（$C_{5\sim7}$）损伤表现为上肢弛缓性瘫痪、下肢痉挛性瘫痪。

（3）脊髓半切征　又名 Brown-Sequard 征，为脊髓的半横切损伤。损伤平面以下同侧肢体运动和深感觉丧失，对侧肢体痛、温觉消失。

（4）脊髓圆锥损伤　成人脊髓终止于第 1 腰椎体的下缘，当第 12 胸椎或第 1 腰椎骨折可损伤脊髓圆锥，表现为会阴部（鞍区）皮肤感觉丧失，括约肌功能丧失导致大小便失禁、性功能障碍，而双下肢感觉、运动正常。

（5）马尾神经损伤　马尾神经起自第 2 腰椎的骶脊髓，故第二腰椎以下骨折脱位可造成马尾神经损伤，多为不完全性损伤。表现为损伤平面以下弛缓性瘫痪，感觉、运动、括约肌功能障碍，肌张力降低，腱反射消失。

3. 诊疗要点

（1）解除脊髓压迫　是保证脊髓功能恢复的首要问题。具体方法有脊柱骨折脱位的复位、取出骨折片、清除血肿等。

（2）稳定脊柱　防止脊髓进一步损伤，应尽早采取合适的固定方法。

（3）减轻脊髓水肿和继发性损害　应用糖皮质激素、脱水剂、神经性营养药、高压氧舱等治疗方法，保护脊髓神经细胞，改善微循环，减少组织坏死，促进脊髓功能恢复。

（4）预防并发症　呼吸道感染和呼吸衰竭是脊髓损伤的严重并发症。还可出现泌尿系感染和结石、压疮、腹胀、便秘等。

【常见护理诊断/问题】

1. 低效性呼吸型态　与脊髓损伤、呼吸肌无力有关。

2. 体温过高或体温过低　与脊髓损伤、自主神经系统功能紊乱有关。

3. 有皮肤完整性受损的危险　与损伤、卧床、瘫痪有关。

4. 尿潴留　与脊髓损伤、逼尿肌无力有关。

5. 自我形象紊乱　与受伤后躯体运动障碍或肢体萎缩变形有关。

【护理措施】

1. 心理护理　患者常因长期卧床、生活不能自理等，心理负担很大，表现为焦躁不安、性格改变，甚至产生轻生念头。要加强心理支持，主动关心患者，使其正视现实，增强治疗信心。

2.生活护理 提供全面周到的生活照顾，做到"四到床边"，即饭、药、水、便器到床边。做好基础、皮肤和口腔护理，加强大小便管理。鼓励患者逐渐锻炼，过渡到生活自理。外伤性截瘫患者 3 个月后，指导其练习坐起，逐渐使用拐杖或轮椅下地活动。

3.体温异常的护理 脊髓损伤患者，自主神经功能障碍，丧失对周围环境温度变化的调节和适应能力，体温可高达 40℃ 或低于 35℃。因此体温异常是病情恶化的征兆。①高热护理：常用物理降温法如乙醇擦浴、冷敷、冰水灌肠，同时还需要调节环境温度，降低室温，通风散热等。药物降温效果不佳，因脊髓损伤后交感神经抑制，发汗功能障碍。②低温护理：采取保温措施，如升高室温、加盖棉被等。

4.遵医嘱用药 脊髓损伤者，遵医嘱给予地塞米松 10~20mg、20% 甘露醇 250mL 快速静滴，以减轻脊髓水肿和继发损伤。

5.截瘫并发症护理

（1）呼吸道护理 因骨折引起疼痛、瘫痪而导致患者长期卧床、呼吸肌麻痹，均可造成呼吸道内大量分泌物不能排出，引起坠积性肺炎，甚至呼吸衰竭。护理时鼓励患者深呼吸、有效咳嗽、翻身拍背，同时给予雾化吸入抗生素、地塞米松或糜蛋白酶，以稀释分泌物利于其排出，必要时吸痰。有气管切开的患者，保持呼吸道通畅，加强气管切开的护理。

（2）泌尿系统护理 脊髓损伤的患者因膀胱功能障碍，易致尿潴留。应早期留置导尿管持续引流，2~3 周后定时开放，每 4~6 小时开放 1 次，平时夹闭，使膀胱充盈，训练膀胱的舒缩功能，预防膀胱萎缩及感染。鼓励患者多饮水，可预防泌尿系感染及结石形成。

（3）皮肤护理 截瘫导致长期卧床的患者，骨突起部位皮肤因长时间受压，易发生压疮。预防的关键是间歇性解除压迫，方法参考脊柱骨折部分的相关内容。

6.功能锻炼 ①指导并协助患者进行腰背肌功能锻炼，促进骨折的愈合，增加脊柱的稳定性；练习床上坐起，使用轮椅、助行器等上下床和行走方法。②瘫痪肢体定时进行被动活动、电刺激、按摩等治疗。

护考链接

考点 1：骨折的病因和分类（A1 型题）。

1.属于不完全性骨折的是（　　　）

 A.横形骨折　　　　B.斜形骨折　　　　C.螺旋形骨折

 D.青枝骨折　　　　E.粉碎性骨折

考点 2：骨折患者的身体状况（A1 型题）。

2. 下列哪项是骨折专有体征（　　）

　　A. 疼痛　　　　　　　　B. 肿胀　　　　　　　　C. 瘀斑

　　D. 出血　　　　　　　　E. 假关节活动

3. 发生缺血性肌挛缩的原因是（　　）

　　A. 局部肌肉挫伤　　　　B. 骨折后肢体肿胀　　　C. 骨筋膜室内压力过高

　　D. 骨折端附近血管部分受压　　E. 骨折部位同时有神经损伤

考点 3：骨折的辅助检查（A1 型题）。

4. 一般骨折患者首选的检查项目是（　　）

　　A. X 线摄片　　　　　　B. CT 检查　　　　　　C. B 超

　　D. 血常规检查　　　　　E. 磁共振成像

考点 4：骨折患者的护理问题、护理措施和健康指导（A2 型题）。

5. 某患者，男，右胫骨骨折行石膏管型固定后 5 小时，诉石膏管型内非骨折部位疼痛难忍。正确的护理是（　　）

　　A. 及时使用止痛药　　　B. 继续观察病情变化　　C. 向石膏管型内填充棉花

　　D. 在疼痛部位石膏开窗　　E. 鼓励患者功能锻炼

6. 某患者，男，股骨干骨折行持续牵引。在护理过程中，如牵引过度可导致以下何种后果（　　）

　　A. 肌肉萎缩　　　　　　B. 骨愈合障碍　　　　　C. 肢体畸形

　　D. 剧烈疼痛　　　　　　E. 骨质脱钙

7. 某患者，男，股骨颈骨折复位并内固定术后。护士指导患者进行功能锻炼的目的，下列不正确的是（　　）

　　A. 预防肌肉萎缩　　　　B. 预防关节僵硬　　　　C. 预防骨质疏松

　　D. 预防骨折畸形愈合　　E. 预防深静脉血栓形成

考点 5：四肢骨折患者的护理（A2 型题）。

8. 某老年患者，3 天前右髋部跌倒摔伤，站起后仍可忍痛行走，今晨起床后髋部疼痛加重不能行走，右足外旋。该患者最可能的诊断是（　　）

　　A. 髋关节脱位　　　　　B. 胫腓骨骨折　　　　　C. 股骨颈骨折

　　D. 股骨干骨折　　　　　E. 膝关节脱位

9. 某患儿，女，7 岁。不慎跌倒时以手掌撑地，倒地后自觉右肘上部剧烈疼痛，大哭，被立即送往医院。体检可见上臂成角畸形，轻度肿胀，肘后三角关系正常，不敢用右手取物。最可能出现（　　）

　　A. 肘关节脱位　　　　　B. 桡骨上端骨折　　　　C. Colles 骨折

D. 肱骨髁上骨折　　　　　　　　E. 肘部软组织挫伤

考点 6：骨盆骨折患者的护理（A1 型题）。

10. 骨盆骨折最严重的并发症是（　　　）

　　A. 腹膜后血肿　　　　　　B. 后尿道损伤　　　　　　C. 膀胱损伤

　　D. 直肠损伤　　　　　　　E. 子宫损伤

考点 7：脊柱骨折和脊髓损伤患者的护理（A3/A4 型题）。

（11~14 题共用题干）

某患者，男，45 岁。高处坠落后出现严重呼吸困难，四肢不能活动。查体：颈部压痛，四肢瘫痪，高热，有较重痰鸣音。X 线摄片示：C4~5 骨折合并脱位。

11. 对该患者应首先采取下列哪项措施（　　　）

　　A. 手术复位固定　　　　　　B. 使用呼吸兴奋剂　　　　　　C. 气管切开

　　D. 吸氧　　　　　　　　　　E. 吸痰

12. 导致患者呼吸困难的最主要原因为（　　　）

　　A. 腹胀引起膈肌上移　　　　B. 呼吸肌麻痹　　　　　　C. 水肿压迫呼吸中枢

　　D. 痰液阻塞气道　　　　　　E. 气管受压

13. 应如何搬运患者（　　　）

　　A. 一人背起患者搬运　　　　　B. 一人抱起患者搬运

　　C. 一人抬头，一人抬腿搬运　　D. 三人同时平托患者搬运

　　E. 四人搬运，一人固定头颈部，三人将患者双下肢伸直，平托到木板上

14. 对该患者下列降温措施不恰当的是（　　　）

　　A. 降低室温　　　　　　　B. 冰敷　　　　　　　C. 乙醇拭浴

　　D. 给予解热镇痛药物　　　E. 冬眠低温疗法

扫一扫，知答案

扫一扫，看课件

模块三十九
关节脱位患者的护理

【学习目标】

1. 掌握：关节脱位患者的专有体征、常见护理诊断 / 问题及护理措施。
2. 熟悉：肘关节、肩关节、髋关节脱位患者的身体状况、诊疗要点。
3. 了解：关节脱位的病因分类、辅助检查。

项目一　概　述

构成关节的关节面失去正常的对合关系，称为关节脱位，俗称脱臼。失去部分正常对合关系的称为半脱位。临床常见的脱位有肩关节、肘关节及髋关节脱位。

【病因与分类】

1. 按脱位的原因分类

（1）创伤性脱位　最常见，多发于青壮年，主要由外来暴力间接作用于正常关节而致脱位。如跌倒时手掌撑地使肘关节脱位。

（2）病理性脱位　由于骨关节的病变使关节结构破坏，关节失去稳定性，受到轻微外力即可发生脱位。如骨关节结核或化脓性关节炎所致的脱位。

（3）先天性脱位　由于胚胎发育异常导致关节先天发育不良、结构缺陷，出生后即可出现脱位，且逐渐加重。如髋臼或股骨头发育不良引起的先天性髋关节脱位。

（4）习惯性脱位　创伤性关节脱位时，关节囊及韧带在骨性附着处被撕脱，若处理不当，关节存在不稳定因素，轻微外力可导致再脱位，反复多次形成习惯性脱位。如习惯性肩关节脱位。

2. 按脱位的时间分类　2 周以内的为新鲜性脱位，2 周以上的为陈旧性脱位。

3. 按脱位后关节腔是否与外界相通分类

（1）闭合性脱位　局部皮肤完好，脱位处与外界不相通。

（2）开放性脱位　关节腔与外界相通。

【护理评估】

1. 健康史　了解患者的受伤史，包括外力大小、作用部位和方向，伤后急救过程；了解有无骨关节疾病、先天性畸形、习惯性脱位等。

2. 身体状况

（1）一般症状　脱位关节出现疼痛、肿胀、局部压痛，关节功能障碍。

（2）专有体征　①畸形：关节脱位后肢体出现旋转、内收或外展、外观变长或缩短等畸形，与健侧不对称；关节的正常骨性标志发生改变。如肩关节脱位的方肩畸形。②弹性固定：关节脱位后，由于关节囊周围未撕裂肌肉和韧带的牵拉，使患肢固定于异常位置，被动活动时感到有弹性阻力，称为弹性固定。③关节盂空虚：脱位后关节的骨端发生移位，触诊原关节部位有空虚感。

（3）并发症　①常合并关节内、外骨折；②引起关节附近重要血管、神经损伤；③晚期可发生骨化性肌炎或创伤性关节炎等。

3. 心理和社会支持状况　了解患者对关节脱位的认知程度和脱位后的心理反应，对手法复位和手术治疗的承受能力。

4. 辅助检查　X线检查可确定有无脱位及脱位的方向、程度，了解有无合并骨折等。

5. 诊疗要点

（1）复位　以手法复位为主，争取早期复位。关节脱位后血肿机化，瘢痕组织填充于关节盂，会给手法复位造成困难，最好在伤后3周内进行。伴有关节内骨折、软组织嵌入、陈旧性脱位经手法复位失败者，宜行手术切开复位。复位成功的标志是被动活动恢复正常，骨性标志恢复，X线检查提示已经复位。

（2）固定　复位后固定有利于关节囊、韧带和肌肉等软组织修复，一般固定2~3周。时间过短易发生习惯性脱位，过长则易致关节僵硬。陈旧性关节脱位经手法复位后，固定时间应适当延长。

（3）功能锻炼　鼓励早期活动，舒缩患部周围的肌肉及其他关节，防止肌肉萎缩和关节僵硬。固定解除后，逐步进行患部关节的主动功能锻炼，辅以理疗、中药熏洗等手段。切忌粗暴的被动活动，以防发生骨化性肌炎。

【常见护理诊断 / 问题】

1. 疼痛　与关节脱位引起的局部组织损伤及神经压迫有关。

2. 躯体活动障碍　与脱位、疼痛、制动有关。

3. 潜在并发症　血管、神经损伤等。

4. 有废用综合征的危险　与患肢制动后缺乏功能锻炼有关。

【护理措施】

1. 一般护理　诊断明确后协助医生复位。向患者及其家属说明复位后固定的目的、方法、意义及注意事项。抬高患肢并保持关节于功能位，以利静脉回流，减轻肿胀。

2. 病情观察　关节脱位后移位的骨端可压迫邻近的血管和神经，注意观察患肢的感觉运动和血液循环状况，若有异常及时通知医生处理。

3. 缓解疼痛　受伤关节早期可冷敷，以减轻局部组织渗血和肿胀。2~3 日后可热敷，以促进淤血和水肿吸收。

4. 健康教育　①向患者及家属讲解疾病治疗和康复知识，指导患者按计划进行正确的功能锻炼。②教会患者外固定的护理方法；强调保持有效固定，预防习惯性脱位发生。③讲解可能发生的并发症及其预防措施。

项目二　常见关节脱位

一、肩关节脱位

肩关节脱位是临床最常见的大关节脱位，好发于青壮年，男性多于女性。

【护理评估】

1. 健康史　创伤是肩关节脱位的主要原因，多为间接暴力引起。肩关节盂小而浅，肱骨头大而圆，其活动范围大而稳定性差。在上臂外展、外旋、后伸位时，受外力冲击易发生脱位。根据脱位后关节头所在的位置，分为前脱位、后脱位、上脱位、下脱位 4 种类型，其中以前脱位多见。

2. 身体状况

（1）症状　肩关节疼痛，周围软组织肿胀，活动受限；患者有用健手托扶患侧前臂、头部倾斜于患侧的特殊姿势。

（2）体征　①三角肌塌陷，患肩失去正常圆形轮廓呈"方肩"畸形（图 39–1）。②肩胛盂处空虚感，上肢有弹性固定。③搭肩试验（Dugas 征）阳性（图 39–2）：患侧肘部贴紧胸壁时，患侧手不能搭到健侧肩部；或手能搭到健侧肩部时，而肘部不能贴近胸壁。

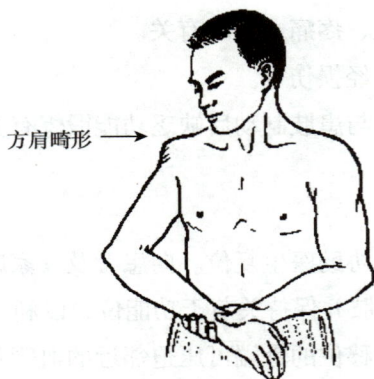

方肩畸形 →

图 39-1　肩关节前脱位典型畸形

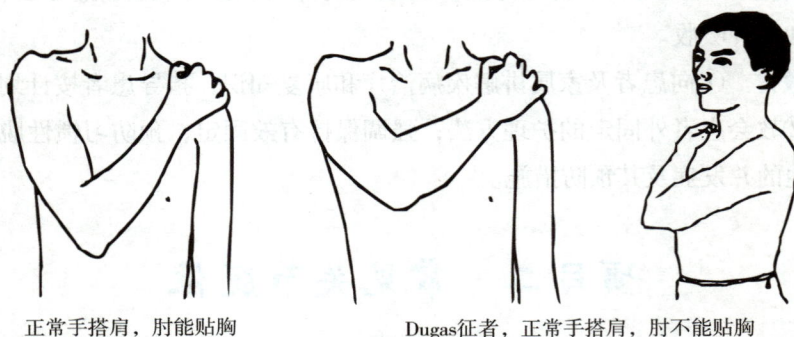

正常手搭肩，肘能贴胸　　　　　　Dugas征者，正常手搭肩，肘不能贴胸

图 39-2　Dugas 征

3. 诊疗要点

（1）复位　以手法复位为主，常采用手牵足蹬法（Hippocrates 法）（图 39-3）。极少数合并骨折、血管神经损伤需探查处理者及陈旧性、习惯性脱位者需手术切开复位。

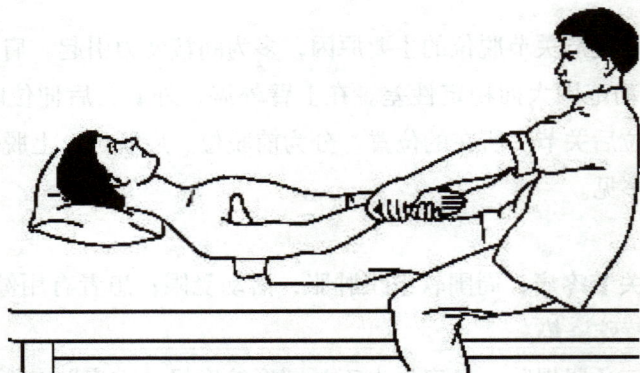

图 39-3　手牵足蹬复位法

（2）固定　复位后将肩关节固定于内收、内旋、屈肘 90°，用三角巾悬吊于胸前，患侧腋下和肘部内侧需垫棉垫，一般固定 3 周。

（3）功能锻炼　固定期间活动手指和腕部，解除固定后逐渐活动肩关节，指导患者进行弯腰、垂臂、甩肩锻炼。

【常见护理诊断/问题】与【护理措施】

参见本模块项目一。

二、肘关节脱位

肘关节脱位较常见，发生率仅次于肩关节脱位，好发于 10~20 岁青少年。根据脱位方向可分为前脱位、后脱位、侧方脱位，以后脱位最常见。

【护理评估】

1. 健康史　外伤是肘关节脱位的主要原因，常因跌倒时手掌撑地，或间接暴力使肘过伸而发生后脱位。严重脱位可导致神经、血管损伤，甚至发生前臂缺血性肌挛缩。

2. 身体状况

（1）症状　肘关节疼痛、肿胀、活动障碍。

（2）体征　肘部变粗后突畸形；前臂处于半屈位，并有弹性固定；肘后出现空虚感，可摸到凹陷；尺骨鹰嘴后突显著，肘后三角失去正常关系（图 39-4）。

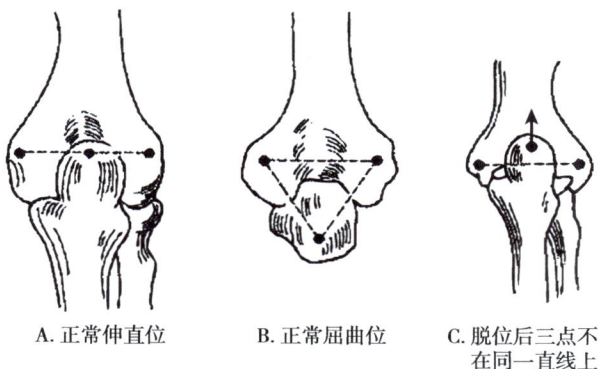

A. 正常伸直位　　B. 正常屈曲位　　C. 脱位后三点不在同一直线上

图 39-4　肘后三点关系

3. 诊疗要点

（1）复位　应尽早手法复位，对手法复位失败者则切开复位。

（2）固定　复位后，用长臂石膏托或支具固定肘关节于屈曲 90°，并用三角巾悬吊于胸前 2~3 周。

（3）功能锻炼　固定期间，可做伸掌、握拳、手指屈伸等活动，同时在外固定保护下做肩、腕关节和手指活动。去除固定后，练习肘关节屈伸、前臂旋转活动及锻炼肘关节周围肌力。逐步行肘关节功能锻炼，以防关节僵硬。

【常见护理诊断/问题】与【护理措施】

参见本模块项目一。

三、髋关节脱位

髋关节由股骨头和髋臼构成，是杵臼关节。髋臼为半球形，深而大，能容纳股骨头的大部分，关节囊周围有坚强的韧带与肌群，结构相当稳定，因此只有强大暴力才会引起脱位。

【护理评估】

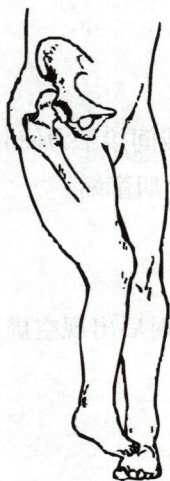

图 39-5 髋关节后脱位典型畸形

1. 健康史 髋关节脱位多发生于交通事故。当髋关节屈曲或伴有内收时，膝部受到强大的暴力作用，经股骨干传到股骨头向后冲出关节囊。根据脱位后股骨头移位的方向，分为后脱位、前脱位和中心脱位。以后脱位最常见（图 39-5），占全部髋关节脱位的 85%~90%，脱位后常造成股骨头或髋臼后缘骨折、关节囊撕裂、坐骨神经挫伤或牵拉伤。中心脱位常伴有骨盆骨折，甚至盆腔内脏器损伤，一般会出现失血性休克。

2. 身体状况

（1）症状 髋关节疼痛、肿胀，下肢活动和站立功能障碍。

（2）体征 髋关节后脱位时下肢呈屈曲、内收、内旋、短缩畸形，臀部可触及向后上脱出的股骨头，大转子上移。

3. 诊疗要点

（1）复位 宜尽早复位，48 小时后再复位较困难。常用的方法是提拉法（Allis 法）（图 39-6），对手法复位失败者应采用手术切开复位。

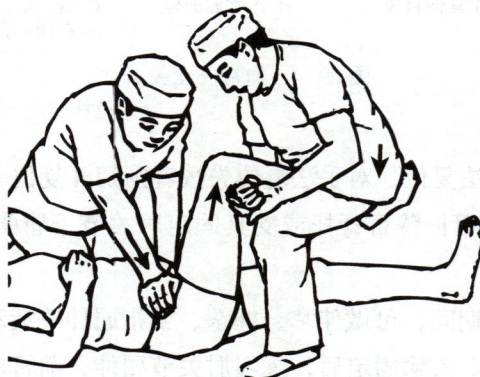

图 39-6 Allis 法

（2）固定　复位后用持续皮牵引或穿丁字鞋固定患肢于外展中立位3周，严禁屈曲、内收、内旋动作，以防再次脱位。

（3）功能锻炼　固定期间做股四头肌等长收缩锻炼，3周后开始活动关节，4周后扶拐下地。3个月内患肢不能负重，以防股骨头缺血性坏死或受压变形。

【常见护理诊断/问题】与【护理措施】

参见本模块项目一。

护考链接

考点1：关节脱位患者的身体状况（A1型题）。

1.骨折和脱位共有的特殊体征是（　　　）

  A.异常活动   B.弹性固定

  C.骨擦音   D.畸形

  E.关节盂空虚

2.髋关节后脱位可出现（　　　）

  A.患肢缩短，外旋畸形   B.髋屈曲，内收畸形，患肢短缩

  C.压痛和间接压痛   D.髋屈曲，外旋畸形

  E.髋屈曲，内收畸形，患肢延长

3.肘关节脱位的特有体征是（　　　）

  A.患肘肿胀，不能活动   B.用健侧手托患侧前臂

  C.肘后三角关系失常   D.肘后三角关系正常

  E.肘关节处于半伸直位

考点2：关节脱位患者的诊疗要点、护理措施（A3/A4型题）。

（4~7题共用题干）

某患者，男，35岁。踢足球时向后跌倒，摔伤右肩部而就诊。检查见右肩部方肩畸形，肩关节空虚，弹性固定，Dugas征阳性。

4.该患者可能的诊断是（　　　）

  A.肘关节脱位   B.肩关节脱位

  C.肩锁关节脱位   D.肩峰骨折

  E.肱骨外科颈骨折

5. 首选的处理方法是（　　　　）

    A. 手法复位外固定 　　　　　　　　B. 切开复位内固定

    C. 骨牵引复位 　　　　　　　　　　D. 悬吊牵引复位

    E. 皮牵引复位

6. 复位后正确的固定方法是（　　　　）

    A. 三角巾悬吊 　　　　　　　　　　B. 小夹板固定

    C. 外展支架固定 　　　　　　　　　D. 石膏绷带固定

    E. 皮牵引固定

7. 护士指导患者肩关节活动的时间是复位固定后（　　　　）

    A. 立即开始 　　　　　　　　　　　B. 1 周

    C. 2 周 　　　　　　　　　　　　　D. 3 周

    E. 4 周

扫一扫，知答案

扫一扫，看课件

模块四十
骨与关节感染患者的护理

【学习目标】

1. 掌握：急性血源性骨髓炎、化脓性关节炎、骨与关节结核患者的身体状况、常见护理诊断/问题及护理措施。

2. 熟悉：急性血源性骨髓炎、化脓性关节炎、骨与关节结核患者的健康史、诊疗要点。

3. 了解：急性血源性骨髓炎、化脓性关节炎、骨与关节结核患者的辅助检查、心理和社会支持状况。

项目一　急性血源性骨髓炎

情景导入

某患者，男，8岁，急诊入院。家长诉3天前患儿出现高热，右膝部发红、肿胀，右膝关节屈伸活动受限。院外给予抗生素治疗，无明显效果，为进一步诊疗就诊。

问题：①该患儿首先应做何检查？②如何帮助患儿减轻疼痛？观察重点有哪些？

急性血源性骨髓炎是指身体其他部位化脓性病灶中的细菌经血液循环播散至骨膜、骨质及骨髓的急性化脓性炎症。

本病基本病理变化是脓肿、骨质破坏、骨吸收和死骨形成，同时出现反应性骨质增生。早期以骨质破坏为主，晚期以修复性骨增生为主。

【护理评估】

1. 健康史　本病常见于 12 岁以下儿童，好发于长骨的干骺端，如胫骨近端、股骨远端等。最常见的致病菌是金黄色葡萄球菌，其次是乙型溶血性链球菌。

2. 身体状况　①起病急，早期可出现寒战、高热，体温达 39℃ 以上，伴有头痛、食欲减退等全身中毒症状，严重者可致感染性休克。②早期患肢活动受限，患处呈持续性剧痛及深压痛。几天后，骨膜下脓肿形成或已破入软组织中，才出现明显的红、肿、热、痛或波动感。③脓肿穿破皮肤可形成窦道。

3. 心理和社会支持状况　了解患者和家属对疾病的认知程度和期望程度，有无焦虑和恐惧，对预后的心理承受能力如何。

4. 辅助检查

（1）实验室检查　①白细胞计数增高，中性粒细胞可达 90% 以上；②血液细菌培养，为提高阳性率可在高热时或应用抗生素之前取血。

（2）局部脓肿分层穿刺　对早期诊断有重要价值，抽出脓液就可确诊。血细菌、脓细菌培养结果对临床抗生素的选择应用有指导意义。

（3）影像学检查　①X 线检查：早期无异常，起病 2 周后可见虫蚀样骨质破坏及骨膜反应；②CT 检查：可提前发现骨膜下脓肿；③MRI 检查：可早期发现局限于骨内的炎性病灶及其范围、程度，有无脓肿形成。

5. 诊疗要点　治疗的关键在于早期诊断，控制感染，及时切开引流脓液，阻止死骨形成，防止演变为慢性骨髓炎。

（1）支持疗法　给予营养丰富、易消化饮食。增强抗病能力，可少量多次输新鲜血液。多饮水、补液，注意维持体液平衡。

（2）应用抗生素　早期广谱联合、大剂量应用抗生素。为巩固疗效，退热后 3 周内不停药。

（3）局部制动　患肢用皮牵引或石膏托固定于功能位，可减轻疼痛，防止病理性骨折或关节挛缩畸形。

（4）手术治疗　早期经全身抗生素治疗 48~72 小时后仍不能控制局部症状者，应积极予以手术治疗。手术的目的是引流脓液，控制病变的发展。方法有局部钻孔引流和开窗减压两种。在骨髓腔内放置两根引流管做持续冲洗引流（图 40-1），置于高处的引流管连续滴注抗生素，置于低处的引流管持

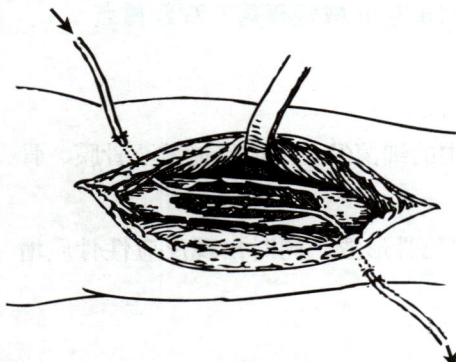

图 40-1　骨髓炎开窗引流

续负压引流。

【常见护理诊断／问题】

1. **疼痛**　与化脓性感染有关。

2. **体温过高**　与化脓性感染有关。

3. **潜在并发症**　感染性休克、化脓性关节炎、病理性骨折、脓毒血症等。

【护理措施】

1. **一般护理**　①卧床休息，抬高患肢，促进淋巴和静脉回流，减轻肿胀；②遵医嘱选用有效抗生素、补液，维持营养及体液平衡。

2. **病情观察**　①密切观察生命体征，高热者物理降温，当患者出现烦躁不安、嗜睡时，应考虑有感染性休克的发生；②注意观察患肢有无红、肿、热、痛的变化；③注意观察药物效果及不良反应。

3. **伤口护理**　及时更换伤口敷料，按医嘱做好引流管持续冲洗及负压引流，保持引流通畅，滴入瓶高于床面60~70cm，引流瓶低于床面50cm。术后第1日快速滴入，以后维持50~60滴／分。冲洗引流期间，密切观察并记录冲洗液的量、颜色、性状。引流管一般留置3周，引流液连续3次培养阴性或持续到体温正常、引出液清亮即可拔管，先拔除滴注管，3天后再拔除引流管。

4. **功能锻炼**　患肢制动期间，为避免肌肉萎缩或减轻关节内粘连，可做患肢骨骼肌的等长收缩和舒张运动；待炎症消退后，关节未明显破坏者可进行关节功能锻炼。

项目二　化脓性关节炎

化脓性关节炎指发生在关节腔内的化脓性感染。细菌进入关节内的途径有血源性、医源性，以及开放性关节损伤后直接感染。

化脓性关节炎的病变发展过程分为浆液性渗出期、浆液纤维素性渗出期和脓性渗出期3个阶段，但无明确的时间界限，有时可相互演变，难以区分。

【护理评估】

1. **健康史**　血源性者多见于儿童，尤以营养不良者居多。成年人创伤后感染多见。最常见致病菌是金黄色葡萄球菌，好发于髋关节和膝关节。

2. **身体状况**

（1）全身表现　起病急骤，全身不适，乏力，寒战高热，体温可达39~40℃，甚至出现谵妄、昏迷、小儿惊厥等中毒表现。

（2）局部表现 病变关节剧痛，常处于半屈曲位以缓解疼痛。浅表关节如膝、肘、踝关节病变者，红、肿、热，局部压痛明显；深部关节如髋关节病变者，红、肿、热均不明显。关节腔内积液以膝关节最明显，浮髌试验可呈阳性（图40-2）。

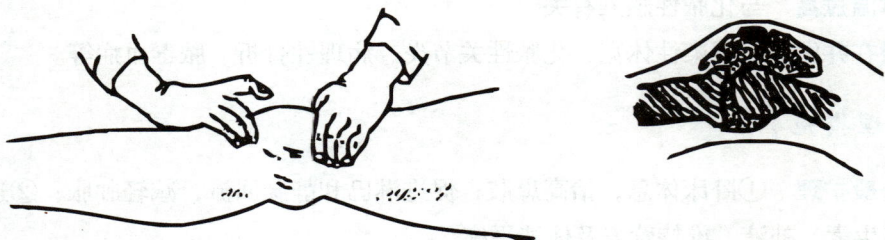

图40-2 浮髌试验

3. 心理和社会支持状况 患者常常因为疼痛和病程长而出现焦虑、恐惧情绪，了解患者和家属对疾病的认知程度和对预后的心理承受能力。

4. 辅助检查

（1）实验室检查 白细胞计数、中性粒细胞比例增高，红细胞沉降率增快。

（2）关节腔穿刺 是确诊和治疗方法选择的重要参考依据。关节液外观可呈浆液性（清亮透明），纤维蛋白性（混浊）或脓性，涂片可见大量的脓细胞、白细胞、细菌等，可做培养以选用敏感抗生素。

（3）X线检查 早期可见关节周围组织肿胀、积液，关节间隙增宽；后期可见关节间隙变窄或消失，关节面毛糙，可见骨质破坏或增生，甚至出现关节挛缩畸形、骨性强直。

5. 诊疗要点 早期诊断、早期治疗是治愈感染、保全关节功能的关键。

（1）非手术治疗

1）全身治疗 早期、足量、联合、有效使用抗生素，同时加强全身支持治疗，提高机体抵抗力。给予营养丰富、易消化饮食。

2）局部治疗 ①关节腔穿刺减压与用药：关节腔穿刺、抽净积液后再注入抗生素，每日1~2次，直至积液消失、体温正常。②关节腔持续灌洗：适用于表浅关节，如膝关节感染者。在关节部位选择两个不同点穿刺，经穿刺套管置入灌洗管和引流管。每日可经灌洗管滴入含抗生素的溶液2000~3000mL，直至引流液转清、细菌培养阴性后停止灌洗，待引流数天至无引流液吸出，局部症状、体征都已消退，方可拔管。

（2）手术治疗 关节镜下脓苔清除术、关节切开引流、关节矫形术。

【常见护理问题/诊断】与【护理措施】

参见本模块项目一。

项目三　骨与关节结核

骨与关节结核是一种继发性结核病，原发病灶为肺结核或消化道结核。多见于青少年和儿童，好发部位为脊柱，其次是膝关节、髋关节及肘关节。致病菌主要为人型结核分枝杆菌。

【护理评估】

1.健康史　了解患者的年龄、饮食、日常活动情况，既往有无结核病史，此次发病诱因，如外伤、营养不良、过度劳累等情况。

2.身体状况

（1）全身表现　起病缓慢，多有低热、乏力、消瘦、盗汗等结核中毒表现。

（2）局部表现

1）疼痛　初期疼痛不严重，活动后加重，儿童常出现"夜啼"。

2）关节积液与畸形　浅表关节结核可有肿胀和积液，并有压痛，病变关节常处于半屈曲状态以缓解疼痛；后期肌肉萎缩，关节呈梭形肿胀，容易发生病理性脱位。

3）冷脓肿及窦道　病灶部位形成结核性脓肿，积聚有大量脓液、结核性肉芽组织、死骨及干酪样坏死物质，但无红、热、压痛等急性炎症表现，故称为"冷脓肿"或"寒性脓肿"。脓肿向体表破溃将形成窦道，有干酪样坏死组织反复流出。脓肿与内脏器官相通，可形成内瘘。

4）试验阳性　①膝关节结核可有浮髌试验阳性；②髋关节结核托马斯征阳性（图40-3）；③脊柱结核拾物试验阳性。

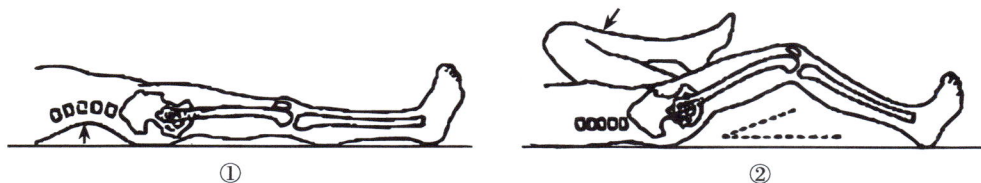

图40-3　托马斯征

知 识 链 接

托马斯征：患者仰卧位，患侧下肢伸直与床面接触，则腰部前凸；若屈曲健侧髋、膝关节，迫使腰部与床面相贴，则腰椎前凸消失，患侧下肢被迫抬起，不能接触床面，即为托马斯征阳性。常见于髋关节疾病与腰椎疾病。

3. 心理和社会支持状况　早期患者对疾病不认识，易产生紧张、恐惧心理；后期由于病情长、恢复慢，可产生急躁情绪或悲观厌世等不良情绪。

4. 辅助检查

（1）实验室检查　有轻度贫血，白细胞计数一般正常；红细胞沉降率在结核活动期间明显增快，是检测病变是否静止和有无复发的重要指标。脓液结核杆菌培养一般阳性率约为70%。

（2）影像学检查　①X线：早期检查无明显改变，6~8周后可有骨质疏松和钙化的破坏性病灶；②CT：能发现X线不能发现的病灶，确定软组织病变程度，清晰显示病骨、死骨和寒性脓肿。

5. 诊疗要点

（1）非手术治疗

1）全身治疗　主要是加强全身支持疗法，注意休息和加强营养；遵循早期、联合、适量、规律和全程应用抗结核药物治疗。

2）局部治疗：①局部制动：可用夹板、石膏绷带或皮肤牵引等方法使病变关节制动，并保持于功能位，防止病理性骨折，预防与矫正患肢畸形。②局部注射：适用于早期病患，具有局部药物浓度高和全身反应小的优点。常用药物为异烟肼100~200mg，每周1~2次注射。

（2）手术治疗　脓肿切开引流术、病灶清除术、关节置换术等。

【**常见护理诊断/问题**】

1. 疼痛　与炎症反应有关。

2. 营养失调，低于机体需要量　与长期慢性消耗有关。

3. 躯体活动障碍　与疼痛、关节功能障碍有关。

4. 皮肤完整性受损　与脓肿破溃、窦道经久不愈等有关。

5. 潜在并发症　病理性骨折、抗结核药物毒性反应等。

【**护理措施**】

1. 一般护理　①休息与制动：应卧床休息，减少活动，防止病理性骨折。患肢行皮肤牵引或石膏固定，固定期1~3个月。②加强营养：给予低脂、优质蛋白、清淡膳食。贫血者适当考虑输新鲜血。

2. 病情观察　①监测生命体征，特别是体温的变化；②观察肢体的血运、感觉、运动、功能及温度、色泽改变；③观察抗结核药、抗生素的毒副作用。

3. 对症护理　遵医嘱合理抗结核治疗，控制病变发展。必要时给予药物止痛。

4. 健康指导

（1）功能锻炼　讲解功能锻炼的重要性和方法，指导患者有计划、循序渐进地开展，在锻炼过程中避免疲劳及早期负重。

（2）复查　出院需继续抗结核治疗，向患者及家属讲解抗结核药物的使用方法。定期复查，不适随诊。

护考链接

考点 1：骨与关节感染疾病的病因（A1 型题）。

1. 急性骨髓炎最常见的致病菌为（　　　）

 A. 混合感染　　　　　　　　B. 链球菌

 C. 大肠杆菌　　　　　　　　D. 铜绿假单胞菌

 E. 金黄色葡萄球菌

2. 骨与关节结核的好发部位是（　　　）

 A. 膝关节和踝关节　　　　　B. 肩关节和肘关节

 C. 髋关节和膝关节　　　　　D. 脊柱

 E. 任何大关节

考点 2：骨与关节感染疾病患者的身体状况（A2 型题）。

3. 某患儿，10 岁。有近期胫骨骨折史。突发高热、寒战、右下肢膝关节处剧痛，活动受限。检查：局部深压痛，白细胞 20×10^9/L，浮髌试验阳性。最有可能的诊断是（　　　）

 A. 骨结核　　　　　　　　　B. 化脓性膝关节炎

 C. 化脓性骨髓炎　　　　　　D. 一过性滑膜炎

 E. 急性血源性骨髓炎

考点 3：骨与关节感染疾病患者的辅助检查、诊疗要点（A1 型题）。

4. 急性血源性骨髓炎 X 线检查出现异常改变的时间，至少为发病（　　　）

 A. 1 周后　　　　　　　　　B. 2 周后

 C. 3 周后　　　　　　　　　D. 4 周后

 E. 5 周后

5. 急性血源性骨髓炎应用抗生素治疗时，不妥的是（　　　）

 A. 早期用药　　　　　　　　B. 根据药物敏感试验结果用药

C. 联合用药　　　　　　　　　　D. 体温平稳 3 天后，停止用抗生素

E. 大量抗生素治疗不能控制时，应采用局部钻孔引流

考点 4：骨与关节感染疾病患者的护理措施（A1 型题）。

6. 急性血源性骨髓炎采用局部持续冲洗与引流的护理时，出现下列哪项情况可以拔管（　　　）

A. 白细胞计数恢复正常范围　　　　B. 引流液连续培养 3 次为阴性

C. 疼痛消失 3 天　　　　　　　　　D. 体温平稳 3 天后

E.X 线无异常改变

7. 关于化脓性关节炎的护理措施，错误的是（　　　）

A. 急性期患者需卧床休息　　　　　B. 体温高及时物理降温

C. 患肢制动，保持功能位　　　　　D. 遵医嘱用抗生素控制感染

E. 急性期患者不宜进行骨骼肌的收缩运动

扫一扫，知答案

扫一扫，看课件

【学习目标】

1. 掌握：骨肉瘤患者的身体状况、常见护理诊断/问题和护理措施。
2. 熟悉：骨肉瘤患者的辅助检查、诊疗要点。
3. 了解：骨肉瘤患者的健康史、心理和社会支持状况。

情景导入

　　李某，男，18 岁。在学校参加篮球赛后感到左侧上臂剧烈疼痛，由同学陪同入院，自述该部位间断性疼痛 1 年之久。

　　问题：①患者上肢出现疼痛的最可能原因是什么？②应指导患者做哪些检查确定诊断？

　　骨肉瘤（osteosarcoma）是最常见的原发性恶性骨肿瘤。组织学特点是瘤细胞直接形成骨样组织或未成熟骨，恶性程度高，预后差。发病年龄以 10~20 岁多见。好发于长骨的干骺端，最常见发病部位是远端股骨、近端胫骨和肱骨，这些都是青少年生长发育最快的部位。

【护理评估】

　　1. 健康史　　了解患者的年龄、性别、职业、生活习惯和工作环境。特别注意有无与化学致癌物、放射线接触史，有无外伤、骨折史，家族中有无肿瘤患者。

　　2. 身体状况　　①疼痛：早期症状，可发生在肿瘤出现以前。常在外伤后出现，起初为间歇性、轻度疼痛，逐渐转为持续性剧痛、夜间痛。②局部肿块：骨端近关节处可见肿块，触之硬度不一，有压痛、局部皮温增高、浅静脉怒张。③远处转移：多为血行，肺转移发生率较高。

3. 心理和社会支持状况　了解患者和家属对疾病及其治疗方法的认知程度和期望程度。评估家庭对治疗的经济承受能力、对预后的心理承受能力如何。

4. 辅助检查

（1）实验室检查　血清碱性磷酸酶、乳酸脱氢酶升高明显。

（2）影像学检查　X线能反映骨与软组织的基本病变。若肿瘤生长顶起骨外膜，骨膜下产生新骨，表现为三角形的骨膜反应阴影，称 Codman 三角；若肿瘤生长迅速，超出骨皮质范围，同时血管随之长入，肿瘤骨与反应骨沿着放射状血管方向沉积，表现为"日光射线"现象（图 41-1）。

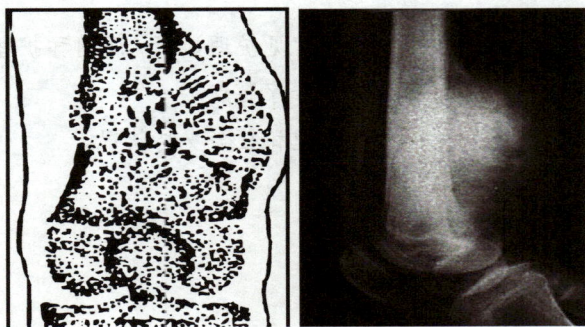

图 41-1　骨肉瘤

（3）病理检查　是确诊的唯一可靠检查，标本采集可通过切开活检和穿刺针吸获得。

5. 诊疗要点　以手术为主的综合治疗。及时进行新辅助化疗，可消灭微小转移灶。然后行根治性瘤段切除、灭活再植或置入假体的保肢手术。无保肢条件者行截肢术，术后大剂量化疗。

【常见护理诊断／问题】

1. 焦虑／恐惧　与肢体功能丧失和担心手术及预后有关。

2. 疼痛　与肿瘤浸润或压迫周围组织、病理性骨折、手术创伤、术后幻肢痛有关。

3. 躯体活动障碍　与患肢疼痛、肢体功能受损及制动等有关。

4. 自我形象紊乱　与手术和化疗引起的副作用有关。

【护理措施】

1. 手术前护理

（1）心理护理　一旦确诊为骨肉瘤，患者会出现否认、恐惧、抑郁、敌意等心理反应，通过交谈、观察，了解其心理活动，有的放矢疏导，并介绍一些成功病例，解释目前本病的治疗方法和进展、各项检查的目的和必要性、鼓励患者积极配合治疗。

（2）饮食护理　足够的营养支持，给予高蛋白、高热量、高维生素、易消化食物。必要时给予肠外营养，甚至少量多次输新鲜血。

（3）缓解疼痛　保持病房安静，护理操作动作轻柔，制定适宜的止痛计划，按医嘱给予止痛药。

（4）化疗副作用的观察与护理　参见模块十肿瘤患者的护理

2. 手术后护理

（1）病情观察　①生命体征观察：由于骨肉瘤手术创面大，易致切口处出血，术后严密监测生命体征及尿量，预防和控制休克；②患肢血运观察：观察远端肢体是否肿胀，有无感觉、运动异常和毛细血管充盈迟缓情况；③伤口引流的观察：观察伤口引流的量、性状及伤口敷料渗血情况，保持引流通畅。

（2）体位　保肢术后抬高患肢，促进静脉回流，减轻肿胀。

（3）截肢术后护理

1）体位　术后24~48小时应抬高患肢，预防水肿。下肢截肢者，每3~4小时俯卧20~30分钟，并将残肢以枕头支托，压迫向下；仰卧位时，不可抬高患肢，避免膝关节屈曲挛缩。

2）观察和预防伤口出血　注意肢体残端的渗血情况，观察创口引流液的量和性质，渗血较多者可用棉垫加弹性绷带加压包扎；如创口出血量大，立即在肢体近侧扎止血带，并报告医师，协助及时处理。

3）幻肢痛护理　绝大多数截肢患者在术后相当长的一段时间内感到已经切除的肢体仍然有疼痛或其他异常感觉，称为幻肢痛。疼痛多为持续性，尤以夜间为甚，属精神因素性疼痛。护理方法：①做好宣教解释，给予有效心理护理是预防幻肢痛的有效方法。引导患者注视残肢，承认并接受截肢的事实。②可对残肢端热敷，加强残肢运动。感到疼痛时，让患者自己轻轻敲打残肢端，从空间和距离的确认中慢慢消除患肢感，从而消除幻肢痛的主观感觉。③必要时可使用镇静剂、止痛剂。对长期的顽固性疼痛可行神经阻断术。

4）残肢功能锻炼　一般术后2周，伤口愈合后开始功能锻炼。锻炼方法：①用弹性绷带每日反复包扎，均匀压迫残端，促进软组织收缩；②对残端进行按摩、拍打及用残端蹬踩，先蹬踩在柔软物品上，由软到硬，并逐渐增加残肢的负重；③为了增强肌力、保持关节的活动范围，鼓励患者使用手杖、扶车、拐等辅助设备；④鼓励患者早期下床活动，反复进行肌肉强度和平衡锻炼，为安装假肢作准备。

3. 健康指导

（1）心理指导　保持平稳心态，以正确态度面对截肢现实，回归社会，从事力所能及的工作。

（2）康复训练　指导患者制定康复锻炼计划，恢复和调节肢体的适应能力。指导患者正确使用各种助行器，尽快适应新的行走方式。

（2）定期复查　交代患者按时接受化疗，定期复查，教会其自我检查和监测，观察残端情况，6个月后安装假肢。

护考链接

考点1：骨肉瘤患者的身体状况（A1型题）。

1.最容易发生骨肉瘤转移的脏器是（　　　）

 A.脑   B.肺   C.肝

 D.肾   E.脾

考点2：骨肉瘤的辅助检查（A1型题）。

2.对骨肿瘤的诊断最有价值的检查是（　　　）

 A.X线摄片   B.核素骨扫描   C.MRI

 D.碱性磷酸酶测定 E.组织病理学检查

3.骨肉瘤X线表现特点是（　　　）

 A.葱皮样改变   B.呈多处虫蛀状   C.肥皂泡样改变

 D.可见Codman三角 E.边缘清楚，无骨膜反应

考点3：骨肉瘤患者的护理问题、诊疗要点和护理措施（A3/A4型题）。

（4~6题共用题干）

某患者，女，19岁。右股骨下端疼痛3个月，夜间加重。检查见右股下端偏内侧局限性隆起，皮温略高，明显压痛，膝关节运动受限。X线片示：股骨下端溶骨性破坏，骨膜增生呈放射状阴影。

4.该患者最可能的诊断为（　　　）

 A.骨髓炎   B.骨结核   C.骨肉瘤

 D.骨巨细胞瘤   E.骨转移癌

5.该患者首优护理问题是（　　　）

 A.疼痛   B.睡眠型态紊乱   C.焦虑恐惧

 D.营养失调   E.躯体活动障碍

6.该患者首选的治疗方案是（　　　）

 A.单纯放疗   B.单纯化疗   C.单纯手术治疗

 D.手术加化疗   E.手术加放疗

扫一扫，知答案

扫一扫，看课件

模块四十二
颈肩痛和腰腿痛患者的护理

【学习目标】

1. 掌握：颈椎病、腰椎间盘突出症患者的身体状况、常见护理诊断/问题及护理措施。

2. 熟悉：肩关节周围炎、腰椎管狭窄症患者的身体状况、护理措施。

3. 了解：颈肩痛、腰腿痛的病因、辅助检查、患者的心理和社会支持状况。

4. 学会：指导颈肩痛、腰腿痛患者功能锻炼的方法。

项目一　颈　肩　痛

情景导入

李某，男，45 岁，司机。于半年前出现头痛、眩晕，在突然变换体位或头部转动时偶有加重现象，视物有时模糊。今天上午工作中忽然出现猝倒而就诊。

问题：①患者出现当前症状的最可能原因是什么？②应指导患者做哪些检查以确定诊断？③出院时应对患者进行哪些健康指导？

颈肩痛是指颈、肩、肩胛等处的疼痛，有时伴一侧或两侧上肢痛、颈脊髓损害症状。老年性退行性变是颈肩痛的重要原因，常见疾病为颈椎病、肩周炎。

一、颈椎病

颈椎病是指颈椎间盘退行性变及其继发性椎间关节退变，刺激或压迫相邻脊髓、神经和血管而产生相应的症状和体征。50 岁以上人群常见。好发于活动度大的部位，依次为颈 5~6、颈 6~7 节段。

【病因与分类】

1.颈椎间盘退行性变 是颈椎病发生和发展的最基本原因。由于椎间盘退行性变使椎间隙狭窄，关节囊、韧带松弛，脊柱活动的稳定性下降，进而引起增生、钙化，导致邻近的脊髓、神经和血管受到压迫或刺激。

2.急、慢性损伤 不良的睡眠体位、不良的工作姿势、不适当的体育锻炼可使颈部肌肉和颈椎处于慢性疲劳、损伤状态，而加速退变。但暴力所致颈椎骨折、脱位并发的脊髓或神经根损害不属颈椎病范畴。

3.先天性颈椎管狭窄 少数患者因先天性颈椎畸形或发育性颈椎管狭窄，而较早出现临床症状和体征。

【护理评估】

1.健康史 了解患者的年龄、性别、职业。询问与患病有关的情况，如有无颈肩部损伤史、发病时间、发展过程、以往治疗过程及效果等。

2.身体状况 依据受压部位和临床表现，可将颈椎病分为以下几种类型：

（1）神经根型 发病率最高，占颈椎病的 50%~60%。

1）症状 颈、肩部疼痛及僵硬，短期内加重，并向同侧上肢放射；轻的为酸痛、胀痛，重者如刀割或针刺样痛；可伴有皮肤麻木、过敏等感觉异常。上肢肌力和手握力均减退。

2）体征 ①颈部肌肉痉挛，头喜偏患侧，且肩部上耸。②上肢牵拉试验阳性：检查者一手扶患者头颈，一手握患腕，向相反方向牵拉；此时因臂丛神经被牵张，刺激已受压的神经根而出现放射痛（图 42-1）。③压头试验阳性：患者端坐，头后仰且偏向患侧；检查者用手掌在其头顶向下加压，因加重对神经根的刺激而出现颈肩痛并向患侧上肢放射，即为阳性（图 42-2）。

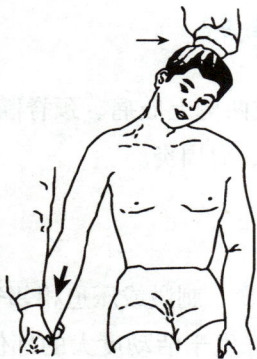

图 42-1 上肢牵拉试验　　图 42-2 压头试验

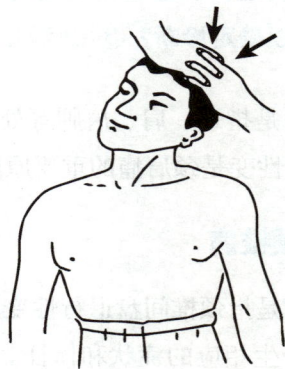

（2）脊髓型　最严重的类型。发病率仅次于神经根型，占颈椎病的 10%~15%。

1）症状　早期颈肩痛表现常不明显，根据脊髓受压部位和程度不同，可产生不同的临床症状。如上肢表现为手部麻木、持物不稳，精细活动失调；下肢表现为步态不稳、有足踏棉花感；躯干部可有束带感。随病情加重可发生自下而上的上运动神经元性瘫痪。

2）体征　肢体出现不同程度的瘫痪，肌力减退，四肢腱反射亢进，腹壁反射、提睾反射和肛门反射消退或丧失，Hoffmann 征、髌阵挛、Babinski 征等阳性。

（3）椎动脉型

1）症状　椎 – 基底动脉供血不足所致，主要表现为眩晕，有时出现猝倒及头枕部、顶部发作性胀痛，多在头颈部活动和姿势改变时诱发。突发性弱视、复视或失明，但短期内可自动恢复。

2）体征　颈部压痛、活动受限。

（4）交感神经型　中年妇女多发。由于颈椎退行性病变刺激交感神经，表现出一系列兴奋或抑制症状。特点是临床症状多而客观体征少，呈神经官能症的表现。

1）交感神经兴奋症状　头痛、头晕，头部转动时加重；可伴恶心、呕吐，视物模糊、畏光，心跳加快、心律不齐、血压升高，耳鸣、听力下降等。

2）交感神经抑制症状　头昏、眼花、流泪、鼻塞、心动过缓、血压下降及胃肠胀气等。

3. 心理和社会支持状况　了解患者和家属对疾病的认知程度和期望程度，有无焦虑和恐惧等不良情绪。

4. 辅助检查　①X 线平片：可显示颈椎生理前凸减小或消失，椎间隙变窄，椎体前、后缘骨质增生，椎间孔狭窄等征象。②CT 或 MRI：可清楚显示椎间盘突出，椎管、神经根管狭窄及脊神经受压情况。

5. 诊疗要点　原则是解除压迫、消炎止痛、恢复颈椎的稳定性。根据病情选择适宜的治疗方法，神经根型、椎动脉型和交感神经型主要采用非手术治疗，而脊髓型应在确诊后及时手术治疗。

（1）非手术治疗　包括颌枕带牵引、应用颈托、推拿按摩及理疗、药物治疗。

（2）手术治疗　根据手术途径分为前路、前外侧路和后路手术。手术方式常用经前路椎间盘摘除植骨融合术、经后路椎管扩大成形术等。

【常见护理诊断／问题】

1. 焦虑／恐惧　与颈椎病影响学习、工作或担心手术及预后有关。

2. 低效性呼吸型态　与颈髓水肿、植骨块脱落、术后颈部水肿有关。

3. 躯体移动障碍　与颈椎病所致神经根或脊髓损害有关。

4. 有受伤的危险 与肢体无力及眩晕有关。

5. 潜在并发症 肌肉萎缩、术后出血、感染、呼吸困难、脑脊液漏等。

【护理措施】

1. 非手术治疗的护理／术前护理

（1）一般护理 ①心理护理：理解、关心和鼓励患者，耐心解释与安慰，消除患者的顾虑，树立正确的心态，积极配合治疗和护理。②体位与休息：纠正不良姿势和习惯，避免高枕睡眠、避免劳累，避免诱发症状发作。如果眩晕症状明显，应卧床休息、颈部制动，以减轻症状。

（2）对症护理 ①颌枕带牵引的护理：取坐位或卧位牵引均可。头前屈15°，牵引重量2~6kg，每日数次，每次1小时，牵引时间以项、背部肌肉能耐受为限。若无不适，可每日持续牵引6~8小时，2周为一疗程。②推拿按摩：可以减轻肌痉挛，改善局部血液循环。脊髓型颈椎病忌用此法。

（3）术前训练 ①呼吸功能训练：术前指导患者练习深呼吸、行吹气球等训练，以增加肺的通气功能，术前1周戒烟。②手术卧位训练：如颈前路手术，术前2~3天行推移食管和气管训练；颈后路手术，行俯卧位训练；加强颈部前屈、后伸、侧屈和侧转活动。

2. 术后护理

（1）体位护理 术后平卧位，颈部用颈围或颈托制动，头颈两侧垫枕或沙袋。术后6小时可进行轴位翻身，保持头、颈、躯干呈一直线，切忌颈部旋转、过屈或过伸。

（2）观察并记录病情

1）观察呼吸状况 呼吸困难是前路手术最危急的并发症，多发生在术后1~3天内。常见原因：①切口内出血压迫气管；②喉头水肿压迫气管；③术中损伤脊髓或移植骨块松动、脱落压迫气管等。嘱咐患者在用力咳嗽、喷嚏或排便时，用手轻按颈部切口处，以防植骨块脱落移位。床旁应常规准备气管切开包、负压吸引器。术后严密观察患者的呼吸频率、节律和深度及检测血氧饱和度，若患者出现呼吸费力、张口呼吸、应答迟缓、口唇发绀等症状，应立即通知医师，做好气管切开和再次手术的准备。

2）注意颈部伤口渗血及引流情况 保持引流通畅，当渗出液浸透伤口敷料时应及时更换。引流条一般在术后2~3天拔除。

3. 健康指导

（1）功能锻炼 促进神经和肌肉的恢复，在病情许可的情况下，帮助患者进行颈肩部功能锻炼，一般术后3~5天可带颈围下床活动，进行四肢肌力训练、坐位和站立位平稳训练、步行功能训练及日常生活活动能力等训练。

（2）日常生活指导 ①选择正确的睡眠体位和合适的枕头，高度以头颈部压下后一拳头高为宜；②纠正不良姿势，在日常生活、工作和学习中，保持颈部平直，定时改变姿势，劳逸结合。

（3）出院指导　出院后颈围固定3~6个月，定期复查。平时转头动作要轻而慢，防止再损伤。讲明出院后康复训练的重要性，坚持四肢功能锻炼。

二、肩关节周围炎

肩关节周围炎（scapulohumeral periarthritis）简称肩周炎，是指发生于肩关节囊、韧带、肌腱及滑囊等肩关节周围软组织的退行性变和慢性损伤性炎症。中医学称之为"漏肩风""冻结肩"。女性发病率略高于男性，由于50岁左右的人易患此病，又俗称为"五十肩"。

【护理评估】

1. **健康史**　中老年人多由于软组织退行性病变，对各种外力的承受能力减弱是基本病因。此外，肩部的急、慢性损伤或长期过度活动，姿势不良等所产生的慢性致伤力是主要的诱发因素。

2. **身体状况**

（1）症状　①疼痛：起初肩部呈阵发性疼痛，多为慢性发作。气候变化或劳累后，常使疼痛加重，且呈持续性，昼轻夜重为本病一大特点。②肩关节活动僵硬：向各方向尤以外展、外旋、后伸活动受限明显。③患肩怕冷：不少患者终年用棉垫包肩，即使在暑天，肩部也不敢吹风。

（2）体征　①压痛：多数患者在肩关节周围可触到明显的压痛点，压痛点多在肱二头肌长头腱沟、肩峰下滑囊、喙突、冈上肌附着点等处。②肌肉痉挛与萎缩：三角肌、冈上肌等肩周围肌肉早期可出现痉挛，晚期可发生失用性肌萎缩。

3. **辅助检查**　X线摄片可见颈肩部骨质疏松征象；肩关节造影见关节囊体积明显缩小。

4. **诊疗要点**　以非手术治疗为主，急性期肩部制动，局部温热治疗，促进血液循环，缓解肌肉痉挛。慢性期坚持锻炼并配合理疗、推拿、按摩等多种措施。疼痛明显者口服非甾体抗炎药。

【常见护理诊断／问题】

1. **躯体活动障碍**　与肩关节损伤与粘连固定有关。

2. **自理缺陷**　与疼痛和活动受限有关。

3. **疼痛**　与局部炎症刺激有关。

【护理措施】

1. 肩关节功能锻炼　坚持有效的肩关节功能锻炼。早期被动肩关节牵拉训练，恢复关节活动度；后期坚持按计划自我锻炼。常用的方法包括爬墙外展、爬墙上举、弯腰垂臂旋转及滑车带臂上举等（图 42-3），每日 2~3 次，每次 15 分钟。

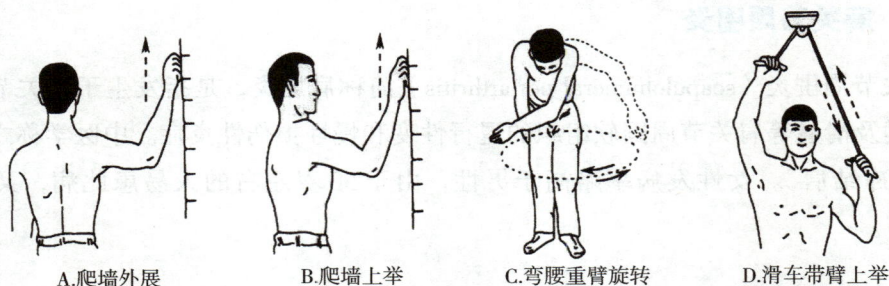

A.爬墙外展　　B.爬墙上举　　C.弯腰垂臂旋转　　D.滑车带臂上举

图 42-3　肩关节功能锻炼

2. 日常生活能力训练　平时关注天气变化，注意肩部保暖。随着肩关节活动范围逐渐增加，指导患者进行日常生活能力训练，如穿衣、梳头、洗脸等。

项目二　腰　腿　痛

腰腿痛是指发生在下腰、腰骶、骶髂、臀部等处的疼痛，可伴有一侧或双侧下肢放射痛和马尾神经受压症状。腰椎间盘突出症最具代表性。

一、腰椎间盘突出症

腰椎间盘突出症（lumbar intervertebral disc herniation）是指腰椎间盘变性后纤维环破裂，髓核突出，刺激或压迫神经根或马尾神经而引起的一种综合征。好发部位在 L_{4-5} 和 $L_5\sim S_1$ 椎间隙，患者群多见于 20~50 岁男性。

【护理评估】

1. 健康史　椎间盘退行性变是发病的主要原因；此外，长期震动如司机驾驶颠簸、过度负荷如从事重体力劳动、外伤、妊娠及其他如遗传、吸烟、糖尿病等常有一定的关联性。评估了解患者的年龄、性别、职业、有无腰部损伤史、劳损、受寒受湿等情况。

2. 身体状况

（1）症状　①腰痛：为最早的症状，常为持续性腰背部钝痛，卧床休息时缓解。②坐骨神经痛：表现为从下腰部向臀部、大腿及小腿后侧直到足部的放射性疼痛或麻木感。在打喷嚏、咳嗽、排便时因腹压增加而疼痛加重。③马尾综合征：表现为会阴部感觉迟钝，大小便和性功能障碍。

（2）体征

1）压痛和叩击痛　病变椎间隙的棘突间及棘突旁侧1cm处有压痛、叩击痛，并向下肢放射。

2）腰部活动受限　腰椎各方向活动均有不同程度的影响，以前屈受限最明显。

3）腰椎侧凸　是为减轻神经根受压，缓解疼痛而引起的姿势性代偿畸形（图42-4）。

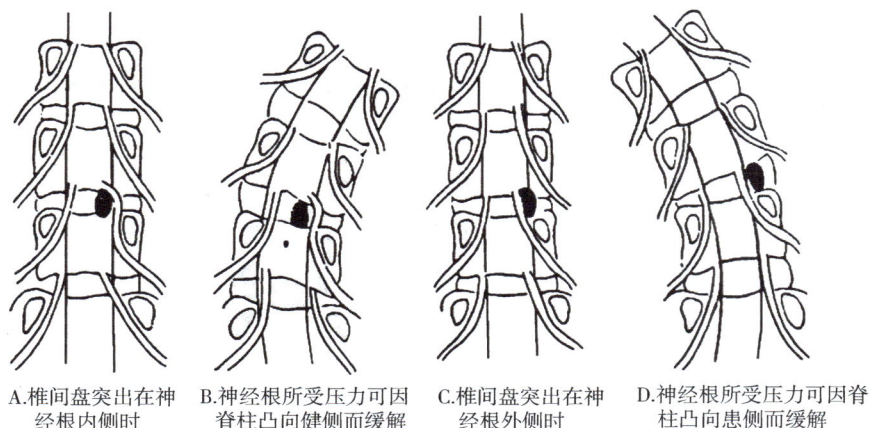

A.椎间盘突出在神经根内侧时　B.神经根所受压力可因脊柱凸向健侧而缓解　C.椎间盘突出在神经根外侧时　D.神经根所受压力可因脊柱凸向患侧而缓解

图42-4　脊柱侧弯与缓解神经根受压的关系

4）直腿抬高（Lasegue征）及加强试验（Bragard征）　患者仰卧伸膝，被动抬高患肢。正常人神经根有4mm滑动度，下肢抬高到60°～70°始感腘窝不适。本病患者因神经根受压或粘连使滑动度减少或消失，抬高在60°以内即可出现坐骨神经痛，称为直腿抬高试验阳性。缓慢降低患肢的高度，待放射痛消失，这时再被动背屈患肢踝关节以牵拉坐骨神经，如又出现放射痛，称为加强试验阳性（图42-5）。

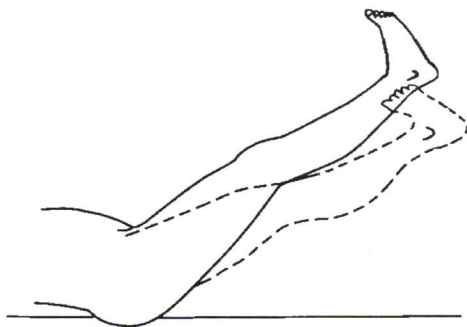

图42-5　直腿抬高及加强试验

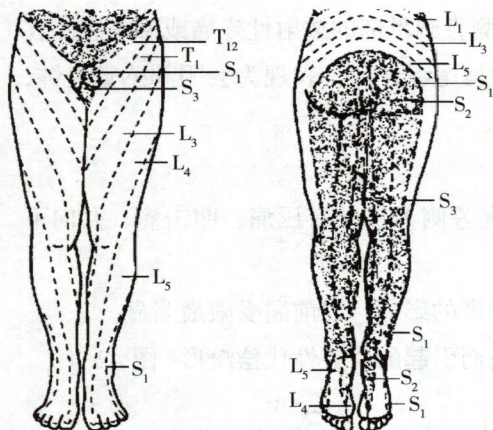

图 42-6　脊神经相应的皮区

5）神经系统表现　感觉、腱反射异常，肌力下降。常见：①L_5 神经根受累时，小腿前外侧和足内侧的痛、触觉减退，足趾背伸力下降；②S_1 神经根受压时，外踝附近及足外侧痛、触觉减退，踝反射减弱或消失（图 42-6）；③马尾神经受压时，肛门括约肌张力下降，肛门反射减弱或消失。

3.心理和社会支持状况　观察患者的情绪变化、对疾病的认知程度和期望程度、有无焦虑和恐惧等心理。

4.辅助检查　X 线平片可显示腰椎及椎间盘退化情况；CT、MRI 可显示髓核突出、压迫神经根的部位和程度。

5.诊疗要点

（1）非手术治疗　治疗措施包括绝对卧床休息、骨盆牵引、理疗和推拿按摩等。主要作用是缓解肌肉痉挛，减轻神经根粘连。中央型椎间盘突出不宜推拿。

（2）手术治疗　非手术治疗无效或马尾神经受压者需采取手术治疗，行椎板切除术和髓核摘除术、经皮穿刺髓核摘除术等。

【常见护理诊断 / 问题】

1.疼痛　与椎间盘突出压迫神经根有关。

2.躯体移动障碍　与疼痛、牵引、肌肉痉挛或手术有关。

3.知识缺乏　缺乏疾病治疗和预防知识。

4.潜在并发症　肌肉萎缩、脑脊液漏、术后神经根粘连等。

【护理措施】

1.非手术治疗的护理／术前护理

（1）心理护理　本病大多病程长、反复发作、痛苦大，患者心理负担重，了解其所思所虑，给予正确疏导，消除顾虑，树立正确的心态，积极配合治疗和护理。

（2）卧床休息　急性期须绝对卧硬板床休息，以减少对椎间盘的压力，缓解疼痛。卧床 3 周后若病情允可，佩戴腰围下床活动，3 个月内不做弯腰拾物动作。

（3）持续骨盆水平牵引的护理　在牵引带压迫处加垫，注意观察牵引期间患者的体位、牵引力线及牵引重量是否正确，以及皮肤有无发红、压疮等，同时做好基础护理。

2. 术后护理

（1）体位　术后 24 小时内卧硬板床，保持脊柱平直，不翻身，以利压迫伤口止血。24 小时后可帮助患者轴型翻身。持续卧床 1~3 周。

（2）病情观察　观察患者下肢皮肤的颜色、温度、感觉及运动恢复情况；引流液的颜色、性质和量，一般于手术 24 小时后拔除引流管；有无脑脊液漏出和活动性出血。

3. 健康指导

（1）功能锻炼　指导患者术后第一天开始进行股四头肌的舒缩和直腿抬高练习，以防神经根粘连。2~3 次 / 日，15~30 分钟 / 次，每次抬高应超过 40°，持续 1 分钟，抬放时间相等，高度逐渐增加，以能耐受为限；术后 1 周开始进行腰背肌功能锻炼，预防肌肉萎缩，增强脊柱稳定性。

（2）出院指导　治疗后的患者应戴腰围 3~6 个月，同时加强腰背肌的锻炼。平时保持正确的坐、卧、走、站和劳动姿势（图 42-7）。

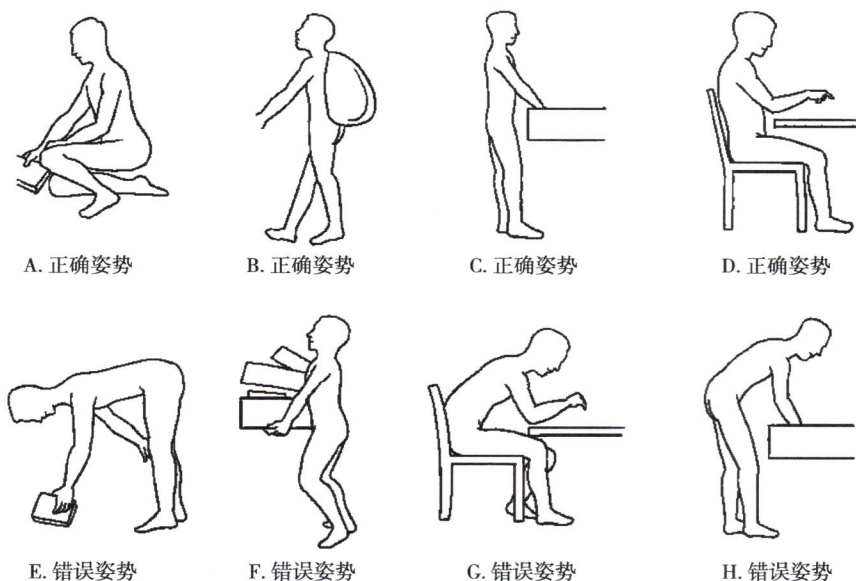

| A. 正确姿势 | B. 正确姿势 | C. 正确姿势 | D. 正确姿势 |
| E. 错误姿势 | F. 错误姿势 | G. 错误姿势 | H. 错误姿势 |

图 42-7　正确姿势和错误姿势

二、腰椎管狭窄症

腰椎管狭窄症（lumbar spinal stenosis）是指腰椎管因某种因素产生骨性或纤维性结构异常，发生一处或多处管腔狭窄，刺激或压迫由此通过的脊神经根或马尾神经所引起的一系列临床症状。也是引起腰腿痛的常见原因之一。多见于 40 岁以上的中老年患者。

【护理评估】

1. 健康史 在椎管发育不良的基础上发生退行性变是发病的主要原因，详细评估与患病有关的情况，如有无先天性脊柱发育不良、腰椎有无外伤及手术史等。

2. 身体状况

（1）症状 ①腰腿痛：表现为长期反复的腰骶痛伴单侧或双侧臀部、大腿外侧胀痛，感觉异常或下肢无力。常在站立或行走过久时症状加重，弯腰下蹲、坐位时疼痛减轻，故患者常取前屈位。②间歇性跛行：表现为患者行走数十米或数百米后出现下肢疼痛、麻木、酸胀和无力，弯腰或休息数分钟后，方可继续行走，但行走不远又出现疼痛，如此反复发生。③马尾神经受压症状：表现为双侧大小腿、足跟后侧及会阴部感觉迟钝，大小便功能障碍。

（2）体征 主诉多而体征少，腰部背伸受限，直腿抬高试验常为阴性。

3. 辅助检查 X 线平片可显示腰椎椎间隙狭窄及骨质增生等改变；椎管内造影、CT、MRI 等检查可帮助明确诊断。

4. 诊疗要点

（1）非手术治疗 早期腰椎管狭窄尚未造成持续性压迫者可试用非手术治疗。方法包括卧床休息、骨盆牵引、理疗按摩等。

（2）手术治疗 常行椎管减压术，以解除对硬脊膜和神经根的压迫。适用于长期非手术治疗无效、马尾神经损伤严重者。

【常见护理诊断／问题】及【护理措施】

参见腰椎间盘突出症。

护考链接

考点 1：颈椎病患者的病因、分型及身体状况（A3/A4 型题）。

（1~2 题共用题干）

某患者，男，58 岁。颈部疼痛、僵硬，双上肢麻木、感觉过敏、无力，放电样串痛。上肢牵拉试验（+），压头试验（+）。

1. 该患者属于下列哪种分型的颈椎病（ ）

　　A. 神经根型　　　　　　　　B. 脊髓型

　　C. 椎动脉型　　　　　　　　D. 交感神经型

　　E. 复合型颈椎病

2. 其发生和发展的最基本原因是（　　　）

　　A. 颈椎骨折　　　　　　　　　B. 颈椎脱位

　　C. 颈椎间盘退行性变　　　　　D. 颈椎间盘突出

　　E. 颈椎结构性缺陷

考点 2：颈椎病患者的辅助检查和诊疗要点（A1、A2 型题）。

3. 某患者，男，60 岁。右颈肩痛 1 年，伴右手麻 3 个月。诊断为"颈椎病"。在此诊断中，以下哪条是可靠的依据（　　　）

　　A. 颈肩部疼痛　　　　　　　　B. X 线摄片有骨刺

　　C. 手指麻木　　　　　　　　　D. 霍夫曼征（＋）

　　E. 颈部活动受限

4. 脊髓型颈椎病症状进行性加重者适于（　　　）

　　A. 枕颌带牵引　　　　　　　　B. 注射激素

　　C. 按摩、推拿治疗　　　　　　D. 手术治疗

　　E. 围领和颈托

考点 3：颈椎病患者的护理措施（A2 型题）。

5. 某患者，女，49 岁。诊断为"脊髓型颈椎病"，第二天行颈椎前路手术。术后患者出现呼吸困难的原因不包括（　　　）

　　A. 切口内出血　　　　　　　　B. 喉头水肿

　　C. 术中损伤脊髓　　　　　　　D. 引流液过多

　　E. 植骨块脱落

考点 4：腰椎间盘突出症的病因（A1 型题）。

6. 腰椎间盘突出最易发生的部位是（　　　）

　　A. $L_{1~2}$　　　　　　　　　　B. $L_{2~3}$

　　C. $L_{3~4}$　　　　　　　　　　D. $L_{4~5}$

　　E. $L_5~S_1$

考点 5：腰椎间盘突出症患者的身体状况（A1 型题）。

7. 腰椎间盘突出症出现鞍区麻木、二便功能障碍，系突出间盘压迫（　　　）

　　A. 脊髓　　　　　　　　　　　B. 脊髓圆锥

　　C. 马尾神经　　　　　　　　　D. S_1 神经根

　　E. S_2 神经根

8. 腰椎间盘突出最重要的体征是（　　　）

　　A. 椎间隙压痛　　　　　　　　B. 椎旁压痛

C. 直腿抬高试验（＋）   D. 直腿抬高试验（＋），加强试验（＋）

E. 腰椎侧突畸形

考点 6：腰椎间盘突出症患者的辅助检查和诊疗要点（A3/A4 型题）。

（9~10 题共用题干）

某患者，男，46 岁。2 天前弯腰猛力抬重物后出现腰痛、右下肢放射性疼痛。体检：右足底针刺觉减退，跟腱反射未引出，小腿二头肌肌力减退。

9. 该患者最可能的诊断为（   ）

A. 椎管内肿瘤   B. 末梢神经炎

C. L_{4-5} 椎间盘突出   D. L_{1-2} 椎间盘突出

E. 腰椎管狭窄症

10. 目前该患者最主要的处理措施是（   ）

A. 绝对卧硬板床休息   B. 腰背肌锻炼

C. 腰外注射糖皮质激素   D. 骨盆持续牵引

E. 急诊手术摘除突出椎间盘

考点 7：腰椎间盘突出症患者的护理措施（A1 型题）。

11. 腰椎间盘突出症术后患者进行直腿抬高练习的主要目的是（   ）

A. 防止肌萎缩   B. 防止关节僵硬

C. 提高肌力   D. 防止神经根粘连

E. 早日下床活动

12. 腰椎间盘突出症术后护理错误的是（   ）

A. 持续卧床 3 天   B. 术后平卧 24 小时，不能翻身

C. 采用 2 人翻身法翻身   D. 引流管术后 24~48 小时拔除

E. 术后 3 人搬运法将患者移至病床

考点 8：腰椎管狭窄症患者的身体状况（A1 型题）。

13. 腰椎管狭窄症的主要临床表现是（   ）

A. 腰肌痉挛   B. 压痛明显

C. 弯腰时疼痛加剧   D. 间歇性跛行

E. 脊柱弯曲

扫一扫，知答案

外科护理技能实训

实训1 外科洗手

【实训目的】

1. 掌握：外科洗手的方法和注意事项。
2. 熟悉：手消毒法的物品准备。
3. 了解：外科洗手的目的。

【实训准备】

1. **用物准备** 更衣室内备洗手衣裤、一次性帽和口罩、拖鞋；刷手间内备无菌皂液、洗手液、无菌毛刷、无菌擦手巾、外科手消毒液、钟表、清洁方盘（刷手池边）；医疗垃圾桶及生活垃圾桶。

2. **操作者准备** 操作者剪短指甲，去除饰物，双手前臂无疖肿和破损，无上呼吸道感染，着洗手衣裤；戴口罩、帽子，头发、口鼻不可外露。

3. **环境准备** 操作环境清洁、宽敞、明亮，符合操作要求。

【实训学时】

2学时。

【操作流程及护理配合】

以外科手消毒液刷手为例。

1. 用无菌皂液将双手、前臂、肘上10cm搓洗一遍，用流动水冲洗。

2. 取无菌毛刷蘸取清洁剂刷手。按三节段刷手（双手交替），顺序：指尖、指间、手掌、手背（重点刷指蹼和手指关节处）、手腕（环形刷）；前臂（螺旋形）；肘部、肘上10cm（螺旋形）。时间为3分钟（若传统肥皂刷手刷3遍共10分钟）。刷洗完毕后将毛刷弃于水池内。

3.流动水冲洗，指尖朝上，保持肘部最低位，不得反流。

4.抓取无菌毛巾擦干双手掌心，再将毛巾斜角对折呈三角形，以环拉方法从手腕到肘上 10cm 擦干，不得回擦；擦对侧时，将毛巾翻转至另一面（也可每侧手臂用 1 块无菌毛巾），方法相同。将擦手巾弃于一固定容器内。

5.取外科手消毒液，以揉搓的方法消毒双手至肘上 6cm，再取外科手消毒液按七步洗手法揉搓双手。揉搓时间不少于 2~6 分钟。

6.刷手消毒后，双手应保持拱手姿势，不得下垂，也不能接触未消毒物品。待消毒液自然挥发至干燥后穿无菌手术衣。

【注意事项】

1.严格执行无菌操作原则。

2.刷手时需用力，特别注意皮肤皱褶处，如甲缘下、指缝、指蹼、关节、手掌及肘部。

3.冲洗、擦拭、消毒时指尖朝上，保持肘在最低位，防止液体反流。

【实训评价】

1.操作是否熟练、动作轻柔，刷手顺序是否正确。

2.刷手是否彻底。

3.操作是否符合无菌原则。

实训 2　穿无菌手术衣、戴无菌手套

【实训目的】

1.掌握：穿遮背式手术衣及闭合式戴无菌手套的方法和注意事项。

2.熟悉：开放式戴无菌手套的方法。

3.了解：传统对开式手术衣的穿法。

【实训准备】

1.用物准备　①手术间治疗车上层：无菌包（无菌持物钳及缸包、无菌手术衣包）、一次性无菌手套。②治疗车下层：医疗垃圾桶及生活垃圾桶、污染手术衣专用桶。

2.操作者准备　操作者着洗手衣裤，戴口罩、帽子，外科洗手后进入手术间。

3.环境准备　操作环境清洁、宽敞、明亮，操作台放置距墙 30cm 以上，避开回风口和前后门，固定刹车，操作台面清洁、干燥，适合无菌操作。

【实训学时】

2 学时。

【操作流程及护理配合】

1. 穿遮背式手术衣，闭合式戴无菌手套

（1）巡回护士规范洗手后检查无菌手术衣包的名称、有效期、包外灭菌指示物，无菌包外包布是否松散、破损和潮湿等。

（2）巡回护士在器械台上打开无菌手术衣包，检查包内灭菌指示物的变色情况。

（3）操作者抓取无菌手术衣（上面三折），选择宽敞处站立，认清衣服的上下和正反面，一手提起衣领抖开，手术衣内面朝向操作者，向上轻掷手术衣，顺势将双手及前臂伸入衣袖内，向前平行伸展，不可高举过肩，也不可左右侧撒开，以免触碰污染。

（4）巡回护士在操作者身后把手术衣向后拉时，不能触及穿衣者已刷过手的手臂，穿衣者手不出袖口（方便闭合式戴手套），巡回护士系好手术衣领系带。

（5）巡回护士检查并打开无菌手套外包装，连同手套内层包装置于无菌手术台上。

（6）操作者隔着衣袖左手取出右手的无菌手套，倒置放于右手袖口上，手套口朝外，各手指相对；放上手套的手（右手）隔着衣袖抓住手套翻折边，另一手（左手）隔着衣袖捏住另一侧翻折边，把手套翻套于袖口上，手指迅速伸入手套内；然后以同法戴另一只手套。

（7）操作者解开腰间系带递给巡回护士，巡回护士用无菌持物钳夹住腰带的尾端，操作者旋转，接传递过来的腰带系于腰间。

（8）拱手于胸前，准备手术。

（9）手术衣无菌区域（口述）：穿好手术衣后肩以下，腰以上，双手、双臂、腋中线以前为无菌区。

2. 穿对开式手术衣、开放式戴无菌手套

（1）~（3）流程同上。

（4）巡回护士在背后牵拉露出双手并系好带子。操作者双手交叉提起腰带递给巡回护士，巡回护士系好腰带。

（5）操作者取出无菌手套（由巡回护士打开外层），分清左右手，左手拿内面手套反折处，右手戴上手套。右手插入左手套反折处，左手戴上手套。整理双手反折面套于袖口上。

（6）拱手于胸前，准备手术。手术衣无菌区域（口述）。

【注意事项】

1.严格执行无菌操作。

2.穿好手术衣后的无菌区域是：肩以下，腰以上、两侧腋中线之间的胸前区域、双手、双臂。

3.未戴手套的手不能接触手套的外面，戴第一只手套时应特别注意。

【实训评价】

1.操作中是否掌握操作要点。

2.操作中是否注意无菌原则。

3.操作是否熟练、动作轻柔。

实训 3　外科器械辨认与传递

【实训目的】

1.掌握：常用手术器械的识别和传递方法。

2.熟悉：各种外科器械的使用方法。

3.了解：常用手术器械的分类。

【实训准备】

1.用物准备　器械台上放置无菌器械包，无菌包内有常用外科器械。

2.操作者准备　手术人员衣帽整齐，操作前修剪指甲，戴口罩和无菌手套，进行外科洗手。

3.环境准备　温湿度适宜、安静整洁、光线适中，符合操作要求。

【实训学时】

2学时。

【操作流程及护理配合】

1.刀类　用于切割组织。由刀片和刀柄两部分组成，刀片有圆头、尖头、弯头之分，并有各种大小规格（实训图 3-1）。

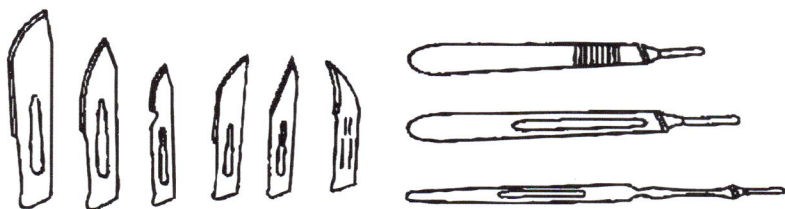

实训图 3-1　手术刀

（1）手术刀的装卸　安装刀片时，左手拿刀柄，右手用持针钳夹住刀片前端的背部，使刀柄尖端两侧浅槽和刀片中孔上端的狭窄部分衔接，往后拉刀片，使其根部就位。卸刀片时，夹住刀片的尾端，轻轻抬起并向前推，使刀片和柄分离。装卸刀片时不要面向他人操作，以免误伤。

（2）手术刀的持法　①执弓式：用于较大的手术切口、皮肤或筋膜等坚韧组织的切割；②执笔式：用于精细的手术切口、浅表组织切开；③握持式：用于切割范围较大，组织坚厚、骨科截肢和尸体解剖手术；④反挑式：用于神经、血管的游离及脓肿的切口引流。

2. 剪类　分组织剪和线剪两类（实训图 3-2）。组织剪刀薄、锐利，有弯头、直头两种，长短不一，主要用于剪开、分离组织。线剪用于剪纱布块和缝线。

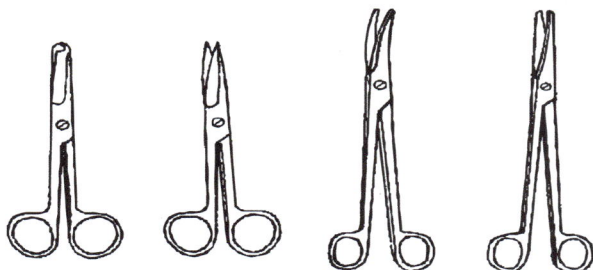

实训图 3-2　剪类

3. 钳类　见实训图 3-3。

（1）血管钳　也称止血钳。用于钳夹血管、出血点止血和钝性分离组织，有直弯两大类。

（2）持针钳　用于夹持缝针，有时也用作器械打结。有大小不同规格。

（3）组织钳　又称鼠齿钳。用于夹持皮肤及被切除的组织，如皮瓣、筋膜或用于钳夹布垫与皮下组织的固定。

（4）布巾钳　用于钳夹固定手术单，还可用于骨折时肋骨的固定。

（5）卵圆钳　分有齿和无齿两种。有齿纹的用于夹持敷料、手术用品或作皮肤消毒；无齿纹的用于夹持和牵拉脏器，如肠管、阑尾等。

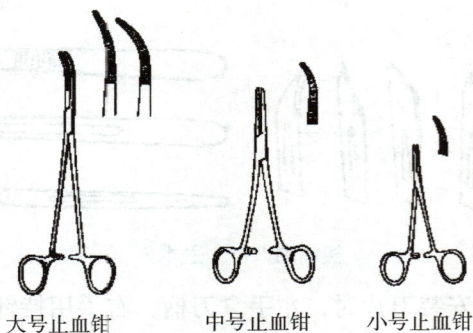

大号止血钳　　　　　　中号止血钳　　　　　　小号止血钳

实训图3-3　各类手术钳

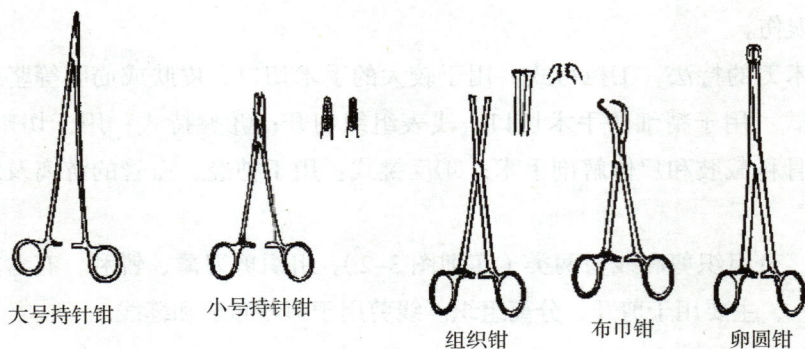

大号持针钳　　　小号持针钳　　　　　　组织钳　　　布巾钳　　　卵圆钳

实训图3-3　各类手术钳（续）

　　4.拉钩　又称牵开器，有各种不同形状和大小不同规格，主要用于手术野的暴露，便于探视和操作（实训图3-4）。

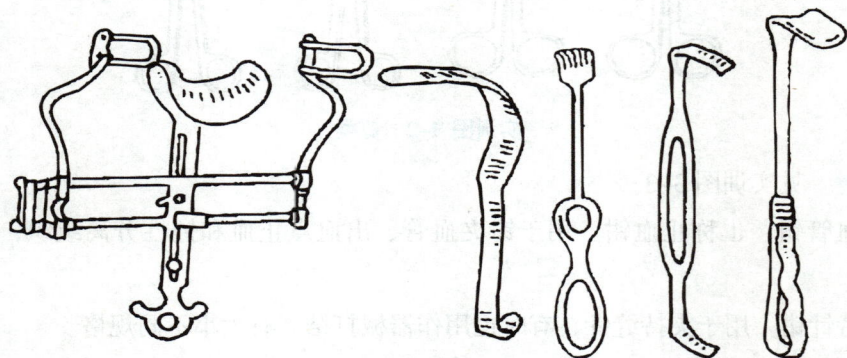

实训图3-4　各类拉钩

　　5.手术镊　用于提起组织，以便分离、剪开和缝合。分为有齿、无齿及大、中、小号（实训图3-5）。

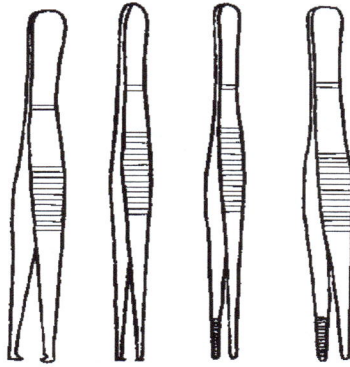

实训图 3-5　手术镊

6. 缝合针　用于缝合组织。分为圆形、三角形,并各有弯、直两种(实训图 3-6)。

(1)圆针　穿透力强,用于缝合神经、腹膜、血管、胃肠壁。

(2)三角针　用于缝合皮肤、韧带、瘢痕等组织,但不宜用于颜面部的皮肤缝合。

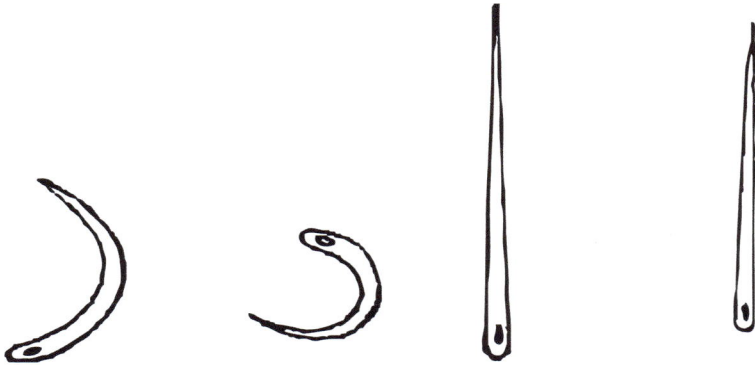

实训图 3-6　缝合针

7. 刮匙　用于刮除切口坏死组织、肉芽组织、死骨或取松质骨块(实训图 3-7)。

8. 探针(实训图 3-8)　用于探查组织异物、器官管腔的深浅,以及探测瘘管、结石深度。

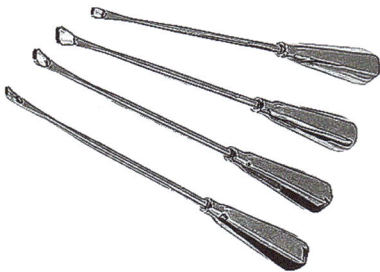

实训图 3-7　刮匙

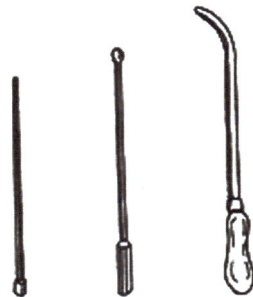

实训图 3-8　探针

9. **吸引器头**　有不同长度、弯度及口径（实训图 3-9）。用于吸出手术野血液、体液及冲洗液，保持手术野清晰。

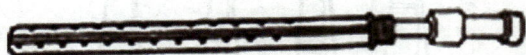

实训图 3-9　吸引器头

10. **压肠板**　用于压挡肠管，暴露手术野，便于手术操作（实训图 3-10）。

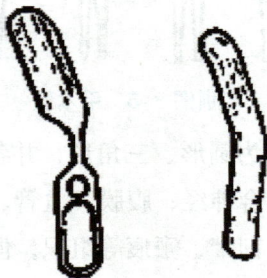

实训图 3-10　压肠板

【注意事项】

1. 严格执行无菌操作原则。
2. 操作过程中避免他人或操作者受伤。
3. 动作轻快且无器械碰撞声音。

【实训评价】

1. 器械辨认及传递是否迅速、准确。
2. 能否正确说出各种器械的用途。

实训 4　外科打结

【实训目的】

1. 掌握：外科打结的基本操作和注意事项。
2. 熟悉：常用的外科打结方法。
3. 了解：外科打结的目的。

【实训准备】

1. **用物准备**　缝合线、血管钳或持针器等、打结架（可模拟血管、神经等，供练习用）；医疗垃圾桶和生活垃圾桶。

2. 操作者准备　手术人员进行外科洗手完毕，已穿无菌手术衣和戴无菌手套。

3. 环境准备　温湿度适宜、安静整洁、光线适中，符合操作要求。

【实训学时】

2学时。

【操作流程及护理配合】

1. 常见的结的种类（实训图 4-1）

（1）单结　为各种结的基本结，只绕一圈，不牢固。一般不单独使用。

（2）方结　也叫平结，由方向相反的两个单结组成。是外科手术中主要的结扎方式，多用于结扎较小血管和各种缝合时的结扎。

（3）外科结　第一个线扣重绕两次，使线间的摩擦面及摩擦系数增大，然后打第二个线扣时不易滑脱和松动。比较牢固，用于较大血管和组织张力较大部位的结扎。

（4）三叠结　又称三重结，就是在方结的基础上再重复第一个结，且第三个结与第二个结的方向相反，以加强结扎线间的摩擦力，防止线松散滑脱。牢固可靠，常用于较大血管和较多组织的结扎，也用于张力较大组织的缝合。

（5）滑结　在作方结时，由于不熟练，双手用力不均，致使结线彼此垂直重叠，无法结牢而形成滑结，应注意避免。

（6）假结　又名顺结、"十"字结，结扎后易自行滑脱和松解，构成两单结的方向完全相同。手术中忌用。

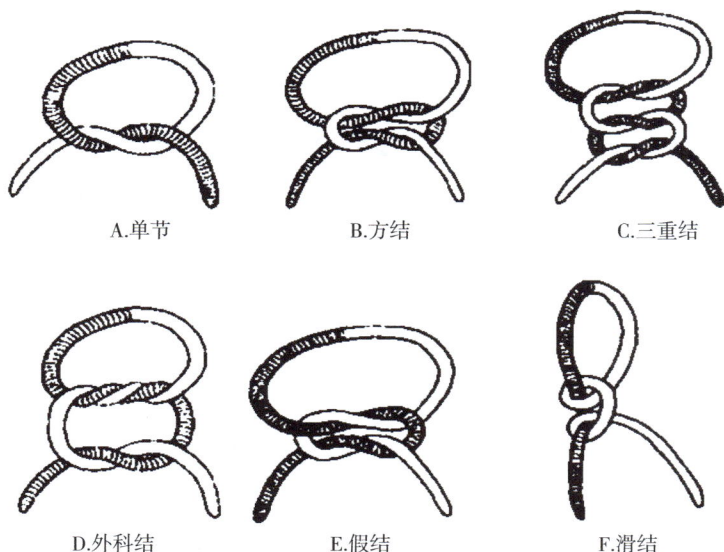

A.单节　　　　　B.方结　　　　　C.三重结

D.外科结　　　　E.假结　　　　　F.滑结

实训图 4-1　常见的结种类

2. 常用的打结方法

（1）单手打结法　简单、迅速，左右两手均可进行，应用广泛，但操作不当易成滑结（实训图4-2）。此法适合于各部的结扎。

（2）双手打结法　较单手打结法复杂，但更为可靠，不易滑结（实训图4-3）。除用于一般结扎外，对深部或组织张力较大的缝合结扎较为可靠、方便。此法适用于深部组织的结扎和缝扎。

（3）器械打结法　用持针器打结，简单易学（实训图4-4）。此法适用于深部、狭小手术野的结扎，或缝线过短用手打结有困难时。

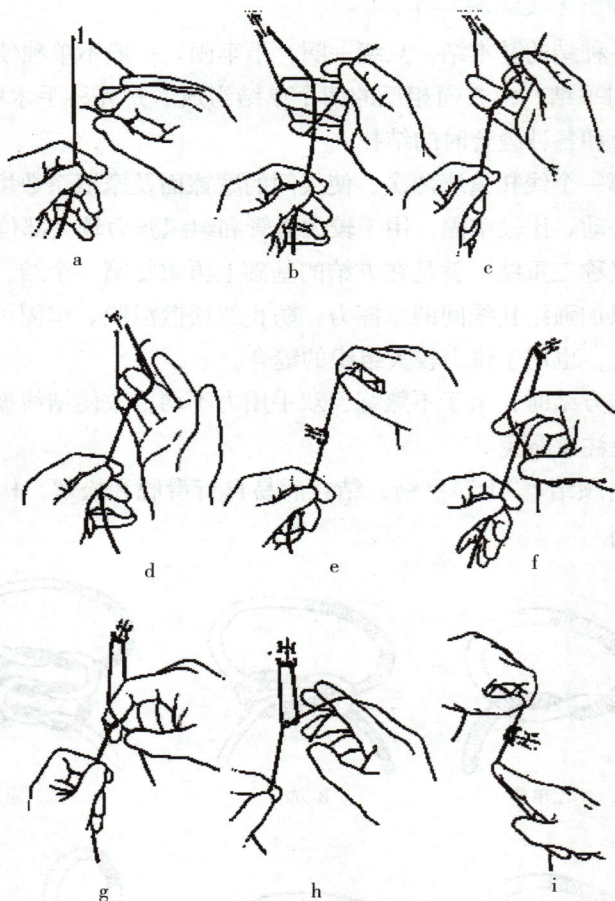

实训图4-2　单手打结法

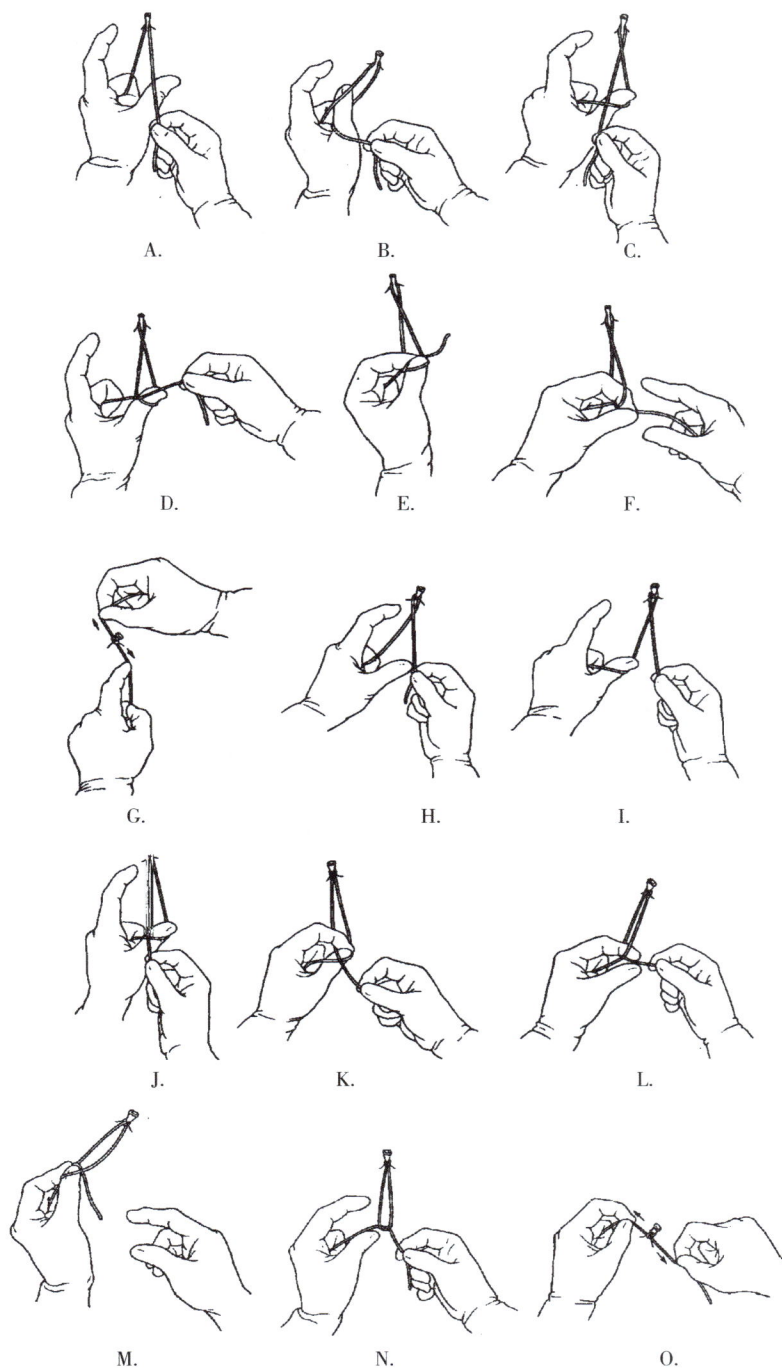

A.　　　　　　B.　　　　　　C.

D.　　　　　　E.　　　　　　F.

G.　　　　　　H.　　　　　　I.

J.　　　　　　K.　　　　　　L.

M.　　　　　　N.　　　　　　O.

实训图 4-3　双手打结法

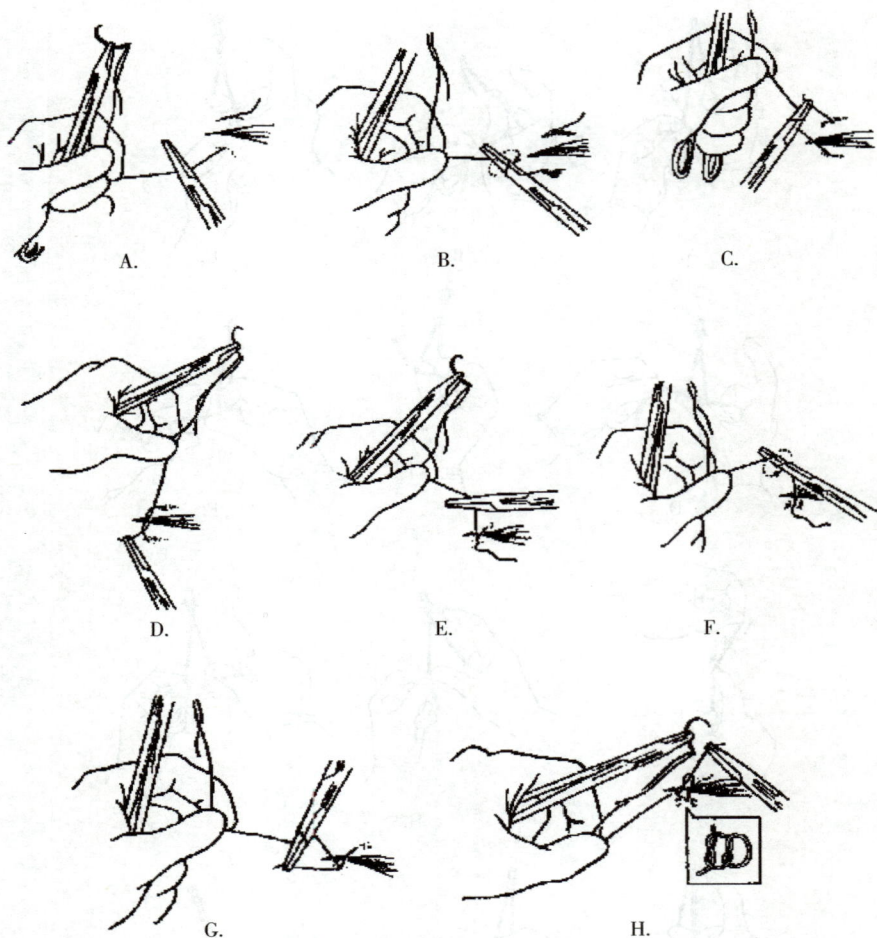

实训图 4-4　器械打结法

【注意事项】

1.打结时双手和打结部位应保持在一条直线上。

2.双手用力要均匀，两个单结中必须要交叉一次。

【实训评价】

1.操作动作是否快捷、轻巧。

2.打结时手的力量是否适当，用力是否均匀。

3.持钳者和打结者配合是否紧密。

实训 5　缝合、剪线、拆线

【实训目的】

1. 掌握：缝合、剪线、拆线方法和注意事项。
2. 熟悉：常用的缝合方法。
3. 了解：缝合、剪线、拆线的目的。

【实训准备】

1. **用物准备**　持针器、缝针、缝线，弯盘 2 个，无齿镊 1 把，（一次性拆线包）或有齿镊 1 把，拆线剪 1 把，碘伏棉球若干，以及干纱布、胶布、缝合仿真模型；医疗垃圾桶和生活垃圾桶。

2. **操作者准备**　手术人员进行外科洗手完毕，已穿无菌手术衣和戴无菌手套，拱手姿势。

3. **环境准备**　温湿度适宜、安静整洁、光线适中，符合操作要求。

【实训学时】

2 学时。

【操作流程及护理配合】

1. 缝合

（1）步骤　①进针：用左手执镊，提起组织边缘，右手执已夹住针线的持针器，用腕部及前臂的外旋力量转动持针器，使缝针进入，针与被缝合组织呈垂直方向，沿针体弧度继续推进针穿出组织少许。②出针：针体的前半部分穿出后，松开持针器，用持针器夹住针的前半部，将针拔出。③打结：将针拔出后，使组织创缘对合，然后进行打结。

（2）方法

1）单纯间断缝合（实训图 5-1）　是最常用的基本缝合方法，广泛用于皮肤、皮下组织、肌肉、内脏等多种组织的缝合。

2）单纯连续缝合（实训图 5-2）　多用于张力较小的腹膜的缝合。①优点：缝合速度快，对切缘有止血作用；②缺点：缝线一处拉断，则被缝组织均受牵连。

3）"8"字缝合（实训图 5-3）　由两个相连的剪断缝合组成。常用于有张力的组织，如肌腱、韧带的缝合，或较大血管的缝扎止血。

4）间断垂直褥式缝合（实训图 5-4） 可用于阴囊、腋窝、颈部等皮肤较松弛部位的缝合，结扎后使两侧皮缘对合整齐。

5）水平褥式缝合（实训图 5-5） ①连续水平褥式外翻缝合：主要适用于血管吻合；②间断水平褥式外翻缝合：主要适用于血管破裂修补。

6）荷包缝合（实训图 5-6） 常用于阑尾残端的包埋。环形连续缝合浆肌层 5~6 针，收紧结扎缝线，使肠壁呈内翻包埋。

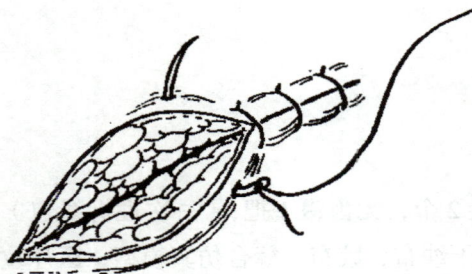

实训图 5-1　间断缝合法

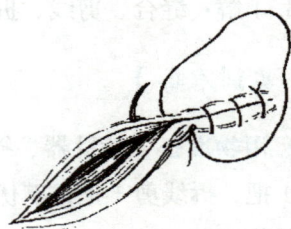

实训图 5-2　连续缝合法

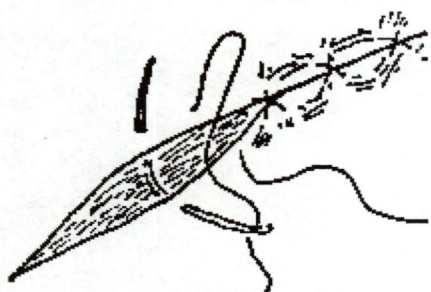

实训图 5-3　"8"字缝合

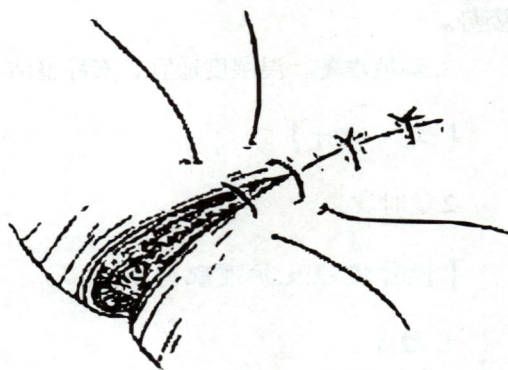

实训图 5-4　间断垂直褥式缝合

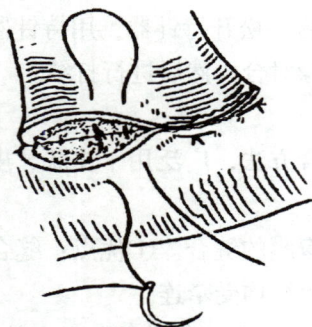

实训图 5-5　水平褥式缝合

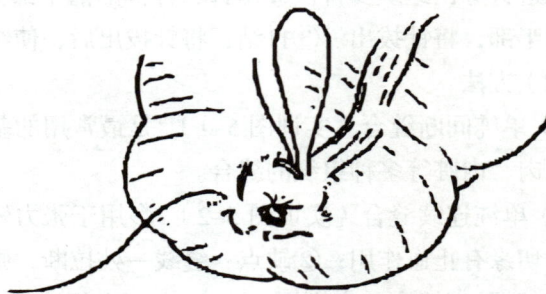

实训图 5-6　荷包缝合

2. 剪线 缝线提拉紧，剪刀按"顺、滑、斜、剪"的步骤，将剪刀尖端顺着缝线向下滑至线结的上缘，再将剪刀向上倾斜适当的角度，然后将缝线剪断（实训图5-7）。如皮肤线结残留线头约1cm，出血点的丝线结可留1~2mm。

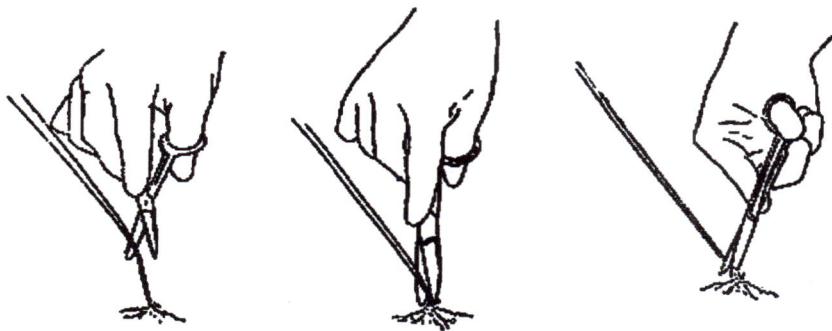

图5-7　剪线

3.拆线

（1）揭去胶布和敷料放入弯盘中。

（2）用碘伏棉球由内向外消毒伤口、缝线及针眼和周围皮肤，范围5~6cm。

（3）左手持镊子轻轻夹起线结，使埋入皮内的一部分缝线露出少许，右手持拆线剪，将带钩侧剪深入线结下，轻轻下压局部皮肤，贴近皮肤，将新露出的部分缝线剪断，左手持镊将缝线向线结方向抽出。

（4）拆线结束后，再次用碘伏棉球消毒伤口，并用乙醇纱布、无菌敷料覆盖，胶布固定。

【注意事项】

1.严格执行无菌操作技术原则。

2.操作中避免损伤他人和自己。

【实训评价】

1.操作动作是否轻柔、准确。

2.缝合效果是否整齐、结实，缝合方法是否准确。

3.操作是否符合无菌原则。

实训6　常用手术体位的安置

【实训目的】

1.掌握：手术体位的正确安置方法。

2. 熟悉：手术体位安置的临床意义。

3. 了解：手术体位安置时与患者沟通的技能。

【实训准备】

1. 用物准备　多功能手术床、软垫（圆垫、方垫）、软枕、体位垫、俯卧位架、约束带、头圈、圆轴沙袋、治疗巾、中单。

2. 操作者准备　巡回护士衣帽整齐，戴口罩，常规洗手。

3. 环境准备　温湿度适宜、安静整洁、光线适中，符合操作要求。

【实训学时】

2学时。

【操作流程及护理配合】

1. 平卧位（腹部、盆腔手术）

（1）患者仰卧于手术台上，戴手术帽（避免头发外露），头下垫薄软枕。双手自然放于身体两侧，中单固定或按需要将手臂外展固定于托手板上，双下肢伸直，双腘窝下垫软垫，约束带固定膝部，足跟部用软垫保护。

（2）盆腔手术时骶尾部垫软垫将臀部稍抬高。

（3）肝、胆、胰、脾手术时，术侧垫软枕，必要时将术侧手术床摇高15°。

2. 平卧位（胸部手术）

（1）患者仰卧于手术台上，戴手术帽（避免头发外露），头下垫薄软枕。

（2）协助患者取侧卧位呈90°，患侧在上，上面一腿屈曲90°，下面一腿伸直。

（3）乳腺手术时，患侧肩下垫一中长软垫。患肢外展于托手架上或手部专用手术台上，健侧上肢自然放于身体一侧，中单固定。

（4）纵行劈开胸骨行纵隔或心脏手术时，背部纵向垫一小软枕。双手臂置于身体两侧或外展于托手板上。

3. 俯卧位

（1）放面部保护垫于头侧，垫上铺治疗巾。放置俯卧位架，架上铺防压疮方垫和中单（上至肩部、下至髂骨）。待麻醉插管后给患者眼部涂眼膏，以纱布覆盖并注意固定。

（2）将患者移至手术床上取俯卧位，用俯卧位架支撑使胸腹部悬空，拉平中单。

（3）膝关节及小腿下垫软垫，双手臂置于托手架上，肩肘呈90°。

（4）肘部、膝部分别垫保护垫，腘窝部用约束带固定。

4. 膀胱截石位

（1）固定腿架，并在腿架上平铺体位垫。

（2）患者仰卧褪去裤子，穿上腿套，向下平移使臀部尽量靠近手术台腿板下折床缘处，臀下垫软垫，取下或摇下手术床尾，双腿放于支腿架上，屈膝呈90°，调节腿架的高度，双腿外展呈夹角90°，保持腘窝不受压并约束固定双腿，固定双手，将手术床调至头低脚高位约15°。

【注意事项】

1. 操作中注意患者安全，关爱患者，保护患者隐私。
2. 骨突处无血管受压及神经损伤。

【实训评价】

1. 操作中是否向患者解释了体位安置的配合方法和注意事项。
2. 操作中是否关心患者，注意保护患者的隐私。
3. 操作是否熟练，动作是否轻柔。

实训 7 手术区域消毒铺巾（以腹部手术为例）

【实训目的】

1. 掌握：手术区域铺巾的方法和注意事项。
2. 熟悉：手术区域消毒铺巾的消毒方法及消毒范围。
3. 了解：手术区域消毒铺巾的目的。

【实训准备】

1. 用物准备 器械车1个，腹部布类无菌包（包内有：1件剖腹单、2块中单、6块治疗巾、4把布巾钳、1把无菌卵圆钳和2个小药杯及2件手术衣，按顺序摆放），升降器械台1个，碘伏棉球，消毒小药缸，无菌手套2双，无菌干缸和无菌持物钳；医疗垃圾桶和生活垃圾桶。

2. 操作者准备 巡回护士衣帽整齐，戴口罩，已进行常规洗手；手术护士和第一助手穿洗手衣裤，已进行外科洗手完毕，拱手姿势。

3. 环境准备 温湿度适宜、安静整洁、光线适中，符合操作要求。

【实训学时】

2学时。

【操作流程及护理配合】

1.巡回护士在器械车上打开布类包，用手打开第1层，用无菌持物钳打开第2层，并用持物钳从包中取出1件手术衣递给手术护士，把另1件手术衣放在包内的物品旁边，取出无菌卵圆钳及两个小药杯递给第一助手，并协助第一助手夹取消毒棉球（由巡回护士完成）。

2.第一助手在刷手后、穿手术衣之前，右手持卵圆钳（消毒钳取头低柄高位）夹住消毒纱球或消毒纱布，浸蘸碘伏，棉球或消毒纱布干湿适中。

3.消毒范围以切口为中心至少包括周围15cm（本操作为腹部手术消毒，范围至少要求上至乳头连线，下至大腿上1/3，两侧至腋中线，包括会阴部）。

4.消毒顺序以切口为中心，向四周划圈、划框或划双L法消毒，肛门、会阴或感染区手术消毒方向要相反；已涂过外周部位的纱布或棉球，不能再返回中心区域，手术野内不留空白点。

5.消毒次数为2遍，每遍间隔1~2分钟，后一次消毒范围须小于前一次；完成消毒后应将消毒物品置于指定有菌区。

6.手术护士穿手术衣、戴无菌手套后取治疗巾展开，由近侧向前铺于升降器械台上（在手术野铺巾前后各铺1块）。

7.铺手术野无菌巾（手术护士和第一助手协作进行）。第1~3块治疗巾1/4折叠后折叠面正对消毒者，第4块治疗巾1/4折叠后折叠面面对自己（手术护士），手术护士双手持治疗巾两端，保护双手，将其递出；第一助手接巾后分别铺在切口下方、上方、对侧、同侧，最后把手术护士递给的4把布巾钳夹住交角处。注意二人的手不要接触。

8.第一助手穿手术衣、戴无菌手套。手术护士和第一助手继续协作，把2块中单分别进行下、上横铺，切口正对治疗巾边缘，注意保护二人双手不能被污染。

9.确定剖腹单方向，有三角标志的顶角朝向头部，剖腹单孔洞对准切口后放置。手术护士和第一助手协作，双侧抖开布单，手不过低。打开剖腹单，保护双手不接触非无菌物品。

10.手术巾一旦铺好，不能随便移动，若需调整只能由内向外移动（口述）。

【注意事项】

1.严格执行无菌操作技术原则。

2.铺巾时最好一次到位，如需移动，只可向外移动。

3.传递无菌治疗巾时注意折叠面方向不能错误。

【实训评价】

1.操作动作是否轻巧、准确、稳重。

2. 消毒皮肤及铺无菌巾顺序是否正确。

3. 操作是否符合无菌原则，团队协作能力是否较强。

实训 8　无菌器械台的管理

【实训目的】

1. 掌握：无菌器械台的正确管理方法。

2. 熟悉：器械护士与巡回护士在手术中的职责。

3. 了解：管理无菌器械台应遵守的无菌原则。

【实训准备】

1. 用物准备　按需求选择无菌包、一次性无菌缝线、无菌物品单包、无菌液体等，用物按使用顺序放置于清洁操作台上。

2. 操作者准备　巡回护士衣帽整齐，戴口罩，已进行常规洗手；器械护士进行外科洗手完毕，已穿无菌手术衣和戴无菌手套，拱手姿势。

3. 环境准备　温湿度适宜、安静整洁、光线适中，符合操作要求。

【实训学时】

2学时。

【操作流程及护理配合】

1. 器械护士将器械车放置于手术间合适位置（距墙至少30cm）。无菌包置于器械台中央。

2. 检查无菌包名称、包外灭菌指示条变色情况、有效期，包装有无松散、潮湿、破损。

3. 用手打开无菌包外层包布，再用无菌持物钳打开第二层包布，检查包内灭菌指示卡。

4. 用无菌持物钳夹取无菌物品置于无菌台上，然后进行外科手消毒；或打开无菌包后，器械护士进行外科手消毒，巡回护士协助器械护士穿无菌手术衣、戴无菌手套，再由巡回护士与器械护士一对一打开无菌敷料、无菌物品。

5. 核对及检查液体名称、浓度、有效期，瓶口有无松动，液体有无浑浊、沉淀、变质、倒少量溶液冲洗瓶口后，倒无菌溶液于无菌容器中（不可溅湿台面）。

6. 无菌台铺单共6层，无菌单下垂至少30cm，距离地面至少20cm（下缘在回风口以上）。

7. 整理器械：按器械物品使用顺序、频率分类进行摆放，整齐有序。

8. 移动无菌器械车时，器械护士不可手握边栏，巡回护士不可触及下垂的手术布单。

9. 无菌台上放置的无菌物品不可伸出器械台边缘以外，未经消毒的手臂不可跨越无菌区。

【注意事项】

1. 严格执行无菌操作技术原则。

2. 手术布单至少4层，台面平整，物品摆放合理，四周下垂30cm。

【实训评价】

1. 操作中是否注意无菌原则。

2. 操作是否熟练，动作是否轻柔。

实训9　换药技术

【实训目的】

1. 掌握：换药的步骤与注意事项。

2. 熟悉：换药的目的和原则。

3. 了解：各类伤口的处理原则。

【实训准备】

1. 用物准备

（1）换药包　内有治疗碗2个，有齿、无齿镊各1把或止血钳2把，手术剪1把；必要时备探针1个。

（2）消毒物品　2% 碘酊和70% 酒精棉球或碘伏，生理盐水，棉球若干，引流物或根据伤口所选择的药物、敷料。

（3）其他　胶布、剪刀、汽油或松节油、棉签，必要时备酒精灯、火柴、穿刺针，根据伤口需要酌情备用胸腹带或绷带；治疗车、污物桶。

2. 操作者准备　衣帽整洁，戴口罩，七步洗手法洗手。

3. 环境准备　操作前半小时停止一切清扫工作，最好在换药室内换药。

【实训学时】

2学时。

【操作流程及护理配合】

1. 核对患者，解释，取舒适卧位，暴露伤口。

2. 铺一次性治疗巾于伤口下，放弯盘。用手取下外层敷料（勿用镊子），再用镊子揭去紧贴伤口的内层敷料，揭除敷料的方向与伤口纵向方向平行。若伤口粘住最里层敷料，应先用生理盐水浸湿后再揭去，以免损伤肉芽组织或引起创面出血。

3. 用两把镊子操作，一把接触伤口，另一把接触敷料（敷料镊在上，操作镊在下，两把镊子不能互相接触）。用75%酒精棉球清洁伤口周围皮肤，用生理盐水棉球清洁创面并吸去分泌物。清洗时由内向外（化脓伤口则由外向内擦拭）。勿使酒精流入伤口引起疼痛和损伤组织。

4. 分泌物过多且创面较深时，宜用生理盐水冲洗。

5. 去除过度生长的肉芽组织、腐败组织或异物等。高出皮肤或坏死的肉芽组织可用剪刀剪平或先用硝酸银腐蚀再用生理盐水中和；肉芽组织水肿较明显时可用高渗盐水湿敷。

6. 观察伤口的深度及有无引流不畅等情况，再用酒精棉球清除污染皮肤上的分泌物。最后用消毒敷料覆盖创面（一般创面可用消毒凡士林纱布覆盖，必要时用引流物），包扎固定。

7. 撤治疗巾及弯盘，再次核对，整理床单位，取合适体位，垃圾分类处理。洗手，记录换药时间和换药情况。

【注意事项】

1. 严格遵守无菌技术操作原则。

2. 换药顺序应先清洁创面，再感染创面。

3. 换药间隔时间的长短，应根据创面感染和坏死组织溶脱的情况而定，以不引起创面分泌物蓄积，又不干扰组织修复为原则。

【实训评价】

1. 操作是否符合无菌原则。

2. 处理伤口及换药过程是否正确。

3. 操作动作是否轻巧、准确、稳重。

实训 10 卷轴绷带包扎护理技术

【实训目的】

1.掌握：绷带包扎的方法和注意事项。

2.熟悉：绷带包扎的类型、适用范围。

3.了解：绷带包扎的目的。

【实训准备】

1.用物准备 纱布绷带卷若干，棉垫，剪刀，胶布；医药垃圾桶和生活垃圾桶。

2.操作者准备 护士衣帽整齐，戴口罩，已进行常规洗手。

3.环境准备 温湿度适宜、安静整洁、光线适中，符合操作要求。

【实训学时】

2学时。

【操作流程及护理配合】

1.核对患者信息，选择包扎部位，确定包扎方法，暴露包扎部位，清洁。

（1）环形法 在包扎原处环形重叠缠绕，后一周完全盖住前一周。第1周可以侧斜缠绕，第2、3周做环形缠绕，并将第1周斜出圈外的绷带角折回圈内，当绕第2周时将其压住，然后再重复缠绕，可防止绷带松动滑脱。多用于包扎开始及结束时。

（2）蛇形法 斜行环绕包扎，每周互不遮盖，用于临时简单固定敷料或夹板。

（3）螺旋形包扎法 螺旋状缠绕，后周遮盖前周的1/3~1/2，用于上臂、大腿、躯干、手指等径围相近的部位，多用于躯干和四肢。

（4）螺旋反折包扎法 在螺旋形的基础上每周反折成等腰三角形，每次反折处需对齐以保持美观。用于包扎径围不一致的小腿和前臂。

（5）回反形法 自头顶正中开始，来回向两侧回返，直至包埋头顶。用于包扎头顶和残肢端。

（6）"8"字包扎法 按"8"字的书写径路包扎，交叉缠绕。用于关节处的包扎。

2.协助患者取舒适卧位，整理用物，洗手记录，签名。

【注意事项】

1.患者取舒适坐位或卧位，扶托肢体，保持功能位置。

2.肢体骨隆处或凹陷处，如内外踝及腹股沟等处，应垫好衬垫再行包扎。

3.选择宽度合适的绷带卷，潮湿或污染的绷带均不宜使用。

4.包扎四肢应自远心端开始，指端尽量外露，以便观察血液循环及神经功能。

5.包扎时应用力均匀，松紧适度，动作轻快。要求牢固、舒适、整齐、美观。

【实训评价】

1.操作是否符合无菌观念。

2.操作是否熟练、准确、美观，动作是否轻巧、稳重。

3.操作过程是否体现人文关怀精神。

实训 11 脑室引流护理技术

【实训目的】

1.掌握：脑室引流护理的注意事项。

2.熟悉：脑室引流护理的方法。

3.了解：脑室引流护理的目的。

【实训准备】

1. 用物准备 治疗车1台，无菌治疗盘1个，无菌治疗巾2块，一次性无菌引流袋1个，无菌换药包1个（内装：换药碗2个，有齿镊1把，无齿镊1把，无菌纱布数块，无菌棉球若干），无菌手套1双，无齿血管钳1把，弯盘1个，棉签1包，安尔碘1瓶，胶布1卷，量尺1把，医疗垃圾桶1个，洗手消毒液1瓶。

2. 操作者准备 护士衣帽整齐，戴口罩，已进行常规洗手。

3. 环境准备 温湿度适宜、安静整洁、光线适中，符合操作要求。

【实训学时】

2学时。

【操作流程及护理配合】

1.携用物至患者床旁，核对床头卡、腕带、姓名、床号，评估患者并解释操作的目的和配合方法。

2.正确挤压引流管，判断引流通畅情况，观察引流液的颜色、量、性状，检查伤口敷料有无渗出。用无齿血管钳夹闭引流管近端，拆下床头。

3. 用棉签蘸取消毒液消毒引流袋接口处，打开包裹的无菌纱布。

4. 戴无菌手套，铺无菌治疗巾，用镊子夹取消毒棉球由内向外消毒引流管与引流袋接口。

5. 分离引流管、引流袋，再次消毒引流管接口的内壁、横断面、外壁，用无菌纱布覆盖已消毒的引流管管端，取出一次性引流袋，关紧下端活塞，套接引流袋于脑室引流管上，用无菌纱布包裹接口处。更换下来的引流袋置于医用垃圾桶内。

6. 用量尺测量引流管高度，引流袋应高于侧脑室平面 10~15cm，以维持正常颅内压。妥善固定引流袋于床头，松开无齿血管钳，观察引流是否通畅。

7. 撤治疗巾，脱手套，协助患者取舒适卧位，安装床头，整理床单位，整理用物，洗手。

8. 记录引流情况于护理记录单上，每日更换并在引流袋相应位置注明引流袋更换的日期时间。

9. 指导患者按要求卧位，保持引流通畅；引流袋位置不能随意移动；保持伤口敷料清洁；不可挠抓伤口。

【注意事项】

1. 翻身时应避免引流管牵拉、滑脱、扭曲、受压。
2. 引流不畅时应及时报告医生。
3. 严格执行无菌操作技术原则。

【实训评价】

1. 操作动作是否轻巧、准确、稳重。
2. 脑室引流的护理操作顺序是否正确。
3. 操作是否符合无菌原则。

实训 12　胸腔闭式引流护理技术

【实训目的】

1. 掌握：胸腔闭式引流管道安放及护理方法。
2. 熟悉：胸腔闭式引流的目的和适应证。
3. 了解：胸腔闭式引流的装置。

【实训准备】

1. 用物准备　清洁干燥治疗盘内安尔碘 1 瓶、无菌棉签、无菌闭式胸腔引流瓶、无齿血管钳2把、治疗巾、无菌生理盐水、无菌弯盘、无菌手套、胶布；医药垃圾桶和生活垃圾桶。

2. 操作者准备 护士衣帽整齐，戴口罩，进行常规洗手。

3. 环境准备 温湿度适宜、安静整洁、光线适中，符合操作要求。

【实训学时】

2学时。

【操作流程及护理配合】

1. 检查无菌闭式胸腔引流瓶是否在有效期内，有无漏气、破裂；检查无菌生理盐水、无菌敷料、无菌手套是否符合要求。

2. 打开胸腔闭式引流瓶，按无菌操作要求将生理盐水倒入无菌胸腔闭式引流瓶内，使长管埋入水下3~4cm，并连接管道。

3. 携用物至患者床旁，核对患者信息，向患者解释操作目的，告知患者在操作过程中的配合要点。

4. 协助患者取合适体位，暴露胸腔闭式引流管及胸腔，并检查伤口敷料情况。

5. 将治疗巾铺于引流管下方，弯盘置于引流管连接处下方，戴无菌手套进行管道消毒，消毒前需用2把无齿血管钳双向夹闭胸腔闭式引流管。消毒1次后断开胸腔引流与闭式引流瓶接口，再次消毒。

6. 消毒后连接闭式引流瓶，连接紧密后先撤去弯盘，松开血管钳，脱手套，撤去治疗巾。将闭式引流瓶放于床下或固定于床边，使其低于患者胸腔60~100cm，保持直立固定，在水位上贴胶带，并记录更换时间。

7. 撤去旧引流瓶，弃入医疗垃圾桶内。让患者做深呼吸或咳嗽动作，观察水柱波动情况。再次核对患者信息，协助患者取舒适体位，询问需要，整理床单位。并对患者或家属进行健康指导。

8. 整理用物，洗手，记录引流液的颜色、量、性状及患者反应。

【注意事项】

1. 严格执行无菌操作技术原则。

2. 水封瓶应位于患者胸部以下，不可倒转，维持引流系统的密闭性。

3. 保持引流通畅，防止引流管受压、打折、扭曲、脱落，勿将闭式引流瓶随意抬高，以免保持密闭的引流系统密封接头拉开。

4. 注意观察引流液的颜色、量、性状，并做好记录。

5. 拔出引流管后24小时要密切观察患者有无胸闷、呼吸困难、气胸、皮下气肿等，观察局部有无渗血、渗液，如有异常，及时报告医生处理。

【实训评价】

1. 操作动作是否轻巧、准确、稳重。
2. 操作是否符合无菌原则，团队协作能力是否较强。
3. 更换引流瓶时是否保持了管道的密闭性。

实训 13　胃肠减压护理技术

【实训目的】

1. 掌握：胃肠减压期间的护理要点。
2. 熟悉：胃肠减压的方法。
3. 了解：胃肠减压的目的。

【实训准备】

1. **用物准备**　无菌治疗盘内放无菌包（治疗巾、弯盘、治疗碗、止血钳、无菌手套、纱布、液状石蜡、胃管或双腔管、20ml 或 50ml 注射器）、负压吸引器、棉签、胶布、听诊器、别针；医疗垃圾桶和生活垃圾桶。
2. **操作者准备**　着装整洁，剪指甲、洗手，戴口罩。
3. **环境准备**　环境安静，光线充足，减少人员走动。

【实训学时】

2 学时。

【操作流程及护理配合】

1. 携用物至床旁，核对患者姓名、床号、住院号，解释并取得合作。
2. 检查胃管是否通畅，减压装置是否有效。
3. 协助患者取合适体位，检查无菌包并打开，铺治疗巾于患者颌下，测量并标记胃管长度，润滑胃管，插胃管，插入至咽喉部（10~15cm）时，嘱患者吞咽，并继续插入至预定长度，接负压吸引器，妥善固定。
4. 减压期间禁饮食，口服药应研碎溶解后经胃管内注入胃内，注药后夹管并暂停减压 1 小时。每天 1 次用生理盐水冲洗胃管，防止胃管阻塞，如有阻塞应立即冲洗；引流瓶（袋）及引流接管应每日更换 1 次。

5. 观察记录引流液的颜色、量、性状，如有异常应及时报告医师。

6. 加强口腔护理，口干时可用清水或温盐水漱口；鼓励患者深呼吸，预防肺部并发症，必要时给予雾化吸入。

7. 胃管一般在胃肠手术后 2~3 天拔除。

（1）指征　①肠蠕动（肠鸣音）恢复；②肛门排气。

（2）方法　核对、解释，先将吸引装置与胃管分离，捏紧胃管末端，嘱患者深吸气后屏气，拔出胃管，管拔至咽喉处快速拔出。清洁患者口鼻、面部，擦去胶布痕迹，整理用物，分类放置医疗垃圾，洗手、记录。

【注意事项】

1. 保持引流在负压状态，持续漏气，应考虑管道是否脱落至口腔。

2. 胃肠减压装置要妥善固定，防止胃管移位或脱出；保持引流通畅，避免胃肠减压管受压、扭曲。

【实训评价】

1. 操作动作是否轻巧、准确、稳重。

2. 操作是否符合无菌原则，是否掌握胃肠减压的操作技术。

实训 14　结肠造口护理技术

【实训目的】

1. 掌握　造口护理的方法和注意事项。

2. 熟悉　结肠造口周围皮肤的清洁。

3. 了解　结肠造口护理的目的。

【实训准备】

1. 用物准备　换药车 1 个；治疗盘，内置造口袋、造口尺、剪刀、弯盘、一次性治疗巾、卫生纸、手套，必要时备造口附件产品（造口粉、皮肤保护膜、氧化锌软膏等）；另备两个小盆，内置清水或温水和软毛巾；医疗垃圾桶和生活垃圾桶。

2. 操作者准备　衣帽整齐，戴口罩，洗手。

3. 环境准备　病室清洁、环境安静、光线充足、适当遮挡，调节室温防止受凉。

【实训学时】

2 学时。

【操作流程及护理配合】

1. 核对患者姓名、住院号并进行腕带识别，向患者讲解操作的目的和配合方法。协助患者取合适体位，抬高床头 30°。

2. 查看造口的位置、类型、造口恢复情况、造口周围皮肤的完整性、造口粘贴的稳固性、排泄物的量和颜色；戴手套，取下原来的肛袋，观察造口袋内容物；松开并保留方便夹，将肛袋放入医疗垃圾袋。

3. 用纸巾抹除造口周围粪便，用生理盐水棉球清洁造口周围皮肤及造口，由外向内脱手套。

4. 观察造口处及周围皮肤情况。根据需要使用造口粉、皮肤保护膜、氧化锌软膏等。

5. 用量尺测量造口口径大小，根据实际测得造口的尺寸增加 1~2mm，在肛袋底板保护纸上做记号，在肛袋上裁剪开孔。

6. 撕去肛袋底板的保护纸，用纸巾抹干造口周围皮肤，粘贴肛袋；确定贴好肛袋，将袋子空气排出，开口拉平反摺，用方便夹夹好。

7. 撤去弯盘和一次性治疗巾，整理患者衣物及床单位，协助患者取舒适体位，开窗通风。

8. 对患者进行健康指导。

9. 清洁用物，洗手。

【注意事项】

1. 更换造口袋时，应防止袋内容物排出污染切口。

2. 造口袋裁剪时应与实际造口相反，不规则造口要注意裁剪方向。

3. 造口袋与造口黏膜之间保持适当空隙（1~2mm）。

【实训评价】

1. 操作是否熟练，无多余动作。

2. 消毒皮肤是否正确。

3. 操作过程是否符合无菌原则。

实训 15　小夹板固定护理技术

【实训目的】

1. 掌握：小夹板固定术的常见并发症及护理要点。

2. 熟悉：小夹板固定术的操作流程。

3. 了解：小夹板固定术的适应证。

【实训准备】

1. 用物准备　小夹板 4 块，绷带 2 卷，压力垫 1 卷，以及棉垫、剪刀、胶布；医药垃圾桶和生活垃圾桶。

2. 操作者准备　护士衣帽整齐，戴口罩，已进行常规洗手。

3. 环境准备　温湿度适宜、安静整洁、光线适中，符合操作要求。

【实训学时】

2 学时。

【操作流程及护理配合】

1. 询问患者受伤部位，并逐一对身体各个部位进行检查，头、颈部、脊柱、髋关节、腿、上臂、前臂等。

2. 确定骨折部位后，通过手法复位，把骨折部位复位，保证对位对线良好。

3. 在骨折部位皮肤敷上外用药物，包上内层绷带。

4. 在骨折部位容易移位的方向放置好压垫，防止骨折端移位，骨折端肢体四周对称安放小夹板；并向患者解释小夹板固定的目的。

5. 绷带用环形法、螺旋法、螺旋反折法、"8"字包扎法等把小夹板固定牢固，调节好松紧度。

6. 用三角巾将患肢悬吊高于心脏平面，利于血液回流；向患者解释三角巾悬吊的目的。

7. 整理用物，洗手记录。

【注意事项】

1. 内层绷带平夹板端，绷带松紧适宜，外层绷带能上下移动 1cm。

2. 骨突处注意用棉垫保护。

3. 长管状骨绷带包扎先中间，再骨折近端，最后骨折远端。

4. 外层绷带包扎方向必须统一，打结必须打在夹板上。

5. 小夹板之间有 1.5~2.0cm 的缝隙。

6. 患肢远端外露（伤口除外），便于观察肢端血液循环情况。

【实训评价】

1. 操作是否熟练、准确、美观，动作是否轻巧、稳重。

2. 压力垫衬垫位置是否准确。

主要参考书目

［1］李乐之，路潜.外科护理学.第6版.北京：人民卫生出版社，2017.

［2］吴欣娟.外科护理学.第6版.北京：人民卫生出版社，2017.

［3］尹崇高，蔡恩丽.外科护理学.武汉：华中科技大学出版社，2017.

［4］罗先武，王冉.2017护士执业资格考试轻松过.北京：人民卫生出版社，2016.

［5］蔡恩丽.外科护理.北京：中国中医药出版社，2015.

［6］余晓齐，张晓.外科护理.第2版.郑州：河南科学技术出版社，2015.

［7］江跃华，刘伟道.外科护理.第2版.北京：人民卫生出版社，2014.

［8］李乐之，路潜.外科护理学实践与学习指导.北京：人民卫生出版社，2014.

［9］熊云新，叶国英.外科护理学.第3版.北京：人民卫生出版社，2014.

［10］关永俊.全国护士执业资格考试过关精点.上海：第二军医大学出版社，2014.

［11］陈孝平，汪建平.外科学.第8版.北京：人民卫生出版社，2013.

［12］吴文秀，钮林霞.外科护理学.沈阳：辽宁大学出版社，2013.

［13］李乐之，路潜.外科护理学.第5版.北京：人民卫生出版社，2012.